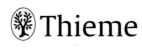

Memorix

Zahnmedizin

Thomas Weber

2., unveränderte Auflage

279 Abbildungen

Georg Thieme Verlag
Stuttgart · New York

Dr. med. dent. Thomas Weber
Karl-Mantel-Str. 18

86381 Krumbach

Bibliographische Information
Der Deutschen Bibliothek

Die Deutsche Bibliothek verzeichnet diese Publikation in der Deutschen Nationalbibliographie; detaillierte bibliographische Daten sind im Internet über http://dnb.ddb.de abrufbar

1. Auflage 1999 erschienen im Thieme Verlag, Stuttgart

Wichtiger Hinweis: Wie jede Wissenschaft ist die Medizin ständigen Entwicklungen unterworfen. Forschung und klinische Erfahrung erweitern unsere Erkenntnisse, insbesondere was Behandlung und medikamentöse Therapie anbelangt. Soweit in diesem Werk eine Dosierung oder eine Applikation erwähnt wird, darf der Leser zwar darauf vertrauen, daß Autoren, Herausgeber und Verlag große Sorgfalt darauf verwandt haben, daß diese Angabe **dem Wissensstand bei Fertigstellung des Werkes** entspricht.
Für Angaben über Dosierungsanweisungen und Applikationsformen kann vom Verlag jedoch keine Gewähr übernommen werden. **Jeder Benutzer ist angehalten**, durch sorgfältige Prüfung der Beipackzettel der verwendeten Präparate und gegebenenfalls nach Konsultation eines Spezialisten festzustellen, ob die dort gegebene Empfehlung für Dosierungen oder die Beachtung von Kontraindikationen gegenüber der Angabe in diesem Buch abweicht. Eine solche Prüfung ist besonders wichtig bei selten verwendeten Präparaten oder solchen, die neu auf den Markt gebracht worden sind. **Jede Dosierung oder Applikation erfolgt auf eigene Gefahr des Benutzers.** Autoren und Verlag appellieren an jeden Benutzer, ihm etwa auffallende Ungenauigkeiten dem Verlag mitzuteilen.

© 2003 Georg Thieme Verlag
Rüdigerstraße 14
D-70469 Stuttgart
Telefon: 49/ 07 11/ 89 31-0
Unsere Homepage: http://www.thieme.de

Printed in Germany

Zeichnungen: Christine Lackner, Ittlingen
Umschlaggestaltung: Thieme Verlagsgruppe
Umschlaggrafik: Martina Berge, Erbach
Satz: Hagedorn Kommunikation, Viernheim
Druck: Druckhaus Beltz, Hemsbach

ISBN 3-13-114372-X   1 2 3 4 5 6

Geschützte Warennamen (Warenzeichen) werden **nicht** besonders kenntlich gemacht. Aus dem Fehlen eines solchen Hinweises kann also nicht geschlossen werden, daß es sich um einen freien Warennamen handelt.
Das Werk, einschließlich aller seiner Teile, ist urheberrechtlich geschützt. Jede Verwertung außerhalb der engen Grenzen des Urheberrechtsgesetzes ist ohne Zustimmung des Verlages unzulässig und strafbar. Das gilt insbesondere für Vervielfältigungen, Übersetzungen, Mikroverfilmungen und die Einspeicherung und Verarbeitung in elektronischen Systemen.

Omnis actio vacare debet temeritate
et neglegentia
nec vero agere quicquam,
cuis non possit causam probabilem reddere;
haec est enim fere descriptio officii.

Jedwede Handlung muß frei sein von Unüberlegtheit
und Nachlässigkeit,
und nichts soll man tun,
wofür man keinen einleuchtenden Grund angeben kann.
Das nämlich ist etwa die Beschreibung pflichtgemäßen Handelns.

M. Tullius Cicero
De officiis 1, 101

Vorwort

Vom Beginn ihrer Ausbildung an werden Zahnmediziner in praktischen Kursen unterrichtet, um die in der Zahnheilkunde so wichtigen manuellen Fertigkeiten ihres Fachgebietes zu erlernen. Von ihnen wird erwartet, daß sie in relativ kurzer Zeit eine große Menge an Informationen nicht nur aufnehmen und verarbeiten, sondern vor allem auch praktisch umsetzen. Dabei erfahren die unterschiedlichen Fächer der Ausbildung durch Lernende wie Lehrende unterschiedliche Gewichtungen. Und so steht häufig das „Praktische" vor dem „Theoretischen", im reinen Wortsinne der „Zahn" vor der „Medizin".

Zahnmedizin ist aber mehr als Dentologie. Die zahnärztliche Verantwortlichkeit fordert neben den Bemühungen um den Zahn oder um seine technisch perfekte und hochwertige Restauration stets die Bemühung um den Patienten als Ganzes. Bei der Gewichtung der einzelnen „Disziplinen" der Zahnmedizin in diesem Buch habe ich konzeptionell diesen Leitsatz berücksichtigt. Man möge mir nachsehen, daß die in der klinischen Ausbildung ausführlich abgehandelten Fächer der Zahnerhaltungskunde und der Zahnersatzkunde eine weniger breite Darstellung gefunden haben.

Das vorliegende Buch, das bewußt nur so groß gehalten ist, daß es in der Kitteltasche oder einer Schublade am Behandlungsplatz ein Plätzchen findet, soll primär – im Sinn der „Memorix-Väter" **Conrad Droste** und **Martin von Planta** – eine Sammlung nützlicher Fakten, Tabellen, Normwerte und Schemata aus allen Bereichen der zahnärztlichen Tätigkeit für die tägliche Arbeit in Klinik und Praxis sein. Diese Intention verlangt eine komprimierte, fast plakative Darstellung von Fakten, die natürlich einen Anspruch auf Vollständigkeit nicht erheben kann. Auch die aufgeführten Therapieschemata bitte ich keinesfalls als den einzigen Weg zum therapeutischen Ziel zu verstehen. Jeder Leser ist aufgefordert, durch eigene Anmerkungen und Einträge von bevorzugten Präparaten, Codierungen oder Materialien sein „individuelles Memorix der Zahnmedizin" zu vervollständigen.

In der Praxis finden sich überraschend viele empirische Behandlungsansätze, die gleich einer „Erfahrungszahnheilkunde" tradiert werden. Junge Assistenten übernehmen mit bewährten Techniken, Medikationen oder Organisationsabläufen aber auch oft von der Wissenschaft längst widerlegte Vorurteile, unzeitgemäße Methoden oder „abergläubische" Praktiken, die sich einer wissenschaftlichen Objektivierung entziehen. Dabei ermöglicht auch in der Zahnmedizin **nur die indikationsgerechte, wissenschaftlich begründete Therapie** überhaupt prognostizierbare therapeutische Erfolge. Dieser Ansatz, der als **„evidence based medicine"** in der amerikanischen Literatur aktuell propagiert wird, ist in der deutschen Zahnmedizin eigentlich lange bekannt: **Alfred Kantorowicz** hat im Vorwort zu seinem „Handwörterbuch der gesamten Zahnheilkunde" bereits 1929 festgestellt, daß **„alle unsere Kenntnisse und Betätigungen nur auf wissenschaftlichem Fundament gedeihen"**[1]. Um dem Leser einen Zugang zu diesem Fundament zu ermöglichen, sind bewußt viele **Literaturzitate** in dieses Buch eingeflossen. Der Leser ist angehalten, ihn interessierende Aspekte in den Originalquellen und der weiterführenden Literatur zu vertiefen und die Auseinandersetzung mit der Wissenschaft in der Praxis zu suchen. Dies ist ein weiteres wichtiges Anliegen des Buchs.

Seine Entstehung verdankt dieses Buch zum einen der beharrlichen Anregung durch die damalige Verlagsleiterin des VCH Verlag Medizin in Weinheim, Frau **Silvia Osteen**, zum anderen dem ermunternden Zuspruch meines früheren Chefs, des Direktors der Poliklinik für Zahnerhaltung und Parodontologie der Julius-Maxi-

---

[1] **Kantorowicz A (Hrsg.)** (1929) Handwörterbuch der gesamten Zahnheilkunde. Band I. Johann Ambrosius Barth, Leipzig u. Hermann Meusser, Berlin

milians-Universität Würzburg, Professor Dr. **Bernd Klaiber,** und dessen Vertrauen in meine Befähigung, ein für Zahnmediziner ansprechendes, interessantes und praktisches „Kitteltaschen-Vademecum" erarbeiten zu können. Beiden möchte ich an dieser Stelle danken.

Während der Studentenbetreuung in den klinischen Behandlungskursen der Zahnerhaltungskunde an der Universität in Würzburg von 1990 bis 1993 haben viele Fragen „meiner" Studenten und vor allem die Zusammenarbeit und die Fachdiskussionen mit meinen Freunden und damaligen Kollegen der Zahnklinik die Entstehung dieses kleinen Buchs befruchtet. Und zahlreiche befreundete Kollegen haben die Konzeption und den Fortgang des Büchleins, das sie sehr bald als „den Kleinen Weber" tituliierten, mit kritischen Anmerkungen und Kommentaren, Literaturhinweisen und praktischen Tips begleitet.

Besonders danken möchte ich an dieser Stelle meinem Freund Dr. **Wolfgang Ferstl,** Moosburg, dessen Kompetenz und kritischer Sachverstand in so vielen Bereichen der Zahnheilkunde (Anamnestik, Notfallkompendium, Chirurgie, Traumatologie, Implantologie, Radiologie) eine wesentliche Bereicherung für das Buch darstellte.

Namentlich hervorheben und herzlich danken möchte ich aber auch Dr. **Haschem Abrischami,** Bad-Tölz (Ästhetik, Präparationstechnik), Dr. **Katharina Bolz,** Augsburg (Parodontologie), Dr. **Manuel Eichinger,** Würzburg (Konzeptionelles), Dr. **Carolin Ferstl,** Moosburg (Kieferorthopädie), Dr. **Silvia Handrejk,** Würzburg (Recherche), Dr. **Andrea Jung,** Ulm (Prävention, Traumatologie, Parodontologie), Dr. **Ulrike Kraus,** Rottach-Egern (Kinderzahnheilkunde), Dr. **Harald Kubik,** Würzburg (Wurzelkaries), Dr. **Manuel Eichinger,** Würzburg (Konzeptionelles, Praxismanagement), Dr. **Martina Ohm-Poch,** Zirndorf-Weiherhof (Endodontie, Veneers, Konzeptionelles), Dr. **Gabriele Schuster,** Frankfurt (Kieferorthopädie).

Meinem Bruder, Dr. **Andreas Weber,** Erlangen, danke ich ganz besonders herzlich für seine wertvolle und fachkundige „Nachhilfe" in allgemeinmedizinischen Themenbereichen (Notfallkompendium, Arbeitssicherheit, medizinische Risiken, Labordiagnostik).

Dem Verlag Chapman & Hall danke ich für das großzügige Entgegenkommen, den geplanten Umfang des Buches um über 100 Seiten überschreiten zu dürfen. Dadurch hat die Lesbarkeit und die Stringenz sehr gewonnen. Frau Dr. **Andrea Drechsel-Buchheidt** danke ich für ihr Engagement bei der Fertigstellung des Buches.

Die Umsetzung der Abbildungen und Graphiken verdanke ich Frau Dipl. Designerin **C. Lackner,** die es in gelungener Weise verstand, dem Rohmaterial eine Form zu geben, die der Intention des Buches gerecht wird. Ebenso bin ich dem copy-editing von Frau Dr. **L. Thomas** zu Dank verpflichtet, deren Sachverstand und Präzision viel zur Lesbarkeit der Texte beigetragen hat. Besonderer Dank gilt der Herstellung durch die Firma PRO EDIT, namentlich Frau **C. Sonntag,** für ihre Geduld und für die vielfältigen Mühen bei der Herstellung.

Abschließend möchte ich mich bei meiner Frau, Dr. **Monika Weber,** bedanken, die stets Verständnis für mich und mein „Memorix-Projekt" aufzubringen vermochte und mir die Kraft und den Mut gab, dieses Projekt neben der täglichen Arbeit in der Praxis zu Ende zu führen. Sie war mir eine sach- und fachkundige Kritikerin und hat in unzähligen Stunden meine Manuskriptentwürfe, Skizzen und Fahnen von vielen orthographischen, logischen und sachlichen Fehlern befreit.

Ihr und meinem Sohn Julius ist dieses Buch in Liebe gewidmet.

Krumbach   Thomas Weber

Inhaltsverzeichnis

1 Varia und Grundlagen / Grundbegriffe präventiver Zahnheilkunde

SI-Einheiten	1
Laborwerte: BSG/Blutbild	2
Laborwerte: Elektrolyte/Niere/Leber	3
Laborwerte: Blutzucker/Amylase/Blutgerinnung	4
Vorbereitung Injektion/Infusion	5
Venöser Zugang	6
Intramuskuläre Injektion	7
Tetanus-Impfung	8
HBV „Nadelstichverletzung"	9
Hauteffloreszenzen I	10
Hauteffloreszenzen II	11
Anatomie und Terminologie des Zahns	12
Zahnschemata	13
Zahnhartsubstanzen: Synopsis	14
Zahnentwicklung	15
Nervus trigeminus	16
Sensible Innervation	17
Nervus facialis	18
Fazialisparese	19
Kaumuskulatur	20
Spatium parapharyngeum/Kopfdrüsen	21
Syndrome I	22
Syndrome II	23
Entwicklung von Zahnbelägen und der Plaque	24
Zahnstein/Plaqueökologie	25
Karies	26
Kariesätiologie	27
Demineralisation/Remineralisation	28
Kariesprävention	29
Zahnbürste/Zahnputztechniken	30
Zahnputztechniken/Systematik	31
Zahnpasten	32
Interdentalraumreinigung	33
„Chemische Plaquekontrolle"	34
Fluorid I	35
Fluorid II	36
Fluoridanwendung/Toxizität	37
Zucker	38
Zuckerersatzstoffe	39
Fissurenversiegelung	40
IP-Positionen	41
Karies-Risiko-Bestimmung	42
Kariesrisiko	43
Abrasion/Attrition/Erosion	44

2 Zahnärztliche Anamnese / Befunderhebung

Zahnärztliche Anamnese 45
Gesundheitsfragebogen 46
Medikamente/Allergien 47
Hämorrhagische Diathesen 48
Endokarditisrisiko 49
Koronare Herzkrankheit/Herzrhythmusstörungen 50
Hypertonie 51
Lungenerkrankungen 52
Nierenerkrankungen 53
„Infektionspatient" 54
Immunschwäche 55
Diabetes mellitus/Nebennierenrindeninsuffizienz 56
Schilddrüsenerkrankungen 57
Schwangerschaft/Stillzeit I 58
Schwangerschaft/Stillzeit II 59
Spezielle Anamnese/Dentale Anamnese 60
Schmerzanamnese I 61
Kopf-/Gesichtsschmerz 62
Schmerzanamnese II 63
Vokabeln I 64
Vokabeln II 65
Zahnärztliche Befunderhebung I 66
Zahnärztliche Befunderhebung II 67
Extraorale Untersuchung 68
Inspektion des Gesichts 69
Lymphknoten 70
„Knoten am Hals" 71
Intraorale Untersuchung 72
Inspektion der Mundhöhle 73
Befundbogen der Mundschleimhaut 74
Foetor Ex Ore 75
Dentaler Befund 76
Zahnbefundbogen 77
Zahnverfärbungen 78
Orientierender Funktionsbefund 79
Röntgenbefund 80
Indizes/PI/OHI 81
QHI/PCR/HI 82
API/HYG 83
GI/GI-S(BOP)/GBI/BI 84
PBI/SBI 85
PDI/CPI-TN 86
CPI-TN/Screening & Recording/PPU 87
DMF-T/DMF-S 88
$D_{(1-4)}MF/D_{(3,4)}MF/DMF$ 89

3 Kinderzahnheilkunde

Kinder als Patienten 90
Psychologische Techniken 91
Chronologie der Dentitionen I: Milchzähne 92

INHALT

Chronologie der Dentitionen II: Bleibende Zähne 93
Zahndurchbruch 94
Exfoliation 95
Störungen der Zahnentwicklung 96
Anomalien der Zahnzahl 97
Anomalien der Zahnstruktur 98
Anomalien der Schmelzstruktur I 99
Anomalien der Schmelzstruktur II 100
Anomalien der Dentinstruktur 101
Anomalien der Zahngröße und Zahnform I 102
Anomalien der Zahngröße und Zahnform II 103
Milchzahnanatomie 104
Lokalanästhesie bei Kindern 105
Restaurationen im Milchgebiß 106
Frontzahnrestaurationen im Milchgebiß 107
Kavitätenklassen I und II im Milchgebiß I 108
Kavitätenklassen I und II im Milchgebiß II 109
Stahlkronen 110
Stahlkronen: Praxis 111
Endodontie im Milchgebiß 112
Indirekte Überkappung 113
Vitalamputation 114
Mortalamputation 115
Pulpektomie 116
„Kind mit Zahnschmerz" 117
Mundschleimhautveränderungen im Kindes- und Jugendalter I 118
Mundschleimhautveränderungen im Kindes- und Jugendalter II 119
Milchzahnverletzungen 120
Extraktionen im Wechselgebiß/„Steuerung des Zahndurchbruchs" 121

4 Kieferorthopädie

Kieferorthopädisches Screening 122
Kieferorthopädie: Wer, Was, Wann 123
Kieferorthopädie-Nomenklatur I 124
Kieferorthopädie-Nomenklatur II 125
Engstand 126
Mittellinienverschiebung 127
Angle-Klassifikation 128
Bißlage 129
Habits, Dyskinesien I 130
Habits, Dyskinesien II 131
Schädel-/Gesichtsbefunde 132
Profilanalyse 133
Kephalometrie (FRS) 134
Kephalometrie: Bezugspunkte 135
Kephalometrie: Wachstumsrichtung 136
Kephalometrie: Kieferbasenbeziehungen 137
Kephalometrie: individualisierter ANB/Wits-Appraisal 138
Kephalometrie: Schneidezahnstellung 139
Weichteilreferenzlinien 140
Modellanalyse 141
Stützzone 142

Stützzonensollwerte/Bolton-Analyse 143
Skelettales Alter 144
Handröntgenbild 145
Lückenhalter 146
Plattenapparaturen I 147
Plattenapparaturen II 148
Funktionskieferorthopädische Geräte 149
Festsitzende Apparaturen 150
„KFO-Notfälle" 151
Headgear 152
Lippen-Kiefer-Gaumenspalten 153

5 Zahnärztliche Radiologie und Röntgendiagnostik

Zahnärztliche Radiologie 154
Terminologie 155
Zahnfilme: Oberkiefer 156
Zahnfilme: Unterkiefer 157
Projektionsregeln 158
Zahnfilm: Differentialdiagnosen 159
Aufbiß/Bißflügel 160
Konstanzprüfung 161
Fehler und Artefakte 162
OPG 163
Differentialdiagnosen: Aufhellungen 164
Differentialdiagnosen: Verschattungen 165
Schädelaufnahmen I 166
Schädelaufnahmen II 167
Strahlenschutz 168
Odontogene Tumoren I 169
Odontogene Tumoren II 170
Odontogene Tumoren III 171
Tumore und ähnliche Veränderungen I 172
Tumore und ähnliche Veränderungen II 173
Tumore und ähnliche Veränderungen III 174
Tumore und ähnliche Veränderungen IV 175
Tumore und ähnliche Veränderungen V 176
Osteopathien I 177
Osteopathien II 178

6 Veränderungen der Schleimhaut, der Speicheldrüsen und der perioralen Haut

Mykosen 179
Weiße Schleimhautveränderungen I 180
Weiße Schleimhautveränderungen II 181
Pigmentierte Schleimhautveränderungen 182
Bläschen 183
Ulzerationen I 184
Ulzerationen II 185
Differentialdiagnosen nach Lokalisationen I 186
Differentialdiagnosen nach Lokalisationen II 187
Zunge I 188

INHALT

Zunge II 189
Speicheldrüsen 190
Speicheldrüsenerkrankungen 191
Mundkrebs 192
TMN-System 193
Melanom/Basaliom 194

7 Grundlagen zahnärztlicher Hygiene und Arbeitssicherheit

Hygiene 195
Asepsis/Infektionsschutz 196
Händehygiene 197
Handschuhe 198
Sterile Handschuhe 199
Sterilisationsmethoden 200
Hygienische Wartung: Konservierende Instrumente 201
Wartung: Rotierende Instrumente/Winkelstücke 202
Wartung: Chirurgische/Endodontische Instrumente 203
Flächendesinfektion 204
Desinfektion: Abformungen/Werkstücke 205

8 Zahnärztliche Chirurgie

Nadel und Faden I 206
Nadel und Faden II 207
Knoten 208
Nähte 209
Zangen 210
Hebel 211
Vorbereitung/Anästhesie 212
Extraktion 213
Zangenextraktion I 214
Zangenextraktion II 215
Komplikationen 216
Wundheilungsstörungen 217
Retention/Verlagerung 218
Weisheitszähne UK 219
UK-8er: Röntgendiagnostik 220
Wurzel und Mandibularkanal 221
Operatives Vorgehen (UK-8er) 222
Wundversorgung (UK-8er) 223
Weisheitszähne im Oberkiefer 224
Eckzähne im Oberkiefer 225
Blutung, Blutstillung, Nachblutung 226
Alveolarfortsatznahe Infektionen 227
Logenabszesse 228
Ausbreitungswege odontogener Infektionen 229
MAV 230
Verschluß der MAV 231
Kieferzysten 232
Odontogene Zysten 233
Nicht odontogene Zysten 234
Pseudozysten 235

Weichteilzysten 236
Implantologie 237

9 Kiefer-Gesichts-Verletzungen (Traumatologie)

Kiefer-Gesichts-Verletzungen 238
Erhebungsbogen bei Zahnverletzungen 239
Leitsymptome: Frakturen 240
Typische Frakturverläufe 241
Frakturen: Notversorgung 242
Kieferbruchversorgung 243
Zahnverletzungen: WHO-Klassifikation 244
Kronenfrakturen I 245
Kronenfrakturen II 246
Adhäsives Befestigen eines Kronenfragmentes 247
Wurzelfrakturen I 248
Wurzelfrakturen II 249
Kronen-Wurzel-Frakturen I 250
Kronen-Wurzel-Frakturen II 251
Luxationsverletzungen 252
Extrusion/Intrusion 253
Avulsion I 254
Avulsion II 255
Avulsion III 256
Alveolarfortsatzfrakturen 257
Wurzelresorptionen 258
Schienung 259

10 Parodontologie

Parodontologie 260
Klassifikationen/Schweregrade marginaler Parodontopathien 261
Gingivitiden 262
Systemische Krankheiten/Hyperplasien 263
Parodontitiden I 264
Parodontitiden II 265
Pathogenese 266
Immunpathologie bei Parodontopathien 267
PA-Befunderhebung 268
Taschenformen/Attachmentverlust 269
Furkationsbefall/Zahnmobilität 270
Röntgenbefund 271
BEMA-Status I 272
BEMA-Status II 273
Prognose/Therapieplan 274
Initialtherapie 275
Scaler und Küretten 276
Scaling 277
Schärfen 278
Parodontalchirurgie 279
Lappenoperationen: Grundlagen 280
Instrumentensatz 281
Lappenoperationen I 282

INHALT

Lappenoperation II 283
Osteoplastik 284
Ostektomie 285
Rekonstruktive Verfahren 286
GTR 287
Mukogingivalchirurgie/FST 288
Apikal verschobener Mukosalappen 289
Rezessionen/Wurzeldeckung 290
Semilunarlappen/Subepitheliales Bindegewebstransplantat 291
Recall 292

11 Endodontie

Endodontie 293
Konservative Endodontie 294
Aufklärungsbogen Endodontie 295
Endo-Diagnostik 296
Endo-Diagnostik: Terminologie 297
Behandlungsablauf/Endo-Bogen 298
Endo-Instrumente 299
Feilen und Reamer I 300
Feilen und Reamer II 301
Endodontische Kavität 302
Endodontische Anatomie 303
Länge der Wurzelkanalfüllung 304
Step back, Step down und Co. 305
Gekrümmte Kanäle 306
Spülung/Medikamentöse Einlagen 307
Wurzelfüllung/Laterale Kondensation 308
Vertikale Kondensation 309
Röntgenkontrollen/Erfolg und Mißerfolg 310
Revision 311
Periradikuläre Chirurgie 312
Korrigierende Endo-Chirurgie 313
Ergonomie/Paro-Endo-Probleme 314

12 Grundbegriffe der restaurativen Zahnheilkunde

Bezugsebenen 315
Okklusion: Grundbegriffe 316
Okklusionskontakte 317
UK-Bewegung/Pfeilwinkel 318
Okklusionskonzepte Dynamische Okklusion .. 319
Determinanten der okklusalen Morphologie .. 320
Artikulatoren 321
Funktionsstörungen 322
Myopathien/Diagnostik 323
Helkimo-Indizes 324
Therapiemöglichkeiten 325
Michigan-Schiene 326
Notdienst 327
Schmerzpatient I 328
Schmerzpatient II 329

ISO-Nummern	330
Instrumente/Körnungen	331
Abformung	332
Checkliste: Abformmaterialien	333
Kofferdam I	334
Kofferdam II	335
Ästhetik und Farbe	336
Farbbestimmung	337
Kavitätenklassen/Seitenzahnrestaurationen	338
Frontzahnrestaurationen	339
Adhäsivtechnik/Dentinhaftung	340
Komposit im FZB: Probleme/Fehler	341
Komposit im SZB	342
Adhäsivinlays	343
Gußfüllungen	344
„Bleaching"	345
Veneers	346
Veneer: Step-by-Step	347
Postendodontische Restauration	348
Gegossene Aufbauten	349
Wurzelkaries/Strahlenkaries	350
Prothetische Planung	351
Kronenpräparation	352
Kontrolle der Kronenpräparation	353
Gingivaretraktion/Provisorien	354
Gerüsteinprobe/Rohbrandeinprobe	355
Adhäsivbrücken	356
Checkliste: Behandlungsablauf Adhäsivbrücke	357
Kennedy-Klassen	358
Modellgußprothetik	359
Klammern	360
Gerüstplanung	361
Checkliste: Behandlungsablauf Modellgußprothese	362
Geschiebe	363
Checkliste: Behandlungsablauf Geschiebeprothese	364
Teleskoparbeit	365
Hybridprothese	366
Checkliste: Behandlungsablauf Hybridprothese	367
Totalprothese	368
Checkliste: Behandlungsablauf Totalprothese	369
Honorar und Vergütung	370
Kostenträger/Punktwert	371
Marketing als Zahnarzt?	372
Preistabelle	373

13 Grundzüge der angewandten zahnärztliche Pharmakologie

Rezeptieren I	374
Rezeptieren II	375
Mikroorganismen und Krankheiten	376
Antibiotika: Einsatz	377

INHALT

Penicilline ... 378
Cephalosporine/Makrolide ... 379
Lincomycine/Tetracycline ... 380
Metronidazol/Antimykotika ... 381
Analgetika I ... 382
Analgetika II ... 383
Lokalanästhetika I ... 384
Lokalanästhetika: Grenzdosen ... 385
Lokalanästhetika II ... 386
Lokalanästhetika III ... 387
Lokalanästhetika IV ... 388
Oberflächenanästhetika ... 389
Arzneimittel-Wechselwirkungen ... 390

14 Notfallmedizinisches Kompendium

Notfallorganisation ... 391
Notfallausstattung ... 392
Notfallmedikamente ... 393
Kardio-Pulmonale-Reanimation ... 394
Beatmung ... 395
Allergische Reaktionen I ... 396
Allergische Reaktionen II ... 397
Angina pectoris ... 398
Apoplektischer Insult ... 399
Aspiration ... 400
Asthma-Anfall/Erregungszustand ... 401
Krampfanfall/Herzinfarkt ... 402
Hypertensive Krise/Hyperventilation/Hypoglykämie ... 403
Lokalanästhetika-Intoxikation ... 404
Lokalanästhetika-Intoxikation/Lungenembolie ... 405
Lungenödem/Vagovasale Synkope ... 406

15 Praxismanagement: Vorschriften und Fristen

Aufbewahrungsfristen ... 407
Praxismanagement: RÖV I ... 408
Praxismanagement: RÖV II ... 409
Praxismanagement: MEDGV ... 410
Praxismanagement: DruckBehV ... 411
Praxismanagement: GefStoffV I ... 412
Praxismanagement: GefStoffV II ... 413
Checkliste: Unterlagen I ... 414
Checkliste: Unterlagen II ... 415
Checkliste: Termine I ... 416
Checkliste: Termine II ... 417

16 Literaturverzeichnis   418–425

17 Sachverzeichnis   426–436

ABKÜRZUNGEN

Verwendete Abkürzungen

A. (Aa.)	Arteria (Arteriae)	FA	festsitzende Apparaturen
A.	Actinomyces	Fa.	Firma
ACPA	Autoantikörper gegen zytoplasmatische Antigene neutrophiler Granulozyten	Fe	Eisen
		FF	final file
		FGP	functionally generated path
ACTH	adrenocorticotropes Hormon	FKO	Funktionskieferorthopädie
a.-d.	autosomal dominant	FST	Freies Schleimhauttransplantat
Ag	Silber	FZ	Frontzahn (-zähne)
AIDS	acquired immune deficiency syndrome	FZB	Frontzahnbereich
		G	Gesetz
AK	Antikörper	γ-GT	Gamma-Glutamyl-Transpeptidase
ALL	akute lymphatische Leukämie	ggf.	gegebenenfalls
AML	akute myeloische Leukämie	Ggl.	Ganglion
ant.	anterior	GI-S	Gingiva-Index, simplified
a. P.	apikale Parodontitis	GIZ	Glas-Ionomer-Zement
AP	Alkalische Phosphatase	Gl. (Gll.)	Glandula (Glandulae)
API	Approximalraum-Plaque-Index	GOT	Glutamat-Oxalacetat-Transaminase
a.-r.	autosomal rezessiv	GOZ	Gebührenordnung für Zahnärzte
ARC	AIDS related complex	GPT	Glutamat-Pyruvat-Transaminase
ASS	Acetylsalicylsäure	GTR	guided tissue regeneration
Aufl.	Auflage	h	Hora (Stunde)
AUL	akute undifferenzierte Leukämie	HAV	Hepatitis A-Virus
AZ	Allgemeinzustand	Hb	Hämoglobin
B.	Bacillus	HBsAg	Hepatitis B-Oberflächen-Antigen
BEMA	einheitlicher Bewertungsmaßstab für vertragszahnärztliche Leistungen	HBV	Hepatitis B-Virus
		HCV	Hepatitis C-Virus
BfArM	Bundesinstitut für Arzneimittel und Medizinprodukte	HF	Herzfrequenz
		HIV	Humanes-Immundefizienz-Virus
BGA	Bundesgesundheitsamt	Hkt	Hämatokrit
BKS	Blutkörperchensenkung	HLA	human lymphocytic antigen
BOP	bleeding on probing	HPV	Humanes Papillom-Virus
BSG	Blutsenkungsgeschwindigkeit	Hrsg.	Herausgeber
BZ	bleibender Zahn	HSV	Herpes-simplex-Virus
BZ-Sticks	Blutzuckersticks	I	Incisivus (Schneidezahn)
bzw.	beziehungsweise	IAF	initial apical file
C	Caninus (Eckzahn)	I.E.	Internationale Einheit(en)
C.	Capnocytophaga	IgA	Immunglobulin A
Ca	Calcium	IgE	Immunglobulin E
Ca	Carcinoma, Karzinom	IgG	Immunglobulin G
Ca(OH)$_2$	Calciumhydroxid	IMF	intermaxilläre Fixation
chron.	chronisch	inf.	inferior
CMV	Cytomegalie-Virus	IP	Individualprophylaxe (position)
DD	Differentialdiagnose	IQ	Intelligenzquotient
d. h.	das heißt	ITN	Intubationsnarkose
DIN	Deutsches Institut für Normung	i. v.	intravenös
Diss.	Dissertation	K	Kalium
E	Einheit(en)	KFO	Kieferorthopädie
EBV	Epstein-Barr-Virus	KH	Kieferhöhle
ed.	edition (Auflage)	KHK	koronare Herzkrankheit
Eds.	editors (Herausgeber)	Klin.	klinisch
Embryol.	Embryologisch	K-Zelle	Killerzelle
ES	Engstand	LA	Lokalanästhesie
etc.	et cetera	LKG	Lippen-Kiefer-Gaumen
f, ff	folgende	M	Männer
F	Frauen	M	Molar

M.	Morbus	SGPT	Serum-Glutamat-Pyruvat-Transaminase
M.	Musculus		
MAF	master apical file	SHT	Schädel-Hirn-Trauma
MAV	Mund-Antrum-Verbindung	s. o.	siehe oben
max.	maximal	SSW	Schwangerschaftswoche
med.	medialis	sup.	superior
Med.	medizinisch	superfic.	superficialis
MfP-DS	myofacial pain-dysfunction syndrome	SZ	Seitenzahn (-zähne)
		SZB	Seitenzahnbereich
mind.	mindestens	TBC	Tuberkulose
MLV	Mittellinienverschiebung	TK-Phosphat	Trikalzium-phosphat
Mn	Mangan		
Mö	Mundöffnung	TMJ	temporomadibular joint
MSH	Melanozyten stimulierendes Hormon	Trpf.	Tropfen
MZ	Milchzahn	U	Unit(s) (Einheiten)
N. (Nn.)	Nervus (Nervi)	u.	und
Na	Natrium	u. a.	und andere
NA	Nichtanlage	UK	Unterkiefer
NaCl	Natriumchlorid	UVV	Unfallverhütungsvorschrift
NaF	Natriumfluorid	V.	Veillonella
NaOCl	Natriumhypochlorid	V.	Vena
NNH	Nasennebenhöhlen	$V_{1,2,3}$	Trigeminusäste
NNR	Nebennierenrinde	v. a.	vor allem
Nucl.	Nucleus	V. a.	Verdacht auf
o. ä.	oder ähnliche(s)	VBG	Vorschrift der Berufsgenossenschaft
o. B.	ohne (pathologischen) Befund	WF	Wurzelfüllung
o. g.	oben genannt(e)	WKB	Wurzelkanalbehandlung
OK	Oberkiefer	WSR	Wurzelspitzeresektion
OPG	Orthopantomogramm	WTR	Wachstumsrichtung
P.	Prevotella	WW	Wurzelwachstum
PA	Parodontologie, parodontal	x.-d.	x-chromosomal dominant
p. a.	posterior-anterior	x.-r.	x-chromosomal rezessiv
Pap.	Papilla(e)	ZOE-Z.	Zinkoxid-Eugenol-Zement
palat.	palatinal	z. B.	zum Beispiel
Pb	Prämolarenbreite	z. T.	zum Teil
PBI	Papillenblutungsindex		
p. c.	post conceptionem		
PCR	Plaque Control Record		
PHI	Phosphohexoisomerase		
PM	Prämolar		
post.	posterior		
postpr.	postprandial		
ppm	parts per million		
prim.	primär(e)(r)		
R.	Ramus		
Rö	Röntgen (bild, -diagnostik)		
Rp	Rezept		
RPP	rapid progressive Parodontitis		
RR	Blutdruck		
S.	Seite		
S.	Streptococcus		
s.	siehe		
s. a.	siehe auch		
SÄT	Schmelz-Ätz-Technik		
sek.	sekundär(e)(r)		
SGOT	Serum-Glutamat-Oxalacetat-Transaminase		

Verwendete Symbole

–	nicht vorhanden, nichts bekannt, negativ, ungeeignet
=	unverändert, gleichbleibend
∅	durchschnittlich, unauffällig, Durchmesser
+ ++ +++	vorhanden, positiv, geeignet
↑ ↑↑ ↑↑↑	Zunahme, vermehrt, erhöht
↓ ↓↓ ↓↓↓	Abnahme, vermindert, erniedrigt
?	fraglich, Quellenangaben uneinheitlich oder unklar
( )	inkonsistent, gelegentlich, bedingt
<	kleiner als, weniger als, seltener als, unter
>	größer als, mehr als, häufiger als, über

Abkürzungen wichtiger zahnmedizinischer Zeitschriften

Acta Odonto Scand	Acta odontologica Scandinavica
Am J Orthod	American Journal of Orthodontics
Anaesthesist	Anaesthesist
Angle Orthodont	Angle Orthodontists
Arch Ora Biol	Archives of Oral Biology
Aust Dent J	Australian Dental Journal
Br Dent J	British Dental Journal
Caries Res	Caries Research
Community Dent Oral Epidemiol	Community Dentistry and Oral Epidemiology
Dent Clin North Am	Dental Clinics of North America
Dent Cosmos	Dental Cosmos
Dent Lab	Dental-Labor
Dent Mater	Dental Materials
Dent Progr	Dental Progress
Dent Rec	Dental Record
Dtsch Ärztebl	Deutsches Ärzteblatt
Dtsch Med Wochenschr	Deutsche medizinische Wochenschrift
Dtsch Monatsschr Zahnheilkd	Deutsche Monatsschrift für Zahnheilkunde
Dtsch Stomatol	Deutsche Stomatologie
Dtsch Vierteljahrschr Zahnheilkd	Deutsche Vierteljahresschrift für Zahnheilkunde
Dtsch Zahnärztebl	Deutsches Zahnärzteblatt
Dtsch Zahnärztl Wochenschr	Deutsche zahnärztliche Wochenschrift
Dtsch Zahnärztl Z	Deutsche zahnärztliche Zeitschrift
Dtsch Zahn Mund Kieferheilkd	Deutsche Zahn, Mund- und Kieferheilkunde
Dtsch Z Mund Kiefer GesichtsChir	Deutsche Zeitschrift für Mund-, Kiefer- und Gesichtschirurgie
Endod Dent Traumatol	Endodontics and Dental Traumatology
Eur J Oral Sci	European Journal of Oral Sciences
Eur J Orthod	European Journal of Orthodontics
Fogorv Szle	Fogorvosi szemle, Budapest
Fortschr Kieferorthop	Fortschritte der Kieferorthopädie
Fortschr Kiefer Gesichtschir	Fortschritte der Kiefer- und Gesichtschirurgie
Helv Odontol Acta	Helvetica odontologica Acta
Inform Dent, Paris	Information dentaire
Int Dent J	International Dental Journal
Int J Oral Maxillofac Implants	International Journal of Oral & Maxillofacial Implants
Int J Oral Maxillofac Surg	International Journal of Oral & Maxillofacial Surgery
J Am Coll Dent	Journal of the American College of Dentists
J Am Dent Assoc	Journal of the American Dental Association
J Clin Periodontol	Journal of Clinical Periodontology
J Craniomaxillofac Surg	Journal of Cranio-Maxillo-Facial Surgery
J Dent	Journal of Dentistry
J Dent Edu	Journal of Dental Education
J Dent Res	Journal of Dental Research
J Dent Child	Journal of Dentistry for Children
J Endodont	Journal of Endodontics
J Implant Dent	Journal of Implant Dentistry
J Oral Pathol Med	Journal of Oral Pathology and Medicine
J Oral Surg	Journal of Oral Surgery
J Periodontol	Journal of Periodontology
J Periodont Res	Journal of Periodontal Research
J Prosthet Dent	Journal of Prosthetic Dentistry
Med Klin	Medizinische Klinik
New Engl J Med	New England Journal of Medicine
NY State Dent J	New York State Dental Journal
Nor Tannlaegeforen Tid	Norske Tannlaegeforenings Tidende
Odontol Revy	Odontologisk Revy, Lund

Odontol Tidskr	Odontologisk Tidskrift
Österr Z Stomatol	Österreichische Zeitschrift für Stomatologie
Oper Dent	Operative Dentistry
Oral Surg Oral Med Oral Pathol	Oral Surgery, Oral Medicine and Oral Pathology
Oral Prophyl	Oral-Prophylaxe
Parodontologie	Parodontologie (Zürich)
Periodontics	Periodontics
Phillip J	Phillip Journal für restaurative Zahnmedizin
Public Health Rep	Public Health Reports
Quintessenz	Quintessenz der zahnärztlichen Literatur
Scand J Dent Res	Scandinavian Journal of Dental Research
Schweiz Monatsschr Zahnmed	Schweizer Monatsschrift für Zahnmedizin
Stoma (Heidelb)	Stoma
Stomatol DDR	Stomatologie der DDR
Stomatol (Mosk)	Stomatologiya, Moskau
Swed Dent J	Swedish Dental Journal
Sven Tandläk Tidskr	Svensk tandläkare-Tidskrift, Stockholm
Tandlaegebladet	Tandlaegebladet
Tijdschr Tandheelkd	Tijdschrift voor tandheelkunde
Zahnärztl Mitt	Zahnärztliche Mitteilungen
Zahnärztl Prax	Zahnärztliche Praxis
Zahnärztl Rundsch	Zahnärztliche Rundschau
Zahnärzt Welt	Zahnärztliche Welt – Zahnärztliche Rundschau – Zahnärztliche Reform
Z Stomatol	Zeitschrift für Stomatologie
Z Zahnärztl Implantol	Zeitschrift für Zahnärztliche Implantologie

Abkürzungen einiger wissenschaftlicher und berufsständischer Organisationen

AADS	American Association of Dental Schools		DGKFO	Deutsche Gesellschaft für Kieferorthopädie
AAE	American Association of Endodontists			
AAO	American Association of Orthodontists		DKFZ	Deutsches Krebsforschungszentrum
AAOP	American Association of Orofacial Pain		DGP	Deutsche Gesellschaft für Parodontologie
AAP	American Academy of Periodontology			
AAPD	American Academy of Pediatric Denstry		DGZ	Deutsche Gesellschaft für Zahnerhaltung
ACP	American College of Prosthodontists			
ADA	American Dental Association		DGZMK	Deutsche Gesellschaft für Zahn-, Mund- und Kieferheilkunde (Centralverein)
AGD	American of General Dentistry			
AGF	Arbeitsgemeinschaft für Funktionsdiagnostik in der DGZMK			
			DGZPW	Deutsche Gesellschaft für Zahnärztliche Prothetik und Werkstoffkunde
APW	Akademie Praxis und Wissenschaft in der DGZMK			
			DIMDI	Deutsches Institut für Medizinische Dokumentation und Information
BDK	Berufsverband der Deutschen Kieferorthopäden			
			DÖSAK	Deutsch-Österreichisch-Schweizerischer Arbeitskreis für Tumoren im Kiefer- und Gesichtsbereich
BDO	Berufsverband Deutscher Oralchirurgen			
BPI	Bundesverband der pharmazeutischen Industrie			
			ESE	European Society of Endodontology
BZÄK	Bundeszahnärztekammer		FDI	Fédération Dentaire Internationale
CDC	Center for Disease Control		IADR	International Association for Dental Research
DAHZ	Deutscher Arbeitskreis für Hygiene in der Zahnarztpraxis			
			ISO	International Organization for Standardization
DGE	Deutsche Gesellschaft für Ernährung			
DGHM	Deutsche Gesellschaft für Hygiene und Mikrobiologie		KZBV	Kassenzahnärztliche Bundesvereinigung
DGMKG	Deutsche Gesellschaft für Mund-, Kiefer- und Gesichtschirurgie		SSO	Schweizerische Zahnärzte-Gesellschaft
			WHO	World Health Organisation

Nachweise der Abbildungen und Tabellen

Für die Erlaubnis der Verwendung originaler Abbildungen und Tabellen danke ich folgenden Autoren, Verlagen, Zeitschriften, Organisationen und Firmen recht herzlich:

- Bayerische Landeszahnärztekammer, München.
  S. 408–417: Tabellen aus BLZK, Bayerische Landeszahnärztekammer (1993) Verordnungen, Vorschriften und Checklisten für den Praxisablauf. BLZK, München.
- Behringwerke AG, Liederbach.
  S. 8: Tabelle aus Behringwerke AG (1994) Simultanprophylaxe im Verletzungsfall mit Td-Impfstoff und Tetagam N. Fachinformationen Behringwerke.
- Prof. Dr. Urs C. Belser, Genf.
  S. 355: Abbildung aus Belser U (1980) Ästhetik Checkliste für den festsitzenden Zahnersatz. 2. Teil: Rohbrandeinprobe. In: Schärer P, Rinn L, Kopp F (Hrsg.) Ästhetische Richtlinien für die rekonstruktive Zahnheilkunde. Quintessenz, Berlin.
- Deutsche Krebshilfe, Bonn.
  S. 74: Befundbogen aus Deutsche Krebshilfe (Hrsg.) (1991) Früherkennung von Neubildungen im Kiefer-Gesichtsbereich durch den praktizierenden Zahnarzt. Deutsche Krebshilfe, Bonn.
- Deutscher Arbeitskreis für Hygiene in der Zahnarztpraxis (DAHZ) und
  Prof. Dr. Klaus Bößmann, Kiel.
  S.197f, 201–205: Tabellen aus Deutscher Arbeitskreis für Hygiene in der Zahnarztpraxis (DAHZ) (1992) Hygieneleitfaden. 2. Aufl.
- Prof. Dr. Thomas F. Flemmig, Würzburg.
  S. 266: Abbildungen aus Flemmig TF (1993) Parodontologie. Ein Kompendium. Thieme, Stuttgart.
- Carl Hanser Verlag, München.
  S. 211, 217: Abbildungen aus Frenkel G, Aderholt L, Leilich G, Raetzke P (1989) Die ambulante Chirurgie des Zahnarztes. Hanser. München.
- Hippokrates Verlag GmbH, Stuttgart.
  S. 194: Abbildung aus Jung EG (1995) Dermatologie. Duale Reihe. 3. Aufl.
- Prof. Dr. Dieter E. Lange, Münster.
  S. 83: Ablesetabelle für den API.
- Prof. Dr. Ulrich Lotzmann, Göttingen.
  S. 316, Abbildungen aus Lotzmann U (1981) Prinzipien der Okklusion. Neuer Merkur, München.
- Carl Martin GmbH, Solingen.
  S. 211: Abbildungen aus Dental Katalog No. 8, 1995.
- Verlag Neuer Merkur GmbH, München.
  S. 316: Abbildungen aus Lotzmann U (1981) Prinzipien der Okklusion. Neuer Merkur, München.
- Quintessenz Verlags-GmbH, Berlin.
  S. 221: Abbildungen aus Asanami S, Kasazaki Y (1990) Expert third molar extraktions. Quintessence, Tokyo.
  S. 355: Abbildung aus Belser U (1980) Ästhetik Checkliste für den festsitzenden Zahnersatz. 2.Teil: Rohbrandeinprobe. In: Schärer P, Rinn L, Kopp F (Hrsg.) Ästhetische Richtlinien für die rekonstruktive Zahnheilkunde. Quintessenz, Berlin.
- Georg Thieme Verlag, Stuttgart.
  S. 127, 132: Abbildungen aus Rakosi T, Jonas I (1989) Kieferorthopädie – Diagnostik. In: Rateitschak KH, Wolf HF (Hrsg.) Farbatlanten der Zahnmedizin (Bd. 8). Thieme,Stuttgart.
  S. 146: Abbildungen aus Stöckli PW, Ben Zur E (Hrsg.) (1994) Zahnmedizin bei Kindern und Jugendlichen. 3. Aufl. Thieme, Stuttgart. S. 211: Abbildung aus Müller W (1981) Zahnentfernung. In: Schwenzer N, Grimm G (Hrsg.) Zahn- Mund- Kiefer-Heilkunde. Bd.2. Spezielle Chirurgie. Thieme, Stuttgart.
  S. 266: Abbildungen aus Flemmig TF (1993) Parodontologie. Ein Kompendium. Thieme, Stuttgart.
- Vivadent, Ellwangen.
  S.42f: Abbildungen der Auswertungscharts Dentocult SM und Dentocult LB.

Redaktion Zahnärztlichen Mitteilungen, Köln.
S. 191: Tabelle aus Grötz KA, Menstell S, Weber L (1991) Diagnostisches Vorgehen bei Speicheldrüsenerkrankungen. Zahnärztl Mitt 81: 2482.

KURZINHALT

Varia und Grundlagen / Grundbegriffe präventiver Zahnheilkunde — 1

Zahnärztliche Anamnese / Befunderhebung — 2

Kinderzahnheilkunde — 3

Kieferorthopädie — 4

Zahnärztliche Radiologie und Röntgendiagnostik — 5

Veränderungen der Schleimhaut, der Speicheldrüsen und der perioralen Haut — 6

Grundlagen zahnärztlicher Hygiene und Arbeitssicherheit — 7

Zahnärztliche Chirurgie — 8

Kiefer-Gesichts-Verletzungen (Traumatologie) — 9

Parodontologie — 10

Endodontie — 11

Grundbegriffe der restaurativen Zahnheilkunde — 12

Grundzüge der angewandten zahnärztlichen Pharmakologie — 13

Notfallmedizinisches Kompendium — 14

Praxismanagement: Vorschriften und Fristen — 15

Literaturverzeichnis — 16

Sachverzeichnis — 17

„SI-EINHEITEN"

Vorsilben für dezimale Vielfache und Teile von Einheiten

Vorsilbe	Kürzel	Bedeutung		Vorsilbe	Kürzel	Bedeutung	
Exa	E	Trillionenfach	10^{18}	Dezi	d	Zehntel	10^{-1}
Peta	P	Billiardenfach	10^{15}	Zenti	c	Hundertstel	10^{-2}
Tera	T	Billionenfach	10^{12}	Milli	m	Tausendstel	10^{-3}
Giga	G	Milliardenfach	10^{9}	Mikro	µ	Millionstel	10^{-6}
Mega	M	Millionenfach	10^{6}	Nano	n	Milliardstel	10^{-9}
Kilo	k	Tausendfach	10^{3}	Piko	p	Billionstel	10^{-12}
Hekto	h	Hundertfach	10^{2}	Femto	f	Billiardstel	10^{-15}
Deka	da	Zehnfach	10^{1}	Atto	a	Trillionstel	10^{-18}

Wichtige SI-Einheiten für die Zahnmedizin

(Basiseinheiten rot)			Äquivalenzen / andere Einheiten
Länge	m	Meter		= inch · 0,0254 = foot · 0,30480
Volumen	m³	Kubikmeter		= 1000 l
Masse	kg	Kilogramm		
Zeit	s	Sekunde		min (Minute) = 60 s h (Stunde) = 3600 s d (Tag) = 86400 s
Frequenz	Hz	Hertz	$1\ s^{-1}$	
Kraft	N	Newton	$1\ kg \cdot m \cdot s^{-2}$	$\cong 0,1$ kp (Kilopond)
Druck = $\frac{\text{Kraft}}{\text{Fläche}}$	Pa	Pascal	$1\ kg \cdot m^{-1} \cdot s^{-2}$ $= 1\ N \cdot m^{-2}$	1kPa = 7,14 mmHg 100 kPa = 1 bar 1 MPa = 1 N · mm⁻²
Arbeit = Kraft · Weg	J	Joule	$1\ kg \cdot m^2 \cdot s^{-2}$ $= 1\ N \cdot m$	cal (Kalorie) = 4,1868 J
Leistung = $\frac{\text{Arbeit}}{\text{Zeit}}$	W	Watt	$1\ kg \cdot m^2 \cdot s^{-3}$	= 1 J/s
Winkel, räumlich	sr	Steradiant		
Lichtstärke	cd	Candela		
Lichtstrom	lm	Lumen	$1\ cd \cdot sr$	
Beleuchtungsstärke	lx	Lux	$1\ cd \cdot sr \cdot m^{-2}$	
Stromstärke	A	Ampere		
Spannung	V	Volt	$1\ kg \cdot m^2 \cdot s^{-3} \cdot A^{-1}$	$= W \cdot A^{-1}$
Widerstand	Ω	Ohm	$1\ kg \cdot m^2 \cdot s^{-3} \cdot A^{-2}$	
Ladung	Cb	Coulomb	$1\ A \cdot s$	
Leitwert	S	Siemens	$1\ kg^{-1} \cdot m^{-2} \cdot s^3 \cdot A^2$	$= 1\ \Omega^{-1}$
Induktivität	H	Henry	$1\ kg \cdot m^2 \cdot s^{-2} \cdot A^{-2}$	
Kapazität	F	Farad	$1\ A \cdot s \cdot V^{-1}$	
Magnet. Fluß	Wb	Weber	$1\ kg \cdot m^2 \cdot s^{-2} \cdot A^{-1}$	
Magnet. Induktion	T	Tesla	$1\ kg \cdot s^{-2} \cdot A^{-1}$	$= 10^4$ G (Gauß)
Temperatur	K	Kelvin	273,15 K = 0° C	
Temperatur	°C	Grad Celsius	1 K	°F (Fahrenheit) = (°C · 1,8) + 32
Stoffmenge	mol	Mol		
Ionisierende Strahlung				
Aktivität	Bq	Bequerel	$1\ s^{-1}$	Ci (Curie) = $3,7 \cdot 10^{10}$ Bq
Energiedosis	Gy	Gray	$1\ J \cdot kg^{-1}$	= 100 rd (Rad)
Äquivalentdosis	Sv	Sievert	$1\ J \cdot kg^{-1}$	= 100 rem
Ionendosis	R	Röntgen	= 258 µC/kg	

Laborwerte I: BSG, Blutbild. [Nach Kessler 1991]

Parameter	Normwerte	z.B. erhöht bei	z.B. erniedrigt bei
BSG (BKS, Blutkörperchensenkungsgeschwindigkeit)			
nach 1 h M F nach 2 h M F	3–8 mm 3–10 mm 6–20 mm 6–20 mm	akuten u. chronischen Entzündungen, Leukämien, malignen Tumoren, Plasmozytom („Sturzsenkung") nephrotischen Syndrom, Autoimmunopathien	Polyglobulien, Polyzythämie, Sichelzellenanämie
Blutbild			
Hämoglobin (Hb)	M 14,0–18,0 g/dl F 12,0–16,0 g/dl	Polyglobulie	Anämien
Erythrozyten (Ery)	M 4,5–5,9 Mill./µl F 4,0–5,2 Mill./µl	Polyzythämie, Polyglobulie	Anämien
Hämatokrit (Hkt)	M 42–45 % F 37–47 %	Polyzythämie, Polyglobulie	Anämien
MCV $\frac{Hkt \cdot 10}{Ery}$	81–100 µm³	hyperchromen Anämien makrozytären Anämien	hypochromen Anämien, mikrozytären Anämien
MCH (Hb_E) $\frac{Hb \cdot 10}{Ery}$	26–34 pg	z.B. perniziöser Anämie	z.B. Eisenmangelanämie
MCHC $\frac{Hb \cdot 100}{Ery}$	31–36 g/dl	makrozytären Anämien	mikrozytären Anämien
Thrombozyten	150 000–400 000/µl	Trauma, Blutverlust, nach Splenektomie, Thrombozythämie	erworbenen Thrombozytopenien, ITP (M.Werlhof)
Leukozyten	4000–9000/µl	Infekten, schwerer körperlicher Belastung, Tumoren, Leukämien, Myokardinfarkt	Typhus, Paratyphus, M.Bang, Viruserkrankungen, M.Hodgkin, Agranulozytosen nach Medikamenten
davon im **Differentialblutbild**			
Myeloblasten Myelozyten Jugendliche Neutrophile stabkernige segmentkernige (hypersegment.) Eosinophile	– – 0 % bis 5 % 40–70 % bis 4 %	myeloischer Leukämie akuten Infekten (auto)immunologischen/ allergischen Erkrankungen, Wurminfektionen	 perniziöser Anämie M.Cushing, Kortikoidtherapie
Basophile Lymphozyten Monozyten	bis 1 % 25–45 % bis 7 %	 rheumatischen Erkrankungen, lymphatischen Leukämien, Parotitis epidemica, Virusinfekten Rückbildungsphase akuter Infekte, infektiöser Mononukleose, M. Hodgkin, Leukämien	 M.Hodgkin, Malignomen, Kortikoidtherapie

Laborwerte II: Elektrolyte, Niere, Leber. [Nach Kessler 1991]

Parameter		Normwerte	z.B. erhöht bei	z.B. erniedrigt bei
Elektrolyte				
Natrium		134–150 mmol/l	Flüssigkeitsverlust, unzureichender Flüssigkeitszufuhr, prim. Hyperaldosteronismus	erhöhter Wasserretention (Herz-, Niereninsuffizienz), Na-Verlust (Diuretika, M.Addison)
Kalium		3,6–5,4 mmol/l	Niereninsuffizienz, NNR-Insuffizienz, Übergang aus Zellen in Serum (z.b. Verbrennung), diabetischer Acidose	enteralen K-Verlusten (Diarrhöe, Laxantienabusus), renalen K-Verlusten (Hyperaldosteronismus, Diuretika), Mangeldiät, Anorexie
Kalzium		2,25–2,75 mmol/l	Osteolyse bei Neoplasmen (z.b. multiples Myelom), prim. Hyperparathyreoidismus, Hyperthyreose, M. Addison	sek. Hyperparathyreoidismus, Hypoparathyreoidismus, Ca-Absorptionsstörung, chron. Niereninsuffizienz, Leberzirrhose
Magnesium		0,65–1,1 mmol/l	Niereninsuffizienz, M. Addison	renalen Verlusten, postoperativ, Verbrennungen, endokrinen Ursachen (z.B. Hyperthyreose, Diabetes mellitus)
Nierenfunktion				
Harnstoff		10,0–50,0 mg/dl	Niereninsuffizienz, extremen Mengen eiweißreicher Kost	schwerer Lebererkrankung, eiweißarmer Kost, Kindern, Schwangeren
Kreatinin	M F	0,84–1,36 mg/dl 0,66–1,17 mg/dl	Niereninsuffizienz (erhöht erst bei Einschränkung der glomerulären Filtrationsrate (GFR) um 50%)	Schwangerschaft, verminderter Muskelmasse
Harnsäure	M F	< 7,0 mg/dl < 5,7 mg/dl	Gicht, vermehrtem Zellumsatz, Nierenkrankheiten	verminderter Harnsäuresynthese, Allopurinolmedikation
Leberwerte				
GOT	M F	< 18,0 U/l < 15,0 U/l	akuter u. chron. Virushepatitis (GOT 150-> 1000 U/l, GPT 300->1000 U/l), EBV-/, HDV-/, CMV-Hepatitiden (TA bis etwa 200 U/l), Myokardinfarkt (max. nach 16–48 h)	
GPT	M F	< 22,0 U/l < 17,0 U/l	akuter und chronischer Hepatitis Leberzirrhose, Lebertumoren, Fettleber, tox. Leberschäden	
γ-GT	M F	< 28,0 U/l < 18,0 U/l	Hepatitis, Leberzirrhose, Fettleber, Lebertumoren, Cholestase, Kontrazeptiva, Pankreatitis, Pankreas-Ca.	
Bilirubin (gesamt)		< 1,0 mg/dl	prähepatisch: Hämolyse intrahepatisch: Virushepatitis, tox. Leberparenchymschaden posthepatisch: Cholestase	

LABORWERTE: BLUTZUCKER / BLUTGERINNUNG

Laborwerte III: Blutzucker, Amylase. [Nach Kessler 1991]

Blutzucker und andere			
Glucose, nüchtern 1 h. postpr.	70,0–110 mg/dl 70,0–160 mg/dl	Diabetes mellitus Typ I u. II, endokrine Störungen	Inselzelltumor, Dumping-Syndrom
Amylase	< 120 U/l	Pankreatitis, Parotitis	

Parameter zur Blutgerinnung. [Nach Droste u. von Planta 1992]

Parameter	Normwerte	Testfunktion	verändert z.B. bei
Thrombozyten	150 000–400 000		erworbenen Thrombozytopenien, ITP (M.Werlhof)
Blutungszeit nach Duke nach Ivy	1–4 min 1–9 min	Globaltest der Thrombozytenfunktion	Thrombasthenie, Thrombozytopenie, v.Willebrand-Jürgens-Syndrom, ASS-Einnahme
Gerinnungszeit nach Lee-White	8–18 min	Globaltest des „Extrinsic"- und „Common"-Systems	Mangel oder Inhibition der Faktoren I, II, V, VIII (Hämophilie A), IX (Hämophilie B), X, XI, XII, Vit.-K-Mangel, Antikoagulation mit Kumarinen
Quick-Test (Thromboplastinzeit)	70- 120 %	Globaltest des „Extrinsic"-Systems, Überwachung der Kumarintherapie („therapeutischer Bereich": 15–27 %)	> 120 Hyperkoagulabilität (Thromboseneigung) < 70 Antikoagulation mit Kumarinen, Vit.-K-Mangel, Leberkrankheiten, Mangel oder Inhibition der Faktoren I, II, V, VII, X
PTT (partielle Thromboplastinzeit)	Standard: 68 -82 s Aktiviert: 11–15 s	Globaltest des „Intrinsic"-Systems, Überwachung der Heparintherapie („therapeutischer Bereich": 1,5- bis 2facher Ausgangswert)	Mangel oder Inhibition der Faktoren I, II, V, VIII (Hämophilie A), IX (Hämophilie B), X, XI, XII, Vit.-K-Mangel, Heparintherapie
Thrombinzeit (PTZ)	13- 17 s	Überwachung der Heparintherapie („therapeutischer Bereich": 2- bis 3facher Ausgangswert)	Afibrinogenämie, Thrombininhibitoren, Heparintherapie

Weiterführende Literatur:
- Pietsch M, Riegel H, Pietsch R (1996), **Memorix Laboratoriumsmedizin,** Chapman & Hall, Weinheim
- Thomas L (1992) Labor und Diagnose, 4. Aufl. Medizinische Verlagsgesellschaft, Marburg
- Riegel H, Pietsch M, Lommel H, Albath W (1993) **Vademecum der Laboratoriumsmedizin,** 6. Aufl. Springer, Berlin Heidelberg

VORBEREITUNG INJEKTION / INFUSION

Aufziehen einer Lösung aus einer Glasampulle

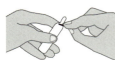

Hals der Glasampulle mit
Ampullensäge ansägen

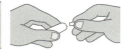

Abbrechen des
Ampullenkopfes

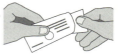

Entnahme der Einmalspritze
aus der sterilen Verpackung

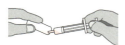

Aufziehen der Lösung nach
Einführen des Spritzenkonus
in die Ampulle

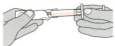

Entnahme der Einmalkanüle
und Aufstecken auf Spritzenkonus

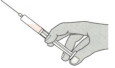

Entlüftung von Spritze und
Kanüle durch Vorschieben des
Stempels

Vorbereitung einer Infusion

Schutzkappe der Infusionsflasche entfernen

Schließen der Rollklemme am
Infusionsgerät

Nach Desinfektion Durchstechen des Gummistopfens
mit dem Einstechteil

Auffüllen der Tropfkammer
durch Kompression der
flexiblen Wand

Öffnen der Rollklemme,
Füllen des Schlauchsystems

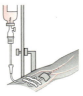

Anschluß an
Venenverweilkanüle

Memorix

Peripherer venöser Zugang

Prinzip:

Punktion einer **Vene der Ellenbeuge**, des **Vorderarms** oder des **Handrückens** und Legen einer Plastikverweilkanüle.

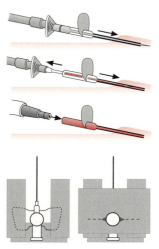

V. cephalica
V. mediana cubiti
V. basilica
V. cephalica
V. mediana antebrachii

Gefahr der intrarteriellen Injektion: A. brachialis

Es gilt der Grundsatz, den **venösen Zugang** möglichst weit peripher zu legen, so daß die Kubitalvenen für die Plazierung zentraler Katheter durch den Notarzt geschont werden.

Technik:

Plastikvenenverweilkanülen bestehen aus einer Metallkanüle (Innenkanüle), über die eine Plastikhülse gezogen ist (Katheter) (bekannte Markennamen: Braunüle, Vygonüle). **Vorbereitung:** Anlegen eines Stauschlauchs oberhalb des Ellenbogengelenks, Patienten die Hand ggf. mehrfach zur Faust schließen lassen.
Einstichstelle desinfizieren
(Hautdesinfektionsmittel).
Die Vene wird **indirekt** punktiert, d.h. nach schrägem Einstich und fast tangentialem Vorschieben über der Venenwand, die erst einige Millimeter weiter durchstochen wird. Dabei wird zunächst nur die Spitze der Metallkanüle (Innenkanüle) in das Gefäß eingeführt (bei erfolgreicher Punktion wird Blut im Kanülenkopf sichtbar) und dann nur so weit vorgeschoben, daß auch der Plastikanteil (Katheter) sicher in der Vene liegt.
Ein seitliches Ausweichen der Vene läßt sich durch ein Anspannen der Haut mit der freien Hand verhindern.
Dann wird die Innenkanüle **unter gleichzeitigem Vorschieben der Plastikhülse** (Katheter) zurückgezogen. Die Gefahr der Venenperforation durch die Plastikhülse ist äußerst gering.
Die Kanüle ist **sorgfältig zu fixieren** (Zügelpflaster und eingeschnittenes breites Pflaster).

INTRAMUSKULÄRE INJEKTIONEN

Techniken intramuskulärer Injektion mit geringem Risiko für Nerven- oder Gefäßschädigung. [Nach Müller-Vahl u. Schliak 1985]

1. Ventroglutäale Injektion

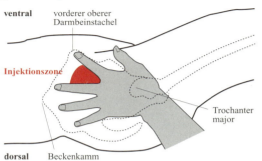

Die Hand wird so aufgelegt, daß die Handinnenfläche über dem Trochanter major liegt. Der vordere der beiden Schwurfinger (Zeigefinger) liegt vor dem vorderen oberen Darmbeinstachel, die hintere (Mittelfinger) wird entlang des Beckenkamms maximal abgespreizt. Injektion in dem Dreieck zwischen den Grundgliedern der beiden Finger, wobei die Nadelrichtung diese Finger nicht unterkreuzen soll (Fettgewebe hier bis zu 4 cm (Mittel 1,8 cm), durch Hautfaltung feststellbar).

2. Vastus-lateralis-Injektion [Nach A. von Hochstetter]

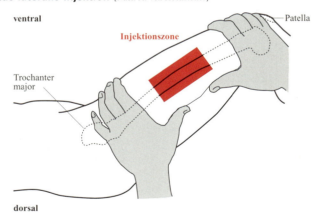

Man umgreift den Oberschenkel von seitlich, die Metakarpalknöchel sollten in der Trochanter-Patella-Linie liegen. Die abgespreizten Daumen liegen in der lateralen Längsfurche des Oberschenkels. Das Einstichfeld liegt in der Mitte der Trochanter-Patella-Linie. Stichrichtung senkrecht zur Haut in Richtung auf den Femur (Fettgewebe hier bis zu 3 cm, durch Hautfaltung feststellbar).

Memorix

Tetanus-Impfung bei Verletzungen

Feststellen des Impfstatus des Patienten an Hand seines **Impfbuchs**.

Entsprechend dem u. a. Schema passive und/oder aktive Immunisierung mittels Tetanus-Immunglobulin (Tetagam) und Tetanus-Adsorbat-Impfstoff (Tetanol). Nach Empfehlung der STIKO (Ständige Impfkommission des Robert-Koch-Instituts) sollte auch im Verletzungsfall die Tetanus-Diphtherie-Kombinationsimpfung der Tetanus-Monoimpfung vorgezogen werden. Die Applikation erfolgt tief intramuskulär. **Cave: intravenöse Applikation!** Eine Simultanimpfung sollte stets an kontralateralen Stellen durchgeführt werden. Jede Injektion von Impfstoffen ist im Impfausweis einzutragen.

Im Verletzungsfall:
Simultanprophylaxe mit Td-Impfstoff Behring und Tetagam N

[Behringwerke AG 1994]

vorherge-hende Tetanus-Impfungen (laut Impfausweis)	Abstand zur letzten Injektion am Verletzungstag	am Verletzungstag ■ 250 I.E. Tetagam N/ ◇ 0,5 ml Td-Impfstoff Behring gleichzeitig an kontralateralen Körperstellen		Abstände der weiteren Td-Impfungen zur Vervollständigung des aktiven Schutzes		
				2–4 Wochen	6–12 Monate	alle 10 Jahre
keine	–	■	◇	◇	◇	◇
1	bis 2 Wochen	■		◇	◇	◇
1	2–8 Wochen	■	◇		◇	◇
1	über 8 Wochen	■	◇	◇	◇	◇
2	bis 2 Wochen	■			◇	◇
2	über 2 Wochen bis 6 Monate				◇	◇
2	6–12 Monate		◇			◇
2	über 12 Monate	■	◇			◇
3[1]	bis 5 Jahre					◇
3	über 5 Jahre bis 10 Jahre*		◇			◇
3	über 10 Jahre	■	◇			◇

[1] Komplette Grundimmunisierung.
* Liegt die letzte Diphtherie-Impfung weniger als 10 Jahre zurück, sollte nur Tetanus-Impfstoff gegeben werden.

Wenn keine Verletzung vorliegt:

- 1 Td-Auffrischung alle 10 Jahre (wenn mind. 3 Impfungen erfolgt sind)
- jede Impfung zählt
- kein Neubeginn einer Grundimmunisierung (auch wenn die letzte Impfung mehr als 10 Jahre zurückliegt)

HBV / „NADELSTICHVERLETZUNG"

Hepatitis-B-Impfung

Zahnärzte und zahnmedizinisches Assistenzpersonal sind einem erhöhten Infektionsrisiko ausgesetzt. Dabei ist das Hepatitis-B-Virus (HBV) derzeit der bedrohlichste biologische Gefahrstoff in der Berufswelt. In Deutschland werden jährlich etwa 6000 Infektionen gemeldet, es gibt etwa 800 000 chronische HBV-Träger und jährlich sterben etwa 1000 Infizierte an den Folgen. Die aktive Immunisierung gegen eine Infektion mit HBV ist dringend empfohlen. Arzneilich wirksamer Bestandteil des Impfstoffes ist das Hepatitis-B-Oberflächenantigen (HBsAg), das heute gentechnisch aus Hefezellen gewonnen wird.

Merke: Im Zweifel Hepatitis-B-Marker serologisch bestimmen lassen, **HBsAg** und das Hepatitis-B-e-Antigen (**HB$_e$Ag**) gelten als **Indikatoren für die Infektiosität** eines Patienten.

Grundimmunisierung:
Es gibt verschiedene Impfschemata, das gebräuchlichste umfaßt 3 Injektionen mit einem Hepatitis B-Impfstoff. Zu Beginn der Impfserie wird die 1. Injektion, 4 Wochen später die 2. Injektion und 6 Monate nach dem Beginn der Impfserie die 3. Injektion verabreicht. Als Injektionsort wird bei Erwachsenen der Oberarm (M. deltoideus) empfohlen. 4 Wochen nach Abschluß der Grundimmunisierung sollte der Erfolg der Impfung durch die quantitative Bestimmung des Antikörpertiters (Anti-HBs) kontrolliert werden.

Anti-HBs (IU/l)	Konsequenz/empfohlene Maßnahmen
< 10	sofortige Wiederimpfung
10–100	Kontrolle nach 3–6 Monaten
100–1000	Kontrolle nach 1 Jahr
1000–10 000	Kontrolle nach 2^1/2 Jahren
> 10 000	Kontrolle nach 5 Jahren

„Nadelstichverletzung" – Was tun?

Eine Verletzung mit kontaminierten Injektionskanülen birgt stets das Risiko einer Infektion. Ein Risiko besteht natürlich auch bei okulärem oder Schleimhautkontakt mit Blut oder Speichel.

Vergleichstabelle Infektionsrisiken. [Nach Gerberding 1995]

Erreger	Nadelstich – perkutane Exposition	Schleimhautkontakt	Bißverletzung
HBV	2–40 % (u.a. abhängig von HB$_e$Ag-Präsenz)	nicht quantifiziert, wahrscheinlich hoch	möglich, aber nicht quantifiziert
HCV	1,5–10 %	nicht quantifiziert, wahrscheinlich	bisher nicht objektiviert
HIV	0,2–0,5 % (u.a. abhängig von Patientenklientel: z. B. manifestes AIDS)	nicht sicher quantifiziert (0–0,63 %) wahrscheinlich: 0,1 %	nicht quantifiziert (bislang 2 Fälle dokumentiert)

Vorgehen bei Verletzungen. [Mod. nach Gerberding 1995]

Basismaßnahmen: Desinfektion der Inokulationsstelle, Dokumentation (Verbandbuch, Durchgangsarzt, Betriebsarzt), Infektionsausschluß zum Unfallzeitpunkt (HBV-/HCV-/ HIV-Test)	
bei HBV-Expositionsverdacht: geeimpft, ausreichender Titer: keine weiteren Maßnahmen (ggf. Impfauffrischung) geimpft, Titer unbekannt: Titerkontrolle, Impf-auffrischung (aktiv) (ggf. passiv: Hyperimmunglobulin) ungeimpft: aktive und passive Immunisierung, Hyperimmunglobulin-Gabe möglichst innerhalb von 4 h	**bei HIV-Expositionsverdacht:** postexpositionelle Einnahme von Zidovudin (umstritten; wenn, dann innernalb 1 h nach Exposition; Dosierung: 4–5 x 250 mg pro Tag bis zu 6 Wochen) Kontrolle des Serostatus (6, 12, 24, 52 Wochen)

HAUTEFFLORESZENZEN I

Primäre Effloreszenzen

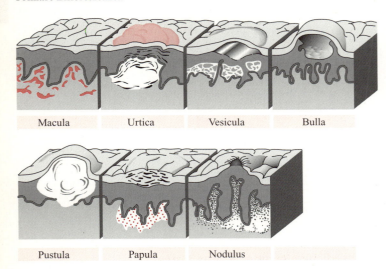

Macula   Urtica   Vesicula   Bulla

Pustula   Papula   Nodulus

Sekundäre Effloreszenzen

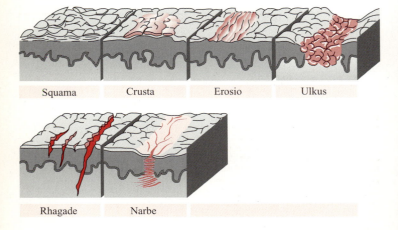

Squama   Crusta   Erosio   Ulkus

Rhagade   Narbe

HAUTEFFLORESZENZEN II

Primäreffloreszenzen

Macula (Fleck)
im Hautniveau liegende, umschriebene Farbabweichung von der Umgebung, bedingt durch:
- **Änderung des Füllungszustandes von Gefäßen** (verschwinden bei Glasspateldruck [Diaskopie])
  - Roseolen: durch Gefäßerweiterung bedingte Flecke mit entzündlichem Infiltrat (z.B. Masern)
  - Exanthem (Enanthem): disseminierte Anordnung der multipel auftretenden Effloreszenzen
- **Blutaustritt ins Gewebe**
  - Purpura: punktförmige Blutungen in exanthemischer Ausbreitung
  - Petechien: maximal stecknadelkopfgroße Blutungen perifollikulärer Lage
  - Ekchymosen: flächenhafte, unregelmäßige Blutergüsse
- **körpereigene / körperfremde Pigmente**

Urtica (Quaddel)
umschriebene, über die Haut/Schleimhaut plateauartige Erhebung, bedingt durch ein Ödem der Kutis infolge Änderung der Kapillarpermeabilität. Flüchtig, meist juckend, verschwindet spurlos.

Vesicula (Bläschen)
mit Flüssigkeit (meist Serum) gefüllte, über das Hautniveau erhabene Gebilde bis etwa 5 mm Durchmesser, bedingt durch entzündliche Prozesse in der Epidermis, heilt ohne Narbenbildung ab.

Bulla (Blase)
mit Flüssigkeit (meist Serum) gefüllte, erhabene Effloreszenz über 0,5 cm Durchmesser (intraepidermal, subepidermal), einkammerig, heilt ohne Narbenbildung ab.

Pustula (Eiterbläschen)
mit Eiter gefülltes Bläschen, (subkorneal, intraepidermal, subepidermal)

Papula (Knötchen)
feste, das Hautniveau überragende, tastbare, durch Zellvermehrung bedingte Effloreszenz von 1 bis maximal 10 mm Durchmesser (epidermal, kutan, epidermokutan), heilt ohne Narbenbildung ab.

Nodus (Knoten)
umschriebene Vorwölbung der Haut, bedingt durch Zellvermehrung, größer als die Papel, heilt unter Narbenbildung nach Ulzeration oder Zerfall des Knotens.

Sekundäreffloreszenzen

Squama (Schuppe)
abschilfernde Massen der Hornschicht.

Crusta (Kruste)
auf Epitheldefekten entstehende Auflagerung aus eingetrocknetem Blut und anderen Sekreten.

Erosio und Excoriatio (Abschürfung)
Erosion: oberflächliche Epithelverluste, aus Bläschen oder Blasen, auch traumatisch bedingt.
Exkoriation: tiefer reichende Hautabschürfung, die das Corium erreicht.

Ulcus (Geschwür)
tiefer Gewebsdefekt der Haut, der mindestens bis in die Kutis reicht, bedingt durch den Zerfall krankhaft veränderten Gewebes. Ulzera heilen durch Granulation in der Tiefe und anschließende Epithelisierung von der Seite. Es kommt immer zur Narbenbildung (Ausnahme mastikatorische Schleimhaut). Aphthen sind Ulzera der Mundschleimhaut.
In der Zahnheilkunde oft synonym für Wundflächen mit verminderter Heilungstendenz gebraucht.

Rhagas (Schrunde)
spaltförmige Einrisse der Haut, bevorzugt an Körperöffnungen und durch Dehnung besonders beanspruchten Hautabschnitten.

Cicatrix (Narbe)
bindegewebiger Ersatz der Haut mit grober Strukturveränderung, fehlender Hautfelderung und fehlenden Hautanhangsgebilden.

Anatomie und Terminologie des Zahns

Schema nach einem paramedianen Schnitt durch unteren Schneidezahn. [Mod. nach Ham 1974]

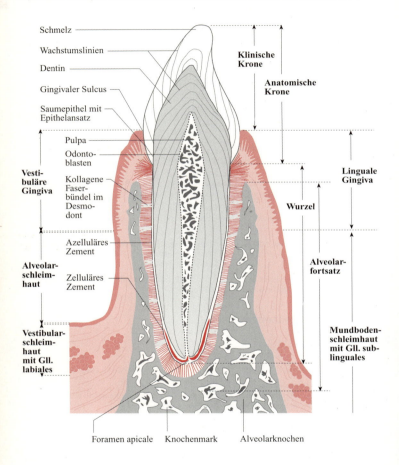

Schemata zur Kennzeichnung der Zähne

Kennzeichnung im Schema erfolgt, wie der Untersucher den en face vor ihm stehenden Patienten sieht, d.h. rechte obere Zähne stehen im Schema links oben. Aufteilung des Gebisses erfolgt in **4 Quadranten** im Uhrzeigersinn, man beginnt oben rechts und endet unten rechts.

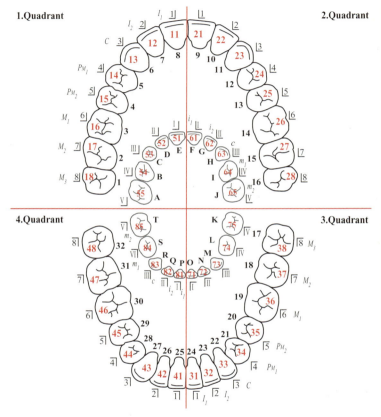

rot:	**Schema der FDI** (heute allgemein gültig, EDV-lesbar)
innen:	**Amerikanisches Zahnschema** (auch Verwendung bei europäischem Militär [NATO])
außen:	**Zahnschema nach Zsigmondy-Palmer,** Angabe einzelner Zähne mit Winkelzeichen
ganz außen:	lateinische Bezeichnung der Zähne in Kürzeln: M_1 -M_3 = 1.-3. Molar, PM_1 -PM_2 = 1. und 2. Prämolar, C = Eckzahn, I_1 = mittlerer Schneidezahn, I_2 = seitlicher Schneidezahn. Milchzähne analog mit kleinen Buchstaben.

Memorix

Knochen und Zahnhartgewebe: Kurzübersicht. [Mod. nach Ten Cate 1985 und Schröder 1987]

	Knochen	Zement: zelluläres	azelluläres	Dentin	Schmelz
Embryol. Herkunft	Mesoderm	Mesoderm		Mesoderm	Ektoderm
Zellen im Gewebe	Osteozyten in Lakunen	Zementozyten in Lakunen	keine	Odontoblastenfortsätze	keine
Aufbauende Zellen	Osteoblasten	Zementoblasten auf der Oberfläche, Zementozyten inkorporiert	Zementoblasten auf der Oberfläche	Odontoblasten in der Pulpa mit Fortsätzen	Ameloblasten (nur während der Schmelzbildung)
Abbauende Zellen	Osteoklasten	Odontoklasten, können alle Zahnhartsubstanzen resorbieren			
Organische Matrix	Kollagenfasern, Grundsubstanz	Kollagenfasern, Grundsubstanz, enthält zementeigene und von außen einstrahlende Bündel kollagener Fibrillen, peripher mineralisiert	afibrilläres Zement: Grundsubstanz fibrilläres o. Fremdfaserzement: hoher Anteil von außen einstrahlender kollagener Fibrillen, homogen mineralisiert	Kollagenfasern, Grundsubstanz	Schmelzproteine, Spuren von Kohlenhydraten und Lipiden
Mineralanteil Gew.% [Vol %]	45 % [23 %]	61 % [33 %]		70 % [45 %]	95 % [86 %]
Organische Matrix	30 % [37 %]	27 % [31 %]		20 % [30 %]	1 % [2 %]
Wasser	25 % [40 %]	12 % [36 %]		10 % [25 %]	4 % [12 %]
Umbau- und Reparationsfähigkeit	hoch	kein Umbau, Reparation durch Zementapposition		kein Umbau, Reparation durch Sekundär- u. Tertiärdentinbildung	keine
Sensibilität	ja	nein		ja (Schmerz)	nein
Wachstumslinien	–	Anlagerungslinien		Ebner-Linien, Owen-Linien, Neonatallinie (Milchzähne und mesiale Höcker d. 1. Molaren)	Retzius-Streifen, Neonatallinie (Milchzähne und mesiale Höcker d. 1. Molaren)
Gefäßversorgung/ Zellversorgung	Gefäße im Knochen/ durch Diffusion	keine/ Zellversorgung durch Diffusion vom Periodontium		keine (Dentinliquor in Tubuli)/ Odontoblasten über Pulpa	keine

Zahnentwicklung. [Vereinfachend nach Sauerwein 1981]

Alter (SSW)	Entwicklung der Milchzähne	2. Dentition	Histologisches Bild
4			
5	Mandibular- u. Hyoidbogen		
6	gut entwickelt, Stomodeum senkt sich ein, Epitheltiefenwachstum (Zahnleiste)		
6,5	Proliferationsstadium (Zahnknospe)		beginnende Histodifferenzierung
7	Beginn der Histodifferenzierung		
7,5			
8	(Zahnkappe)	Bildung der lateralen Zahnleiste: Proliferationsstadium	
	Morphodifferenzierung i_1, i_2		Übergang Histo- zu Morphodifferenzierung
12	(Zahnglocke) Anlagerungsstadium		
13	Beginn Mineralisation i_1	Wachstum der lateralen	
14		Zahnleiste nach lingual	
15	Beginn Mineralisation i_2	von den Milchzähnen	
16	Beginn Mineralisation m_1, c	Beginn	
17		Histodifferenzierung	
18			
19			
20			
21	Beginn Mineralisation m_2		
25			Beginnende Mineralisation
28			
33			
	Mineralisationszustand der Milchzahnkronen (OK):		
36	i_1 fast ganz		
	i_2 etwa 2/3		
37	c etwa 1/3		
38	m_1 vereinigte Höckerscherbchen		
		Beginn Mineralisation M_1	
40			
Geburt	Höckerspitzen m_1 und m_2		Mineralisation

ÄSE äußeres Schmelzepithel, ISE inneres Schmelzepithel, Obl Odontoblasten

N. trigeminus

Der V. Hirnnerv führt **sensible Fasern** für die **Haut und die Schleimhäute des Gesichts** und für die **Zähne** sowie motorische Fasern (rot) für die **Kaumuskulatur**. Seine Kernsäule liegt im Bereich des Pons, kranial liegt der **Nucleus mesencephalicus** (propriozeptive Impulse der Kaumuskulatur), dann der **Nucleus pontinus** und weiter kaudal bis ins obere Zervikalmark der **Nucleus spinalis** (somato- und viszeroafferent). Neben dem Nucleus pontinus liegt der **Nucleus motorius**.

Hauptast	Weitere Äste	Verästelungen	Versorgungsgebiet
N. ophthalmicus (V$_1$) sensibel	N. lacrimalis		Teil des Augenlids, Konjunktiva, Tränendrüse
	N. frontalis		Stirnhaut, medialer Augenwinkel
	N. nasociliaris		Bulbus, Nasenhöhle, Schleimhaut d. Siebbeinzellen u. Keilbeinhöhle
N. maxillaris (V$_2$) sensibel	N. zygomaticus		Haut d. Schläfenregion
	Nn. pterygopalatini	Nn. palatini majores Nn. palatini minores	Gaumenschleimhaut, Tonsillen
		Rr. alveolares sup. post.	OK-Molaren
	N. nasopalatinus		vordere Gaumenschleimhaut, OK-Schneidezähne
	Rr. nasales		Nasenschleimhaut
	N. infraorbitalis	Rr. alveolares sup. med. und sup. ant.	Prämolaren, Eck- und Schneidezähne des OK
		Rr. labiales sup.	Haut der Oberlippe
		R. palpebralis inf.	Haut des Unterlides
		Rr. nasales externi	Haut des Nasenflügels
N. mandibularis (V$_3$) sensibel Pars major sensorica	N. auriculotemporalis	Rr. temporales superfic.	Haut der Schläfenregion
		Rr. parotidei	Parotis
		N. meatus acustici externi	äußerer Gehörgang
		Rr. articulares	Kiefergelenk
	N. alveolaris inferior	N. mentalis	UK-Zähne, Haut und Schleimhaut im UK
		N. mylohyoideus (↻ motorisch!)	M. mylohyoideus, Venter anterior musculi digastrici
	N. lingualis		vordere 2/3 der Zunge
		N. sublingualis	Mundbodenschleimhaut
motorisch Pars minor motorica	N. massetericus		M. masseter
	Nn. temporales profundi		M. temporalis
	N. pterygoideus medialis		M. pterygoideus medialis M. tensor veli palatini M. tensor tympani
	N. pterygoideus lat.		M. pterygoideus lateralis
	N. buccalis (↻ sensibel!)		Haut u. Schleimhaut der Wange, Gingiva im Bereich der 1. Molaren

SENSIBLE INNERVATION

Sensible Innervation des Kopfes

Trigeminus
- N. ophthalmicus
- N. maxillaris
- N. mandibularis

Plexus cervicalis
- N. auricularis magnus
- N. occipitalis minor
- N. transversus colli
- Nn. supraclaviculares

Rami dorsales der Spinalnerven
- N. occipitalis major

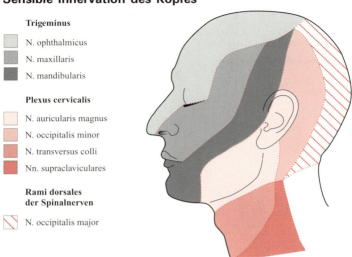

Intraorale sensible Innervationsgebiete
(halbseitig, schematisch)

Unterkiefer
- N. alveolaris inf.
- N. mentalis
- N. buccalis
- N. lingualis
- N. glossopharyngeus
- N. vagus

Oberkiefer
- Rr. labiales sup.
- N. buccalis
- N. nasopalatinus
- Rr. alveolares sup. ant. et sup. med.
- Rr. alveolares sup. post.
- Nn. palatini anterior, medius et posterior

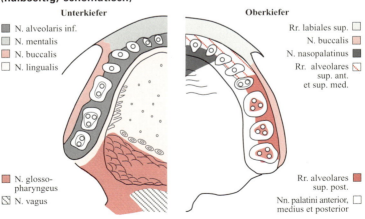

Memorix

N. facialis

Der VII. Hirnnerv führt **motorische Fasern** für die **mimische Muskulatur** des Gesichts, daneben sensorische Geschmacksfasern (rot) sowie **präganglionäre parasympathische (sekretorische) Fasern** zum Ggl. pterygopalatinum (Gl. lacrimalis) und zum Ggl. submandibulare (laufen mit Chorda tympani, Gll. submandibularis et sublingualis).

Fazialisverlauf, schematisch

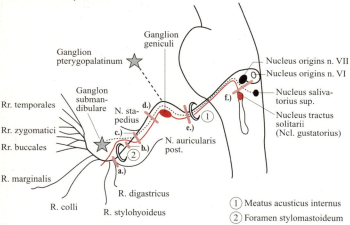

① Meatus acusticus internus
② Foramen stylomastoideum

Symptome bei lokalisierter Schädigung

a) Läsion nach dem Austritt aus dem Felsenbein	Je nach Höhe und Ausmaß der Schädigung sind nur Teile der Gesichtsmuskulatur paretisch; im ungünstigsten Fall Ausfall der gesamten mimischen Muskulatur (wie b)
b) Läsion zwischen Foramen stylomastoideum und Abgang der Chorda tympani	Parese der mimischen Gesichtsmuskulatur in allen Ästen (Lagophthalmus, Bell-Phänomen)
c) Läsion zwischen Abgang der Chorda tympani und Abgang des N. stapedius	Parese der mimischen Muskulatur, Störung der Geschmacksempfindung, Beeinträchtigung der Speichelsekretion
d) Läsion zwischen Abgang des N. stapedius und Ggl. geniculi	Parese der mimischen Muskulatur, Störung der Geschmacksempfindung, Beeinträchtigung der Speichelsekretion, Hyperakusis
e) Läsion oberhalb des Ggl. geniculi	Parese der mimischen Muskulatur, Störung der Geschmacksempfindung, Beeinträchtigung der Speichelsekretion, Hyperakusis, Anomalie der Tränensekretion
f) Zentrale Fazialisparese	Stirnast meist intakt (supranukleäre Innervation erfolgt doppelseitig): Stirnrunzeln, Lidschluß möglich

FAZIALISPARESE

Prüfung des N. facialis
Bei den folgenden **Bewegungstests** ist auf **Seitenunterschiede** zu achten!

M. frontalis	Aufforderung zum Stirnrunzeln, Hochziehen der Augenbrauen
M. orbicularis oculi	Lidschlag, Lidschluß, Zusammenkneifen der Lider
M. zygomaticus major, M. risorius	Lachen, Grinsen
M. orbicularis oris	Mund spitzen, Zähne zeigen
M. procerus, M. levator anguli oris alaeque nasi	Nase rümpfen
M. buccinator	Pfeifen, Backen aufblasen
M. mentalis	Unterlippe vorstülpen („Flunsch ziehen")

Befunde bei Fazialisparesen

Periphere Fazialisparese rechts

Zentrale Fazialisparese rechts

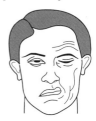

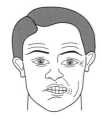

Bell-Phänomen:
Sichtbarwerden der physiologischen Aufwärtsbewegung des Bulbus beim Versuch des Lidschlusses
Lagophthalmus:
Herunterhängen des Unterlids

Stirnast intakt
(supranukleäre Innervation erfolgt doppelseitig!)

Memo: Innervation wichtiger Muskeln

Trigeminus (V)	Fazialis (VII)	Glossopharyngeus (IX)	Hypoglossus (XII)
M. temporalis M. masseter M. pterygoideus lateralis M. pterygoideus medialis	Mimische Muskulatur Platysma (z.Teil)		Binnenmuskulatur der Zunge Außenmuskulatur der Zunge
M. mylohyoideus M. digastricus venter anterior M. tensor tympani M. tensor veli palatini	M. stylohyoideus M. digastricus venter posterior M. stapedius M. levator veli palatini (mit IX u. X) M. uvulae (IX u. X)	M. stylopharyngeus M. palatopharyngeus M. constrictor pharyngis superior	M. geniohyoideus (Fasern aus C_2)

Memorix

Kaumuskulatur

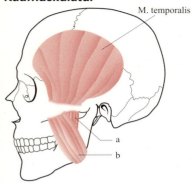

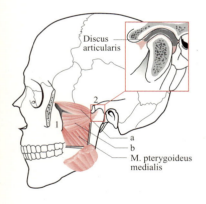

M. temporalis
Ursprung: Linea temporalis der Squama ossis temporalis und des Os parietale
Ansatz: Processus coronoideus mandibulae
Funktion: Kieferschluß, der dorsale Teil zieht den vorgeschobenen UK zurück.
Innervation: Nn. temporales profundi aus V_3

M. masseter
Pars superficialis, schräg (b),
Pars profunda, senkrecht absteigend (a)
Ursprung: Arcus zygomaticus
Ansatz: Tuberositas masseterica am Kieferwinkel
Funktion: Kieferschluß, geringgradiges Vorschieben des UK
Innervation: N. massetericus aus V_3

M. pterygoideus lateralis
a) Caput mediale
Ursprung: Crista infratemporalis ossis sphenoidalis
Ansatz: Discus articularis
Funktion: zieht Diskus nach vorn, leitet damit die Mundöffnung ein
b) Caput laterale
Ursprung: Lamina lateralis des Processus pterygoideus ossis sphenoidalis
Ansatz: Fovea pterygoidea des Processus condylaris mandibulae
Funktion:
einseitig: Verschieben des UK zur Gegenseite
doppelseitig: Vorschieben des UK
Innervation: N. pterygoideus lateralis aus V_3

M. pterygoideus medialis
Ursprung: Fossa pterygoidea des Processus pterygoideus ossis sphenoidalis
Ansatz: Tuberositas pterygoidea des Kieferwinkels
Funktion: Kieferschluß
Innervation: N. pterygoideus medialis aus V_3

SPATIUM PARAPHARYNGEM / KOPFDRÜSEN

Spatium parapharyngeum. [Umgezeichnet nach Corning 1931]

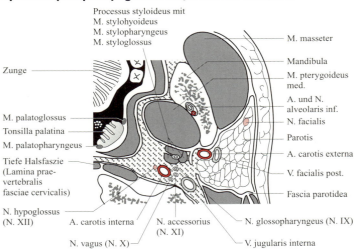

Kopfdrüsen: sekretorische Innervation

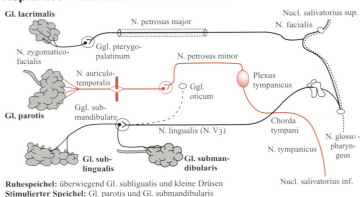

Ruhespeichel: überwiegend Gl. subligualis und kleine Drüsen
Stimulierter Speichel: Gl. parotis und Gl. submandibularis

Einige Syndrome, Morbi und Phänomene

Abt-Letterer-Siwe-Syndrom	schwerste Form der Histiocytosis X (nicht neoplastische proliferative Erkrankung der Histiozyten) bei Kleinkindern, fast immer letaler Ausgang
Albright-Syndrom	polyostotische Form der fibrösen Dysplasie (Jaffé-Lichtenstein-Syndrom); Pigmentflecken („Café-au-lait-Flecken") + Pubertas praecox
Apert-Syndrom (Akrozephalosyndaktylie)	prämature Schädelnahtsynostose mit Akrozephalie und Skaphozephalie + Syndaktylie + Hypertelorismus + breite Nasenwurzel + Exophthalmus + hoher Gaumen + Uvula bifida
Morbus Behçet	Aphthen + Iritis + ulzeröse Genitalveränderungen; vorzugsweise junge türkische Männer befallen, Zusammenhang mit HLA-B5
Bell-Phänomen	Sichtbarwerden der physiologischen Aufwärtsbewegung des Bulbus bei Lidschluß bei peripherer Fazialisparese
Binder-Syndrom (Dysostosis maxillonasalis)	Hypoplasie des Zwischenkiefers + Plattnase mit kurzem Nasensteg + Pseudoprogenie + Hypoplasie des Sinus frontalis
Bourneville-Pringle-Syndrom	tuberöse Hirnsklerose; zahlreiche kleine Knötchen (Fibrome) (v. a. Nasolabialfalte, Mentolabialfalte, OK-Gingiva) + subunguale Fibrome (Kothe-Koenen-Tumoren)
Chediak-Higashi-Syndrom	Defekt der neutrophilen Granulozyten; Pigmentmangel + Photophobie + Hyperhidrosis + erhöhte Infektionsanfälligkeit (Gingivitis und Parodontitis); sehr selten
Cri-du-Chat-Syndrom	partielle Deletion am Chromosom 5; Mikrozephalie + Hypertelorismus + rundes Gesicht + breite Nasenwurzel + Ohranomalien + mentale Retardation
Crouzon-Syndrom (Dysostosis craniofacialis)	a.-d. vererbte Kraniosynostose; Akrozephalie („Turmschädel") + Hypoplasie OK + verkürzte Oberlippe + „Papageienschnabelnase" + Exophthalmus + Strabismus divergens + kleine Kieferhöhlen
Down-Syndrom (Trisomie 21)	Brachyzephalie + abgeflachte Nasenpartie + mongoloide Lidachsenstellung + Makroglossie + Dentitio tarda + Lingua plicata + Mikrodontie
Ehlers-Danlos-Syndrom	Gruppe erblicher Störungen der Kollagensynthese; Hyperelastizität der Haut + Brüchigkeit der Gefäße, Blutungsneigung + Überstreckbarkeit der Gelenke + Dentikel
Franceschetti-Syndrom, Treacher-Collins-Syndrom (Dysostosis mandibulofacialis)	a.-d. vererbt mit variabler Expressivität; „Vogelgesicht", „Fischmaulphysiognomie" (Jochbogenhypo-/-aplasie, Maxillahypoplasie, offener Biß, UK-Hypoplasie, Kiefergelenkdefekte) + Hypo-/Aplasie der Ohrmuscheln + Gehörgangsatresie (Taubheit) + antimongoloide Lidachsenstellung + Kolobom + in 30 % Gaumenspalte; normale intellektuelle Fähigkeiten
Gardener-Syndrom	a.-d. vererbt; multiple Osteome der Kiefer + Polyposis coli + Hauttumoren
Goldenhar-Syndrom (Dysplasia oculoauricularis)	halbseitige Gesichtshypoplasie + Unterentwicklung UK + Fehlbildung der Kiefergelenke + Ohrmuscheldysplasie, -dystopie
Gorlin-Goltz-Syndrom	Basalzellnävi bzw. -karzinome + Keratozysten der Kiefer + Hornschichtdefekte an Händen und Füßen + Hypertelorismus + verkalkte Falx cerebri + Rippenanomalien + Ovarfibrome
Hand-Schüller-Christian-Syndrom	bei Kindern auftretende chronische Form der Histiocytosis X mit hoher Mortalität (s. auch Abt-Letterer-Siwe-Syndrom)
Heerfordt-Syndrom	Variante der Sarkoidose; Parotisschwellung + Uveitis + undulierendes Fieber + Fazialisparese (inkonstant)

SYNDROME II

Hutchinson-Trias	Symptom der Lues connata; Hutchinson-Zähne (Tonnenform der Krone mit halbmondförmiger Einbuchtung in der Schneidekante) + Innenohrschwerhörigkeit + Hornhauttrübung
Jaffé-Lichtenstein-Syndrom	fibröse Dysplasie, Fehldifferenzierung des knochenbildenden Mesenchyms; asymmetrische Gesichtsschwellung
Klippel-Feil-Syndrom	Dysrhaphie mit „Froschhals" + Tiefstand der Ohren + Rundrücken + Faßthorax + einseitige Nierenagenesie + Hörstörungen + Gaumenspalte + anomale Zahnanlage + Zahnverlagerungen
Melkersson-Rosenthal-Syndrom	orofaziale Granulomatose; Gesichtsödem (Rüssellippe) + Fazialisparese + Lingua plicata
Neurofibromatosis von Recklinghausen	a.-d. vererbte Phakomatose mit verschiedenen Manifestationsarten; multiple knotige Neurofibrome + Pigmentnävi („Café-au-lait-Flecken") + Skelettveränderungen
Nikolski-Phänomen I	auf festen seitlichen Druck läßt sich die Epithelschicht von der Unterlage abschieben (Pemphigus)
Morbus Paget	Osteodystrophia deformans; s. S. 177
Papillon-Lefèvre-Syndrom	(juvenile) Parodontitis + vorzeitiger Zahnverlust + Osteolysen + Keratosis palmoplantaris
Peutz-Jeghers-Syndrom	periorale kleinfleckige Pigmentierung + Polyposis jejuni
Plummer-Vinson-Syndrom (Patterson-Brown-Kelly-S.)	feuerrote, atrophische Zunge (Eisenmangel)
Reiter-Syndrom (Morbus Reiter)	Polyarthritis + Urethritis + Konjunktivitis + entzündliche Reaktionen der Schleimhäute; assoziiert mit HLA-B27
Robin-Syndrom	Mikrogenie + Glossoptose + Gaumenspalte
Romberg-Syndrom (Hemiatrophia faciei)	progredienter Schwund der Haut, Muskulatur u. Knochen einer Gesichtshälfte + Zahnentwicklungs- und -durchbruchsstörungen
Rutherfurd-Syndrom	Hypodontie + Hornhauttrübung + Gingivahypertrophie
Scheuthauer-Marie-Sainton-Syndrom (Dysostosis cleidocranialis)	a.-d. vererbt; Fehlen der Schlüsselbeine + später oder unvollständiger Verschluß der Fontanellen + Hyperodontie + Zahnretentionen + follikuläre Zysten
Sicard-Syndrom	Geschmacksstörungen + Schmerzen des Gaumens + Schonungsaphasie
Sjögren-Syndrom	Autoimmun-Sialadenitis; Xerostomie + Xerophthalmie + chronische Polyarthritis
Stevens-Johnson-Syndrom	Erythema exsudativum multiforme; kokardenförmige, Zielscheiben ähnelnde („target lesions") Veränderungen an Haut und Schleimhäuten + hämorrhagische Blasen und Erosionen + Stomatitis mit pseudomembranösen Belägen + Foetor ex ore
Sturge-Weber-Syndrom	Naevus flammeus des Gesichts + Augenveränderungen + Verriesung der betroffenen Gesichtsregion + Dentitio praecox
Styloid-Syndrom	Schmerzen in der lateralen Zungen- und Pharynxregion + Fremdkörpergefühl im Rachen + langer Processus styloideus + ossifiziertes Ligamentum styloideum
Tzanck-Test	Zellabstrich vom Boden einer Hautblase (Papenheim-Färbung): positiv bei Nachweis gruppierter akantholytischer Zellen (Tzanck-Zellen) bei Pemphigus
Vincent-Symptom	Anästhesie der Unterlippe bei UK-Osteomyelitis
Weyers-Syndrom	Hypoplasie oder Aplasie der mittleren Inzisivi + Hexadaktylie + Spaltbildung der Mandibula + Onychodysplasie + Synostosen

Entwicklung von Zahnbelägen und der Plaque
Pellikel (früher: „exogenes Schmelzoberhäutchen")

ist ein biologischer Film auf Zahnhartsubstanzen, bestehend aus einer monomolekulären Schicht saurer prolinreicher und phosphathaltiger Proteine sowie sulfathaltiger Glykoproteine. Sie bildet sich innerhalb von Sekunden durch Bindung negativ geladener Proteingruppen an den negativ geladenen Schmelz über Ca^{2+}-Ionen oder basische Parotisglykoproteine, die direkt mit Phosphatgruppen der Schmelzoberfläche in Beziehung treten. Die Pellikel hat eine **Schutzfunktion** gegenüber Erosion, Zahnhalsüberempfindlichkeit und eine **Steuerungsfunktion** bei der Remineralisation (s.S. 28). Bakterielle Besiedelung der Pellikel führt zu Plaque.

Plaque

ist ein festhaftender, strukturierter gelblicher Zahnbelag, der aus Mikroorganismen besteht, die in eine Protein- und Polysaccharidmatrix eingebettet sind. Plaque kann mit Färbemitteln, sog. **Revelatoren** (s. S. 33) sichtbar gemacht werden.

Bildung der Plaque

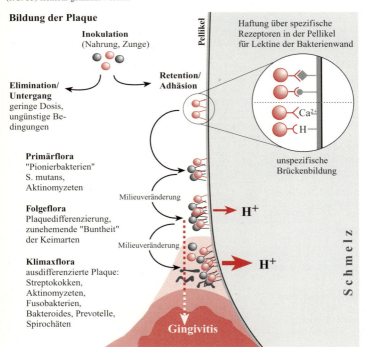

ZAHNSTEIN / PLAQUEÖKOLOGIE

Zahnstein ist mineralisierte Plaque. Nach der **Lokalisation** wird unterschieden:

	Supragingivaler Zahnstein	Subgingivaler Zahnstein (Konkrement)
Lokalisation	Prädilektionsstellen: Lingualflächen UK-Frontzähne Bukkalflächen OK-Molaren	überall in parodontalen Taschen
Farbe	weiß / gelb / braun	dunkelbraun / schwarz
Mineralien	aus dem Speichel Oktakalziumphosphat Hydroxylapatit Brushit (junger Zahnstein)	aus dem Exsudat der Tasche Whitlockit Hydroxylapatit
Mineralgehalt (∅)	etwa 40 %	etwa 60 %
Entstehung	schnell	langsam
Haftung	mäßig	sehr stark

Mikroökologie der Plaque. [Mod. nach Carlsson 1984 und Sanz u. Newman 1994]

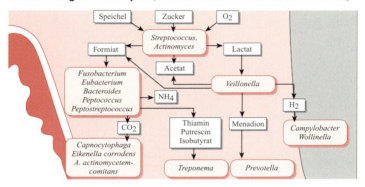

Theorie der spezifischen Plaque. [Mod. nach Loesche 1982]

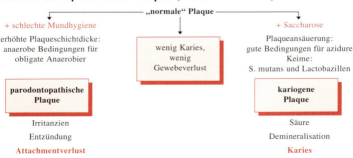

Karies

Definition

Ein an Prädilektionsstellen der Zahnoberfläche beginnender und in die Tiefe fortschreitender dynamischer Prozeß episodischer De- und Remineralisationsvorgänge, der bei Überwiegen der Demineralisation durch organische Säuren, die von Bakterien einer spezifischen („kariogenen") Zahnplaque aus Kohlenhydraten der Nahrung gebildet werden („zuckerabhängige Infektionskrankheit"), schließlich zu einem irreversiblen Verlust von Zahnhartsubstanzen (Kavitation) führt.

Terminologie der Karies:

Initialkaries	(Schmelzkaries) weißlich, kreidige Verfärbung und Aufrauhung der Schmelzoberfläche, keine Kavitation
Primärkaries	Oberflächendefekt ohne Zusammenhang mit einer Füllung
Sekundärkaries	mit Bestimmtheit diagnostizierbare Läsion an einem Restaurationsrand
Kariesrezidiv	durch Belassen infizierten Dentins bedingte Karies unter Restaurationsoberflächen; röntgenologisch früher als klinisch feststellbar
Kariesbefall (experience)	Gesamtumfang der durch Karies verursachten Zahnschäden einschließlich der durch Karies verlorengegangenen Zähne bei einer Person
Kariesverbreitung (prevalence)	durchschnittlicher Kariesbefall einer Probandengruppe (Parameter: Alter, Geschlecht, soziale, ethnologische Aspekte etc.) zu einem bestimmten Zeitpunkt
Kariesanstieg (incidence)	Zunahme an neuen Zahnschäden innerhalb eines bestimmten Zeitraums, Differenz zwischen 2 Querschnittserhebungen
Karieszuwachs (increment)	Differenz zwischen 2 Längsschnitterhebungen
Kariesprogression	Grad der räumlichen Weiterentwicklung einer unbehandelten Karies innerhalb einer bestimmten Zeit
Kariesstillstand (caries arrestment)	spontan auftretende oder durch äußere Einflüsse (Ausnahme: restaurative Maßnahmen) bedingte Unterbrechung der Kariesprogression
Caries reversal (Umkehrdiagnose)	eine an einem Zahn oder einer Zahnfläche diagnostizierte Karies wird bei einer Zweituntersuchung nicht mehr festgestellt (Remineralisation einer Initialkaries, methodischer Irrtum)
Kariesrückgang (caries reduction)	a) nachweisbare Verringerung der Zunahme an neuen kariösen Läsionen in einer zeitlich definierten Phase im Vergleich zu einer Kontrollgruppe (Verringerung des Karieszuwachses) b) Verringerung der Kariesprogression
Kariesanfälligkeit (caries susceptibility)	individuelle Neigung einer Person, eines Zahns oder einer Zahnfläche zu Karies; mikroökologisch: Summe aller Abwehrfaktoren; Gegenteil: Kariesresistenz
Kariesaktivität (caries activity)	Begriff für die zu einem bestimmten Zeitpunkt vorhandene Wechselwirkung zwischen Mikroorganismen, Substrat und Wirtsorganismus, im Zusammenhang mit mikrobiologischen Tests angewandt; mikroökologisch: Summe aller Angriffsfaktoren
Kariesprädilektionsstellen	werden durch die Morphologie der Zahnkrone und die gegenseitige Lagebeziehung der Zähne bestimmt: – Fissuren, – Grübchen (Foramina caeca), – Glattflächenläsionen (meist zervikal), – approximale Läsionen (meist knapp unterhalb des Approximalkontakts), – freiliegende Wurzelflächen („Zement- oder Wurzelkaries"), – Restaurationsränder (Sekundärkaries).

KARIESÄTIOLOGIE

Multifaktorielle Kariesätiologie, schematisch.
[Mod. nach Keyes 1962 und König 1974]

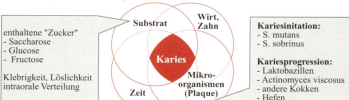

enthaltene "Zucker"
- Saccharose
- Glucose
- Fructose

Klebrigkeit, Löslichkeit
intraorale Verteilung

Kariesinitation:
- S. mutans
- S. sobrinus

Kariesprogression:
- Laktobazillen
- Actinomyces viscosus
- andere Kokken
- Hefen

Kariesätiologie als Störung des ökologischen Gleichgewichts.
[Mod. nach Larmas 1985]

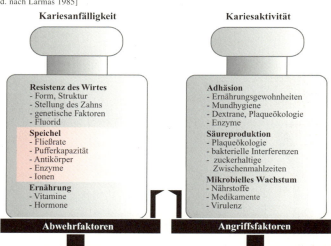

Kariesanfälligkeit

Resistenz des Wirtes
- Form, Struktur
- Stellung des Zahns
- genetische Faktoren
- Fluorid

Speichel
- Fließrate
- Pufferkapazität
- Antikörper
- Enzyme
- Ionen

Ernährung
- Vitamine
- Hormone

Abwehrfaktoren

Kariesaktivität

Adhäsion
- Ernährungsgewohnheiten
- Mundhygiene
- Dextrane, Plaqueökologie
- Enzyme

Säureproduktion
- Plaqueökologie
- bakterielle Interferenzen
- zuckerhaltige Zwischenmahlzeiten

Mikrobielles Wachstum
- Nährstoffe
- Medikamente
- Virulenz

Angriffsfaktoren

Speichel: antikariogene Wirkungsmechanismen.
[Nach Heintze et al. 1992]

Reduktion des Adhäsionsvermögens der Bakterien	• Speichelfließrate • IgA-Antikörper gegen Streptococcus mutans • Makromolekulare Glykoproteine
Direkte antibakterielle Aktivität	• Lysozym • Laktoferrin • Laktoperoxidase
Neutralisierung der Säureproduktion	• Puffersysteme • Ammoniak, Urease • Sialin
Förderung der Remineralisation	• Kalzium, Magnesium • Phosphate, Fluoride • Spezielle Speichelproteine

Demineralisation / Remineralisation

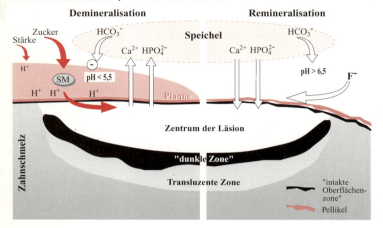

Remineralisationsarten

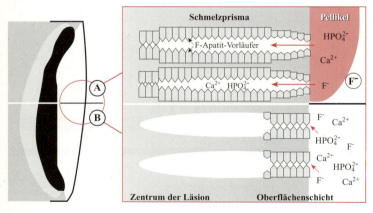

A Tiefenremineralisation,
gefördert durch
1. geringe Übersättigung,
2. ausgereifte **Pellikel**, die Ionenwanderung und Kristallwachstum in den oberflächlichen Poren bremst,
3. **niedrige Fluoridkonzentration**, durch (dünne) Plaque oder schwache F⁻-Lösung

B Oberflächenpräzipitation,
(Porenverschluß), gefördert durch
1. hochgradige Übersättigung,
2. Fehlen der Pellikel,

3. hohe Fluoridkonzentration

Praktische Konsequenz: vor Remineralisation **keine** maschinelle Reinigung des Schmelzes mit **abrasiver Paste**, zur Remineralisation **keine hochkonzentrierten Fluoridlacke**!

Memorix

KARIESPRÄVENTION

Moderne Kariespräventionsstrategien.
[Mod. nach Suhonen und Tenovuo 1989 und Einwag 1993]

Primär-Primärprävention ⇨ Mutter, Vater, dritte Person

a) Bestimmung des Infektionsgrades der Schwangeren (Übertragungsrisiko)
b) Sanierung der Mundhöhle der Schwangeren
c) Aufklärung über Infektionswege (Sauger, Löffel)

übergeben
via Speichel
– indirekt: Sauger, Löffel
– direkt: Kuß

Primärprävention ⇨ Mutans-Streptokokken

a) Bestimmung des Niveaus der Mutansinfektion des Kindes („Kariesrisikobestimmung" s.S. 42)
b) Bekämpfung der Infektion (Chlorhexidinpräparate)

kolonisieren

„traditionelle" Prophylaxe (Sekundärprävention) ⇨ Milchzähne

infizieren

a) Mundhygiene ⇨ bleibende Zähne
b) Ernährungslenkung
c) Fluoride
d) Fissurenversiegelung
e) Chlorhexidinpräparate

Karies

Die 2 Aufgaben mundhygienischer Techniken.
[Mod. nach Marthaler 1994]

	Speiserestentfernung (an jedem Ort, nach dem Essen)	Plaqueentfernung (zu Hause einmal täglich)
Hauptnutzen	Prävention von Karies	Prävention der Gingivitis / Parodontitis Hemmung der Parodontitisprogression
Material	Zahnbürste, Fluoridzahnpaste	Zahnbürste, Zahnseide, Zahnhölzer, weitere spezifische Hilfsmittel
Zeitaufwand	Geübte: mindestens 30 s Ungeübte: mindestens 1 min	Geübte: 3–10 min Ungeübte: 4–15 min
Ergebnis	Speisereste weitgehend entfernt; erhöhter Fluoridspiegel der Mundflüssigkeit; Plaque an den freien Glattflächen entfernt	Vollständige Plaqueentfernung, auch aus den Zahnzwischenräumen
Wichtigkeit nach Alter	2- bis 5jährige: Erlernen des Zeitpunkts, F^--Paste 0,025 % F^- 5- bis 8jährige: Ausbau der Systematik in Kindergarten und Schule Ab 8 Jahren: Zähnebürsten aller Gebißabschnitte, auch der Lingualflächen, F^--Paste 0,1–0,15 % F^-	Reinigung mit Zahnbürste genügt bis Ende Schulalter 12- bis 17jährige: Einführung in die Technik der approximalen Plaqueentfernung Erwachsene: Anforderungen hängen vom Zustand des Parodonts ab.

Zahnbürste

Empfohlen wird eine **Kurzkopfbürste** mit einer mittelharten bis weichen Besteckung aus dauer-
elastischen **Kunststoffmonofilen** mit engem Bündelabstand (**multi tufted**) und **Abrundung der
Monofilenden**.

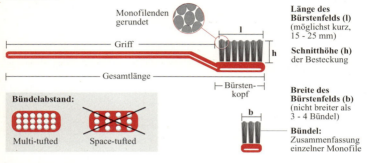

Länge des Bürstenfelds (l) (möglichst kurz, 15 - 25 mm)

Schnitthöhe (h) der Besteckung

Breite des Bürstenfelds (b) (nicht breiter als 3 - 4 Bündel)

Bündel: Zusammenfassung einzelner Monofile

Zahnputztechniken (vereinfachend)

	Grundhaltung (G) / Bewegungsablauf (B)	Vorteile (V) / Nachteile (N) / Indikation (I)
Horizontale Methode „Schrubbertechnik"	G: Bürstenfeld steht senkrecht auf den Zahnflächen B: horizontale Hin- und Herbewegungen	V: folgt individuellen Bewegungsmustern, leicht durchführbar, kindgemäßer Einstieg in die Zahnpflege N: unsystematische, ineffektive Methode I: Kinder bis etwa 4 Jahre
Rotationsmethode [Fones 1934]	G: Zähne stehen im Schneidekantenkontakt. Bürstenfeld wird senkrecht auf faziale Zahnflächen angesetzt B: kreisende Bewegungen, faziale Flächen des OK und UK werden gemeinsam erfaßt	V: leicht erlernbar N: subgingivale Plaque wird nicht ausreichend entfernt, interdentale Nischen werden übersprungen I: Kinder, die die Systematik des Zähnebürstens erlernen sollen
„Rot-nach-Weiß-Methode"	G: Zähne stehen im Schneidekantenkontakt. Bürstenfeld steht senkrecht auf der marginalen Gingiva B: Bürstenfeld wird mit einer vertikalen Bewegung vom Zahnfleisch zur Kaufläche geführt	V: leicht erlernbar N: subgingivale Plaque wird nicht ausreichend entfernt I: Kinder, die die Systematik des Zähnebürstens erlernen sollen, Jugendliche

ZAHNPUTZTECHNIKEN / SYSTEMATIK

modifizierte Stillman-Technik	**G:** Bürstenfeld weist wurzelwärts im Winkel von etwa 70° – 80°. Monofile werden etwa 2 mm apikal der marginalen Gingiva unter Druck an das Zahnfleisch plaziert **B:** kombinierte Rüttel- und Rollbewegung, das Bürstenfeld wird zur Kaufläche geführt	**V:** Reinigungswirkung in interdentalen Nischen **N:** subgingivale Plaque wird nicht vollständig entfernt **I:** Patienten mit gesundem Parodont, bei Rezessionen
Charters-Technik [Charters 1929]	**G:** Bürstenfeld wird in einem nach apikal offenen Winkel von etwa 45° zur Zahnachse ausgerichtet, die Enden der Monofile werden in die Interdentalräume gedrängt **B:** „stationäre" Borsten-aktivierung durch Vibration in anterior-posteriorer Richtung	**V:** gute Reinigung der Interdentalräume **N:** schwierig zu erlernen, Mundboden und Zunge schränken orale Durchführung ein **I:** Patienten mit Parodontalerkrankungen, bei Gingivahyperplasien oder nach Gingivektomie
Bass-Technik [Bass 1954]	**G:** Borstenanlage am Gingivarand im nach okklusal offenen 45°-Winkel **B:** kleine rüttelnde Bewegungen in anterior-posteriorer Richtung	**V:** effektive supra- und subgingivale Plaqueentfernung **N:** zeitaufwendig, bei forciertem Einsatz Verletzung der Gingiva möglich **I:** Patienten mit gesundem Parodont, bei Gingivitis und Parodontitis

Verschiedene Methoden und Zahnbürsten können zum Ziel einer optimalen Zahnsäuberung führen. Wichtiger ist die **Putzdauer**, je länger geputzt wird, desto mehr Plaque wird dabei entfernt. Da die durchschnittliche Putzdauer von Kindern etwa 1 min und weniger beträgt, werden rund 40 % der für die Zahnbürste zugänglichen Zahnflächen nicht gereinigt. Daher ist es essentiell, Patienten eine bestimmte **Systematik des Zähnebürstens** zu instruieren.

Reihenfolge: Begonnen wird rechts hinten:
A) zunächst die Fazialflächen OK und UK,
B) dann Distalflächen der letzten Zähne der Zahnreihe,
C) dann alle Oralflächen OK und UK,
D) dann Okklusalflächen OK und UK.
Es sollten kleinere Segmente überlappend geputzt werden.

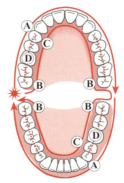

[Nach Rateitschak u. Wolf 1984]

Zahnpasten: Inhaltsstoffe

Bestandteile (Anteil in %)	Inhaltsstoffe (Beispiele)	Verwendungszweck
Wasser (ca. 20–40 %)		
Putzkörper (ca. 20–40 %)	Kreide, Kalziumkarbonat Dikalziumphosphat (DCP) Dikalziumphosphatdihydrat (DCPD) Natriummetaphosphat Kieselgele, feindisperse Kieselsäure Aluminiumoxidhydrate	Belagsentfernung Putzkörper bedingen die Abrasivität einer Zahnpaste!
Feuchthaltemittel (ca. 20–40 %)	Glyzerin Sorbit	Schutz vor Austrocknen
Bindemittel (ca. 2 %)	Carboxymethylzellulose, Xanthan, Carrageen	Konsistenzbildner
Aromastoffe (ca. 2 %)	Pfefferminzöl, Anisöl, Eukalyptusöl, Menthol, Krauseminzöl (Spearmint)	geschmackliche Akzeptanz
Süßstoff (ca. 2 %)	Saccharin, Aspartam, Xylit	Verbesserung des Geschmacks
Tenside, anionische: (< 2 %) nicht ionische: Amphotenside: kationische:	Natriumlaurylsulfat medizinische Seife Fettalkoholethoxylate Betaine Aminfluoride, quarternäre Ammoniumverbindungen	Belagsdispergierung Lösungsmittel für nicht wasserlösliche Substanzen (ätherische Öle)
Konservierungsstoffe (< 1 %)	PHB-Ester (Parabene) Natriumbenzoat Benzoesäure Chlorhexidindigluconat	Keimfreiheit, Haltbarkeit
Farbstoffe (< 1 %)	Titandioxid („Weißpigment") Patentblau V Koschenillerot A Indigotin u.a.	Farbgebung (Streifen)
Therapeutische Wirkstoffe (ca. 1 %) a) Fluoride b) Zahnsteininhibitoren c) Vitamine d) Pflanzenextrakte ("gingivatrope Substanzen") e) Adstringenzien f) Plaquehemmer	 Natriumfluorid Natriummonofluorphosphat Zinnfluorid Aminfluoride (Hetaflur, Olaflur) Pyrophosphate Polyphosphate Phosphonate Zinkzitrat Vitamin A Azulen, Echinacea, Salbei, Roßkastanie, Kamille Aluminiumchlorid, Aluminiumlaktat Chlorhexidin Sanguinarin Triclosan	 Karieshemmung, Remineralisationsförderung Hemmung der Ausfällung von Kalziumsalzen Förderung der Zellproliferation? antiphlogistische Wirkung? ? Hemmung der Plaquebakterien

Interdentalraumreinigung

	Indikation	Technik
Zahnseide	Zähne stehen eng zusammen, die Interdentalpapille füllt den interdentalen Raum vollständig aus	– Etwa 40 cm Zahnseide um beide Mittelfinger wickeln, zwischen diesen soll etwa 10 cm Zahnseide gespannt bleiben – Seide durch den Kontaktpunkt führen (evtl. leichte Sägebewegung) – Seide um eine Approximalfläche spannen – in dieser Position Seide nach koronal und apikal verschieben.
Dreikantholz	Rückgang der Papille hat zu offenen Zahnzwischenräumen geführt	– Zahnhölzchen zwischen Daumen und Zeigefinger halten und in den Interdentalraum einführen – Abstützen auf dem restlichen Zahnbestand oder auf dem Kinn mit Mittel- oder Ringfinger
Interdentalbürstchen (auch steriler Pfeifenreiniger) – Spiralbürstchen	Approximalflächen und / oder Wurzelflächen liegen frei, Zahnzwischenraum weit offen – „Flaschenbürstchen"	– ca. 5mal in den Zahnzwischenraum in bukkooraler Richtung hin- und herbewegen – Bürstchen immer vollständig durch den Zwischenraum schieben

Reinigung bei besonderen anatomischen Verhältnissen

	Indikation	Technik
Superfloss	Brückenzwischenglieder, verblockte Kronen, Stege, Geschiebe	– Festes Ende unter Brückenzwischenglied (Verblockung, Steg, Patritze) einführen – Superfloss durchziehen – mit Schaumstoffteil in mesiodistaler Richtung Unterseite des Zwischenglieds (Verblockung, Steg, Patritze) reinigen
Einbüschelbürste	Einzelstehende Zähne, endständige Zähne, Wurzelkappen	– Kreisbewegungen – im Winkel von 45° gegen den Gingivalrand führen – kleinste Kreisbewegungen ausführen

Plaquerevelatoren

sind ein wichtiges Hilfsmittel bei der Mundhygieneinstruktion. Die in Kautabletten oder als Lösung eingesetzten **Farbstoffe** müssen **zugelassen** sein (Zulassungsnummer beachten), sie färben die Plaque meist **rot** (**Erythrosin B** [E127]), blau (Brillantblau [**E 133**]) oder mit Hilfe einer entsprechenden Lichtquelle gelb (Fluorescin). Zweiphasige Revelatoren färben „junge" Plaque rosa und „alte" Plaque blau. Fuchsinhaltige Präparate sollten nicht mehr verwendet werden.

Beeinflussung der Plaque mit antimikrobiellen Agenzien
Indikationen für den Einsatz nichtspezifischer Agenzien in Spüllösungen („chemische Plaquekontrolle"):
- während der Hygienephase zur Unterstützung der mechanischen Plaquekontrolle
- vor / nach (parodontal-)chirurgischen Eingriffen zur Infektionsprophylaxe
- zur Verlängerung der Intervalle in der Betreuungsphase (Recall)
- bei persistierender Gingivitis bei eingeschränkter Mundhygienefähigkeit (KFO-Bebänderung, intermaxilläre Fixation, behinderte Patienten, Gingivahyperplasien)

	Wirkstoff	Wirkmechanismus	Nebenwirkungen
Chlorhexidin – Chlorhexamed (0,1 %) – Corsodyl (0,2 %) – Peridex (USA) (0,25 %)	Chlorhexidindigluconat	Pellikelbildung ↓ Bakterielle Adhäsion ↓ Lysis der Bakterienmembran	Braune Verfärbungen (Zunge, Zähne) Geschmacksirritationen Mundschleimhautbrennen supragingivaler Zahnstein ↑
Fluoride – Meridol (0,25 % F<) – Mundspülung Plaqueprophylaxe Oral B – ACT-Zahnspülung	Aminfluorid, Olafur, Zinnfluorid Natriumfluorid	Bakterienaggregation ↓ Bakterienmetabolismus ↓	Bräunliche Verfärbungen (linienförmig, „brown lines")
Phenolische Verbindungen – Salviathymol – Listerine	Menthol Thymol Eukalyptusöl Methylsalizylat etc.	Alteration der Bakterienmembran	Bitterer Geschmack, Mundschleimhautbrennen, Zungenbrennen
Quartäre Ammoniumverbindungen – Odol Med (0,05 %) – Reach Antiplaque	Cetylpyridiumchlorid (CPC)	Bakterienmetabolismus ↓ Bakterielle Adhäsion ↓ Lysis der Bakterienmembran	Zahnverfärbungen, Mundschleimhautbrennen
Sanguinaria – Perio Gard (0,03 %) – Viadent (USA) (0,03 %)	Bentophenathradin (Sanguinaria-Extrakt)	Bakterienaggregation ↓ Bakterienmetabolismus ↓	Mundschleimhautbrennen
„Pre-brushing rinse" – Plax	Natriumlaurylsulfat Natriumbenzoat Polysorbat 20	Keine nachgewiesene Plaquereduktion	Reduziert Chlorhexidinwirkung

Fluorid

Essentielles Spurenelement, ubiquitär vorhanden, gelangt mit der festen und flüssigen Nahrung in die Mundhöhle. Die tägliche Fluoridaufnahme ist abhängig von den individuellen Ernährungsgewohnheiten und dem Lebensraum.

Durchschnittlicher Fluoridgehalt von Nahrungsmitteln und Getränken. [Nach Lehmann 1991]

Nahrungsmittel	mg/kg	Getränke	mg/l
Obst, Gemüse	0,1–0,5	Kondensmilch	0,4–0,5
Hafer, Roggen	2,0–2,5	Trinkmilch	0,2
Fleisch	0,5–2,0	Säfte, Limonaden	0,1–0,2
Fisch	0,7–5,8	Bier, Wein	bis 0,2
Speisesalz	0,9–1,1	Mineralwässer[a]	0,5–6,5
Meersalz	0,9–7,0	Tee (1 g / 100 ml Wasser)	0,5–2,7
Fluoridiertes Salz	250	Teebeutel	0,8–1,4

[a] Bei einem Fluoridgehalt über 5,0 mg/l muß ein Mineralwasser in der Bundesrepublik Deutschland vom BGA als „Heilwasser" zugelassen sein.

Durchschnittliche Fluoridaufnahme in mg/Tag (Nahrung und Getränke). [Nach Oelschläger 1982]

	Alter in Jahren	4–9	10–18	über 19
industriell und natürlich unbelastete Gebiete		0,35	0,44	0,57
Industrieballungsgebiete		0,37	0,48	0,63
Nähe Aluminiumhütte		0,47	0,60	0,79

Fluoridstoffwechsel beim Kind. [Mod. nach Marthaler 1994]

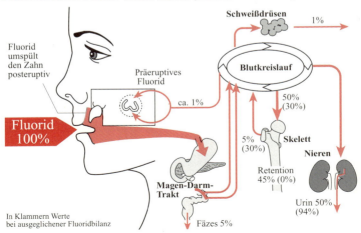

Wirkungsmechanismen von Fluorid

Präeruptiv:
- Optimierung der Mineralisation, daher **herabgesetzte Säurelöslichkeit**
- (tierexperimentell: flacheres Höckerrelief, geringere Fissurentiefe: Verbesserung der Kronenform)

Posteruptiv:
- **Inhibition der Demineralisation** (Diffusionshindernis) und **Förderung der Remineralisation**
- **Beeinflussung des Plaquestoffwechsels**
- Hemmung der Aufnahme und des intrazellulären Abbaus von Glucose durch die Plaquebakterien, dadurch **Verminderung der Säureproduktion**. Fluorid hemmt auch den Wiederaustritt von Xylit aus der Bakterienzelle.
  pH-Abfall fördert zudem die Zunahme an ionisiertem Fluorid (Verstärkung des Mechanismus)
- In höherer Konzentration **Hemmung des Synthese extrazellulärer Polysaccharide**

> **Merke:** Gerade **durchbrechende Zähne profitieren** von der Fluoridgabe **am stärksten !**
> Fluorid zeigt **an Glattflächen** die **größte karieshemmende Wirkung !**

Fluoridanwendung

Systemisch:
Fluoridtabletten: Gabe erfolgt **altersbezogen** und unter **Berücksichtigung des Fluoridgehalts im örtlichen Trinkwasser** (zu erfragen im örtlichen Wasserwerk). In den ersten beiden Lebensjahren erfolgt eine Verordnung meist als kombinierte Karies-Rachitis-Prophylaxe (Vigantol) durch den Pädiater. Fluoridtabletten sind stark karieshemmend dann, wenn sie an jedem Tag (ohne größere Unterbrechungen) eingenommen werden, **lange im Mund behalten** werden (starker lokaler Effekt !!!) und die Einnahme nicht abbricht. Vorteilhaft ist ihre exakte Dosierbarkeit.

Kariesprophylaxe mit Fluoriden bei Kindern [Gemeinsame Stellungnahme der DGZMK/DKG/DGE 1996]			
	Fluoridgehalt des Trinkwassers [mg /l]		
Alter (Jahre)	– 0,3	0,3–0,7	> 0,7
0–3	0,25	–	–
3–6	0,5	0,25	
> 6	1,0	0,5	–

Dosierungsschema unter Berücksichtigung einer ausgeglichenen Fluoridretention. [Nach Lehmann 1991]			
	Fluoridgehalt des Trinkwassers [mg /l]		
Lebensjahr	< 0,3	0,3–0,7	> 0,7
0–1	–	–	–
1–3	0,25	–	–
3–6	0,5	0,25	
6–8	0,75	0,25	–
> 8	1,0	0,5	–

Fluoridiertes Speisesalz: kann alternativ eingesetzt werden und ist hinsichtlich seiner kariesprotektiven Wirkungen im Milchgebiß mit denen der Trinkwasserfluoridierung vergleichbar. Nachteilig ist, daß Kinder im 1. bzw. auch im 2. Lebensjahr kaum Speisesalz zu sich nehmen. Auch wird in einem Teil der Haushalte wenig Salz zum Kochen verwendet (z.B. Bouillon/Streuwürzen).

Lokal:

> **Fluoridlacke** sind hochkonzentrierte Verbindungen mit 20000 bis über 50000 ppm Gesamtfluorid und etwa neutralem pH-Wert. Die halbjährliche Applikation gehört in die Hand des Zahnarztes. Dazu gehören z.B.:

Bifluorid 12 (Voco)	Natriumfluorid, Kalziumfluorid	55 900 ppm
Duraphat (Rorer)	Natriumfluorid	22 600 ppm
Fluor-Protector (Vivadent)	Fluorsilanverbindung	1 000 ppm

FLUORIDANWENDUNG / TOXIZITÄT

Fluoridgelees und **Fluids** sind hochkonzentrierte Präparate, die indikationsabhängig auf zahnärztliche Anweisung in der Praxis mit Hilfe von Gelträgern (Trays) oder zu Hause mit der Zahnbürste eingesetzt werden. Sie enthalten bis 12 500 ppm Gesamtfluorid, das in einer angesäuerten Form vorliegt. Dazu gehören z.B.:

Elmex Gelee (Wybert)	Olaflur, Dectaflur, Natriumfluorid	12 500 ppm
Fluor-Gel (Blend-amed)	Natriumfluorid	12 500 ppm
Elmex Fluid (Wybert)	Olaflur, Dectaflur	10 500 ppm

Fluoridhaltige Mundspüllösungen werden in der häuslichen Kariesprophylaxe eingesetzt und führen im Zusammenhang mit einer unterwiesenen Zahnputztechnik zu einer bemerkenswerten Kariesreduktion. Empfohlen wir die tägliche Anwendung. Sie enthalten bis etwa 500 ppm Gesamtfluorid. Dazu gehören z.B.:

ACT (Johnson & Johnson)	Natriumfluorid	223 ppm
Junior Zahnspülung Kariesprophylaxe (Oral B)	Natriumfluorid	500 ppm
Meridol (Wybert)	Olaflur, Zinnfluorid	250 ppm

Fluoridhaltige Zahnpasten dürfen in der Bundesrepublik Deutschland nach der Kosmetikverordnung maximal 1500 ppm (d.h. 0,15 %) Fluorid enthalten. Derzeit sind etwa 65 solcher Zahnpasten auf dem Markt. Fluoridzusätze sind auf der Packung zu kennzeichnen (am häufigsten Natriummonofluorphosphat, Natriumfluorid, Zinnfluorid, Aminfluoride). „Kinderzahnpasten" für Kinder bis etwa 6 Jahren, die noch Zahnpasten verschlucken, enthalten nur 250 ppm (d.h. 0,025 %) Fluorid. (Zu Zahnpasten siehe auch S. 32)

Hinweise zur Fluoridtoxizität. [Nach Whitford 1990]

Akute Toxizität: definiert über die **„wahrscheinlich toxische Dosis"** (probably toxic dose, PTD) der **einmalig** aufgenommenen Minimaldosis, bei der toxische Symptome auftreten können.

Grenzwert: 5 mg / kg Körpergewicht

Beispiel: Bei einem 6jährigen Jungen mit einem Gewicht von 18 kg ist die PTD erreicht, wenn er auf einmal 90 mg Fluoridlacks verschluckt. Dies entspräche etwa 4 g eines Fluoridlacks mit einem Gehalt von 2,26 % Fluorid, etwa 9 ml einer Lösung mit etwa 1 % Fluorid, 90 g einer Zahnpaste mit einem Fluoridgehalt von 1000 ppm oder 120 Tabletten mit einem Fluoridgehalt von 0,75 mg.

Letale Dosis: berechnet nach der **einmaligen Aufnahme** von 5–10 g Natriumfluorid bei einem Erwachsenen von 70 kg Körpergewicht beträgt sie

32–64 mg / kg Körpergewicht.

Chronische Toxizität: um jede Art von Schmelzflecken zu vermeiden sollte die tägliche systemische Fluoridaufnahme

0,1 mg /kg Körpergewicht

nicht überschreiten.

Kariesprävention mit Fluoriden: Zeitplan. [Mod. nach Einwag 1994]

Methode	Alter in Jahren											
	0	1	2	3	4	5	6	7	8	9	10	12	18
Tabletten		0,25	0,5	0,75			1 mg Fluorid täglich						
Kochsalz						alternativ zur Tablettenfluoridierung							
Zahnpasta			0,025 % Fluorid					0,1–0,15 % Fluorid					
Spüllösung								0,025 % Fluorid täglich					
Gelees								1,2 % Fluorid wöchentlich					
Lacke								2,26 % Fluorid 2mal jährlich					

Zucker

sind im allgemeinen Sprachgebrauch Kohlenhydrate der Gruppe der Mono- und Oligosaccharide. Wichtige **Monosaccharide** sind **Glucose** (Dextrose, Traubenzucker), **Fructose** (Fruchtzucker), Galaktose und Mannose, wichtige Disaccharide **Laktose** (Milchzucker aus Glucose und Galaktose), Maltose (Malzzucker aus Glucose und Glucose) und **Saccharose** (Rohr- oder Rübenzucker aus Glucose und Fructose). **Alle Mono- und Disaccharide können von Plaquebakterien aufgenommen und glykolytisch abgebaut werden und sind in der Mundhöhle damit potentiell kariogen.** Zwischen verschiedenen niedermolekularen Zuckern bestehen nur graduelle Unterschiede in ihrer Kariogenität. Eine besondere Rolle spielt die **Saccharose**, die das hohe kariogene Potential v.a. von Mutans-Streptokokken in dreierlei Hinsicht bedingt: Saccharose kann unter Bildung organischer Säuren (v.a. Laktat) verstoffwechselt werden und führt dadurch zur Demineralisation der Zahnoberfläche. Aus der Glucose der Saccharose können extrazelluläre Polysaccharide synthetisiert werden, die eine Adhäsion der Plaque an der Zahnoberfläche und eine Aggregation untereinander begünstigen. Aus der Fructose der Saccharose kann ein intrazelluläres Fructosepolysaccharid synthetisiert werden, das als Reservekohlenhydrat im nahrungsfreien Intervall dient.

Dokumentation der Zusammenhänge von Zuckerkonsum und Karies

1. Epidemiologie:
a) weltweiter Vergleich des Zuckerkonsums und des Kariesbefalls
b) geringer Kariesbefall bei Menschen mit einer zuckerarmen Ernährung (z.B. Patienten mit hereditärer Fructoseintoleranz)
c) Anstieg des Kariesbefalls nach Zunahme des Zuckerkonsums (z.B. Eskimos).

2. Klinische Studien:
a) „Vipeholm-Studie"[Gustafsson et al. 1954],
„klassische" Untersuchung über den Zusammenhang von Zuckerkonsum und Karies. **Die Kariogenität vergärbarer Kohlenhydrate wird** nicht bestimmt durch ihre absolute Menge, sondern **durch die Häufigkeit der Zufuhr. Die Angriffsdauer wird** nicht nur durch die Art der Kohlenhydrate, sondern **durch das Adhäsionsvermögen der Nahrung an der Zahnoberfläche entscheidend mitbestimmt.** Je klebriger eine Süßspeise, je länger ihre Verweildauer in der Mundhöhle, desto kariogener ihre Wirkung.

b) „Hopewood-House-Studie" [Goldsworthy et al. 1958]
zeigte eine sehr geringe Kariesanfälligkeit von Kindern zwischen 3–14 Jahren trotz teilweise unzureichender Mundhygiene, die eine vorwiegend vegetarische Ernährung ohne jeglichen raffinierten Zucker erhielten.

c) „Turku-Zucker-Studien" [Scheinin u. Mäkinen 1975]
konnten u.a. nachweisen, daß ein Austausch des Zuckers durch den Zuckerersatzstoff Xylit die Entstehung kariöser Läsionen praktisch verhindert.

3. Plaque-pH-Studien [Stephan u. Miller 1943, Plaque-pH-Telemetrie nach Graf 1969]
„**Stephan-Kurve**"
Typisches Diagramm eines pH-Abfalls nach dem Konsum einer Glucoselösung (Pfeil). Die gestrichelte Linie markiert den „**kritischen pH**" von 5,5 , bei dem Demineralisationsvorgänge überwiegen. Der Kurvenverlauf wird von verschiedenen Faktoren beeinflußt (Art des konsumierten Zuckers, Pufferkapazität des Speichels, Nahrungsmittel- oder Getränkekonsum nach dem Säureangriff).
Eine horizontal verlaufende pH-Kurve (z.B. bei Xylit) weist auf dem Kariesprozeß entgegen wirkende Stoffwechselvorgänge hin.

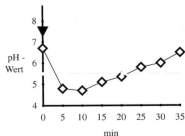

ERNÄHRUNGSBERATUNG / ZUCKERERSATZSTOFFE

Ernährungsberatung: „versteckter Zucker". [Werte nach „Test" Nr. 27, 1992]

Lebensmittel		(Gehalt in Gramm pro 100 g verzehrbaren Anteils)				
		Glukose	Fruktose	Saccharose	GZ	Stärke
Getränke	Apfelsaft	0,8	3,1	3,8	7,7	0,2
	Colagetränke	5,3	5,3	0,4	11	-
Süßwaren/ Süßspeisen	Milchspeiseeis	-	-	17,0	17,1	-
	Fruchtgummibonbons	9	9	24,8	42,8	2,3
	Plätzchen, Kekse	0,4	0,4	15,9	16,7	25,5
	Schokolade[a]	0,03	-	39,8	39,8	3,3
	Käsesahnetorte	0,2	-	22,4	22,6	4,5
Joghurt	Fruchtjoghurt	0,2	0,2	10,9	11,2	-
Obst/ Obst- u. Gemüse- produkte	Äpfel	1,4	5,3	2,4	9,1	0,3
	Banane	4,8	3,8	7,6	16,1	2,9
	Obst (Konserve)	2,2	2,5	15,8	20,4	-
	Tomatenketchup	10,3	12,2	1	23,4	0,7
Getreide- erzeugnisse	Mehrkornbrötchen	-	-	0,3	0,4	49,8
	Cornflakes	1,7	3	2,6	7,3	78,3
	Müsli (Vollkorn)[b]	3,9	4,4	56	64,4	-
	Müsli-Riegel	8,2	7,9	7,3	29[c]	k.A.
Frühstücks- produkte	Konfitüre	3,9	4,4	56	73,5	-
	Honig	33,75	37,5	2,3	6,5	43,1

GZ Gesamtzucker; [a]Vollmilch-Nuß; [b]mit Trockenobst u. Nüssen; [c]mit Maltose u. Laktose.

Einteilung von Süßungsmitteln. [Nach Gehring 1986]

Süßungsmittel		
mit Energiewert		ohne Energiewert
Zucker	Zuckeraustauschstoffe	Süßstoffe
Saccharose [1]	Xylit [1]	Saccharin [300–500]
Glucose [0,7]	Sorbit [0,6]	Cyclamat [30–40]
Fructose [1,2]	Mannit [0,6]	Aspartam [150–250]
Maltose [0,4]	Lycasin [0,7]	Acesulfam -K [130–200]
Laktose [0,3]	Palatinit [0,5]	Dulcin [250]
kariogen	„zahnfreundlich", „zahnschonend", weniger oder nicht kariogen	

[ ] Süßkraft, Bezugsgröße Saccharose: 1

Wissenswertes zu Zuckerersatzstoffen. [Mod. nach Lehmann 1991]

Zuckeraus- tauschstoff	kommt vor in / wird gewonnen aus	Synthetischer Süßstoff	entspricht
Xylit	Früchten, Gemüse / Xylan (Birke)	Saccharin	Orthobenzoesäuresulfimid
Sorbit	Früchten / Glucose	Cyclamat	Na- und K- Salze der N-Cyclohexylsulfaminsäure
Mannit	Früchten / Fructose	Handelsform:	Assugrin Natreen (+ Saccharin, 10:1)
Lycasin	enthält Sorbit + Maltit/ Stärke	Aspartam	Methylester v. Asparagin und Phenylalanin
Palatinit	enthält Sorbit + Mannit / Saccharose	Handelsform:	NutraSweet

Merke: Als **„zahnfreundliche Süßwaren"** gelten Produkte, die während und 30 min nach ihrem Verzehr keinen pH-Abfall unter 5,7 verursachen (ph-Plaque-Telemetrie). Sie sind mit dem „Zahn- männchen mit Schirm"- Signet der „Aktion Zahnfreundlich e.V." gekennzeichnet.

Memorix

Fissurenversiegelung
Kurzinformation

Fissuren sind bei **ungünstiger Morphologie** einer Reinigung nicht zugänglich (Fissureneingang: ø minimal 6 [my][my]m, Monofildurchmesser einer Zahnbürste: ø 150 [my][my]m). Der Abstand des Fissurengrunds zum Dentin ist klein, eine Fissurenkaries führt rasch zur Dentinkaries mit unterminierender Ausbreitung. Die erste Karies eines Fissurensystems tritt innerhalb der ersten 2 Jahre nach dem Durchbruch des Zahns auf. Die Fissurenversiegelung ist eine **individual- und kariesprophylaktische Maßnahme**, die zu einer bis 90%igen Kariesreduktion der versiegelten Fissuren führt. Sie ist innerhalb der GKV an Molaren als **IP 5** eine Leistung **für 6- bis 19jährige Patienten**.

Indikation
- kariesfreie Fissuren bzw. Grübchen, Foramina caeca der bleibenden Molaren und Prämolaren
- Dens invaginatus (s. S. 103)
- ungünstige Fissurenmorphologie
- Zahndurchbruch < als 2 Jahre zurück (idealer Zeitpunkt etwa 6 Monate nach Durchbruch)
- adäquate Trockenlegung möglich
- adäquate Mundhygiene
- kariesprophylaktisches Gesamtkonzept

Kontraindikation
- bestehende Karies
- adäquate Trockenlegung nicht möglich

Technik der Fissurenversiegelung

Vorgehen:	Weitere Hinweise:
1. Zahnreinigung	fluoridfreie Paste für gesamte Okklusalfläche, scharfe Sonde für Fissuren
2. Absprayen und Trocknen	
3. Trockenlegung	Kofferdam sehr empfehlenswert
4. Konditionieren (mindestens 20 s, besser 60 s)	eingefärbte flüssige Säure besser als Ätzgel, gezielt auftragen (kleiner Kugelstopfer)
5. Absprayen und Trocknen	
6. Kontrolle des Ätzmusters, nicht mehr kontaminieren!	weiß-opake geätzte Oberfläche („Rauhreif"), ggf. nochmals ätzen (z.B. bei Kontamination mit Speichel > 0,5 s)
7. Versiegeler sequentiell applizieren	farblich abgehobenen Versiegeler verwenden, Luftblasen vermeiden: Versiegeler mit einem Pinsel oder feinen Kugelstopfer von einer Seite des Fissurensystems langsam einfließen lassen
8. Versiegeler aushärten	lichthärtende Materialien lassen sich kontrolliert aufbringen, härten schneller als autopolymerisierende
9. Retentionskontrolle	mit Sonde versuchen, Versiegelung zu entfernen
10. Okklusionskontrolle	ggf. mit Finierdiamanten korrigieren
11. Fluoridtouchierung	

IP-POSITIONEN

Probleme der Fissurenversiegelung:

- **Versiegelungsverlust** — am häufigsten in den ersten 6 Monaten nach Applikation, am zweithäufigsten in den dann folgenden 6 Monaten. Ursache meist technischer Fehler bei der Versiegelung: Feuchtigkeitszutritt, keine ausreichende Konditionierung, Vorkontakte;
⇨ erneute Versiegelung
- **Versiegelungsdefekte** — Blasen, Spalten, Defekte: ⇨ erneut Versiegeler auftragen
- **Fissurenbodendiagnostik** — im Zweifel, ob Fissur kariesfrei (Verfärbungen, Haken der Sonde in der Fissur): „Exzisionsbiopsie": Eröffnung der fraglichen Fissurenareale mit feinstem Rosenbohrer;
⇨ ggf. „erweiterte Fissurenversiegelung" (s. S. 342) oder Füllung
- **Recall** — alle 6 Monate
- **Approximalkaries** — vor Versiegelung im Zweifel Bißflügelaufnahmen; zur Prophylaxe adäquate Mundhygieneunterweisung und Fluoridanwendung

Individualprophylaxe für 6- bis 19jährige in der GKV (IP)

(gemäß SGB V § 22 und den Richtlininen des Bundesausschusses der Zahnärzte und Krankenkassen)

IP-Position	Leistungskurzbeschreibung / Kommentar
IP 1: Mundhygienestatus je Kalenderhalbjahr einmal abrechenbar	• Beurteilung der Mundhygiene und des Zahnfleischzustands durch Erhebung von Plaque- u. Gingivaindizes sinnvolle Kombinationen auswählen: z.B. API + PBI oder PCR + GI-S (BOP) (s. S. 81 ff)
IP 2: Aufklärung über Krankheitsursachen und deren Vermeidung und Intensivmotivation innerhalb von 3 Jahren einmal abrechenbar	• Erläuterung der ausschlaggebenden Rolle der Plaque für die Pathogenese von Karies, Gingivitis und Parodontitis Verwendung von Plaquerevelatoren, geeignetes Bildmaterial • Mundhygieneinstruktionen Auswahl von Zahnbürste und Zahnpasta, Demonstration und Übungen von Putztechniken, Interdentalraumhygiene • Ernährungslenkung Vermittlung weniger, wesentlicher Aspekte, geeignetes Bildmaterial • Empfehlung zur Verwendung fluoridhaltiger Präparate geeignete Applikationsform u. adäquate Menge
IP 3: Überprüfung des Übungserfolges, Remotivation, innerhalb von 3 Jahren 4mal abrechenbar, im ersten Jahr 2mal abrechenbar	• Erhebung der Plaque- u. Gingivaindizes der IP 1 befundbezogenes Aufzeigen von Hygienedefiziten • Mundhygieneinstruktionen entsprechend der festgestellten Defizite
IP 4: Lokale Fluoridierung der Zähne je Kalenderhalbjahr einmal abrechenbar	• lokale Fluoridierung in der Praxis Entfernung von Belägen u. Trockenlegung, ggf. Einverständnis der Erziehungsberechtigten einholen
IP 5: Versiegelung kariesfreier Fissuren der Molaren	je nach zahnärztlichem Befund

Kariesrisikobestimmung

- Abschätzen des künftigen Kariesrisikos, Bestimmung des Mutans-Infektionsgrads
- Aufzeigen der Notwendigkeit und/oder der Effektivität präventiver Maßnahmen, v.a. im Rahmen der Individualprophylaxe, vor kieferorthopädischer, parodontaler und prothetischer Therapie, bei Berufsrisiken und Medikamenteneinnahme.

Methoden mit anerkanntem kariesprädiktivem Wert:

- subjektive Bewertung der Karies (akute/chronische Form)   [Heintze et al. 1991]
  durch erfahrenen Zahnarzt
- Quantität der Initialläsionen   [Klock u. Krasse 1979]
     [Seppa u. Hausen 1988]
- Plaquebildungsrate (PFRI)   [Axelson 1990]
- Bestimmung der Zahl von Streptococcus mutans im Speichel   [Zickert et al. 1982]
     [Jensen u. Bratthall 1989]
- Bestimmung der Zahl von Laktobazillen im Speichel   [Larmas 1975]

Methoden mit geringem kariesprädiktivem Wert
(große individuelle Schwankungen):
- Speichelfließrate   [Heintze et al. 1991]
- Pufferkapazität   [Heintze et al. 1991]

Merke: Abschätzung des Kariesrisikos nicht allein durch einen bestimmten Test !

Plaquebildungsrate. [Axelson 1990] (plaque formation rate index)	Kürzel **PFRI**	Grade I – V

- 24 h nach professioneller Zahnreinigung ohne folgende Mundhygienemaßnahmen wird Plaquebildung an 6 Flächen je Zahn beurteilt (mesiobukkal, bukkal, distobukkal, mesiolingual, lingual, distolingual); 2 Sitzungen, hoher Aufwand

Indexberechnung:	PFRI	Zahnflächen mit Plaque in %	Charakterisierung
$\dfrac{\Sigma \text{ Zahnflächen mit Plaque} \cdot 100}{\text{Anzahl der Zähne} \cdot 6}$	I	1–10	sehr gering
	II	11–20	gering
	III	21–30	mittel
	IV	31–40	hoch
	V	> 40	sehr hoch

Bewertung: bei Index ≥ III: hohes Kariesrisiko (v.a. bei ⇧ Strept.- mutans-Zahl)

Bestimmung der Keimzahl von S. mutans   Klasse 0–3

- Kommerziell als Dipslide-Test angeboten (Dentocult SM), Inkubator erforderlich
- Stimulation des Speichelflußes durch Kauen von Paraffinwachs, Wenden eines Plastikspatels unter der Zunge des Probanden
- Inkubation des Spatels in einem Glasröhrchen mit Selektivmedium (Bacitracinzusatz) für 48 h bei 37 °C. Dann Ergebnis (Anzahl der koloniebildenden Einheiten, KBE) ablesen (Vergleichskarte)

Klasse 0: 0 bis 10^3 KBE/ml Speichel

Klasse 1: 10^3 bis 10^5 KBE/ml Speichel

Klasse 2: 10^5 bis 10^6 KBE/ml Speichel

Klasse 3: > 10^6 KBE/ml Speichel

Dentocult® SM
Strip Mutans

Colony density   0   1   2   3

KARIESRISIKOFORMEL

Bestimmung der Laktobazillenzahl | Klasse 0–4

- Kommerziell als Dipslide-Test angeboten (Dentocult LB), Inkubator erforderlich
- Stimulation des Speichelflusses durch Kauen von Paraffinwachs, erste Menge verwerfen
- Abgabe des Speichels in einen Becher
- Beschickung des Agarträgers mit Speichel (Einmalspritze, etwa 1 ml nötig) und Inkubation im Glasröhrchen für 4 Tage bei 37 °C. Dann Ergebnis (Anzahl der koloniebildenden Einheiten, KBE) ablesen (Vergleichskarte)

Klasse 1: bis 10^3 KBE/ml Speichel Dentocult® LB

Klasse 2: bis 10^4 KBE/ml Speichel

Klasse 3: bis 10^5 KBE/ml Speichel

Klasse 4: bis und > 10^6 KBE/ml Speichel

Colony density, CFU/ml 10^3 10^4 10^5 10^6

Hohe Zahl ist Indiz für reichlichen und/oder häufigen **Kohlenhydratkonsum** (v.a. Disaccharide)

Bestimmung des Kariesrisikos

Hohes Kariesrisiko bei	⊃ Streptococcus mutans > 10^6 KBE / ml Speichel ⊃ florider Karies, viele Initialläsionen ⊃ vielen kohlenhydratreiche Zwischenmahlzeiten ⊃ Laktobazillen > 10^5 KBE / ml Speichel ⊃ hoher Plaquebildungsrate (PFRI ≥ III)

Kariesrisikoformel. [Nach Suhonen u. Tenovuo 1989]

Keimzahl S. mutans Keimzahl Laktobazillen
↓ ↓

$$\text{Kariesrisiko} = \frac{\text{S.mutans} \cdot \text{Saccharose}}{\text{Abwehr}}$$

↑
Speichel
Mundhygiene
Zuckeraustausch
Fluoride
Chlorhexidin, Sanguinarin
Versiegelung

Fazit:
Das Kariesrisiko eines Individuums ist am höchsten, wenn es viel Saccharose zu sich nimmt, Streptococcus mutans in seiner Mundhöhle günstige Lebensbedingungen vorfindet und mögliche Abwehrmaßnahmen nicht wirken oder nicht vorhanden sind.

Bei geringer Saccharoseaufnahme und guter Abwehrlage kann trotz hoher Streptococcus-mutans-Zahlen das Kariesrisiko gering sein.

ABRASION / ATTRITION / EROSION

Abrasion von Zahnhartsubstanzen

Definition [Nach Eccles 1982]	Typische Ursachen	Klassische Lokalisation
Verlust von Zahnsubstanz durch mechanischen Abrieb verursacht durch in die Mundhöhle eingebrachte Substanzen Abrasion wird vereinfacht, wenn die Zahnoberfläche durch erosive Prozesse bereits vorgeschädigt ist („erosiv-abrasiver Additionseffekt")	• Zahnbürste, Zahnpasten (falsche Zahnputztechnik) • „Habits" • Quarzhaltige Stäube (Berufskrankheit)	Zahnhalsbereich („keilförmiger Defekt"), Eckzähne und Prämolaren bevorzugt

Attrition

Definition [Nach Eccles 1982]	Typische Ursachen	Klassische Lokalisation
Verlust von Zahnsubstanz durch mechanischen Abrieb der Zähne gegeneinander in (para)funktionellen Kontaktbereichen Durch abrasive Nahrungsbestandteile kann die Attrition verstärkt werden (synonym: „Demastikation")	• Physiologisch (z.B. Abflachung d. Approximalkontakte) • abrasive Nahrungsbestandteile („Naturvölker") • Vorkontakte • reduziertes Restgebiß mit überwiegend frontal abgestützter Okklusion • Bruxismus	Okklusalflächen, Inzisalkanten, Lingualflächen der OK-Frontzähne, Labialflächen der UK-Frontzähne, Approximalflächen

Erosion von Zahnhartsubstanzen

Definition [Nach Eccles 1982]	Typische Ursachen [Nach Hickel 1989]	Klassische Lokalisation
Verlust von Zahnsubstanz durch Säureeinwirkung auf die Zahnoberfläche, die nicht durch Mikroorganismen verursacht wird Erosionseffekte werden oft durch Abrasionseffekte verstärkt („erosiv-abrasiver Additionseffekt") **Merke:** Die Dentinfreilegung beginnt in der Regel zervikal. Im Gegensatz zur Karies ist häufig noch ein schmaler Schmelzrand vorhanden, der durch die gingivale Plaque vor der Säureeinwirkung geschützt wurde	**Exogen:** • berufliche Säureexposition (Berufskrankheit) • Ernährung (hyperacide Getränke: Cola, Fruchtsäfte) (saure Nahrungsmittel: Früchte, Joghurt, Essig) • Medikamente (Ascorbinsäure, ASS) **Endogen:** • Speichelinsuffizienz (Pufferkapazität reduziert, Hyposialie) • Magensäure (Reflux, Regurgitation, chronisches Erbrechen: bei Alkoholismus, Anorexia nervosa, Bulimie, Brechreiz auf Medikamente, Schwangerschaft)	Meist ursachenspezifisch: **bei beruflicher Exposition** in der Regel Labialflächen der mittleren OK-Schneidezähne, auch der mittleren UK-Schneidezähne **bei häufigem Genuß hyperacider Getränke** meist generalisiert, häufig zunächst vestibuläre Zahnflächen **bei chronischem Erbrechen** primär Palatinalflächen der OK-Frontzähne, später auch Okklusalflächen der OK-Seitenzähne

ZAHNÄRZTLICHE ANAMNESE

Anamnese (anamnesis: Erinnerung)
Prinzip. [Nach Schüffel u. von Uexküll 1976]
Anamneseerhebung ist ein **wesentlicher Aspekt ärztlicher Kunst** mit prinzipiell 3 Funktionen:

Interaktionsfunktion	Informationsfunktion	Integrationsfunktion
Aufnahme einer Beziehung zum Patienten, die zielgerichtet abläuft (persönliche Vorstellung, Herstellen einer geeigneten Untersuchungssituation)	Konzeptgelenktes Sammeln und Einordnen von Daten (Hauptanliegen, Einzelbeschwerden)	Sichten der Daten und der abgelaufenen Interaktion vor dem Hintergrund der Lebensgeschichte und der Erwartungen des Patienten

Zahnärztliche Anamnese: schematischer Ablauf

Die **Anamneseerhebung** richtet sich in ihrer Ausführlichkeit nach dem **Hauptanliegen des Patienten.**

↪ **Immer** sind **medizinische Risiken** zu **erfassen** bzw. auszuschließen!

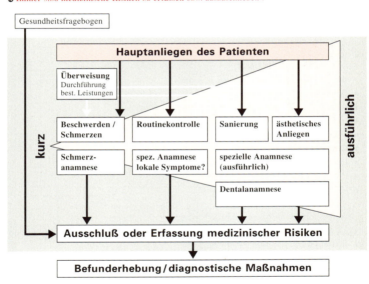

Erfassung des Gesundheitszustands und potentieller medizinischer Risiken

Das **Erkennen medizinischer Risiken** ist die **beste Notfallprophylaxe!** Fragebögen, die bereits vor dem Anamnesegespräch vom Patienten ausgefüllt werden können, sind dem Zahnarzt als Gesprächsstütze oft hilfreich, können aber das Gespräch nicht ersetzen!

Angaben zum allgemeinen Gesundheitszustand
Allgemeinerkrankungen können Auswirkungen auf die zahnärztliche Behandlung haben. Deswegen bitten wir Sie vor der ersten Behandlung um die Beantwortung der folgenden Fragen. Alle Angaben unterliegen der ärztlichen Schweigepflicht.

Name: Vorname:

1. Stehen Sie zur Zeit in ärztlicher Behandlung?
   Behandelnder Arzt: ....   Tel:
2. Nehmen Sie regelmäßig Medikamente ein?   wenn ja, welche?

3. Leiden oder litten Sie je an   **Ja**
- Allergien oder Unverträglichkeitsreaktionen, auch auf Spritzen oder Medikamente? (z.B. Aspirin, Penizillin, Jod)?   ☐
- Bluterkrankungen (Blutungsneigung, Blutarmut)?   ☐
- Herz-Kreislauf-Erkrankungen (Herzschwäche, Bluthochdruck)?   ☐
- rheumatischen Erkrankungen, Gelenk- u. Muskelschmerzen?   ☐
- Asthma, Lungenerkrankungen?   ☐
- Nierenerkrankungen?   ☐
- Gelbsucht, Lebererkrankungen?   ☐
- Infektionskrankheiten (Hepatitis, Tbc, AIDS)?   ☐
- Zuckerkrankheit, Schilddrüsenerkrankungen?   ☐
- an einer anderen ernsthaften Erkrankung?   ☐

....   ☐

Nur weibliche Patienten:
4. Besteht zur Zeit eine Schwangerschaft?   ☐

Datum: Unterschrift des Patienten

Angekreuzte Punkte bedürfen im **Anamnesegespräch** besonders eingehender Abklärung. In der Folge wird auf die wesentlichen Aspekte der o. g. Punkte eingegangen:

MEDIKAMENTE / ALLERGIEN

Medikamente
Kurzinformation:
Die Medikamentenanamnese gibt viele zusätzliche Hinweise auf Erkrankungen, die der Patient nicht angibt, da er sie für den Zahnarzt als „unwichtig" erachtet.

Therapeutische Empfehlungen:
- unbekannte Präparate in der „Roten Liste" nachschlagen, bei unklaren o. widersprüchlichen Angaben ggf. Rücksprache mit Hausarzt/Internist
- bei Verordnung von Arzneimitteln mögliche Interferenzen vermeiden

Allergien
Kurzinformation:
Klassifikation nach Coombs und Gell, vereinfacht:
- **Typ-I-Reaktion (Überempfindlichkeit vom Soforttyp):** IgE-vermittelt, Mastzellen degranulieren vasoaktive Amine (Histamin). **Beispiel:** Rhinitis allergica (Heuschnupfen), Asthma bronchiale, anaphylaktischer Schock
- **Typ-II-Reaktion (zytotoxische Überempfindlichkeit):** zytotoxische Antikörper (meist IgG) führen zu zytotoxischen Aktionen von K-Zellen oder zur komplementvermittelten Lyse. **Beispiel:** Agranulozytose, hämolytische Anämien, Autoimmunkrankheiten
- **Typ-III-Reaktion (immunkomplexvermittelte Überempfindlichkeit, Arthus-Reaktion, Serumkrankheit):** Ablagerung von Immunkomplexen führt zur lokalen Schädigung des betroffenen Gewebes durch Aktivierung von Komplement und Neutrophilen. **Beispiel:** Vasculitis allergica
- **Typ-IV-Reaktion (verzögerte Überempfindlichkeit):** über T-Lymphozyten, Lymphokine und aktivierte Makrophagen vermittelt. **Beispiel:** allergisches Kontaktekzem

Potentielle medizinische Probleme:
- allergische Reaktion nach Verabreichen von Lokalanästhesien oder Medikamenten bis zum anaphylaktischen Schock
- orale/periorale Reaktionen (Urtikaria) (Latexhandschuhe, Kofferdam)
- Kontaktallergien gegen Medikamente (Lutschtabletten), Zahnpflegemittel/Mundwässer (Adstringenzien, Geschmackskorrigenzien, Antiseptika), verwendete Metalle (Amalgame), Detergenzien (Handwaschmittel), zahnärztliche Werkstoffe und Materialien (Abdruckmittel, Provisorienmaterial, v.a. mit aromatischen Sulfonsäureestern (z. B. Impregum, Scutan), Monomere), Latex

Spezielle Anamnese:
- Art, auslösende Faktoren der Allergie
- Allergiepaß?

Therapeutische Empfehlungen:
- strikte Vermeidung bekannter Allergene
- Vermeidung allergisierender Medikamente (Penizillin), Vermeidung topischer Anwendung von Antibiotika
- Lokalanästhetika ohne Konservierungsstoffe anwenden (parabenfrei)
- bei Allergien auf nicht genau bekanntes Lokalanästhetikum oder mehrere Lokalanästhetika Überweisung an Allergologen zum Expositionstest und Empfehlung eines geeigneten Lokalanästhetikums
- bei bekannter Allergie gegen definiertes Lokalanästhetikum ist vor Applikation des Alternativpräparats ein venöser Zugang zu empfehlen. Nach Aspiration zunächst nur einen Tropfen des Alternativpräparats injizieren, 5 min warten; wenn keine Reaktion eingetreten ist, benötigte Anästhesiemenge injizieren
- stets Notfallausrüstung bereithalten

Hämorrhagische Diathesen
Kurzinformation
Klassifikation hämorrhagischer Diathesen [Mod. nach Droste u. von Planta 1992]

Vaskulär -Hereditär	M. Osler-Rendu-Weber (Teleangiektasie) Ehlers-Danlos-Syndrom kavernöses Hämangiom
-Erworben	Parainfektiös (z. B. Menningokokken) Metabolisch (Vit.-C-Mangel, Kortikosteroidgabe, M. Cushing) Purpura Schönlein-Hennoch (Immunvaskulitis) Purpura senilis (Gefäßfragilität)
Thrombozytär -Hereditär	Thrombasthenie Glanzmann-Naegeli (Thrombozytenfunktionsstörung, selten) Thrombozytopenie
-Erworben	Idiopathische thrombopenische Purpura (ITP), M. Werlhoff (chronische Verminderung der Thrombozytenzahl) Thrombozytopenien (Bestrahlung, Leukosen) Thrombopathien, medikamentös (ASS, Phenylbutazon, Sulfinpyrazon) Urämie
Plasmatisch -Hereditär	Hämophilie A (Faktor-VIII-Mangel) Hämophilie B (Faktor-IX-Mangel) v.-Willebrand-Jürgens-Syndrom (Thrombozytenfunktionsstörung mit Faktor-VIII-Mangel und vasopathischer Komponente) Gerinnungsfaktorenmangel Afibrinogenämie
-Erworben	Medikamentös induziert (Antikoagulanzien: Heparin, Kumarine) Fibrinolysetherapie Lebererkrankungen Vit.-K-Mangel (Malabsorption) Disseminierte intravasale Gerinnung (DIG)

Potentielle medizinische Probleme:
- übermäßige Blutung nach zahnärztlichen Maßnahmen

Spezielle Anamnese:
- Art der Erkrankung, Medikation

Therapeutische Empfehlungen:
- Rücksprache und Zusammenarbeit mit dem behandelnden Arzt (Hämatologen), ggf. adäquate Suchtests veranlassen (Quick-Wert, PTT, Thrombinzeit, Blutungszeit, Thrombozytenzahl, s. S. 4), Maßnahmen wie **Dosisreduktion von Antikoagulantien** (Anhebung des Quick-Wertes) **nur wenn erforderlich.** Eingriffe, die eine Dosisreduktion von Antikoagulantien erforderlich machen, sollten nur unter klinischen Bedingungen durchgeführt werden
- ggf. Überweisung für chirurgische Maßnahmen an eine Klinik
- lokale Maßnahmen zur Blutstillung: Verbandplatte, Gelatineschaum mit Thrombin, Oxyzellulose, Kollagenvlies
- Vermeiden von Acetylsalicylsäure, auch in Kombinationspräparaten

ENDOKARDITISRISIKO

Endokarditisrisiko. [Mod. nach Esser 1992]

Geringes Endokarditisrisiko	Mäßiges Endokarditisrisiko	Hohes Endokarditisrisiko
• Vorhofseptumdefekt • Herzschrittmacher- implantation • Zustand nach Bypass-Op.	• kongenitale Herzvitien (ohne Vorhofseptumdefekt) • palliativ bzw. provisorisch operierte Herzvitien • rheumatische Vitien • Mitralklappenprolaps mit Mitralinsuffizienz • hypertrophe obstruktive Kardiomyopathie (HOCM)	• Herzklappenersatz • Zustand nach bakterieller Endokarditis • Zustand nach chirurgischer Korrektur kardiovaskulärer Defekte (für etwa 6 Monate)

Potentielle medizinische Probleme:
- infektiöse Endokarditis durch zahnärztliche Maßnahmen
- bei Klappenersatz: Blutungsneigung (Antikoagulanzientherapie)
- bei kongenitalen Herzvitien: Blutungsneigung (Thrombozytopenie, Verbrauchskoagulopathie, Antikoagulanzientherapie), Herzinsuffizienz

Spezielle Anamnese:
- Art der Erkrankung, Medikation, ggf. Art der bisherigen antibiotischen Abschirmung

Therapeutische Empfehlungen:
- Rücksprache und enge Kooperation mit dem behandelnden Arzt
- antibiotische Abschirmung zur Endokarditisprophylaxe nach Empfehlungen der Schweizerischen Arbeitsgruppe für Endokarditisprophylaxe bei **Gabe per os**. [Nach Maeglin 1992]

Bei mäßigem Risiko	Bei hohem Risiko
„Normalfall" (Penizillinverträglichkeit)	
Erwachsene: **Amoxicillin, 3 g** als Einzeldosis 1 h vor dem Eingriff **Kinder:** **Amoxicillin, 50 mg/kg KG**, max. 3 g, 1 h vor dem Eingriff	Erwachsene: **Amoxicillin, 3 g** 1 h vor dem Eingriff, dann 750 mg alle 6 h (= 7 Dosen) **Kinder:** **Amoxicillin, 50 mg/kg KG**, max. 3 g , 1 h vor dem Eingriff, dann 15 mg/kg KG , max. 750 mg, alle 6 h (= 7 Dosen)
Bei Penizillinallergie	
Erwachsene: **Clindamycin, 600 mg** als Einzeldosis 1 h vor dem Eingriff **Kinder:** **Clindamycin, 15 mg/kg KG**, max. 600 mg, als Einzeldosis 1 h vor dem Eingriff,	Erwachsene: **Clindamycin, 600 mg** als Einzeldosis, 1 h vor dem Eingriff, dann 300 mg alle 6 h (= 7 Dosen) **Kinder:** **Clindamycin, 15 mg/kg KG**, max. 600 mg, 1 h vor dem Eingriff, dann 7,5 mg/kg KG, max. 300 mg, alle 6 h (= 7 Dosen)

KHK / HERZRHYTHMUSSTÖRUNGEN

Koronare Herzkrankheit: Angina pectoris, Myokardinfarkt
Kurzinformation:
Pathophysiologischer Mechanismus der Koronarinsuffizienz: Mißverhältnis zwischen Sauerstoffbedarf und – angebot im Herzmuskel; Infarkt: ischämische Myokardnekrose. Häufige Ursachen: Koronarstenose durch Arteriosklerose, Hypertonie und Tachykardie

Potentielle medizinische Probleme:
- Angina-pectoris-Anfall (Streß und Angst)
- Myokardinfarkt
- Herzstillstand, plötzlicher Herztod
- bei Patienten mit Schrittmachern: elektrische Interferenzen

Spezielle Anamnese:
- Art und Häufigkeit der Anfälle, Medikation
- bei Infarkt: Zeitpunkt des Infarkts, Antikoagulanzientherapie, Schrittmacher

Therapeutische Empfehlungen:
- keine zahnärztliche Routinebehandlung in den ersten 6 Monaten nach Infarkt. Bei Notfallbehandlungen: so konservativ wie möglich (Endodontie vor Extraktion). Extraktionen während der ersten 6 Monate nach Infarkt nur unter „Stand-by" eines Anästhesisten
- möglichst streßfreie Behandlung: Termine am Vormittag, kurze Sitzungen, persönliches Interesse vermitteln, Ängste abbauen, ggf. nach Rücksprache mit behandelndem Arzt Prämedikation
- Nitropräparat bereithalten
- effiziente Lokalanästhesie, Schmerzausschaltung (aber Adrenalinzusatz max. 1 : 100 000)
- keine Retraktionshilfen mit Katecholaminen verwenden
- ggf. Antikoagulanzientherapie berücksichtigen
- bei Schrittmacherpatienten mögliche Interferenzen beachten: siehe nächste Seite!
- Behandlung abbrechen, wenn für den Patienten zu anstrengend

Herzrhythmusstörungen
Kurzinformation:
häufig, kommen vor bei organisch Gesunden, bei kardialen oder extrakardialen Erkrankungen bzw. Störungen. Häufige Ursachen: koronare Herzkrankheit, Myokardinfarkt, Kardiomyopathien, Vitien, Hypertonie, Hyperthyreose, Medikamente, Elektrolytstörungen, psychovegetative Faktoren

Potentielle medizinische Probleme:
- lebensbedrohliche Rhythmusstörungen durch Streß oder hohe Adrenalindosen
- Herzstillstand, plötzlicher Herztod
- bei Patienten mit Schrittmachern: elektrische Interferenzen

Spezielle Anamnese:
- Art der Rhythmustörungen, Medikation
- Schrittmacher

Therapeutische Empfehlungen:
- Rücksprache mit dem behandelnden Arzt
- Überdosierung von Adrenalin vermeiden
- keine Retraktionshilfen mit Katecholaminen verwenden
- ggf. Antikoagulanzientherapie berücksichtigen (z.B. bei Vorhofflimmern)
- Bei Schrittmacherpatienten mögliche Interferenzen beachten!

HYPERTONIE

Mögliche Interferenzen zahnärztlich verwendeter Geräte mit Herzschrittmachern (HSM). [Mod. nach Aderholt 1988]

Mögliche Quellen elektromagnetischer Interferenzen	Beeinflussung des Schrittmachers	Empfehlungen
● Mikromotor	Theoretisch denkbar, praktische Auswirkung?	Direkte Nähe zum HSM vermeiden
● Kurzwellengerät	Störung zu erwarten	Anwendung vermeiden
● Elektr. Vitalitätstester	Nicht auszuschließen	Kältetest anwenden
● Ultraschallgerät	Theoretisch denkbar	Direkte Nähe zum HSM vermeiden
● Elektrochirurgiegeräte, Elektrokauter	Nennenswerte Störung nicht auszuschließen	Möglichst vermeiden
● Röntgengerät	Keine zu erwarten	
● Softlaser	Keine zu erwarten	

Hypertonie
Kurzinformation:

Definition:

	systolisch (mmHg)	diastolisch (mmHg)
Normal	≤ 140	≤ 90
Grenzwertig	141–159	91–94
Hypertensiv	≥160	≥95

Ursachen: 90% primär: „essentielle Hypertonie", 10% sekundär (renal, endokrin, medikamenteninduziert)

Potentielle medizinische Probleme:
- hypertone Krise (durch Streß, Angst, Vasokonstringenzien)
- Myokardinfarkt, apoplektischer Insult
- Hypnotika und Sedativa können bei bestimmter Medikation zu hypotonen Krisen führen
- Neigung zum orthostatischen Kollaps bei antihypertensiver Therapie

Spezielle Anamnese:
- ärztliche Kontrolle, Medikation
- hinreichende Einstellung

Therapeutische Empfehlungen:
- im Zweifelsfalle vor Behandlungsbeginn **Blutdruckkontrolle**
- möglichst **streßfreie Behandlung**: Termine am Vormittag, kurze Sitzungen, persönliches Interesse vermitteln, Ängste abbauen, ggf. nach Rücksprache mit behandelndem Arzt Prämedikation: **Mögliche Komplikationen** durch Prämedikation **müssen vom Zahnarzt**, der sie einsetzt, **beherrscht werden!!**
- Behandlung abbrechen, wenn für den Patienten zu anstrengend
- orthostatische Hypotonie durch langsames Aufrichten und Aufstehen aus dem Behandlungsstuhl vermeiden
- Überdosierung von Adrenalin vermeiden, keine Retraktionshilfen mit Katecholaminen verwenden
- keine Gabe von Hypnotika/Sedativa bei Patienten, die mit MAO-Hemmern behandelt werden; mögliche Medikamenteninterferenzen beachten

Chronisch-obstruktive Lungenerkrankungen
Kurzinformation:
Erhöhung des endobronchialen Strömungswiderstands; wichtigste Erkrankungen:
- **chronische Bronchitis** (chronischer Husten, reichlich Auswurf, leichte bis mäßige Dyspnoe, Zyanose, „blue boater")
- **Emphysem** (relativ wenig Husten, wenig Auswurf, schwere Dyspnoe, keine Zyanose, „pink puffer")

Potentielle medizinische Probleme:
- Verschlechterung der reduzierten Atemfunktion

Spezielle Anamnese:
- Art und Schwere der Erkrankung, Medikation

Therapeutische Empfehlungen:
- aufrechte Lagerung des Patienten anstreben
- beidseitige Leitungsanästhesien des N. mandibularis oder des N. palatinus major vermeiden, da oft Erstickungsgefühl oder Schluckstörungen ausgelöst werden
- ggf. Kofferdam vermeiden

Asthma bronchiale
Kurzinformation:
Anfallsweise auftretende Dyspnoe bei Hyperirritabilität des Tracheobronchialsystems. Vereinfachend kann unterschieden werden:
- allergisches, exogenes („extrinsic") Asthma, oft bei Kindern und jungen Erwachsenen, anamnestisch oft Allergien bekannt, erhöhter Serum-IgE-Spiegel.
- nicht allergisches, endogenes („intrinsic") Asthma, oft bei Erwachsenen mittleren Alters, keine familiäre Häufung, normaler Serum-IgE-Spiegel

Potentielle medizinische Probleme:
- Auslösung eines Asthmaanfalls

Spezielle Anamnese:
- Art, auslösende Faktoren des Asthmas, Häufigkeit und Schwere der Anfälle, bisherige Behandlung, Medikation

Therapeutische Empfehlungen:
- Schaffen belastungsarmer Behandlungsbedingungen
- Vermeiden von bekannten auslösenden Faktoren
- **Patient soll** benutztes **Dosieraerosol** zur Behandlung **mitbringen** und **bereithalten**
- Vermeiden von acetylsalicylsäurehaltigen Präparaten, nichtsteroidalen Antiphlogistika, sulfithaltigen Lokalanästhetika und Erythromycin bei Behandlung mit Theophyllin
- ängstliche Patienten ggf. sedieren, Konsil mit behandelndem Arzt. Mögliche Komplikationen durch Prämedikation müssen vom Zahnarzt, der sie einsetzt, beherrscht werden!

NIERENERKRANKUNGEN

Terminale Niereninsuffizienz

Kurzinformation:
progressive Abnahme des Glomerulusfiltrats bei progressivem Untergang funktionsfähigen Nierengewebes; Ursachen: Glomerulonephritis, interstitielle Nephritis, Pyelonephritis, Hypertonie, diabetische Nephropathie u.a.

Spezielle Anamnese:
- Therapie erfragen: konservativ, Hämodialyse, Transplantation vorgesehen, Nierentransplantat?

Potentielle medizinische Probleme:
- Blutungsneigung (Thrombozytopenie, Thrombozytopathie)
- Hypertonie
- Anämien

zusätzlich bei Hämodialyse:
- Heparinisierung des Patienten am Tag der Dialyse
- bakterielle Endarteriitis der arteriovenösen Fistel bei Bakteriämie
- Hepatitis

bei Transplantat:
- Infektionsanfälligkeit und Wundheilungsstörungen durch Immunsuppression
- sek. Nebennierenrindeninsuffizienz durch Steroidbehandlung

Therapeutische Empfehlungen:
bei allen Therapieformen
- **Rücksprache** und **Kooperation** mit dem behandelnden Arzt
- Behandlungsplanung: Ausschaltung potentieller Infektionsquellen (vor Transplantation kritische Bewertung der Erhaltungsfähigkeit von Zähnen mit fraglicher Prognose), Schwerpunkt auf Prophylaxe und Zahnerhaltung. Anwendungseinschränkungen des BfArM für Amalgam beachten!
- vor chirurgischen Eingriffen Ausschluß einer Blutungsneigung (Blutungszeit, Quick-Wert, partielle Thromboplastinzeit, Thrombozytenzahl)
- Blutdruckkontrolle vor/während der Behandlung
- Vermeidung nephrotoxischer und/oder hauptsächlich renal eliminierter oder metabolisierter Medikamente: Tetrazykline, Aminoglykosidantibiotika, Sulfonamide, ASS, nichtsteroidale Antiphlogistika.
Vorsicht bei Paracetamol: Dosisintervall der Nierenfunktion anpassen!

bei Hämodialyse
- zahnärztliche Behandlung wegen Heparinisierung frühestens 4 h nach Dialyse möglich, **bester Termin** zur Behandlung: **Tag nach der Dialyse**
- ggf. antibiotische Abschirmung zur Vermeidung einer Bakteriämie, Dosierung in Absprache mit dem Dialysezentrum
- ggf. HBsAg-Test vor Behandlungsbeginn durchführen lassen

bei Transplantat
- antibiotische Abschirmung zur Prophylaxe oraler Infektionen nach chirurgischen Eingriffen (z. B. Zahnextraktion). Dosierung in Absprache mit dem Dialysezentrum

Bei größeren Eingriffen oder schweren Infektionen ist eine stationäre Einweisung ratsam.

„INFEKTIONSPATIENT"

Infektionserkrankungen (Hepatitis, Tbc, HIV-Infektion, sexuell übertragbare Erkrankungen)

Kurzinformation:
mögliche bakterielle Infektionen, z. B. Syphilis, Tuberkulose, mögliche virale Infektionen, z. B. Herpes (HSV I und II), Ebstein-Barr-Virus (EBV), Zytomegalievirus (CMV), Hepatitis B (HBV) und C, humanes Immundefektvirus (HIV). Bedeutsam v.a. Hepatitis B sowie die HIV-Infektion

Mögliche Infektionswege. [Mod. nach Esser 1992]
- Perkutan durch Inokulation von infektiösem Serum oder Plasma, auch über Hautläsionen, oder Infusion von Blut oder Blutprodukten
- Aufnahme von infektiösem Serum oder Plasma über Schleimhäute des Mundes oder des Auges
- Aufnahme anderer potentiell infektiöser Sekrete (Speichel, Sperma) beim Geschlechtsverkehr
- Übertragung von infektiösem Serum oder Plasma über unbelebte Flächen

Risikogruppen. [Mod. nach Esser 1992]

Hepatitis B-/C-Infektion	HIV-Infektion
• Personal aus den Bereichen Medizin, Zahnmedizin, Labor • Krankenhauspersonal, besonders bei Kontakt mit Blut und Blutprodukten • Hämodialysepatienten • Polytransfundierte Patienten • Patienten nach Organtransplantationen • Empfänger von Blut und Blutprodukten • i.v. Drogenabhängige • Prostituierte • Strafgefangene • Gefährdete Populationen: Flüchtlinge aus Asien, Afrika, Haiti	• Homo- und bisexuelle Männer • i.v. Drogenabhängige • Prostituierte • Sexualpartner aus Risikogruppen • Empfänger von Blut und/oder Blutprodukten (z.B. hämophile Patienten)

Potentielle medizinische Probleme:
- Übertragung infektiöser Agenzien auf Zahnarzt, zahnärztliches Personal, Zahntechniker und andere Patienten (Überkreuzinfektionen)
- bei chron. aktiver Hepatitis: Blutungsneigung, veränderter Medikamentenstoffwechsel
- bei HIV/AIDS: Immunsuppression, Blutungsneigung (Thrombozytopenie)

Spezielle Anamnese:
- Zugehörigkeit zu einer Risikogruppe
- ggf. nachgewiesene Erkrankung, Testergebnisse

Therapeutische Empfehlungen:
- wirksame **Maßnahmen des Infektionsschutzes bei jedem Patienten** treffen
- äußerste Vorsicht, um Instrumenten- bzw. Nadelstichverletzungen zu vermeiden
- **Impfung** von Zahnarzt und zahnärztlichem Personal **gegen Hepatitis B** (s. S. 9)
- bei Verdacht auf Infektionserkrankung Durchführung entsprechender serologischer Tests veranlassen
- bei bekannt infektiösen Patienten Rücksprache mit behandelndem Arzt, besondere Abschirmungsmaßnahmen treffen
- bei chronisch aktiver Hepatitis: Medikamente, die vorwiegend in der Leber metabolisiert werden, nach Möglichkeit vermeiden, ggf. Dosisreduktion (z. B. Lokalanästhetika vom Amidtyp, Paracetamol, Diazepam, Ampicillin, Tetrazykline)

IMMUNSCHWÄCHE

Immunschwäche
Kurzinformation: mögliche Ursachen für Immundefizienz.
[Mod. nach Schubert 1991]

Kongenitale Immundefektsyndrome (selten)	B-Zell-Reihe: selektiver IgA-Mangel T-Zell-Reihe: Di-George-Syndrom (Thymusaplasie) kombinierte B-/T-Defekte Phagozytosestörungen: Chediak-Higashi-Syndrom, Komplementdefekte
erworben	HIV, CMV, EBV, Masern
Malignome	Leukämien, Lymphome
medizinisch-therapeutisch induziert	medikamentös (Kortikosteroide, zytotoxische und zytostatische Medikamente, Cyclosporine), Organtransplantation, Chemotherapie bei Malignomen, Bestrahlung
andere Ursachen	Malnutrition, Autoimmunerkrankungen, Streß

Einteilung HIV-assoziierter Erkrankungen. [Nach CDC 1986]

I	akute Infektion	
II	asymptomatische Infektion	durch Laboruntersuchungen Untergruppen
III	persistierende generalisierte Lymphknotenschwellung	durch Laboruntersuchungen Untergruppen
IV	andere Erkrankungen	
IV A	allgemeine Krankheitssymptome	Fieber/Diarrhöe >1 M., Gewichtsabnahme > 10 %
IV B	neurologische Erkrankungen	Demenz, Myelopathie, periphere Neuropathie
IV C	sekundäre Infektionskrankheiten	
IV C -1	spezielle sekundäre Infektionskrankheiten nach der Liste der CDC-Definiton	z.B. Pneumocystis-carinii-Pneumonie, Kryptosporidiose, Toxoplasmose, Kryptokokkose, Histoplasmose
IV C -2	andere spezielle sekundäre Infektionskrankheiten	Haarleukoplakie, Herpes zoster, rezidiv. Salmonellensepsis, Nocardiose, Tuberkulose, orale Candidiasis
IV D	sekundäre Malignome	Kaposi-Sarkom, Non-Hodgkin-Lymphom, primäres Hirnlymphom
IV E	andere Krankheitszustände	Befunde, die wahrscheinlich HIV-assoziiert sind, aber in obige Kategorien nicht passen

Mögliche orale Manifestationen:
- bei HIV-Infektion/AIDS: Candidiasis, progressive Parodontalerkrankungen, Haarleukoplakie, Xerostomie, Condylomata acuminata, Kaposi-Sarkome, Non-Hodgkin-Lymphome
- bei Leukämien: Infektionen, Ulzerationen, Zahnfleischbluten, Ekchymosen, Petechien, Gingivahyperplasie
- bei Chemotherapie: Mukositis, Spontanblutungen der Gingiva, Xerostomie, Infektionen
- bei Ciclosporin A: Gingivahyperplasie
- bei Bestrahlung im Kopf-Kiefer-Bereich: Mukositis, Candidiasis, Xerostomie, Geschmacksverlust, Zahnhalskaries, Osteoradionekrose, Kieferklemme

Potentielle medizinische Probleme:
- Gefahr von Infektionen nach zahnärztlichen (invasiven) Maßnahmen
- Wundheilungsstörungen, Blutungsneigung (Leukopenie, Thrombozytopenie)
- orale Komplikationen: Candidiasis, Gingivitiden (nekrotisierend, Hyperplasie), Mukositis, Xerostomie
- orale virale Manifestationen: Herpesviren, Zytomegalievirus, Papillomaviren

Therapeutische Empfehlungen:
- wirksame Maßnahmen des Infektionsschutzes bei jedem Patienten treffen
- Rücksprache mit behandelndem Arzt: Blutbild, Gerinnungsstatus, Erfordernis antibiotischer Abschirmung vor zahnärztlichen Eingriffen, Medikamenteninterferenzen beachten!
- Behandlungsplanung: Ausschaltung potentieller Infektionsquellen, vor Transplantation, Chemo- oder Strahlentherapie kritische Bewertung der Erhaltungsfähigkeit von Zähnen mit fraglicher Prognose („lieber einen Zahn mehr extrahieren")

Diabetes mellitus
Kurzinformation:
für den Zahnarzt bedeutsam die Unterscheidung in :
- **insulinabhängiger Diabetes (Typ I)**: Häufigkeit etwa 10%, Manifestationsalter < 30 Jahre, „juveniler Diabetes", Körperbau normal bis asthenisch, Insulin notwendig, Stoffwechsellage labil
- **nichtinsulinabhängiger Diabetes (Typ II)**: Häufigkeit etwa 90%, Manifestationsalter > 40 Jahre, „Erwachsenendiabetes", Körperbau adipös, Insulin meist nicht notwendig, Stoffwechsellage relativ stabil

Mögliche orale Manifestationen: Xerostomie, Mundschleimhautbrennen, gehäuftes Auftreten von Parodontalerkrankungen, Parodontalabszesse, orale Ulzerationen, Candidiasis

Potentielle medizinische Probleme:
- unbehandelter Diabetes: Stoffwechselentgleisung (z.B. Streß)
- Infektionen, Wundheilungsstörungen
- insulinpflichtige Diabetiker: Hypoglykämie
- alle Diabetiker: weitere medizinische Komplikationen:
  - kardiovaskulär (Hypertonie, Herzinsuffizienz, Angina pectoris, Myokardinfarkt),
  - ophthalmologisch (diabet. Retinopathie, Erblindung),
  - nephrologisch (Niereninsuffizienz), neurologisch (periphere Neuropathie)

Spezielle Anamnese:
- Art und Schweregrad der Erkrankung, Medikation, Diät, regelmäßige ärztl. Kontrolle

Therapeutische Empfehlungen:
- Rücksprache mit behandelndem Arzt, ob ggf. vor Eingriff Antibiotikaprophylaxe erforderlich
- Adrenalinzusatz in Lokalanästhetika und Retraktionsfäden vermeiden

bei insulinpflichtigem Diabetes:
- Hypoglykämie vermeiden: Patienten anweisen, vor Behandlungen normal zu essen, Behandlungstermine vormittags nach dem Frühstück günstig
- bei oralen Infektionen Rücksprache mit behandelndem Arzt (ggf. Erhöhung der Insulindosis erforderlich)

bei Medikation mit oralen Antidiabetika:
- bei Verordnung von Arzneimitteln mögliche Interaktionen beachten (z. B. Acetylsalicylsäure, nichtsteroidale Antiphlogistika, Tetrazykline)

Nebennierenrindeninsuffizienz
Kurzinformation:
primär: M. Addison (selten), Atrophie oder Zerstörung der Nebennieren; sekundär: Mangel an ACTH, chronische Anwendung von Steroiden

mögliche orale Manifestationen: M. Addison: Pigmentierung der Mundschleimhaut, verzögerte Wundheilung, Infektionen

Potentielle medizinische Probleme:
- Unfähigkeit, Streß zu verarbeiten
- verzögerte Wundheilung, Anfälligkeit für Infektionen
- Hypertonie durch exogene Steroide

Spezielle Anamnese:
- ärztliche Kontrolle, Medikation, Dosis und Dauer der Steroideinnahme

Therapeutische Empfehlungen:
- Rücksprache mit dem behandelnden Arzt, ggf. Erhöhung der Steroiddosis bei umfangreichen oder belastenden zahnärztlichen Maßnahmen erforderlich.

SCHILDRÜSENERKRANKUNGEN

Hyperthyreose
Kurzinformation:
Überschuß der Schilddrüsenhormone T4 und T3 im zirkulierenden Blut.
Mögliche Ursachen: ektopisches Schilddrüsengewebe, Morbus Basedow, multinoduläre Struma, Schilddrüsenadenome, Erkrankungen des Hypophysenvorderlappens
Mögliche orale Manifestationen: progredienter Verlauf von Parodontalerkrankungen, vorzeitiger Milchzahnverlust, Dentitio praecox

Potentielle medizinische Probleme:
- thyreotoxische Krise (durch Infektion, Trauma, chirurgischen Eingriff, Streß)
- starke Reaktion auf Katecholamine (Adrenalin)

Spezielle Anamnese:
- häufige subjektive Symptome: Nervosität, Wärmeintoleranz, Palpitationen, Gewichtsverlust (trotz gesteigerten Appetits), Tremor
- häufige objektive Symptome: Struma, Tachykardie, Tremor, Augensymptome (Retraktion des Oberlids, Exophthalmus)
- ärztliche Kontrolle, Medikation

Therapeutische Empfehlungen:
- bei Verdacht auf Hyperthyreose Überweisung zur internistischen Abklärung
- Rücksprache mit dem behandelnden Arzt bei Behandlung akuter oraler Infektionen
- Verwendung von Katecholaminen vermeiden (Lokalanästhetika, Retraktionsfäden)

Hypothyreose
Kurzinformation:
mögliche Ursachen: angeboren („Kretinismus"): Ektopie, Hypoplasie, Aplasie der Schilddrüse; erworben: Schilddrüsen- oder Hypophyseninsuffizienz, Bestrahlung oder Entfernung der Schilddrüse, idiopathisch
Myxödem (Hypothyreose der Erwachsenen): Auftreten zwischen 30 u. 60 Jahren, Frauen etwa 5mal häufiger als Männer betroffen

Mögliche orale Manifestationen: Makroglossie, Dentitio tarda, Malokklusion

Potentielle medizinische Probleme:
- unbehandelte schwere Hypothyreose: Myxödemkoma
- Empfindlichkeit auf Barbiturate, Narkotika und Tranquillizer

Spezielle Anamnese:
- ärztliche Kontrolle, Medikation

Therapeutische Empfehlungen:
- Anwendung von Barbituraten, Narkotika und Tranquillizern vermeiden

Schwangerschaft, Stillzeit
Kurzinformation: Wichtiges zu den Phasen der Schwangerschaft für Mutter und Kind

Phase	Mutter	Kind
1. Trimenon (1. - 3. M.)	Anpassung an die Schwangerschaft, hormonelle Umstellungen und Folgen (z.B. Morgenübelkeit, „Schwangerschaftsgingivitis")	Embryonalperiode (3.-8. SSW p.c.), „vulnerable Periode", Phase der Organogenese, Gefahr größtmöglicher Teratogenwirkungen
2. Trimenon (4. - 6. M.)	Phase der Gewöhnung und meist des Wohlbefindens	Fetalperiode (9.-38. SSW p.c.), Phase des Größenwachstums der Organsysteme, Empfindlichkeit gegenüber Teratogenen abnehmend
3. Trimenon (7. - 9. M.)	Phase zunehmender körperlicher Belastung, Gefahr d. V.-cava-Kompressionssyndroms	Gefahr der Frühgeburt

Potentielle medizinische Probleme:
- Gefahren für den Feten durch
  - Auswirkung von Angst und Schmerz (Streß) während der Behandlung
  - mögliche **negative Effekte von Medikamenten** und Anästhetika
  - Auswirkungen von **Röntgenaufnahmen (Strahlen)**
- Folgen streng **fixierter Rückenlage** während der Behandlung im letzten Trimenon
- Aufnahme von Medikamenten mit der Muttermilch durch den Säugling

Spezielle Anamnese:
- Schwangerschaftsmonat
- Schwangerschaftsverlauf, Komplikationen (ggf. Rücksprache mit Gynäkologen)

Therapeutische Empfehlungen:
bei allen Frauen im gebärfähigen Alter:
- anamnestisch stets Schwangerschaft erfragen (v.a. beim Röntgen)
- Verordnung gesichert oder fraglich fruchtschädigender Medikamente vermeiden

bei Schwangeren während der ganzen Schwangerschaft:
- Rücksicht, Nachsicht, keine langen Wartezeiten, kurze Sitzungen
- optimale Mundhygiene aufrechterhalten, Prophylaxemaßnahmen (Motivation, Instruktion, Ernährungslenkung, Mundhygienekontrolle, Primär-Primär-Prophylaxe)
- bei Verordnung von Medikamenten **strenge Indikationsstellung**, Verordnung gesichert oder fraglich fruchtschädigender Medikamente vermeiden, **Kombinationspräparate meiden**, ggf. Rücksprache mit Gynäkologen
- Lokalanästhetika mit hoher Plasmaeiweißbindung wählen (z. B. Articain)
- bei Röntgenaufnahmen **strengste Indikationsstellung** (v.a. 1. Trimenon), ggf. Expositionsmöglichkeiten minimieren (Bleischutz etc.) (§ 25 RÖV Abs. 1)
- umfangreiche Sanierungen vermeiden, Anwendungsempfehlungen des BfArM für Amalgam beachten

im 1. Trimenon:
- Notfall- bzw. Schmerzbehandlung, keine aufschiebbaren Behandlungen
- Termine eher mittags (Morgenübelkeit)

im 2. Trimenon:
- günstigster Zeitpunkt für Routinebehandlung

im 3. Trimenon:
- streng fixierte Rückenlage der Patientin vermeiden, ggf. Behandlung im Sitzen oder in Linksseitenlage (Keilkissen)
- keine aufschiebbaren Behandlungen

MEDIKAMENTE IN SCHWANGERSCHAFT / STILLZEIT

Vena-cava-Kompressionssyndrom. [Mod. nach Huch 1988]

In strenger Rückenlage komprimiert der Uterus auf der knöchernen Unterlage des Promontoriums die mütterliche V. cava. Folge: verminderter venöser Rückstrom, Anstieg des venösen Drucks im Uterus, Kreislaufkollaps der Mutter (a). Vermeidung durch Seitenlagerung, ggf. Bereitstellung von O_2 (b)

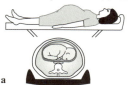
a

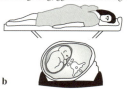
b

Indikation zahnärztlich verwendeter Pharmaka während Schwangerschaft und Stillzeit.

[In Anlehnung an Tabellen von Little u. Fallace 1984 und Rothwell 1987]

Pharmaka		Trimester			Stillzeit
		1.	2.	3.	
Lokalanästhetika	Articain	+	+	+	+
	Lidocain				
	Mepivacain				
	Prilocain			?	
Analgetika	Acetylsalicylsäure			①	
	Paracetamol	+	+	+	+
	Ibuprofen	Ⓞ	Ⓞ	❶	②
	Codein	Ⓞ		❸	②
Antibiotika	Aminoglykoside	❹	❹	❹	❷❹
	Cephalosporine				②
	Lincomycine	❺	❺	❺	❷
	Makrolide				❷
	Penizilline	+	+	+	❷
	Tetrazykline	❻	❻	❻	❷❻
Sedativa	Barbiturate	❼	❼	❼	❷❽
	Benzodiazepine	❼	⑦	⑦	❷❽
	N_2O mit 50 % O_2	❾			

Legende:

+	zu empfehlende Therapeutika	?	fragliche Wirkung des Octapressinzusatzes
❶	dunkle Kreise: Kontraindikation	Ⓞ	helle Kreise: strenge Indikationsstellung

① ❶	perinatale Komplikationen o. Schädigungen (Verzögerung/Verlängerung der Geburt, erhöhter Blutverlust unter der Geburt, Hämorrhagie beim Neugeborenen, vorzeitiger Verschluß des Ductus arteriosus Botalli)		
② ❷	Substanz geht in die Milch über. Befinden des Säuglings kann beeinträchtigt sein	❸	vor Geburt: Atemdepression beim Neugeborenen
❹	Ototoxizität (Taubheit)	❺	ausreichende Erfahrungen am Menschen liegen nicht vor
❻	Zahnverfärbungen, Schmelzdefekte, Verzögerungen im Knochenwachstum	⑦ ❼	Hinweise auf LKG-Spalten-Bildung
❽	Sedierung, Abhängigkeit, Trinkstörungen des Neugeborenen	❾	Hinweise auf erhöhte Abortrate

Spezielle zahnärztliche Anamnese

Die Frage „**Was führt Sie heute zu mir?**" ist eine einfache und geschickte Einleitung des Anamnesegesprächs bzw. der zahnärztlichen Konsultation.

Prinzip

- Erfassen des Hauptanliegens des Patienten
- Erfassen der aktuellen lokalen Symptome/Probleme

Symptom	Beispiele weiterer anamnestische Fragen
Schmerzen	Siehe „**Schmerzanamnese**" S. 61
Zahnfleischbluten	Wo? Beim Zähneputzen? Spontan?
Zahnbeweglichkeit/Zahnlockerung	Wo? Seit wann?
Kaufähigkeit beeinträchtigt / Kaukomfort vermindert	Zahnersatz vorhanden? Seit wann? Wann getragen?
Mundgeruch, schlechter Geschmack	Seit wann? Einbeißen von Nahrungsresten („food impaction")?
Ästhetische Anliegen	Was stört (Form, Farbe, Stellung)? Restauration?

Dentale Anamnese

Sie ist vor allem bei Patienten mit **Sanierungswünschen** und **ästhetischen Anliegen** unverzichtbar. **Vorsicht bei Patienten**, die sich über **bisherige „schlechte" Zahnärzte** beklagen, die einen häufigen Zahnarztwechsel angeben, die ehemalige Zahnärzte für Zahnverluste verantwortlich machen, die **diversen Zahnersatz zur „Begutachtung" mitbringen**, die **sehr spezielle** (meist unerfüllbare) **ästhetische Vorstellungen** von möglichem Zahnersatz haben.

Prinzip

- Erfasssen des aktuellen „Zahnbewußtseins" („dental IQ")
- Erfassen spezifischer Gewohnheiten, die die Zahngesundheit oder den Erfolg geplanter restaurativer Maßnahmen beeinflussen können
- Erfassen bisheriger „Zahnarzterfahrungen"

Hauptfrage	Beispiele weiterer anamnestischer Fragen
letzter Zahnarztbesuch	letzte Indidvidualprophylaxe? letzte professionelle Zahnreinigung? letzte zahnärztliche Röntgenuntersuchung?
Mundhygienegewohnheiten	Zahnbürste: wie oft?, wie lange? Interdentalreinigung (Zahnseide, Interdentalbürstchen)?
Ernährungsgewohnheiten	Konsum saurer Getränke (Coca-Cola, Fruchtsäfte)? Konsum an Süßwaren (Marzipan, Schokolade etc.)?
bestehende Rekonstruktionen/Zahnersatz	wie alt? unterfüttert? ergänzt? (herausnehmbar: Trage- u. Pflegegewohnheiten)
frühere Zahnverluste	wann? wie (Trauma, Karies, Zahnlockerung, KFO)?
frühere Parodontalbehandlung	wann? wie? (Initialtherapie, operative Maßnahmen)
frühere kieferorthopädische Behandlung	wann?, wie? (Geräte festsitzend, herausnehmbar), wann abgeschlossen?
frühere oral- oder kieferchirurgische Eingriffe	wann?, welche? (WSR, retinierte Weisheitszähne)
Kiefergelenkbeschwerden	Schmerz?, Geräusche (Knacken, Reiben)?, Verspannungen der Muskulatur?
orale „Habits"	Knirschen?, Bleistiftkauen?, Lippen-/Wangenbeißen?

SCHMERZANAMNESE

Zahnärztliche Schmerzanamnese

Schmerz ist ein in der Zahnmedizin **häufiges, aber uncharakteristisches Krankheitszeichen**.
Bei nicht offensichtlicher Schmerzursache sollten abgeklärt werden:
- Lokalisation
- Intensität
- auslösende Faktoren
- Beginn und zeitlicher Verlauf
- Qualität
- modifizierende Faktoren

Schmerzlokalisation zur Charakterisierung des Schmerzes

Schmerzarten	Ursache	Beispiele
Lokalisierter Schmerz (dolor localisatus)	Irritations- und Präsentationsort identisch	Verletzungen, Dentinsensibilität
Projizierter Schmerz (dolor projectus)	Pathophysiologische Impulsgeneration in afferenten Nervenfasern, Irritations- und Präsentationsort nicht identisch, aber im Versorgungsgebiet desselben sensiblen Nerven	Neuralgien
Übertragener Schmerz (dolor translatus)	Konvergenz von viszeralen und somatischen **nozizeptiven Afferenzen** auf Hinterhornneuronen bzw. in Trigeminuskernen, Irritations- und Präsentationsort nicht identisch, nicht unbedingt im Versorgungsgebiet desselben sensiblen Nervs	Head-Zonen, z. B. Innenseite linker Arm für Herz, Pulpaschmerz OK auf UK und umgekehrt

Übertragener dentogener Schmerz. [Modifiziert nach Smulson 1976]

⊗ häufiger ◇ eher selten

	Schmerz verursachende(r) Zahn bzw. Pulpa															
	Oberkiefer								Unterkiefer							
Lokalisation des Schmerzes	1	2	3	4	5	6	7	8	1	2	3	4	5	6	7	8
Regio frontalis (Stirn)	⊗	⊗														
Nasolabialfalte			⊗	⊗	⊗											
Regio zygomatica					⊗	⊗										
Regio temporalis						⊗										
Ohr, präaurikuläre Region							◇	◇						⊗	⊗	⊗
Regio mentalis									⊗	⊗	⊗	⊗				
Kieferwinkel														⊗	⊗	
Mitte aufsteigender UK-Ast													⊗			
Oberer Bereich des Larynx																⊗
OK-Prämolaren			⊗													
OK-Molaren			⊗											⊗	⊗	
UK-Prämolaren			⊗	⊗	⊗											
UK-4er						⊗	⊗									

Neben den Zahn- bzw. Pulpaschmerzen wird der Zahnarzt häufig mit **Schmerzen angrenzender Regionen** konfrontiert, wenn eine dentogene Ursache vom Patienten oder überweisenden Kollegen vermutet wird (s. Tabelle S. 62). Die **Differentialdiagnostik von Kiefer-Gesichts-Schmerzen ist schwierig**, eine **Überweisung an einen Facharzt** (Neurologie, HNO, Oral- oder MKG-Chirurgie) ist **im Zweifel** anzuraten.

Differentialdiagnosen des Kopf- und Gesichtsschmerzes nach der Schmerzlokalisation

Lokalisation	Mögliche Ursache	Wichtige Symptome	Dynamik /Dauer
Halbseitiger Kopfschmerz	Migräne	Photophobie, Lärmempfindlichkeit, Übelkeit, Erbrechen. Auslöser: bestimmte Speisen (Käse) oder Getränke (Rotwein), Wetterwechsel, Streßentlastung	episodisch intermittierend, Dauer Stunden bis Tage
Auge/Schläfe/ Stirn	Clusterkopfschmerz (Bing-Horton-Syndrom)	streng halbseitige, pochend-reißende Schmerzattacken mit Tränenfluß, Rötung d. Auges (evtl. lokalisiert d. Gesichts), Schwellung der Nasenschleimhaut, durch Histamin provozierbar	meist zu best. Tageszeiten (v.a. nachts), Dauer 30–120 min
	Arteritis temporalis	temporal betonter, dumpfer, drückender Schmerz, oft beidseitig. Kauen verstärkt den Schmerz („Claudicatio masticatoria"), meist Patienten über 50 Jahre	Tag und Nacht, Dauerschmerz über Wochen bis Monate
Ohr/Kiefer	Myoarthropathien	Palpation der Kaumuskulatur und Kiefergelenke schmerzhaft, funktionelle Auffälligkeiten (Funktionsanalyse s. S. 322ff)	Beschwerdemaximum oft morgens
	Aurikulotemporalis-neuralgie	brennender Schmerz, lokalisierte Rötung und Hyperhidrose, auslösbar durch gustatorische Reize und Kaubewegungen („Geschmacksschwitzen")	einschießend, nur kurze Dauer
	Glossopharyngeus-neuralgie (Sicard-Syndrom)	messerstichartiger Schmerz von einer Gaumenbogenhälfte in Zunge, Kieferwinkel, Hals und Ohr ausstrahlend, nach taktiler Reizung von Uvula, Tonsille, Zungengrund und Epiglottis (Schlucken, Sprechen, Kauen, Gähnen)	einschießend, nur kurze Dauer, von „Refraktärphase" gefolgt
	Neuralgie des Ganglion geniculi (Hunt-Neuralgie)	ziehend-stechender Schmerz im äußeren Gehörgang, ausstrahlend in Gaumen, Oberkiefer, Mastoid, evtl. abnorme Geschmacksempfindungen, oft Kombination mit Zoster oticus	andauernd bis exazerbierend
Gesicht/ Wange	Sinusitis maxillaris Sinusitis frontalis	bei Sekretstau heftiger Spontanschmerz, Druck- und Klopfschmerz, Foramina infraorbitale oder supraorbitale oft druckdolent, ggf. Schmerz bei Neigung des Kopfs	progredient
	Trigeminusneuralgie – idiopathisch	blitzartig einschießende, fast unerträgliche Schmerzattacken, oft kombiniert mit Muskelzuckungen (Tic douloureux), auslösbar durch Berührung (Waschen, Rasieren, Kauen, Sprechen) äußerlich unauffälliger „Triggerzonen" (Wange, Lippen, Zahnfleisch), überwiegend im Bereich von V_2 und V_3, betroffen v.a Frauen über 50 J.,	einzeln oder Salven mit Dauer von Sekunden
	– symptomatisch	neurologische Ausfälle, doppelseitiges Auftreten, jüngeres Lebensalter; u.a. bei Nebenhöhlenentzündungen, Zahnschmerz, Kleinhirnbrückenwinkel-Tumoren, nach lokalem Herpes zoster	leichter Dauerschmerz
	Nasocilliaris-Neuralgie (Charlin-Neuralgie)	Schmerz zwischen Nasenrücken und medialem Augenwinkel, Tränenfluß, ggf. Rötung des Augapfels, einseitige Rhinitis	anfallsweise
	Neuralgie d. Ggl. pterygo-palatinum (Sluder-Neuralgie)	Schmerz im Bereich der Nasenwurzel, Gaumen und OK, z.T ausstrahlend in Schulter u. Nacken; typischer Niesreiz, Tränenträufeln	anfallsweise, v.a. nachts
	Atypischer Gesichtsschmerz	bohrend-drückender Schmerz, meist einseitig an Nasenwurzel, über Wange und Jochbein, Mastoid; betroffen v.a. Frauen im mittleren Lebensalter, psychosomatisches Symptom?	konstant, anamnestisch oft HNO- oder zahnärztliche Eingriffe um die Zeit des ersten Auftretens eruierbar

SCHMERZANAMNESE II

Beginn und zeitlicher Verlauf

Schmerz	Möglicher Hinweis auf
Schmerzanamnese kurz	akute Prozesse, Pulpitiden
Schmerzanamnese lang	chronische Prozesse
dauernd	irreversible Pulpitis, apikale Parodontitis, trockene Alveole
intermittierend	reversible Pulpitis, undichte Füllung
anfallsartig	Neuralgien
v.a. nachts	irreversible Pulpitis, apikale Parodontitis
v.a. morgens	Myoarthropathien

Schmerzqualität/Schmerzintensität

Angaben sind problematisch, die Beschreibung fällt dem Patienten oft schwer. Zur Beschreibung sollten dem Patienten nur wenige Begriffe vorgegeben werden:

Schmerz	Bedeutung	Beispiele möglicher Ursachen
stechend	gut lokalisierbar	freiliegendes Dentin, reversible Pulpitis
dumpf	schlecht lokalisierbar	apikale Parodontitis
ziehend	ändert Lokalisation, strahlt aus	irreversible Pulpitis
pochend, klopfend	ändert Intensität (meist pulssynchron)	eitrige Entzündungen (irreversible Pulpitiden, apikale Parodontitiden, Sinusitiden)

Auslösende oder modifizierende Faktoren

Stimulus	Symptome/Reaktion	Beispiele möglicher Ursachen
Kälte	„Sekundenschmerz" (= Dauer des Stimulus) „Minutenschmerz" (> Dauer des Stimulus) Linderung	freiliegendes Dentin, undichte Füllung, reversible Pulpitis irreversible Pulpitis irreversible Pulpitis (purulent)
Wärme	Verstärkung	irreversible Pulpitis (purulent)
osmotische Reize (Zucker, Süßes)	„Ziehen"	freiliegendes Dentin, undichte Füllung
Aufbeißen, Perkussion, Berührung	Verstärkung, „Zahn ist länger" Zahn gelockert	akute apikale Parodontitis, apikaler Abszeß Parodontalabszeß, Kontusion, Subluxation
Losläßschmerz	nach okklusaler Belastung	„Cracked-tooth-Syndrom"
nach Füllung	unmittelbar nach Legen auf Temperaturwechsel Tage oder Wochen später	Vorkontakte ungenügende Unterfüllung mögliche Pulpaschädigung

Pathophysiologische Schmerzempfindungen. [Nach Schmidt 1992]

Allodynie	Schmerzen, die durch **nichtnoxische Reizung normaler Haut oder Schleimhaut** verursacht werden (Sensibilisierung von Nozizeptoren)
Anästhesie	Ausfall aller Hautsinnesmodalitäten
Analgesie	Fehlen von Schmerzen bei noxischer Reizung
Dysästhesie	unangenehme, abnorme Empfindung, entweder spontan oder reizinduziert
Hypästhesie	eine im Bereich der Somatosensorik **verringerte Empfindlichkeit auf Reize**. Es sollte angegeben werden, in welchem Bereich und für welche Modalitäten oder Reizformen eine Hypästhesie besteht
Hypalgesie	verringerte Empfindlichkeit auf **noxische** Reize
Hyperästhesie	erhöhte Empfindlichkeit auf **nichtnoxische** Reize. Es sollte angegeben werden, in welchem Bereich und für welche Reizformen eine Hyperästhesie besteht
Hyperalgesie	erhöhte Empfindlichkeit auf **noxische** Reize (Senkung der Schwelle)
Parästhesie	abnorme, jedoch nicht unangenehme **Empfindung,** entweder spontan oder reizinduziert

Vokabeln für die Anamnese
(neugriechisch, türkisch, italienisch, englisch)

Kreislaufstörungen
διαταραχές κυκλοφορίας
kan dolaşımı aksaklığı
disturbi circolatori
circulatory disease

Asthma
άσθμα
astım
asma
asthma

Bluthochdruck
υψηλή πίεση
(υπέρταση)
yüksek tansiyon
(hypertoni)
ipertensione arteriosa
(ipertonia)
high blood pressure
(hypertension)

Hepatitis
φλεγμονή τοῦ ἥπατος
(Ηπατίτις)
karaciğer iltihabı
(hepatit)
infiammazione del fegato
(epatite)
inflammation of the liver
(hepatitis)

Gelbsucht	**Allergie**
χρυσή	αλλεργία
sarılık	allerji
itterizia	allergia
jaundice	allergy

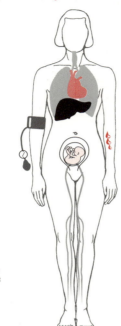

Durchblutungsstörungen der Herzkranzgefäße
κακή κυκλοφορία στά αγγεία τής καρδιάς
koroner damarlada dolaşım bozukluğu
disturbi circolatori delle coronarie
circulatory disturbances of the coronary arteries

Herzinfarkt
ἐμφραγμα
kalp infarktüsü
infarto del cuore
cardiac infarction

Blutung
αιμορραγία
kanama
emorragia
bleeding

Schwangerschaft
εγκυμοσύνη
gebelik
gravidanza
pregnancy

Zuckerkrankheit
διαβήτησ
diyabet
diabete
diabetes

ansteckende Krankheit
μεταδοτική αρρώστια
bulaşıcı hastalık
mallatia contagiosa
contagious disease

Vokabeln für zahnmedizinisch wichtige anatomische Strukturen

deutsch	griechisch	türkisch	italienisch	englisch
Zahn	δόντι	diş	dente	tooth
Schneidezahn	κοπτήρας	kesici diş	dente incisivo	incisor
Eckzahn	κυνόδοντας	köpek dişi	dente canino	canine
Backenzahn	τραπεζίτης	azı dişi	dente molare	molar
Weisheitszahn	φρονιμίτης	akıl dişi	dente del giudizio	wisdom tooth
Zahnwurzel	πίζα δοντιοῦ	diş kökü	radice	root
Oberkiefer	πάνω σαγόνι	üst çene	mascella superiore	upper jaw
Unterkiefer	κάτω σαγόνι	alt çene	mascella inferiore	lower jaw
Gaumen	ουρανίσκος	damak	palato	palate
Kieferhöhle	σπήλαιο σιαγόνος	çene boşluğu	cavita mascellare	maxillary sinus
Zahnfleisch	οὖλα	diş eti	gengiva	gingiva
Schleimhaut	βλεννογόνος	sümüksel zar	mucosa	mucosa
Zunge	γλώσσα	dil	lingua	tongue
Wange	μάγουλο	yanak	guancia	cheek

Memorix

VOKABELN II

Vokabeln für zahnärztliche Untersuchung und Befunde

deutsch	griechisch	türkisch	italienisch	englisch
Öffnen Sie den Mund!	Ανοίξτε το στόμα σας!	Ağzınızı açın!	Apra la bocca!	Open your mouth, please!
Tut es hier weh?	Πονάτε εδω?	Burası aciyor mu?	Le fa male qui?	Is it hurting right here?
Untersuchung	εξέταση	muayene	visita	examination
Abszeß	απόστημα	apse	ascesso	abscess
Entzündung	φλεγμονή	iltihab	infiammazione	inflammation
Geschwür	έλκος	çıban	ulcera	ulcer
Karies	τερηδόνα	kari, diş çürüklüğü	carie	decay
Vereiterung	συμπύωση	cerahatlenme	suppurazione	suppuration
Zahnschmerz	πονόδοντος	diş ağrısı	mal di denti	toothache
Zahnstein	πέτρα	diş pası	tartaro	tartar
– oben	πάνω	yukarıda	sopra	above
– unten	κάτω	aşağıda	sotto	below
Röntgenaufnahme	ακτινογραφία	radyografi, rontken filmi	radiografia	radiograph, X-ray

Vokabeln für die zahnärztliche Therapie

deutsch	griechisch	türkisch	italienisch	englisch
Injektion	ένεση	enjeksiyon	iniezione	injection
Füllung	σφράγισμα	dolgu	otturazione	filling
~ legen	σφραγίζω	diş doldurmak	fare un'otturazione	to fill a tooth
Krone	κορώνα	kuron	corona	crown
Brücke	γέφυρα	köprü	ponte	bridge
Wurzelbehandlung	θεραπεία ριζών	kök tedavisi	trattamento della radice	root canal treatment
extrahieren	βραζώ	çekmek	estrarre	to extract, to pull a tooth
Prothese	μασέλα	protez	protesi	denture
Bitte zwei Stunden *nichts essen!* (nicht rauchen!)	Να μη *φάτε* τίποτα (καπνίσετε) για δυό ώρες	Lütfen iki saat bir şey yemeyin (sigara içmeyin)!	Per favore, non mangie niente (non fumi) per due ore!	Please do not eat anything (smoke) for the next two hours!
Nehmen Sie dreimal täglich zwei Tabletten	Να παίρνετε τρεις φορές την ημέρα από δύο χάπια	Bundan günde üç kere iki hap alın	Ne prenda due compresse tre volte al giorno	Take two tablets three times a day, please

Zahnärztliche Befunderhebung

Das **Ausmaß** der zahnärztlichen Befunderhebung **richtet sich** ähnlich der Anamnese **nach dem Hauptanliegen** des Patienten. Während sich bei Notfall- bzw. Schmerzpatienten die Befundaufnahme zunächst auf das zur Objektivierung der Schmerzursache Wesentliche beschränkt, sollte bei Patienten mit dem Wunsch nach einer umfassenden oralen Rehabilitation eine objektive Untersuchung des gesamten stomatognathen Systems erfolgen.

Didaktisch lassen sich eine Anzahl von Einzelbefunden differenzieren:

- der **extraorale Befund:** Er kann Hinweise auf **Allgemeinerkrankungen** (vieleicht auch anamnestisch nicht bekannte Risiken!) **Traumata** (s. S. 238 ff), aber auch dentogene Infektionen geben. **Der „diagnostische Blick" sollte immer wieder trainiert werden!**
- der **intraorale Befund**: er umfaßt im wesentlichen:
  – Befund der Mundschleimhäute (ggf. mit histologischen oder zytologischen Befunden),
  – Mundhygienebefund (s. S. 81 ff „Indizes") (ggf. mit mikrobiologischen Befunden),
  – Parodontalbefund (s. S. 268 ff „Parodontologie") (ggf. mit mikrobiologischen Befunden),
  – Zahnbefund (Zahnstatus) mit dem Kariesbefund,
  – endodontischen Befund;
- der **Funktionsbefund** der Kaumuskulatur, der Kiefergelenke und der okklusalen Morphologie,
- der **Röntgenbefund,** der extraoralen Befund, Parodontalbefund, Zahnbefund, endodontischen Befund, Funktionsbefund vervollständigt.

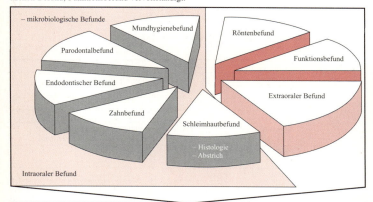

Die abgeschlossene Befundaufnahme muß neben der (Verdachts-)Diagnose von eventuell bestehenden Mundschleimhauterkrankungen eine parodontale, Karies- und endodontische und kaufunktionelle **Diagnose** und **entsprechende Prognose** ermöglichen. **Erst der Gesamtbefund ermöglicht die adäquate Behandlungsplanung und eine erfolgreiche orale Rehabilitation.**

Zahnärztliche Befunderhebung: schematischer Ablauf.

Erforderliches Instrumentarium:

Mundspatel, 2 Mundspiegel,
zahnärztliche Pinzette,
zahnärztliche Sonde, Parodontalsonde, ggf. Furkationssonde,
einige Watterollen, ggf. Gazetupfer (5 mal 5 cm),
CO_2-Schnee oder Kältespray, Schaumstoffpellets,
Befundbögen, Blaurotfarbstift,
Okklusionsfolie, Zahnseide.

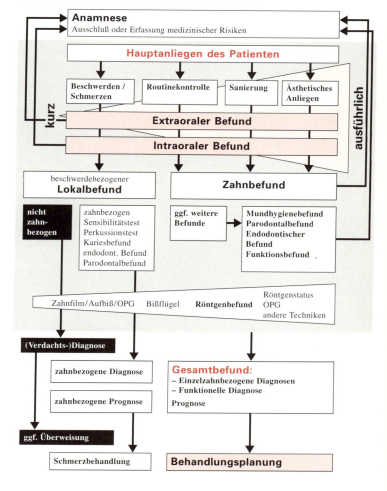

Grundzüge der extraoralen zahnärztlichen Untersuchung

	Kopf	Gesicht	Hals	Kiefergelenk
Inspektion	Haltung Beweglichkeit Größe und Form Proportionen	Farbe Schwellungen Symmetrie Proportionen Mimik Muskeltonus Lippenhaltung Hauttonus	Schwellungen Symmetrie	Beweglichkeit Abweichungen bei Öffnungsbewegung Ausmaß der Mund- öffnung
Palpation		Trigeminusdruck- punkte Kaumuskulatur Knöcherne Konturen	Lymphknoten Speicheldrüsen Schilddrüse	Schmerz Koordination der Bewegung Reiben, Knacken (v. Gehörgang aus)
Auskultation				Reiben, Knacken (initial, intermediär, terminal, kontinuierlich)

Memo: Topographie der Regionen des Kopfes und Halses

1 Regio frontalis
2 Regio orbitalis
3 Regio nasalis
4 Regio infraorbitalis
5 Regio oralis
6 Regio mentalis
7 Trigonum submentale
8 Trigonum submandibulare
9 Trigonum musculare
   (omotracheale)
10 Trigonum caroticum
11 Fossa supraclavicularis minor
12 Trigonum omoclaviculare
13 Regio temporalis
14 Regio parietalis
15 Regio zygomatica
16 Regio occipitalis
17 Regio buccalis
18 Regio sternocleidomastoidea
19 Regio cervicalis lateralis

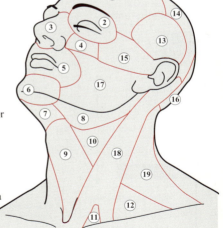

INSPEKTION DES GESICHTS

Diagnostische Hinweise aus der Inspektion des Gesichts

1 **Hypotrichose:**
Hypothyreose,
toxisch (Thallium, Zytostatika)

2 **Exophthalmus:**
Hyperthyreose

3 **Ikterus:**
Lebererkrankungen

4 **Xanthelasmen:**
Hyperlipoproteinämien

5 **Makrocheilie:**
Melkerson-Rosenthal-
Syndrom
Quincke-Ödem

6 **Zyanose:**
Herz-Lungen-Erkrankung
(Cor pulmonale)
Mitralstenose

7 **Spritzerartige Pigmentflecke:**
Peutz-Jeghers-Syndrom

8 **Spider-Naevus:**
Leberzirrhose

9 **Halsvenenstauung:**
Herzinsuffizienz

10 **Mundwinkelrhagaden:**
Candidiasis
(insuffiziente Bißhöhe)
Eisen-, Folsäure-,
Vitamin-B12-Mangel
Anämie
Morbus Crohn

11 **Rhinophym:**
Rosazea

12 **Basaliom:**
(Oberlippe, Orbitarand)

13 **Gichttophi**

14 **Lidödem:**
Nephritis,
Dermatomyositis

15 **Monokelhämatom
Hyposphagma:**
Frakturen

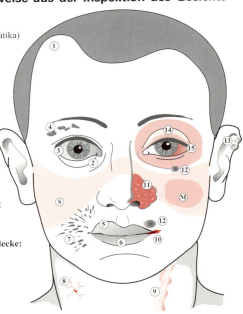

**Schwellung
generalisiert/
symmetrisch:**
Morbus Cushing
Myxödem
chronische Nephritis
Eiweißmangelödem
**lokalisiert/
asymmetrisch:**
dentogene Infektionen
Parotitis epidemica
Parotistumoren
Sialadenitis
Sjögren-Syndrom
Heerfordt-Syndrom

Pigmentierung:
Morbus Addison
Chloasma uterinum
Porphyrie
Hämochromatose
Diabetes mellitus
("Bronzediabetes")

**Gesichtsrötung
generalisiert:**
Hypertonie ("Facies
rubra")
Polycythaemia vera
Fieber
Morbus Cushing
Diabetes mellitus
lokalisiert:
Lupus erythematodes
("Schmetterlings-
erythem") (S)
Mitralvitien ("Mitral-
bäckchen") (M)
Erysipel, Herpes zoster
Furunkel

Blässe:
Anämie,
Angst, Vasolabilität
Aortenklappendefekt
Myxödem
Nierenkrankheiten

Memorix

Lymphknoten an Kopf und Hals und ihre Zuflußregionen

Oberflächliche Lymphknoten (schwarz)

		Zuflußregion
1	Ndd. buccales	Gesicht
2	Ndd. parotidei	Stirnregion, Augenlider Wange, Parotis
3	Ndd. retroauriculares	Kopfschwarte
4	Ndd. occipitales	Kopfschwarte
5	Ndd. submentales	Unterlippe, Kinn, Zungenspitze
6	Ndd. submandibulares	Gesicht, Oberlippe, Wange, Mundboden, Zunge (zentral)
7	Ndd. cervicales superficiales	Parotis, Oberfläche des Halses

Tiefe Lymphknoten (rot)

8	Ndd. cervicales profundi	Überregionale LK-Kette
9	Nd. jugulo-omohyoideus	Zunge
10	Nd. jugulo-digastricus	(überregional)

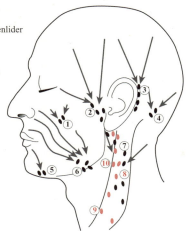

Palpation der submandibulären und zervikalen Lymphknoten

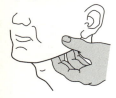 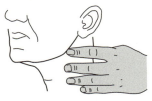

Kriterien der Lymphknotenpalpation (vereinfachend)

Kriterium	Möglicher Befund	Mögliche Ursache		
		infektiös	systemisch	neoplastisch
Größe	gering vergrößert	⊗		
	massiv vergrößert			⊗
Anzahl	solitär – mehrere	⊗		
	multiple		⊗	
Lage	regionär / einseitig	⊗		
	beidseitig		⊗	
Verschieblichkeit	gut abgrenzbar, verschieblich	⊗		
	verbacken, nicht verschieblich			⊗
Druckdolenz	druckdolent	⊗		
	nicht druckdolent			⊗

„KNOTEN AM HALS"

Mögliche Ursachen eines „Knotens am Hals"

in der Regel schmerzhaft	in der Regel nicht schmerzhaft	
infektiös	entwicklungsbedingt	neoplastisch
Lymphadenitis: – Infektionen von Nasopharynx, Kieferhöhle, Zähnen, Tonsillen, Ohren – Drüsenfiebersyndrome (EBV, CMV, Brucella, Toxoplasma, HIV) – Tuberkulose / Skrofuloderm – Aktinomykose – Sarkoidose – Tularämie – Katzenkratzkrankheit	mediane Halszyste laterale Halszyste zystisches Hygrom	Primärer Tumor: – Neurofibrom – Lipom – Karotisglomustumoren – Parotistumoren – Lymphangiome – M. Hodgkin – Non-Hodgkin-Lymphome Tumormetastase: – Plattenepithel- Ca. – Lymphoepitheliom

Zervikale Lymphknotenmetastasen. [Nach Devine 1975]

Markiert sind die bevorzugten Absiedlungsbereiche der betreffenden Primärkarzinome

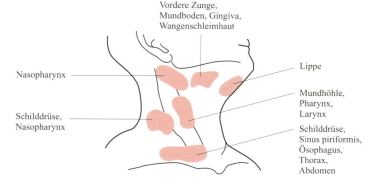

Vordere Zunge, Mundboden, Gingiva, Wangenschleimhaut

Nasopharynx

Schilddrüse, Nasopharynx

Lippe

Mundhöhle, Pharynx, Larynx

Schilddrüse, Sinus piriformis, Ösophagus, Thorax, Abdomen

Zysten der Halsgegend

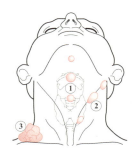

1 **Mediane Halszyste**
(Überrest des Ductus thyreoglossus)

2 **Laterale Halszyste**
(versprengte Epithelkeime der Lymphknoten)

3 **Zystisches Hygrom**
(ausgehend vom Saccus lymphaticus jugularis, oft angeboren)

Grundzüge der intraoralen zahnärztlichen Untersuchung

	Lippen	Vestibulum / Innenwange / Gingiva	Pharynx / Gaumen	Zunge	Mundboden
Inspektion	Farbe Schwellungen Risse Ulzera Blasen	Farbe Schwellungen Pigmentationen Hyperkeratosen Ulzera Erosionen	Schwellungen Farbe Symmetrie Tonsillengröße Gaumen: Höhe Form Auftreibungen	Größe Lage Farbe Belag Papillen Beweglichkeit Impressionen Ulzera	Läsionen Ulzera Venenzeichnung
Palpation		Ductus parotideus (Ausstreichen) Tubergegend Ansatz des M.pterygoideus lateralis	Knöcherner Gaumen Resilienz der Schleimhaut	Indurationen	Speicheldrüsen Lymphknoten

Die Inspektion der oralen Schleimhaut sollte im Sinne eines „Krebs-Screenings" bei jedem Patienten stets systematisch durchgeführt werden. Zahnersatz ist herauszunehmen.
Die **Zunge** kann **mit** Hilfe eines **Gazetupfers** oder auch einer gebogenen Watterolle **an der Spitze gefaßt** und nach beiden Seiten gewendet werden, auch der Zungengrund ist zu inspizieren.

Merke: Mehr als die Hälfte aller Karzinome im Bereich der Mundhöhle finden sich **an der Zunge, vowiegend am lateralen Zungenrand** und dem Zungengrund. Zweithäufigste Lokalisation ist der Mundboden.

Pathologische Mundschleimhautbefunde sollten in Lage und Ausdehnung auf entsprechenden Befundbögen (s. S. 74) mit einer Millimeterangabe in der größten Länge und Breite dokumentiert werden.

Zur Differentialdiagnose von Mundschleimhautveränderungen s. S. 180 f, zu Zungenveränderungen s. S. 187 ff.

Diagnostische Hinweise aus der Inspektion der Mundhöhle

1 **Gingivale Blutung:**
Gingivitis, Parodontitis, thrombozytäre Störungen, Gerinnungsstörungen, Antikoagulation, Leukämien, Skorbut

2 **Aphthen:**
nur an nicht befestigter Schleimhaut; am Gaumen: M. Behçet

3 **Gingivahyperplasie:**
Phenytoin, Ciclosporin, Nifedipin, Diltiazem, Schwangerschaft

4 **Raucherleukokeratose**

5 **Torus palatinus**

6 **Herpangina**

7 **Wickham'sche Streifen**
Lichen ruber

8 **Tonsillitis**

9 **Glossitis rhombica mediana**

10 **„Haarige Leukoplakie"**
HIV-Infektionen

11 **Exfoliatio arreata linguae**
(Lingua geographica)

12 **Zungenulzera:**
Tumoren, Syphilis, Tuberkulose, Agranulozytose

13 **Lingua plicata**

14 **Leukoplakie**

15 **Heterotope Talgdrüsen**

16 **Candidiasis:**
Immunsuppression, HIV-Infektion

17 **Angina Plaut-Vincenti**

18 **Auftreibungen:**
Zysten, Papillome, Fibrome, Kaposi-Sarkom

Makroglossie:
Amyloidose, Akromegalie, Myxödem, Down-Syndrom, Tumoren, Blutstauungen bei Rechtsherzinsuffizienz

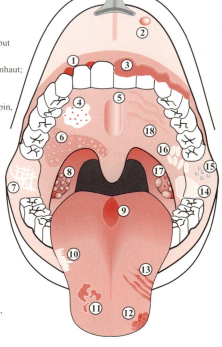

Zungenverfärbungen:
dunkel:
Lingua villosa nigra, Desinfizienzien, Antibiotika;

„Himbeerzunge":
Scharlach;

rot-atrophisch:
Hunter-Glossitis, Anämie, Vit.-B_{12}-Mangel;

rot-lackartig:
Leberzirrhose;

rot-pflastersteinartige Furchung, trocken:
Sjögren-Syndrom

BEFUNDBOGEN MUNDSCHLEIMHAUT

Topographischer Befundbogen der Mundschleimhaut.

[Nach Roed-Petersen u. Rendstrup 1969 und Deutsche Krebshilfe 1991 mit freundlicher Genehmigung]

Befundbogen

Bogennummer: _____

Name: _____

Vorname: _____

Tag der Untersuchung: _____

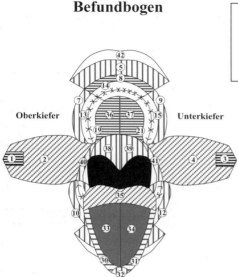

Oberkiefer Unterkiefer

R L

- 42 Lippenrot Oberlippe
- 5 Schleimhaut Oberlippe
- 8 Umschlagfalte, labial (OK)
- 7, 9 Umschlagfalte, lateral (OK)
- 14 Labialer Alveolarfortsatz, frontal
- 13, 15 Bukkaler Alveolarfortsatz, lateral
- 20 Palat. Alveolarfortsatz, frontal
- 19, 21 Palat. Alveolarfortsatz, lateral
- 36, 37 Harter Gaumen
- 38, 39 Weicher Gaumen
- 1, 3 Mundwinkel
- 2, 4 Bukkale Mukosa
- 40, 41 Plica pterygomandibularis, Gaumenbögen
- 35 Zungengrund
- 10, 12 Umschlagfalte, lateral (UK)
- 33, 34 Zungenrücken (Oberfläche)
- 30, 31 Zungenrand

- 32 Zungenspitze

- 30, 31 Zungenrand
- 28, 29 Zungenunterfläche
- 25, 27 Mundboden, lateral
- 26 Mundboden, frontal
- 16, 18 Bukkaler Alveolarfortsatz, lateral
- 17 Labialer Alveolarfortsatz, frontal
- 22, 24 Lingualer Alveolarfortsatz, lateral
- 23 Lingualer Alveolarfortsatz, frontal
- 10, 12 Umschlagfalte, lateral (UK)
- 11 Umschalgfalte, labial (UK)
- 6 Schleimhaut Unterlippe
- 43 Lippenrot Unterlippe

EDV-gerechte topographische Klassifikation der Mundschleimhaut.
[Nach B. Roed-Petersen und G. Renstrup, Kopenhagen (1969)]

Vorhandene Zähne können auf dem Diagramm markiert werden, indem man die Halbbögen zu einem Kreis vervollständigt; sonst wird Zahnlosigkeit angenommen.
Pathologische Mundschleimhautbefunde werden nach Lage und Ausdehnung eingezeichnet, mit Millimeterangabe. Das Überschreiten der Mittellinie ist deutlich zu markieren.

Memorix

FOETOR EX ORE

Diagnostische Hinweise des Mundgeruchs
Foetor ex ore: Ursache im Mund-,/ Nasen-,/ Rachenraum

Geruch	Möglicher Hinweis auf
	Konsum von Nahrungs- und Genußmitteln, Drogen, Medikamenten:
Alkohol („Fahne")	akuter Alkoholexzeß, evtl. chron. Äthylismus
organische Lösungsmittel	Lösungsmittelabusus
Pfefferminz	sublinguale Nitropräparate
Tabakrauch	evtl. Nikotinabusus
unspezifisch	Disulfiram, Dimethylsulfoxid
	Erkrankungen im Bereich der Mundhöhle:
süßlich	ANUG /ANUP (s. S. 262)
unspezifisch	mangelnde Mundpflege, floride Karies, Gingivitis, Parodontopathien, trockene Alveole, Perikoronitis, Morbus Behçet, Gingivostomatitis herpetica, Erythema exsudativum multiforme, Xerostomie
	Entzündungen im Nasen-/ Rachenraum:
süßlich	Diphtherie, infektiöse Mononukleose, Angina Plaut-Vincenti, Ozäna (Rhinitis atrophicans)
unspezifisch	chronische Tonsillitis

Halitosis:
Abatmung von Geruchsstoffen aus tiefer liegenden Organen

Geruch	Möglicher Hinweis auf
	Erkrankungen der Lunge:
putride	Lungenabszeß, Lungengangrän, Bronchiektasen
	Erkrankungen des Verdauungstrakts:
fäkal	gastrokolische Fistel
unspezifisch	chronische Gastritis (Achlorhydrie), Ösophagusdivertikel, Achalasie
	Stoffwechselentgleisungen:
Aceton	Coma diabeticum
Ammoniak, „Urin"	Urämie
„Erde", rohe Leber	Coma hepaticum
	Vergiftungen:
Knoblauch	Intoxikation mit Phosphor, Arsen, Malathion, Tellur
Bittermandelöl	Intoxikation mit Zyankali

Dentaler Befund
Vorgehen:

orientierende Inspektion:	2 Mundspiegel, Watterollen, Gazetupfer, Luftbläser Zahnappell: fehlende Zähne, geschlossene Lücken, zerstörte Zähne, Wurzelreste, Verfärbungen, Zahnstein, Abrasionen, Erosionen, Frakturen, Schmelzsprünge, Schlifffacetten, Kippungen, Rotationen, Art und Zustand vorhandener Restaurationen, kariöse Läsionen
Kariesbefund:	Spiegel, spitze Sonde, ggf. Kaltlichtsonde (Diaphanoskopie)
Restaurationen:	Randqualität, Sekundärkaries, Verfärbungen

Sensibilitätsprüfung:

thermische Tests:	Kältetest: CO_2-Schnee, Kälteaerosole: Propan/Butan, Dichlordifluormethan (FCKW!!). Kälteaerosole sollten immer zunächst auf ein Schaumstoffpellet gesprüht werden, dann sollte das Pellet auf den Zahn getupft werden. Wärmetest: heiße Guttapercha (s. S. 296)
elektrische Tests:	heute meist mittels monopolarer Geräte, Zahn ist zu trocknen, Elektrode wird mit einem leitenden Medium (z.B. Zahnpaste) benetzt und auf die Zahnoberfläche gesetzt. Vorsicht: kein Kontakt zu Wange, Lippen, Gingiva, Nachbarzähnen, Restaurationen (falsch-positive Anzeige!). Bei positiver Antwort spürt der Patient ein „Kribbeln" („prepain sensation"). Vorsicht bei Herzschrittmachern!
Perkussionstest:	Handgriff eines Instruments (Spiegel, Sonde) verwenden (s. S. 296)

Befunddokumentation:

Sie erfolgt zweckmäßigerweise in einem **Befundschema**. Einfache Schemata, die im Rahmen der vertragsärztlichen Versorgung in der Praxis sehr häufig verwendet werden, geben lediglich die Zähne an, über denen dann Befunde in Abkürzungen eingetragen werden.

. Nur ausfüllen bei Abrechnung d. Nr. 01

Befund

```
18 17 16 15 14 13 12 11 | 21 22 23 24 25 26 27 28
      V IV III II I     | I II III IV V

      V IV III II I     | I II III IV V
48 47 46 45 44 43 42 41 | 31 32 33 34 35 36 37 38
```

f	fehlender Zahn	c	kariöser Zahn
)(	Lückenschluß	·	Füllung
z	zerstörter Zahn		
x	nicht erhaltungswürdiger Zahn		
w	erkrankter, aber erhaltungswürdiger Zahn (Überkronung erforderlich)		
k	vorhandene Krone		
b	vorhandenes Brückenglied		
t	vorhandene Teleskopkrone		
e	ersetzter Zahn („Prothesenzahn")		

Sinnvoller ist die Benutzung eines Schemas, das die betroffenen Zahnflächen berücksichtigt (s. Beispielbogen). Kariöse Läsionen oder undichte Restaurationen werden dabei in **rot**, intakte Restaurationen in **blau** eingezeichnet. In die entsprechenden Felder können die Ergebnisse von Sensibilitäts- und Perkussionstesten eingetragen werden. Ein zusätzliches Angabenfeld sollte Befunde in Klartext oder Abkürzungen ermöglichen (z. B. „VMK-k", „Ag-Füllung", „Keramikinlay" o.ä.).

Unverzichtbar ist eine **detaillierte Befunddokumentation bei Unfällen** (s. S. 238) und **gutachterlichen Untersuchungen**.

ZAHNBEFUNDBOGEN

Beispiel: Zahnbefundbogen mit Röntgenbefundschema

Dentaler Befundbogen	Datum:

Patient: .... geb. am ....

Intraorale Inspektion:

PBI
Perc.
Sens.
Befund

18 17 16 15 14 13 12 11 21 22 23 24 25 26 27 28

vestibulär
OK
oral

UK
vestibulär

48 47 46 45 44 43 42 41 31 32 33 34 35 36 37 38

Befund
Sens.
Perc.
PBI

☐ Karies ☐ Schliffflächen Sens.: Sensibilitätstest
☐ Füllungen, Restaurationen ☐ Abrasion, Erosion Perk.: Perkussionstest

Röntgenbefund:

18	17	16	15	14	13	12	11	21	22	23	24	25	26	27	28	
																Karies
																defekte Restaurationen
																Wurzelresorptionen
																apikale Veränderungen

48	47	46	45	44	43	42	41	31	32	33	34	35	36	37	38	
																Karies
																defekte Restaurationen
																Wurzelresorptionen
																apikale Veränderungen

Memorix

Zahnverfärbungen und mögliche Ursachen

Verfärbung	Lokalisation	Mögliche Ursache	z. B. speziell
schwarz	Zahnkronen	Nahrungsmittel	Johannisbeeren
		Metalle, indust. Stäube	Fe, Mn, Ag
braun-schwarz	0,5–1 mm breite, girlandenförmige Linie parallel des Gingivalsaums	chromogene Bakterien („Melanodontie")	grampositive Stäbchen (Aktinomyzeten)
	Zahnkronen	Tabakkonsum	Inhaltsstoffe (Teer)
dunkelbraun	lokalisiert	chronisch ruhende Karies	
braun	Zahnkronen	Chlorhexidinspüllösungen	v.a. zusammen mit Tannin („Gerbsäure")
	Zahnkronen	Nahrungsmittel	Kaffee, Tee, Cola, Rotwein
	Flecken	stärkere Fluorose	
gelbbraun	lokalisiert, einzelne Zahnkrone	Turner-Zahn	Farbstoffe aus Nahrung und Speichel
		Dentinfreilegung (Erosion, Abrasion, Attrition, Amelogenesis imperfecta)	Farbstoffe aus Nahrung und Speichel
	MZ / BZ	Tetrazykline	
-grau	MZ	neonatale Hepatitis	Biliverdin
	MZ / BZ	Chlortetracyclin	
	einzelner Zahn	Pulpanekrose	Hämosiderin
gelb	zervikale Linie	Metalleinwirkung	Kadmium
dunkelgelb-grau	Zahnkrone einzelner Zähne	Frakturen, Karies, physiologische Alterungsvorgänge	Sekundär-/Tertiärdentinbildung, Pulpaobliteration
orange	gingivales Drittel labialer u. lingualer Zahnflächen	schlechte Mundhygiene, chromogene Bakterien	Bacillus prodigiosus? Bacillus roseus? Sarcina rosea? u.a.
	Zahnkrone	indust. Einwirkung	Chromsäure
rötlich	Zahnkrone	Nahrungsmittel	roter Pfeffer, Safran
-rosa	einzelner Zahn	Pulpahämorrhagie	Trauma, Präparation
	einzelner Zahn, „pink spot"	internes Pulpagranulom	Dentinresorption durch Granulationsgewebe
-braun	Krone und Wurzeln	kongenitale Porphyrie	Hämatoporphyrin
violett	Zahnkronen	Nahrungsmittel	Beeren (Waldbeeren)
		Kaliumpermanganatlösung	
grünlich	zervikale Labialflächen oberer FZ	schlechte Mundhygiene, chromogene Bakterien	Bacillus pyocyaneus? Pilze (Aspergillen)
-gelb	MZ	kongenitale Gallengangsdefekte	Biliverdin, Gallenfarbstoffe
-graublau	MZ	Erythroblastosis fetalis	Bilirubin, Biliverdin
bläulich weißlich	obere Schneidezähne	kongenitale Herzfehler	?
weißlich-opak	Flecken auf der Zahnkrone	lokale Veränderung der Schmelzdichte	initiale Schmelzkaries, Fluorose, Schmelzreifungsstörung

ORIENTIERENDER FUNKTIONSBEFUND

Orientierende Schnellerfassung von Funktionsstörungen
Terminologie von Störungen in der Unterkieferbewegung

Limitation	Einschränkung der physiologischen UK-Bewegung
Deviation	Abweichung des Inzisalpunktes während der Öffnungsbewegung des UK mit Rückkehr in die Medianebene
Deflexion	Abweichung des Inzisalpunktes während der Öffnungsbewegung des UK ohne Rückkehr in die Medianebene

„¹/₂-Minuten-Test" nach Shore. [Shore 1959]
① **Schmerzen und/oder Geräusche im Kiefergelenk** bei Bewegung?
② **Palpationsschmerz** in der Pterygoideusloge (Ansatz des **M. pterygoideus lateralis**)?
③ **Eingeschränkte maximale Mundöffnung?**
 Schnelltest ohne Hilfsmittel: „Dreifingerregel": Zeige-, Mittel- und Ringfinger des Patienten sollen vertikal zwischen den Schneidekanten Platz finden.

Können alle 3 Fragen negiert werden, darf angenommen werden, daß keine Kiefergelenk- oder Muskeldysfunktionen vorliegen.

Kurztest. [Jenni, Schürch u. Geering 1988]
① **Palpationsschmerz des Kiefergelenks?**
② **Eingeschränkte Laterotrusion?**
③ **Schmerzen beim Mundöffnen?**

Sind diese Symptome einzelnen oder kombiniert vorhanden, ist das Vorliegen einer Funktionsstörung sehr wahrscheinlich.

Schema für einen orientierenden Okklusionsbefund

1. Okklusionsabweichungen
- Sagittale Ebene: neutral ☐   distal ☐   mesial ☐   Progenie ☐
- Vertikale Ebene: Overbite: ....mm   Overjet: ....mm.
                      Tiefbiß ☐   offener Biß: frontal ☐   lateral ☐
- Transversale Ebene: Kreuzbiß:
  (Zähne ───────────────|───────────────
  angeben)
  Nonokklusion:
  ───────────────|───────────────

2. Exkursionsbewegungen (dynamische Okklusion)
- Lateralbewegung: Gruppenführung: rechts   links
  Arbeitsseite: Zähne angeben)

                       Front-Eckzahn-Führung:
  Balancekontakte:
                       ───────────────|───────────────

- Protrusionsbewegung:

  Protrusionskontakte
  (Führung)   ───────────────|───────────────
  Seitenzahnkontakte
  („posteriore Balance") ───────────────|───────────────

Zu den **Grundbegriffen der Kiefergelenksdysfunktion** s. S. 322.
Zu den **Grundbegriffen der Okklusion** s. S. 316.

Röntgenbefund

Röntgenbefunde können sinnvollerweise in einem Befundschema gemeinsam mit dem Zahnbefund erfasst und dokumentiert werden. Bei der **Wahl des anzuwendenden röntgenologischen Verfahrens** sollte das Prinzip maximal erreichbarer röntgenologischer Information gelten (s. auch Kapitel „Zahnärztliche Radiologie").

Verfahren	Anwendung	Beispiele
OPG:	sehr geeignet als Übersichtsaufnahme, insbesondere bei chirurgischen Fragestellungen	multiple zerstörte Zähne, Wurzelreste, Fremdkörper, Frakturverdacht, Probleme mit Weisheitszähnen, nicht ersichtliche Begrenzung eines pathologischen Prozesses auf einer intraoralen Aufnahme, Kieferklemme
	bei kieferorthopädischen Fragestellungen	fragliche Nichtanlagen, Bestimmung des dentalen Alters und der Keimlage
Zahnfilme: -Einzelaufnahmen:	bei endodontischen Fragestellungen und in der endodontischen Behandlung	endodontisch behandelte Zähne: Vollständigkeit und Qualität der Wurzelkanalfüllung, Perforationen, Resorptionen, Obstruktionen im Kanal (Dentikel, abgebrochene Instrumente), Zielaufnahmen, periapikale Läsionen
	als Detailaufnahme zur Ergänzung eines OPG	Frontzahnbereiche bei Überlagerung der Wirbelsäule
	bei chirurgischen Fragestellungen, die einen Einzelzahn betreffen:	WSR, Wurzelreste, V.a. nicht vollständige Zahnentfernung, Hemisektion
-Röntgen-status:	bei parodontalen Fragestellungen	Knochenverluste: Verteilung und Lokalisation, Art des Verlusts (horizontal, vertikal), Ausmaß des Verlustes, Furkationsbefall, Restattachment
	bei geplanter umfangreicher prothetischer Versorgung	
-Bißflügelaufnahmen:	bei zahnerhaltenden Fragestellungen, zur Kariesdiagnostik	Approximalkaries, Randqualität von Restaurationen, Beurteilung einer zervikalen Schmelzbegrenzung bei geplanter adhäsiver Restauration

Radiologische Klassifizierung kariöser Dentinläsionen.

[Nach Curilovic et al. 1983]
Grad 1   Transluzenz in der äußeren Schmelzhälfte
Grad 2   Transluzenz in der inneren Schmelzhälfte
Grad 3   Transluzenz in der äußeren Dentinhälfte
Grad 4   Transluzenz in der pulpanahen Dentinhälfte

Betrachtung der Bißflügelaufnahmen auf dem Röntgenbildbetrachter, ggf. mit Vergrößerungsglas.
Im Zweifel kann ein Ausblenden aller nicht zu betrachtenden Bereiche (schwarze Pappe) hilfreich sein.

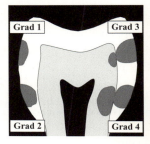

INDIZES / PI / OHI

Indizes

Ein Index ist ein numerischer Wert, der das Vorkommen und das Verhältnis definierter diagnostischer Kriterien in einer Population oder an einem Individuum beschreibt. Ein Index soll quantitative und qualitative Aussagen über die untersuchten Kriterien ermöglichen, einfach, reproduzierbar, effizient und möglichst genau sein.

Plaque-Indizes (Mundhygiene-Indizes)

sollen den Befall der Zähne mit mikrobiellen Belägen objektiv und quantitativ erfassen.
- **Einsatz in der Epidemiologie:**
  Bestimmung des durchschnittlichen Plaquebefalls (Oral-Hygiene-Index, Plaque-Index nach Silness u. Loe, Plaque-Index nach Quigley u. Hein)
- **Einsatz zur individuellen Befunderhebung in der Praxis:**
  objektive Beurteilung des Mundhygienezustands, Dokumentation von Verlauf, Erfolg oder Mißerfolg therapeutischer Bemühungen (z. B. Motivation, Instruktion in Mundhygienemaßnahmen), Kontrolle der Lokalisation der Plaques und Analyse und Korrektur bestimmter „Reinigungsmuster" des Patienten

Plaque-Index. [Silness u. Loe 1964]	Kürzel PI	Grade 0–3

- erfaßt Plaque im Bereich des Gingivarands, gradueller Index
- Instrumente: Spiegel und Sonde (keine Anfärbung)

Grad 0 keine Plaque
(Inspektion und Sondierung)

Grad 1 dünner Plaquefilm am Gingivarand, erkennbar nur durch Sondierung

Grad 2 mäßig Plaques entlang Gingivarand, erkennbar mit bloßem Auge, Interdentalräume frei

Grad 3 viel Plaques entlang Gingivarand. Interdentalräume mit Plaques gefüllt

Indexberechnung: $PI = \dfrac{\sum \text{Indexwerte}}{\sum \text{bewertete Flächen}}$	**Bewertung:** hohe Indexzahl = schlechte Mundhygiene

Eignung: v. a. mit Gingiva-Index (GI) für Epidemiologie

Oral-hygiene-Index simplified. [Mod. nach Greene u. Vermillion 1957]	Kürzel OHI-S	Grade 0–3

- erfaßt Plaque und Zahnstein im Bereich der Fazial- und Oralflächen 6 ausgewählter Zähne:
  Bukkalflächen der Zähne 16 und 26   Lingualflächen der Zähne 36 und 46
  Labialfläche des Zahns 11   Lingualfläche des Zahns 31
- Instrumente: Spiegel und Sonde (keine Anfärbung)

Grad 0: keine Beläge, kein Zahnstein
Grad 1: Beläge bedecken nicht mehr als $1/3$ der Zahnoberfläche
Grad 2: Beläge bedecken nicht mehr als $2/3$ der Zahnoberfläche
Grad 3: Beläge bedecken mehr als $2/3$ der Zahnoberfläche

Plaque-Index nach Quigley u. Hein.
[Mod. nach Turesky et al. 1972]

Kürzel **QHI** — Grade **0–5**

- erfaßt Plaques im Bereich des Gingivarands, gradueller Index
- Instrumente: Spiegel und Anfärbung der Plaques mit Revelatoren

Grad 0	Grad 1	Grad 2	Grad 3	Grad 4	Grad 5
keine Plaque	vereinzelte Plaque-Inseln	Plaque-Linie entlang Gingivarand	Plaque bedeckt zervikales Drittel der Kronenfläche	Plaque bedeckt mittleres Drittel der Kronenfläche	Plaque bedeckt inzisales Drittel der Kronenfläche

Indexberechnung: $QHI = \dfrac{\sum \text{Indexwerte}}{\sum \text{bewertete Flächen}}$

Bewertung: hoher Indexwert = schlechte Mundhygiene

Eignung: für epidemiologische Untersuchungen, zur Abschätzung der allgemeinen Mundhygiene (im Vertragstext zur IP 1 angegebener Index, s. S. 41)

Plaque-control-Report. [O'Leary et al. 1972]

Kürzel **PCR** — **0–100 %**

- erfaßt Plaque im Bereich von 4 Zahnflächen (max. 128 Meßpunkte)
- dichotomer Index (Ja/Nein-Entscheid) (strenger Index)
- Instrumente: Spiegel, Sonde, Revelator (Anfärbung der Beläge)

OK vestibulär

oral

+ Plaque
− keine Plaque (nicht angegeben)

$$\dfrac{18 \times 100}{128} = 14{,}06\%$$

vestibulär
UK

Index-Berechnung: $PCR = \dfrac{\sum \text{Indexwerte}}{\sum \text{bewertete Flächen}}$

Bewertung: hohe Prozentzahl = schlechte Mundhygiene

Eignung: für individuelle Befunderhebung (vor restaurativen und parodontaltherapeutischen Maßnahmen)

Hygiene-Index. [Rateitschak et al. 1989]

Kürzel **HI** — **0–100 %**

entspricht dem PCR, es wird jedoch die Plaquefreiheit (Hygiene) in Prozenten ausgedrückt

Approximalraum-Plaque-Index.
[Lange et al. 1986]

Kürzel **API** 0–100 %

- erfaßt Plaque im Bereich der Interdentalräume (maximal 28 Meßpunkte)
- dichotomer Index (Ja/Nein-Entscheid)
- Instrumente: Spiegel und Sonde, Anfärbung der Beläge mit Revelatoren

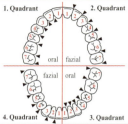

Bewertung:

> 70 %:	unzureichende Mundhygiene
70–40 %:	mäßige Mundhygiene
25–39 %:	befriedigende Mundhygiene
< 25 %:	optimale Mundhygiene

$$\text{Indexberechnung: API} = \frac{\sum \text{positiver Plaquemessungen}}{\sum \text{aller Approximalraummeßpunkte}} \cdot 100$$

Eignung: individuelle Befunderhebung (vor allem vor restaurativen und parodontal-therapeutischen Maßnahmen), IP 1 (im Vertragstext zur IP 1 angegebener Index, s. S. 41)

Ablesetabelle des Prozentwerts für den API. [Nach Lange 1986 mit freundlicher Erlaubnis des Autors]

Anzahl / Interdentale Plaque (Summe der gesamten positiven Plaquemessungen)

An-zahl	1	2	3	4	5	6	7	8	9	10	11	12	13	14	15	16	17	18	19	20	21	22	23	24	25	26	27	28
1	100																											
2	50	100																										
3	33	67	100																									
4	25	50	75	100																								
5	20	40	60	80	100																							
6	16	33	50	67	84	100																						
7	14	29	43	57	72	86	100																					
8	13	25	38	50	63	75	88	100																				
9	11	22	33	45	56	67	78	89	100																			
10	10	20	30	40	50	60	70	80	90	100																		
11	9	18	27	36	46	55	64	73	82	91	100																	
12	8	17	25	33	42	50	59	67	75	83	92	100																
13	8	15	23	31	39	46	54	62	69	77	85	92	100															
14	7	14	21	28	36	43	50	57	64	72	79	86	93	100														
15	7	13	20	27	33	40	47	53	60	67	73	80	87	93	100													
16	6	13	19	25	31	37	44	50	56	63	69	75	81	87	94	100												
17	6	12	18	24	29	35	41	47	53	59	65	71	77	82	88	94	100											
18	6	11	17	22	28	33	39	44	50	56	61	67	72	78	83	89	95	100										
19	5	11	16	21	26	31	37	42	47	53	58	63	69	74	79	84	89	95	100									
20	5	10	15	20	25	30	35	40	45	50	55	60	65	70	75	80	85	90	95	100								
21	5	10	14	19	24	29	33	38	43	48	52	56	62	67	71	76	81	86	91	95	100							
22	5	9	14	18	23	27	32	36	41	46	50	55	59	64	68	73	77	82	86	91	95	100						
23	4	9	13	18	22	26	30	35	39	44	48	52	57	61	65	70	74	79	83	87	91	96	100					
24	4	8	13	17	21	25	30	33	38	42	46	50	54	58	64	67	71	75	79	83	88	92	96	100				
25	4	8	12	16	20	24	28	32	36	40	44	48	52	56	60	64	68	72	76	80	84	88	92	96	100			
26	4	8	12	15	19	23	27	31	35	39	42	46	50	53	58	62	66	69	73	77	81	85	88	92	96	100		
27	4	7	11	15	19	22	26	30	33	38	41	45	48	52	56	59	63	67	70	74	78	82	85	89	93	96	100	
28	4	7	11	14	18	21	25	29	32	36	39	43	46	50	54	57	61	64	68	72	75	77	82	86	89	93	97	100
	1	2	3	4	5	6	7	8	9	10	11	12	13	14	15	16	17	18	19	20	21	22	23	24	25	26	27	28

Interdentale Plaque (Summe der gesamten positiven Plaquemessungen)

Ablesetabelle:
Suchen Sie die Summe der positiven Plaquemessungen in der Zeile „Interdentale Plaque" (oben oder unten waagerecht). Dann fixieren Sie die Meßpunktzahl (links senkrecht). Im Schnittkreuz beider Werte lesen Sie den Plaque-Index in % ab.

Interdental-Hygiene-Index.
[Rateitschak et al. 1989]

Kürzel **HYG** 0–100 %

entspricht dem API, es wird jedoch die Plaquefreiheit (Hygiene) in Prozenten ausgedrückt

Gingiva-Indizes

sollen eine Erfassung und Bewertung der gingivalen Entzündung ermöglichen.

Gingiva-Index. [Loe u. Silness 1963]	Kürzel **GI**	Grade **0–3**

- erfaßt Entzündung der Gingiva fazial, oral, mesial, **gradueller Index**
- Instrumente: Spiegel und Parodontalsonde

Grad 0 normale Gingiva, keine Entzündung, keine Verfärbung, keine Blutung
Grad 1 geringe Entzündung, leichte Farbveränderung, keine Blutung
Grad 2 mäßige Entzündung, Rötung, Ödem, Blutung bei Sondierung
Grad 3 starke Entzündung, Rötung, Ödem, Tendenz zur Spontanblutung, Ulzerationen

$$\text{Indexberechnung:} \quad \frac{\sum \frac{\text{Indexwerte}}{\text{Zahn}} \cdot \text{Meßpunkte}}{\sum \text{Meßpunkte}}$$

Bewertung:
hoher Indexwert = ausgeprägte Gingivitis

Eignung: v. a. mit Plaque-Index (PI) für epidemiologische Untersuchungen

---

Gingiva-Index simplified. [Lindhe 1983] (syn.: „bleeding on probing")	Kürzel **GI-S** **(BOP)**	**0–100 %**

- erfaßt Blutung auf Sondierung an 4 Zahnflächen ⇒ maximal 128 Meßpunkte
- dichotomer Index (Ja/Nein-Entscheid)

OK
vestibulär

✚ Blutung

− keine Blutung (nicht angegeben)

oral

$$\frac{7 \times 100}{112 \text{ *}} = 6{,}25$$

vestibulär

UK

* die 8-er fehlen!

$$\text{Index-Berechnung:} \quad PCR = \frac{\sum \text{blutende Stellen}}{\sum \text{bewertete Flächen}}$$

Bewertung:
hohe Prozentzahl = ausgeprägte Gingivitis

Eignung: **individuelle Befunderhebung** (v.a. bei restaurativen und parodontaltherapeutischen Maßnahmen), Recall-Kontrolle

---

Gingival-bleeding-Index. [Ainamo u. Bay 1975]	Kürzel **GBI**	**0–100 %**
Blutungs-Index entsprechen dem GI-S	Kürzel **BI**	**0–100 %**

PBI / SBI

Papillenblutungsindex.
[Saxer u. Mühlemann 1975]

Kürzel **PBI** Grade: **0–4**

- erfaßt die Intensität der Blutung aus den Interdentalräumen als Grad der Entzündung
- gradueller Index, maximal 28 Meßpunkte ⇨ geringer Zeitaufwand
- Sondierung mit stumpfer Parodontalsonde, 20–30 s warten

Grad 1	Grad 2	Grad 3	Grad 4
einzelner Blutpunkt	Blutlinie oder mehrere Blutpunkte	interdentales Dreieck füllt sich mit Blut	profuse Blutung über Zahn und Gingiva

Angabe des PBI:

⊃ **Blutungszahl:**
= Summe aller Indexwerte

⊃ **Indexberechnung:**

$$PBI = \frac{\sum \text{Indexwerte}}{\sum \text{Interdentalräume}}$$

Bewertung:
hohe Blutungszahl /
hoher Indexwert
= ausgeprägte Gingivitis

Eignung: individuelle Befunderhebung (v.a. bei restaurativen und parodontaltherapeutischen Maßnahmen), Motivation / Recall, IP 1 (im Vertragstext zur IP 1 angegebener Index)

Modifizierter Sulcus-Blutungsindex. [Mod. nach Lange et al. 1986]

Kürzel **SBI** **0–100 %**

- erfaßt Blutung im Bereich der Interdentalräume (maximal 28 Meßpunkte)
- dichotomer Index (Ja/Nein-Entscheid)
- Instrumente: Spiegel und Parodontalsonde

Bewertung:
> 50 % =
starke und generalisierte Entzündung des Parodontiums
21–50 % =
mittelschwere Entzündung, die einer Behandlung bedarf
10–20 % =
schwächere Entzündung, verbesserungswürdig
< 10 % =
klinische Normalität des Parodontiums

Indexberechnung: $SBI = \frac{\sum \text{positiver Blutungsmeßpunkte}}{\sum \text{aller Approximalraummeßpunkte}} \times 100$

Ablesetabelle des API (s.S. 83) kann zur Auswertung analog benutzt werden!

Parodontalindizes

dienen hauptsächlich **epidemiologischen Zwecken**. Sie erlauben auch eine Einschätzung des Verlaufes unterschiedlicher Therapieansätze in definierten Kollektiven sowie die Ermittlung eines **parodontalen Behandlungsbedarfes**. Der Schweregrad einer Parodontitis läßt sich aber durch einen Index nicht erfassen.

Periodontal-disease-Index.

[Ramfjord 1959]

Kürzel **PDI** Grade: **0–6**

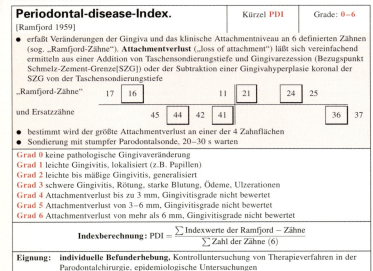

- erfaßt Veränderungen der Gingiva und das klinische Attachmentniveau an 6 definierten Zähnen (sog. „Ramfjord-Zähne"). **Attachmentverlust** („loss of attachment") läßt sich vereinfachend ermitteln aus einer Addition von Taschensondierungstiefe und Gingivarezession (Bezugspunkt Schmelz-Zement-Grenze[SZG]) oder der Subtraktion einer Gingivahyperplasie koronal der SZG von der Taschensondierungstiefe

„Ramfjord-Zähne" 17 **16** 11 **21** **24** 25

und Ersatzzähne 45 **44** 42 **41** **36** 37

- bestimmt wird der größte Attachmentverlust an einer der 4 Zahnflächen
- Sondierung mit stumpfer Parodontalsonde, 20–30 s warten

Grad 0 keine pathologische Gingivaveränderung
Grad 1 leichte Gingivitis, lokalisiert (z.B. Papillen)
Grad 2 leichte bis mäßige Gingivitis, generalisiert
Grad 3 schwere Gingivitis, Rötung, starke Blutung, Ödeme, Ulzerationen
Grad 4 Attachmentverlust bis zu 3 mm, Gingivitisgrade nicht bewertet
Grad 5 Attachmentverlust von 3–6 mm, Gingivitisgrade nicht bewertet
Grad 6 Attachmentverlust von mehr als 6 mm, Gingivitisgrade nicht bewertet

$$\text{Indexberechnung: PDI} = \frac{\sum \text{Indexwerte der Ramfjord} - \text{Zähne}}{\sum \text{Zahl der Zähne (6)}}$$

Eignung: **individuelle Befunderhebung,** Kontrolluntersuchung von Therapieverfahren in der Parodontalchirurgie, epidemiologische Untersuchungen

Community Periodontal Index of Treatment Needs (WHO).

[Ainamo et al. 1982]

Kürzel **CPI-TN** Grade: **0–4**

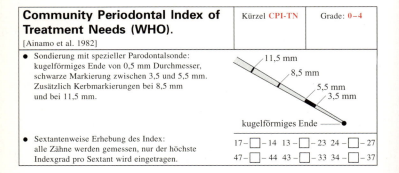

- Sondierung mit spezieller Parodontalsonde: kugelförmiges Ende von 0,5 mm Durchmesser, schwarze Markierung zwischen 3,5 und 5,5 mm. Zusätzlich Kerbmarkierungen bei 8,5 mm und bei 11,5 mm.

- Sextantenweise Erhebung des Index: alle Zähne werden gemessen, nur der höchste Indexgrad pro Sextant wird eingetragen.

17–☐–14 13–☐–23 24–☐–27
47–☐–44 43–☐–33 34–☐–37

CPI-TN / SCREENING & RECORDING / PPU

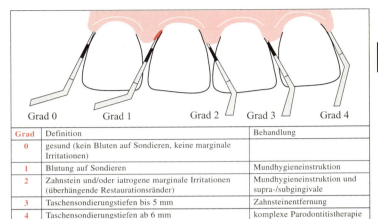

Grad	Definition	Behandlung
0	gesund (kein Bluten auf Sondieren, keine marginale Irritationen)	
1	Blutung auf Sondieren	Mundhygieneinstruktion
2	Zahnstein und/oder iatrogene marginale Irritationen (überhängende Restaurationsränder)	Mundhygieneinstruktion und supra-/subgingivale
3	Taschensondierungstiefen bis 5 mm	Zahnsteinentfernung
4	Taschensondierungstiefen ab 6 mm	komplexe Parodontitistherapie
Eignung:	häufig angewandter Index für epidemiologische Studien, in Modifikationen zur Ermittlung des parodontalen Handlungsbedarfs (s. unten)	

Screening und Recording. [AAP 1991]   Kürzel   Grade: 0–4

- Sondierung mit WHO-Parodontalsonde an 6 Stellen des Zahnes (mesiobukkal, bukkal, distobukkal, mesiolingual, lingual, distolingual)
- Sextantenweise Erhebung des Index analog CPITN

Grad	Definition	Behandlung
0	Farbige Markierung vollständig sichtbar, kein Bluten auf Sondieren, kein Zahnstein, keine marginalen Irritationen	Präventive Maßnahmen
1	Farbige Markierung vollständig sichtbar, Blutung auf Sondieren, kein Zahnstein, keine marginalen Irritationen	Mundhygieneinstruktion, supra-/subgingivale Zahnsteinentfernung
2	Farbige Markierung vollständig sichtbar. Zahnstein und/oder iatrogene marginale Irritationen	Mundhygieneinstruktion, supra-/subgingivale Zahnsteinentfernung, Korrektur plaqueretentiver Irritationen,
3	Farbige Markierung nur noch teilweise sichtbar (Sondierungstiefe 3,5–5,5 mm)	ausführliche Befunderhebung, Parodontitistherapie
4	Farbige Markierung nicht mehr sichtbar (Sondierungstiefe > 5,5 mm)	Ausführliche Befunderhebung, Parodontitistherapie
Eignung:	Ermittlung des parodontalen Behandlungsbedarfs	

Parodontale Primäruntersuchung. [Lange 1994]   Kürzel PPU   Grade: 0–4

entspricht im wesentlichen dem Screening und Recording. Spezielle PPU-Sets werden kommerziell angeboten (Sonden ohne kugelförmige Spitze, PPU-Befundbögen)

Kariesindizes

werden verwendet für **epidemiologische Zwecke**, zur **Evaluation von Prophylaxeprogrammen** und zum **Testen der Wirksamkeit kariesprophylaktischer Präparate**.

DMF-Index. [Klein et al. 1938]

a) DMF-T-Index

- bezeichnet die Summe der kariösen (D decayed), fehlenden (M missing) und gefüllten (F filled) Zähne (T tooth) pro Person.
- Maximum 28 Zähne als „Risikozähne" („teeth at risk") (sehr selten 32).
- Instrumente: Spiegel, Sonde

Beispiel einer DMF-T-Berechnung:

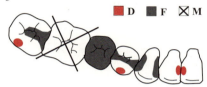

D = 2
D+ F = 2
F = 2
M = 1

DMF-T= 7
in diesem Quadranten

b) DMF-S-Index

- bezeichnet die Summe der kariösen (D decayed), fehlenden (M missing) und gefüllten (F filled) Zahnflächen (S surface) pro Person.
- Maximum 128 Zahnflächen.
- Instrumente: Spiegel, Sonde

Unterschiedliche Auffassungen bestehen über die Bewertung überkronter oder extrahierter Zähne: Je nach Autor werden bei überkronten oder extrahierten Molaren oder Prämolaren 3–5 F- oder M-Flächen eingesetzt.

Beispiel einer DMF-S-Berechnung:

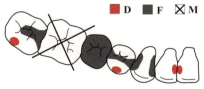

D = 4
D+ F = 0
F = 12
M = 5
DMF-S= 21
in diesem Quadranten

Merke: Eine durchschnittliche DMF-Zahl für eine untersuchte Gruppe ist wenig aussagekräftig, wenn nicht zusätzlich folgende Informationen gegeben werden:
Alter, T oder S „at risk", Definition von M bei Extraktionen, Definition von F bei Kronen, Definition von D (Flecken, Defekte), Untersuchungsbedingungen, Kombination mit Röntgenbefunden.

$D_{(1-4)}$MF-Index. [Marthaler 1966]

- unterteilt die D-Komponente des DMF-Index in 4 Grade, die den Schweregrad der Karies bewerten sollen
- klinische Untersuchung (Spiegel, Sonde) der **getrockneten** Zahnflächen (Kreideflecke!)
- Bißflügelaufnahmen für die Approximalflächenbeurteilung erforderlich. Radiologische Läsionsgrade s. S. 80

Die Befunde werden meist in einen Zahlencode verschlüsselt, die Untersuchungreihenfolge verläuft je Zahn: oral, okklusal, fazial, distal, mesial. Der Zahlencode bedeutet im einzelnen:

0 = gesund

1–4 =	**Karies**	**Fissuren, Grübchen**	**Glattflächen, Approximalflächen**
	Grad 1	dünne, helle Linie, kreidiger Rand in Fissur oder Grübchen	Kreidefleck in keiner Richtung größer als 2 mm
	Grad 2	dünne, braune bis schwarze Linie	Kreidefleck größer als 2 mm
	Grad 3	sicherer Defekt, in keiner Richtung größer als 2 mm	Defekt kleiner als 2 mm
	Grad 4	sicherer Defekt, größer als 2 mm	Defekt größer als 2 mm

5 = F, Füllung (fünf = Füllung)

6 = M, Extraktion (sechs = Ex)

7 = nicht durchgebrochen (sieben = liegengeblieben)

$D_{(3,4)}$MF-Index

- berücksichtigt nur kariöse Defekte bzw. Kavitationen (Grade 3 und 4)

dmf-Index

- abgewandelter DMF-Index für das Milchgebiß
- 20 Risikozähne („teeth at risk") bzw. 80 Risikoflächen („surfaces at risk")

def-Index

- e bedeutet „extracted" oder „to be extracted"; dmf-Index, der das Fehlen von Zähnen aus Gründen des Zahnwechsels ausschließt

Aus den DMF-Daten werden oft der **Betreuungsgrad** („care index", Versorgungsrate, Sanierungszustand), die **Behandlungsnotwendigkeit** oder die **Kariesintensität** definierter Gruppen quantifiziert:

Betreuungsindex (Füllungsindex): prozentualer Anteil der Füllungen im DMF-Index (Basis meist $D_{3,4}$MF-S)	$\dfrac{F}{DMFS} \cdot 100$ (oder auch $\dfrac{F}{DMFT} \cdot 100$)
Index der Behandlungsnotwendigkeit (Defektindex): prozentualer Anteil der kariösen Defekte im DMF-Index	$\dfrac{D}{DMFS} \cdot 100$ (oder auch $\dfrac{F}{DMFT} \cdot 100$)
Kariesintensität: a) unter Berücksichtigung der Initialläsionen	$\dfrac{D_{1-4}MFS \cdot 100}{Risikoflächen}$
b) unter Nichtberücksichtigung der Initialläsionen	$\dfrac{D_{3,4}MFS \cdot 100}{Risikoflächen}$

Zahnärztliche Betreuung von Kindern

Die Betreuung von Kindern in der zahnärztlichen Praxis ist **zeitaufwendig**, meist **unwirtschaftlich** und **bedarf** einer **erhöhten Sensibilität** im Umgang mit häufig durch „schlechte Erfahrungen" (oft die der Eltern), durch Versprechungen oder Drohungen beeinflußten kleinen Patienten. Zudem sind neben anatomischen Besonderheiten der Milchzähne, die für eine konservierende Behandlung von Bedeutung sind, auch **kieferorthopädische** und **präventive Aspekte in der Behandlungsplanung** von besonderer Wichtigkeit.

Zahnärztliche Untersuchung des Kindes

Erfassen medizinischer oder sozialer Probleme:
Zurückbleiben in der allgemeinen Entwicklung, Ernährungszustand,
orale Manifestationen systemischer Erkrankungen (z. B. Blutungsneigungen, Kinderkrankheiten),
Anzeichen von Kindesmißhandlung (s. S. 238)

Erfassen von Entwicklungsstörungen der Dentition:
Anomalien der Zahnzahl, Form, Größe, Struktur
„Kieferorthopädisches Screening"(s. S. 122):
- Durchbruchszeitpunkt und Durchbruchsreihenfolge
- Okklusionskontrolle: Kreuzbiß, Overjet, Overbite
- Langzeitprognose der 6er
- ggf. OPG mit 9 Jahren, um die Anlage und die Keimlage der bleibenden Zähne zu beurteilen
- ab 9 Jahren Palpation der OK 3er in der Umschlagsfalte

Erfassen des Mundhygienezustands:
Notwendigkeit individualprophylaktischer Maßnahmen (s.S. 41)

Erfassen dentaler Probleme (Karies u.a.):
adäquate Restaurationen
Milchzahnendodontie
Milchzahnextraktionen

Einfache, aber wichtige Grundregeln zum „Patientenmanagement" bei Kindern

- **Behandle das Kind** und nicht nur den Zahn!
- Bemühe Dich um **kurze Wartezeiten** und um ein **Wartezimmer mit kindgerechter Beschäftigungsmöglichkeit!**
- **Sprich mit dem Kind und sprich seine Sprache!** Erkläre: was, warum, wie und wann!
  Altersadäquate Kommunikation ist der Schlüssel zum Erfolg! Bei der Kommunikation gilt: Berührung > Gesichtsausdruck > Gesprächston / Stimmlage > Gesprächsinhalt (> bedeutsamer als). Daher sollte man bei kleinen Kindern auf Mundschutz verzichten.
  Lobe gutes Verhalten (und ignoriere schlechtes)!
  Biete keine Alternative an, wo es keine gibt!
  Lüge das Kind niemals an!
  Mache seine Ängste niemals lächerlich!
- Setze für jede Sitzung **erreichbare Behandlungsziele** und verwirkliche sie!
  Beginne mit einfachen (und schmerzlosen) Behandlungsmaßnahmen und führe das Kind an die komplizierteren (und eventuell) unangenehmeren Behandlungen heran!
  Beteilige das Kind am Behandlungsgang (z. B. Speichelzieher halten)!
  Biete dem Kind eine Kontrollmöglichkeit an, z. B. Heben der Hand, wenn eine Unterbrechung der Behandlungsmaßnahme nötig ist!
- Halte die Behandlungsdauer kurz!
- Beziehe die Eltern mit ein! Erkläre, was getan wurde und was noch zu tun ist!

PSYCHOLOGISCHE TECHNIKEN

Psychologische Techniken zur Patientenführung bei Kindern (vereinfachend)

1. Kommunikation
Erklärung von Arbeitsschritten und Instrumenten („tell, show, do")
- Vor jeder Maßnahme wird diese kurz erklärt und eventuell vorgeführt: z. B. Laufenlassen des Prophylaxebürstchens auf dem Fingernagel, wichtig: adäquate Wortwahl; geeignet bei Kindern ab 3 Jahren (aber auch bei Erwachsenen)

Kontrolle durch die Stimme („voice control"):
- Rückgewinnen der Aufmerksamkeit des nicht mehr mitarbeitenden Kindes durch Wechsel des Tonfalls oder der Lautstärke; wichtig: der Behandler muß Ruhe und Sicherheit ausstrahlen (Stimmlage / Gesichtsausdruck); geeignet bei Kindern im Vorschulalter, „Fragern"

2. Desensibilisierung
- Aufbau einer „Angsthierarchie" (z. B. Praxisumgebung, Einschalten der Behandlungsleuchte, Untersuchung, Bohrgeräusche, Bohren, Injektion) und schrittweisem Abbau. Die nächste Stufe der Angsthierarchie wird erst beschritten, nachdem die vorhergehende vom Kind bewältigt ist; geeignet bei Kindern mit vorbestehenden Ängsten

3. Verhaltensanregung und Verhaltensformung
- „prompting" oder „modelling": Eingewöhnung an die Praxis ohne Behandlung, Beobachtung, wie andere Kinder oder Geschwister behandelt werden, auch Gruppenbehandlung von Kindern.
- „behaviour shaping": Behandlungsplanung von einfacheren Maßnahmen zu komplizierteren; geeignet bei Kindern ohne oder mit wenig „Zahnarzterfahrung".

4. aversive Konditionierung
- „HOM"(„hand-over-mouth")-Technik: der Zahnarzt legt seine Hand über den Mund des schreienden Kindes und nimmt es, bis es sich beruhigt, fest in den Arm; kontrovers diskutierte Methode, wird mit der Kontrolle durch die Stimme angewendet; geeignet bei Wutausbrüchen
- **physischer Zwang**: z. B. durch Angurten oder Festhalten; geeignet nur bei Notfällen, deren Behandlung keinen Aufschub duldet (z. B. Kinder < 30 Monate)

5. Ablenkung
- Erzählung oder Befragung während bestimmter Behandlungsschritte, besonderes Verfahren: **Audioanalgesie**: durch das Hören von Musik oder Geschichten vor und während der Behandlung wird das Kind entspannt und abgelenkt. Ein nach außen abdichtender Kopfhörer („geschlossenes System") ist vorteilhaft; geeignet bei Kindern, Jugendlichen, Erwachsenen

Beispiele für bildhafte Sprache bei zahnärztlicher Behandlung von kleinen Kindern

Behandlungsleuchte	Sonne	Luftbläser	Wind, Puster
Untersuchen	Zähnchen zählen	Spray	Zahndusche, Regen
Spülbecken	Wasserkarussell	Suktor	kleiner Staubsauger
Speichelzieher	Strohhalm, Speichelpumpe	Winkelstück mit Spray (Turbine)	Wassermaschine, Sprühpistole
Watterolle	Zahnkissen	Sonde	Zahnfühler, Stäbchen
Bohrer	Bienchen, Hummel, Kehrbesen	Exkavator	Schäufelchen, Löffelchen
Karies	das Schwarze (im Spiegel zeigen!), Schmutzfleck, die gegessene Schokolade	bohren	das Schwarze wegmachen, den Zahn sauber machen
Kofferdam	Zahn-Regenmantel	Füllung, Unterfüllung	Creme, Salbe, Paste
Kofferdamklammer	Knopf für den Regenmantel	Röntgen	ein Photo vom Zahn machen
Matrize	Silberring, Backförmchen	Injektion	Kikser, Piekser, Zahn schläft ein
Zange	Zahnwackler	Blut	rote Spucke
Säure (bei SÄT)	Zahnshampoo	Fissurenversiegelung	Plastiküberzug

Memorix

Chronologie der Dentitionen:
Milchzähne.

[Mod. nach Logan u. Kronfeld 1933 und Schour u. Massler 1940]

	Beginn HSB	Ende SB	Durchbruch	Ende WB	Beginn WR	ca. 50 % WR	Exfoliation
OK i_1	4 MU	1½ M	7½ M	1½ J	4 J	5¼ J	6½ J
OK i_2	4½ MU	2½ M	9 M	2 J	4½ J	6 J	6½ J
OK c	5 MU	9 M	18 M	3¼ J	7½ J	9½ J	10½ J
OK m_1	5 MU	6 M	14 M	2½ J	7 J	8½ J	9½ J
OK m_2	6 MU	11 M	24 M	3 J	7 J	8½ J	10½ J
UK i_1	4½ MU	2½ M	6 M	1½ J	3½ J	5 J	6 J
UK i_2	4½ MU	3 M	7 M	2 J	4 J	4¾ J	6½ J
UK c	5 MU	9 M	16 M	3¼ J	6½ J	8½ J	9½ J
UK m_1	5 MU	5½ M	12 M	2½ J	6½ J	8½ J	9½ J
UK m_2	6 MU	10 M	20 M	3 J	6¾ J	8 J	10½ J

HSB Hartsubstanzbildung, SB Schmelzbildung, WB Wurzelbildung, WR Wurzelresorption

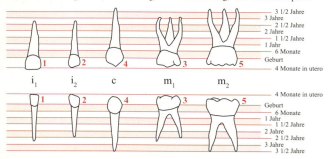

Die Linie zeigt den jeweiligen Entwicklungszustand zum angegebenen Zeitpunkt.
Durchbruchsreihenfolge des jeweiligen Zahns ist in Rot eingetragen.

[Mod. nach Massler et al. 1941]

CHRONOLOGIE: BLEIBENDE ZÄHNE

Bleibende Zähne.

[Mod. nach Logan u. Kronfeld 1933]

	Beginn HSB	Ende SB	Durchbruch	Ende WB
OK I$_1$	3–4 M	4–5 J	7–8 J	10 J
OK I$_2$	10–12 M	4–5 J	8–9 J	11 J
OK C	4–5 M	6–7 J	11–12 J	13–15 J
OK P$_1$	1½–1¾ J	5–6 J	10–11 J	12–13 J
OK P$_2$	2–2¼ J	6–7 J	10–12 J	12–14 J
OK M$_1$	bei Geburt	2½–3 J	6–7 J	9–10 J
OK M$_2$	2½–3 J	7–8 J	12–13 J	14–16 J
OK M$_3$	7–9 J	12–16 J	17–21 J	18–25 J
UK I$_1$	3–4 M	4–5 J	6–7 J	9 J
UK I$_2$	3–4 M	4–5 J	7–8 J	10 J
UK C	4–5 M	6–7 J	9–10 J	12–14 J
UK P$_1$	1¾–2 J	5–6 J	10–12 J	12–13 J
UK P$_2$	2¼–2½ J	6–7 J	11–12 J	13–14 J
UK M$_1$	bei Geburt	2½–3 J	6–7 J	9–10 J
UK M$_2$	2½–3 J	7–8 J	11–13 J	14–15 J
UK M$_3$	7–9 J	12–16 J	17–21 J	18–25 J

HSB Hartsubstanzbildung, SB Schmelzbildung, WB Wurzelbildung, WR Wurzelresorption

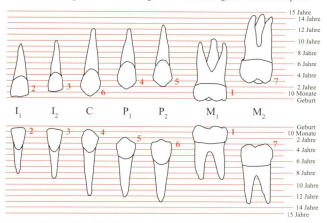

Die Linie zeigt den jeweiligen Entwicklungszustand zum angegebenen Zeitpunkt.
Durchbruchsreihenfolge des jeweiligen Zahns ist in Rot eingetragen.

[Mod. nach Massler et al. 1941]

Memorix

Mögliche Probleme
beim Zahndurchbruch oder der Exfoliation
Natale (kongenitale) und neonatale Zähne

Definition: bei Geburt teilweise oder ganz durchgebrochene (natale) oder bis zum 30. Tag nach der Geburt durchbrechende (neonatale) Zähne der 1. Dentition (in der Regel **keine** überzähligen Zähne!).
Häufigkeit: selten, aber familiäre Häufung.
Lokalisation: meist untere zentrale 1er.
Probleme: Mobilität (Stadium des Wurzelwachstums) ⇨ Gefahr der Zahnexfoliation und anschließender Aspiration/Ingestion, Verletzung der mütterlichen Brustwarze beim Stillen.
Therapie: ggf. Entfernung unter Oberflächenanästhesie erforderlich.

Durchbruch der Milchzähne („zahnendes Kind")
ist häufig von Symptomen wie Schmerzen, Schlafstörungen, Fieber, Durchfälle, Dehydratation, Hautausschläge, Hypersalivation begleitet (Ursache und Wirkung? Koinzidenz mit der Abnahme der zirkulierenden mütterlichen Antikörper?).
Lokalpräparate (sog. „Zahnungshilfen") enthalten meist pflanzliche Tinkturen (z. B. Kamille) und lokalanästhetisch wirksame Zusätze (z. B. Dentinox). Zu empfehlen sind Beißringe, die neben der Stimulation durch Druck, z. B. gekühlt, auch schmerzlindernd wirken. Bei Vorliegen allgemeiner Symptome ist ausreichende Flüssigkeitszufuhr, ggf. entsprechende Analgetika und fürsorglicher Zuspruch zu empfehlen. Bei anhaltender Symptomatik ist die Überweisung an einen Kinderarzt sinnvoll.

Durchbruchs- oder Eruptionszysten
sind eine Ansammlung von Flüssigkeit in einer Vorwölbung des Zahnsäckchens über einem durchbrechenden Zahn. Bläuliche Verfärbung durch Blut möglich. Meist Spontanruptur.

Verzögerung des Durchbruchs oder veränderte Durchbruchsreihenfolge
Durchbruchsfolge und -zeitpunkt der 2. Dentition sind genetisch determiniert, und es bestehen ethnische Unterschiede. Mädchen haben einen gewissen Entwicklungsvorsprung.
Zur Beurteilung einer Durchbruchsverzögerung ist das dentale bzw. biologische Alter wichtiger als das chronologische (s. S. 93). Unterbrechungen der normalen Durchbruchsabfolge und **Asynchronizität des Durchbruchs des kontralateralen Zahns von mehr als 6 Monaten** erfordern weitere diagnostische Abklärung, ggf. Überweisung an Kieferorthopäden. **Mögliche Ursachen**

Systemisch:	Lokal:
● schwere Allgemeinerkrankungen ● Stoffwechselstörungen (Rachitis) ● endokrine Störungen ● langdauernde Karenzzustände ● Dysostosis cleidocranialis ● idiopathische fibröse Gingivahyperplasie (Fibromatosis gingivae)	● vorzeitiger Milchzahnverlust mehr als 1½ Jahre vor Durchbruch des Nachfolgers ● Nichtanlage (wahrscheinlichste Ursache für Nichtdurchbruch von OK 2ern) ● Platzmangel/Engstand ● Retention des Milchzahns ● überzählige Zähne/Zahnanlagen (oft bei Durchbruchsverzögerungen von OK 1ern) ● Dilazeration/posttraumatische Zustände ● Verlagerung des Zahnkeims (z. B. palatinal verlagerter OK 3er)

EXFOLIATION

Vorzeitige Exfoliation (Milchzahnverlust)

Definition: Verlust des Milchzahns früher als 1 Jahr vor Durchbruch des bleibenden Zahns
Ursachen: Karies (häufigste Ursache), Trauma (Front), iatrogen, unterminierende Resorption
selten: präpubertäre Parodontitis, Hypophosphatasie,
Papillon-Lefèvre-Syndrom, M. Hand-Schüller-Christian (s. S. 22)
Folgen: Verlust der sagittalen Abstützung („Einengung der Stützzone") (s. S. 142)
Verlust der vertikalen Abstützung (Absinken des Bisses, Elongation der Antagonisten, Artikulationshindernisse)
Funktionseinschränkung (Kaufunktion, Sprachfunktion)
Entwicklung von Dyskinesien (s. S. 130)
Wachstumshemmung
Beeinflussung des Durchbruchs der permanenten Nachfolger
- Akzeleration: bei Milchzahnverlust mit Auflösung der Knochenlamelle über dem Keim des Nachfolgers (apikale Parodontitis mit Osteolyse)
- Retardation bei Verlust > als 1½ Jahre vor zu erwartendem Durchbruch des Nachfolgers
Therapie: Lückenhalter (s. S. 146)

Unterminierende Resorption

Definition: Resorption der Milchzahnwurzel nicht durch den entsprechenden Nachfolger, sondern durch benachbart durchtretenden bleibenden Zahn.
Häufigkeit: nach Schopf (1991) bis fast zu 14 %, OK > UK, Mädchen < Jungen,
typische Lokalisationen:
a) distale Wurzel des 2. Oberkiefermilchmolaren durch den 6er
b) Wurzel des seitlichen Milchschneidezahns bei breitem 1er
c) Wurzel des Milcheckzahns durch den 2er oder 4er
Probleme: vorzeitiger Milchzahnverlust, Einengung der Stützzone
bei a) von distal, bei b) von mesial und c) von mesial und/oder distal
Therapie: Erhalt des V-ers durch Aufrichten des 6ers durch Separationsligaturen oder ähnliche Maßnahmen, ggf. Beschleifen der Approximalfläche des V-ers
bei Verlust des V-ers: Halten der Lücke oder Lückenöffnung (KFO)

„Ugly duckling"

Definition: distale Kippung der OK 2er mit Lückenbildung, normale Variation des Frontzahnwechsels, verursacht durch die Lage der Eckzahnkeime

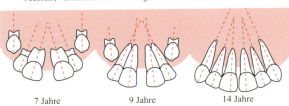

7 Jahre　　　　9 Jahre　　　　14 Jahre

[Nach Broadbent 1937]

Therapie: keine; Spontanausgleich während des weiteren Durchbruchs

Schematisch chronologische Übersicht über Störungen der Zahnentwicklung. [Mod. nach Orban 1957 und Eschler et al. 1971]

Anomalien	Phase	Gebildete Elemente	Mögliche Störungen
der Zahl	Initiation	Milchzahnleiste Ersatzzahnleiste 3. Zahnleiste	Aplasie/Hypoplasie Anodontie/Hypodontie des Milchgebisses Aplasie/Hypoplasie Anodontie/Hypodontie der 2. Dentition Hyperplasie 3. Dentition
	Proliferation	Bildung der Zahnanlagen, Knospenstadium Kappenstadium	Aplasie aller Zahnanlagen: Anodontie Aplasie einiger Zahnanlagen: Hypodontie Hyperplasie v. Zahnanlagen: überzählige Zähne Gemination, Schizodontie, Synodontie
der Struktur	Histodifferenzierung	Differenzierung des inneren Schmelzepithels zu Ameloblasten, von Zellen der Zahnpapille zu Odontoblasten	Aplasie/Hypoplasie von Ameloblasten/Odontoblasten: Amelogenesis imperfecta Typ I (hypoplastische Formen)/Dentinogenesis imperfecta
der Größe und Form	Morphodifferenzierung	Glockenstadium	Mikro-/Makrodontie Invagination, Evagination, Dilazeration
der Struktur	Apposition	Dentin Schmelz	Amelogenesis imperfecta Typ II (Hypomaturation)
	Mineralisation (Kalzifikation)	Mineralisation	Amelogenesis imperfecta Typ III (Hypokalzifikation), generalisierte oder lokale Mineralisationsstörungen, (Hutchinson-Zähne, Turner-Zähne, Tetrazyklinzähne, Fluorose)
	Präeruptive Phase	Wurzeldentin Wurzelzement	Aplasie, Hypoplasie der Wurzeln, Zementaplasie Hypophosphatasie Verlagerung der Zahnkeime
	Eruptive Phase		Ankylose, Intrusion
	Präfunktionelle Phase	Wurzelwachstum Apexbildung	Wurzel zu lang (Rhizomegalie) oder zu kurz (Rhizomikrie)

Anomalien der Zahnfarbe siehe Kapitel „Befunderhebung" s.S. 78

ANOMALIEN DER ZAHNZAHL

Entwicklungsstörungen der Zähne durch eine Strahlentherapie

Definition: Anomalie der Zahnwurzelform und -länge oder die Mißbildung von Kronen (der Weisheitszähne) durch Lage der Zahnkeime im Strahlenfeld bei Bestrahlung maligner Tumoren im Kindesalter. Geschätzte erforderliche Dosis etwa 8–15 Gy, wird z. B. schon bei Mantelfeldbestrahlung des M. Hodgkin am Unterkiefer zur Behandlung der zervikalen und submandibulären Lymphknoten überschritten.

Klinik: Kronen meist normal ausgebildet (Ausnahme Weisheitszähne: Mikrodontie, Mißbildung, gänzliches Ausbleiben). **Längenwachstum der Wurzeln hört zum Bestrahlungszeitpunkt auf** (unterschiedlich lange Wurzeln, je nach Entwicklungsstand), **plumper Apex** durch Zementapposition mit normal großem Foramen. Durchbruch erfolgt trotz Sistieren des Wurzelwachstums, es bildet sich ein Desmodont, Zähne sind vital und bilden Sekundärdentin. Vorzeitiger Zahnverlust durch verkürzte Wurzellänge zu erwarten.

Anomalien der Zahnzahl
Hyperodontie (Zahnüberzahl)

Häufigkeit: Angaben variieren sehr stark, die folgenden nach Schröder (1991):
im Milchgebiß: 0,2–2 % (Jungen > Mädchen); Lokalisation: meist obere 2er oder 3er **im bleibenden Gebiß:** 0,1–4 % (Jungen > Mädchen); Lokalisation: OK >> UK, OK: zentrale Schneidezähne, Molarenbereich; UK: Prämolarenbereich

Typen: nach Morphologie: eutypisch (supplementär) oder atypisch (rudimentär) (Zapfenzahn) nach Lokalisation:
Mesiodens: häufigster aller überzähligen Zähne, meist palatinal zwischen OK 1ern lokalisiert, zu etwa 75 % retiniert, **Distomolaren („Neuner"):** Häufigkeit von 0,1–0,3 %, distal der 8er, meist einwurzelig, **Paramolaren:** Häufigkeit etwa 0,1 %, bukkal der Interdentalräume der 6er und 7er oder der 7er und 8er

Vorkommen: assoziiert mit LKG-Spalten (überzählige 2er Anlage), Klippel-Feil-Syndrom, Dysostosis cleidocranialis auch a.-d. Vererbung? (familiäre Häufung)

Zahnunterzahl
Anodontie

Definition: anlagebedingtes Fehlen aller Zähne einer Dentition
Häufigkeit: extrem selten (nach Schröder 1991 34 Fälle bekannt); assoziiert mit ektodermaler Dysplasie

Hypodontie

Definition: anlagebedingtes Fehlen einzelner Zähne
Häufigkeit: **im Milchgebiß:** selten, vorwiegend fehlen obere 2er und untere 2er und 1er, oft ist auch der Nachfolger nicht angelegt
im bleibenden Gebiß: 2–10 % (8er nicht eingerechnet)
es fehlen am häufigsten 8er (bis zu 35 %), unterer 5er (1–5 %), oberer 2er (0,5–3 %), oberer 5er (1–2,5 %), unterer 2er (etwa 0,5 %)
Bei 50 % aller Individuen mit Nichtanlagen fehlt mehr als ein Zahn

Vorkommen: häufig assoziiert mit ektodermaler Dysplasie, akrodentaler Dysplasie (Weyers), Down-Syndrom, LKG-Spalten, auch polygen a.-d. vererbt (familiäre Häufung)

Oligodontie

Definition: schwere Form der Hypodontie (syn. auch: „partielle Anodontie"), kann eigenständig a.-d. vererbt sein (z. B. alle bleibenden Molaren und die zweiten Milch- und Prämolaren)

Anomalien der Zahnstruktur
Differentialdiagnose der Strukturanomalien der Zähne.
[Mod. nach Rakosi u. Jonas 1989]

Generalisierte Störungen		Lokalisierte Störungen
erbbedingte Störungen (hereditäre Anomalien)	**umweltbedingte Störungen**	
	(„chronologische Hypoplasie")	Infektion, Trauma, Bestrahlung, idiopathisch
Milch- **und** bleibende Zähne betroffen	Milch- **oder** bleibende Zähne betroffen	einzelne Zähne betroffen
Schmelz **oder** Dentin betroffen	Schmelz **und** Dentin betroffen	meist nur Schmelz betroffen
diffus oder vertikal	horizontal	punkt- oder fleckförmig

Anomalien der Schmelzstruktur
Amelogenesis imperfecta (AI)

Definition: „klassische" **hereditäre**, genetisch bedingte Dysplasie des Schmelzes, in **4 Gruppen** (mit zahlreichen Formen) aufgeteilt:

Gruppe I **Hypoplasie**, Störung in der Phase der Histodifferenzierung, nach klinischem Erscheinungsbild und Erbgang (a.-d., a.-r., x.-d.) 7 Formen differenzierbar.

Gemeinsame Merkmale: **geringere** als normale **Schmelzdicke** (bei aplastischer AI kein Schmelz), Schmelzschicht dünn, durch **Grübchen und Furchen** rauh. Schmelz ist **hart**. Röntgenkontrast des Schmelzes normal (wenn sichtbar), betroffene Zähne erscheinen schmal, haben meist offene Approximalkontakte

Gruppe II **Hypomaturation** („Unreife"), Störung in der Phase der Apposition, nach klinischem Erscheinungsbild und Erbgang (a.-r., x.-r.) 3 Formen differenzierbar.

Gemeinsame Merkmale: **Schmelz normal dick**, aber **weicher als normal**, Röntgenkontrast normal bis dentinähnlich, poröse Oberfläche und primär bräunliche **Verfärbung**, die posteruptiv noch deutlich verstärkt wird

Gruppe III **Hypokalzifikation** („Unterverkalkung"), Störung in der Phase der Mineralisation, nach klinischem Erscheinungsbild und Erbgang (a.-d., a.-r.) 2 Formen differenzierbar.

Gemeinsame Merkmale: **Schmelz normal dick**, aber **wesentlich weicher als normal**, mit Instrumenten eindrück- bzw. entfernbar. Schmelz **splittert leicht** ab. Röntgenkontrast geringer als Dentin. Erhöhte **Neigung zur Zahnsteinbildung**, bis zu 60% der Fälle weisen einen **anterior offenen Biß** auf

Gruppe IV Amelogenesis imperfecta mit Hypomaturation („Unreife"), Hypokalzifikation („Unterverkalkung") und **Assoziation mit Taurodontismus**

Therapie: je nach Schweregrad und Lokalisation

	kleinere Defekte, ausreichendes Schmelzangebot	größere Defekte	Milchgebiß
Seitenzähne	Komposit	Kronen	Stahlkronen (s. S. 110)
Frontzähne	Komposit, Veneers (s. S. 346 f)	Kronen	Polykarbonatkronen

ANOMALIEN DER SCHMELZSTRUKTUR I

Beispiele für umweltbedingte generalisierte Störungen („chronologische Hypoplasien")

Zeitpunkt	Ursache	Typische Schädigungen	Typische Zahnanomalien
pränatal	Rubeola	„Rötelnembryopathie": Retinopathie, Taubheit, Herzerkrankungen, Wachstumsstörungen	abnorme Morphologie und Hypoplasien am häufigsten geschädigt IV-er und V-er
	Lues	Hutchinsons'sche Trias: Labyrinthschwerhörigkeit, Trübung der Hornhaut, Defekte der Zahnform	OK-1er und 2er: Hutchinson-Zähne, „Tonnenzähne", zentral eingekerbte Schneide; 6er: Kaufläche maulbeerförmig (Pflügersche Molaren)
peri- oder neonatal	Asphyxie, Frühgeburt		hypoplastischer Milchzahnschmelz
postnatal innerhalb der ersten 7 Lebensjahre	Salmonellen	Diarrhöe	Hypoplasien an Schneidezähnen und 6ern
	Masern	Koplikscher Flecken, Exanthem, hohes Fieber	Schmelzhypoplasien
	Vit.-D-Mangel	Rachitis	bandförmige Störungen an den Schneidezähnen und 6ern
	Fluorid	Fluorose	nach Schweregrad (s.unten)
	Tetrazykline		Verfärbungen (s. S. 78)

Therapie: je nach Ausdehnung, Schweregrad und Lokalisation
Seitenzähne: kleinere Defekte mittels Versiegelungskunststoff oder Komposit, größere Defekte mit Kronen
Frontzähne: kleinere Defekte mit Komposit, größere Defekte mit Veneers oder mit Kronen

Zahnfluorose

Definition: durch hohe Fluoriddosen während der Zahnentwicklung verursachte Mineralisationsstörung des Zahnschmelzes. Schweregrad und Häufigkeit nehmen mit zunehmender Fluoridkonzentration im Trinkwasser bzw. der Menge des aufgenommenen Fluorids zu. Häufig endemisch in Bereichen mit hoher Fluoridkonzentration im Trinkwasser. Zu Fluoriden siehe auch S.35

Klinik: leichte Formen: **„mottling"**: weißliche, linienförmige horizontale Schmelzstreifung, schwerere Formen: irreguläre, wolkige Opazitäten mit leichten Porositäten, schwere Formen: **„pitting"**: kalkweißer Schmelz mit lochartigen Vertiefungen, Formdefekte und Verfärbungen

Therapie: je nach Schweregrad und Lokalisation
Seitenzähne: kleinere Defekte bei noch ausreichendem Schmelzangebot können mit Komposit versorgt werden, größere mit Kronen; im Milchgebiß: Stahlkronen (s. S. 110)
Frontzähne: leichte Formen/Verfärbungen: Entfernung der oberflächlichsten Schmelzschichten mittels Mikroabrasionstechniken (Politur mit einem Gemisch aus Bimsstein und Phosphorsäure, anschließend Fluoridierung), kleinere Defekte können mit Komposit oder Veneers (s. S. 346 f), größere mit Kronen versorgt werden; im Milchgebiß: Polykarbonatkronen

ANOMALIEN DER SCHMELZSTRUKTUR II

Beispiele für lokalisierte Störungen der Schmelzstruktur

Ursache	Mögliche, typische Störung
Trauma geringgradiges Milchzahntrauma mittelschwere Milchzahnintrusion	weißer oder gelbbrauner „traumatischer Fleck" weiße oder gelbbraune Flecken und ringförmige Einziehung der Schmelzoberfläche apikal des Flecks
heftige Milchzahnintrusion	Dilazeration (s. S. 103)
lokale Infektion apikale Parodontitis des Milchzahns	Turner-Zahn: eingedellte Inzisalkante oder Höcker, flächenhafter Schmelzdefekt, der mit Zementauflagerungen gefüllt ist (Verfärbung), am häufigsten betroffen UK-Prämolaren
idiopathisch	Schmelzopazitäten

Gleichzeitige Anomalien von Schmelz- und Dentinstruktur
(Regionäre) Odontodysplasie

Definition: seltene Entwicklungsstörung der Zähne, die sowohl ektodermale als auch mesenchymale Anteile betrifft. Die Ätiologie ist ungeklärt.
Typischerweise sind nur die Zähne eines Kiefers bzw. Quadranten befallen.

Klinik: die betroffenen Zähne sind verfärbt, hypoplastisch und hypokalzifiziert. Im Röntgenbild erscheinen die Zähne „geisterhaft" („ghost teeth") durch Hypomineralisation und geringe Dichteunterschiede von Schmelz und Dentin; die Markräume der Zähne erscheinen überdimensioniert und das Wurzelwachstum gehemmt.

Probleme: nach Pulpainfektion konventionelle Endodontie meist nicht möglich.
Wegen Retention der befallenen Zähne können Antagonisten elongieren. Bei frühzeitiger Entfernung bleibender befallener Zähne Gefahr der Atrophie des Alveolarkamms.

Therapie: wenn möglich Restauration, ggf. mit Komposit und SÄT,
Extraktion, bei Milchzähnen Kinderprothese

Anomalien der Dentinstruktur

Dentinogenesis imperfecta (DI)

Definition: „klassische" hereditäre, genetisch bedingte Dysplasie des Dentins, Häufigkeit wird mit etwa 1,25 % angegeben. Die Differenzierung nach Shields et al. von 1973 ist trotz neuerer Klassifizierungsansätze weit verbreitet und gebräuchlich.

Shields-Typ I   mit Osteogenesis imperfecta (Erbgang a.-d., a.-r.)
Shields-Typ II hereditär opaleszierendes Dentin (Erbgang a.-d.)
Shields-Typ III „Brandywine-Typ", „Schalenzähne" (Erbgang a.-d.)
extrem selten, benannt nach dem Ort Brandywine in Maryland, wo dieser Typ in einer isolierten Population auftrat

Dentindysplasie (DD)

Definition: hereditäre, genetisch bedingte Dysplasie des Dentins, die typische Veränderungen des zirkumpulpalen Dentins und der Wurzelmorphologie zur Folge hat. Nach Shields et al. wird differenziert:

DD-Typ I   radikuläre Dentindysplasie (Erbgang a.-d.)
DD-Typ II koronale Dentindysplasie (Erbgang a.-d.)

Differentialdiagnose der hereditären Strukturanomalien des Dentins.
[Mod. nach Shields et al. 1973]

Diagnostische Kriterien	DI I	DI II	DI III	DD I	DD II
Klinisch: Milchzahnkronen transluzent, bernsteinfarben	+	++	+	*	++
bleibende Zähne verfärbt	−	++	−	−	−
Verfärbung in beiden Dentitionen	++	++	++	−	−
Zahnlockerung	−	+	+	++	−
rasche Attrition der Zahnkronen	+	++	++	−	−
fragile Wurzeln	+	+	+	+	−
Röntgenologisch: knollenförmige Kronen	++	++	++	−	−
verkürzte Wurzeln	+	+	+	++	−
Obliteration der Cava pulpae vor dem Durchbruch,	+	+	++	++	−
nach dem Durchbruch	+	++	+	−	+
	+	++	+	−	+
„distelförmige" Cava pulpae	−	−	−	−	+
Rö.-Kontrast des Dentins reduziert	++	++	−	++	−
periapikale Läsionen	+	+	+	++	−
Dentikel	−	−	−	−	++

++ typisch, immer vorkommend; + variabel vorkommend; − nicht vorkommend; * nicht bekannt

Zahngröße und Zahnform

sind genetisch determiniert, jedoch ist die individuelle Variationsbreite enorm. Die **Größe der Zähne** ist nicht unbedingt proportional zur Körpergröße oder zur Größe des Kieferbogens. Man unterscheidet:

Mikrodontie

Meist sind nur einzelne Zähne (häufig OK 2er) oder Zahngruppen betroffen. Sie kann mit einer Deformierung der Krone verbunden sein (oft bei überzähligen Zähnen). Mikrodontie gilt als Symptom bei Osteogenesis imperfecta, Hemiatrophia faciei, Down-Syndrom, Lues connata. Auch assoziiert mit kongenitalen Herzerkrankungen.

Makrodontie

Sie kommt generalisiert sehr selten vor, einseitig als Symptom der Hemihypertrophia faciei. Klinisch ist vor allem bei betroffenen einzelnen Schneidezähnen eine Abgrenzung zu „Zwillingsanomalien" nicht immer möglich.

„Zwillingsanomalien" („Doppelzahnbildung")

Die häufigsten „Zwillingsanomalien" (Gemination und Synodontie) sind klinisch gekennzeichnet durch eine vergrößerte Zahnkrone. Nach dem Schema von Tannenbaum und Alling (1963) kann man differenzieren:

Gemination („Zahnkeimpaarung")	Synodontie (Fusion,"Zahnverschmelzung")
• unvollständige Teilung eines Zahnkeims • meist Schneide- oder Eckzähne betroffen • zentral eingekerbte Schneidekante, axiale Furchung • Rö.: eine gemeinsame Pulpakammer (ausgeprägte Pulpahörner)	• Vereinigung zweier ursprünglich getrennter Zahnkeime; je nach Zeitpunkt Verschmelzung im Kronen- und/oder im Wurzelbereich (Dentinverschmelzung) • Resultat: Zahnunterzahl (wenn keine Verschmelzung mit überzähligem Zahn) • Rö.: 2 getrennte Pulpakammerm
Schizodontie („Zwillingsbildung")	Dentes concreti („Zahnverwachsung")
• vollständige Teilung eines Zahnkeims • Resultat: überzähliger Zahn • Rö.: 2 vollständig getrennte Zähne	• Vereinigung zunächst getrennt entstandener Zähne nur im Bereich der Zahnwurzeln durch Verbindung des zellulären Wurzelzements (Zementverschmelzung) • Rö.: 2 getrennte Pulpakammern

Therapie: Rücksprache und Konsultation KFO: Extraktion, Versuch der Konturierung, bei Synodontie mit separaten Pulpakammern und Wurzeln evtl. Separation; bei Synodontie mit überzähligem Zahn kann der überzählige Zahn nach Separation extrahiert werden.

ANOMALIEN DER ZAHNGRÖSSE UND ZAHNFORM II

Taurodontismus („Stierzähne")

Definition: typische Formveränderung von Molaren (selten Prämolaren) mit massivem Wurzelkörper, bei dem sich ein weites Pulpakavum tief in einen geschlossenen Wurzelstock ausdehnt, der erst weit apikal in verkürzte Wurzeln übergeht
Häufigkeit: ethnisch unterschiedlich: Afrikaner > Amerikaner > Japaner > Europäer
Therapie: nicht behandlungsbedürftige Normvariante

Dens evaginatus

Definition: durch eine Evagination (Ausstülpung) des inneren Schmelzepithels bedingte Mißbildung eines Einzelzahns
Häufigkeit: 1- 4 %, häufig bei oberen Schneidezähnen. [Nach Stewart u. Prescott 1976]
Klinik: akzessorischer Höcker im Bereich der Zentralfissur von Molaren bzw. krallenförmiger Fortsatz im Bereich des Foramen caecum oberer Schneidezähne
Probleme: krallenförmige Evagination kann Inzisalkante erreichen und **Okklusionshindernis** darstellen; da aber der Zusatzhöcker Schmelz, Dentin und Pulpa beinhaltet, besteht bei exzessiver Kürzung die **Gefahr einer Pulpaeröffnung**
Therapie: Beseitigung des Okklusionshindernisses durch vorsichtiges Beschleifen und Abdeckung mit Komposit (ggf. Überkappung bzw. Vitalamputation)

Dens invaginatus („Dens in dente")

Definition: durch eine Invagination (Einstülpung) des inneren Schmelzepithels bedingte Anomalie der Zahnform.
Häufigkeit: ca. 8 % am häufigsten bei oberen 2ern, familiäre Häufung. [Nach Thomas 1971]
Klinik: Von einer kleinen Vertiefung im Bereich des Foramen caecum bis zur Ausdehnung zum Foramen apicale kann die Invagination variieren. Röntgenologisch fallen Schmelzstrukturen im Inneren des Zahns auf, die an einen kleinen Zahn erinnern können („Dens in dente"; allerdings umhüllt hier das Dentin den Schmelz!)
Probleme: erhöhte **Kariesanfälligkeit** des Zahns und Gefährdung durch die Nähe der Invagination zur Pulpa, **oft** frühzeitige **Pulpanekrose** oder Parodontitis apicalis. Konventionelle **Endodontie** meist **unmöglich**
Therapie: frühestmögliche Versiegelung der Invagination nach dem Durchbruch

Dilazeration („Sichelzahn").

Definition: Zahn mit im Verhältnis zur Kronenachse abnorm abgeknickter Wurzel.

Ätiologische Differenzierung. [Nach Stewart 1978]

Traumatische Dilazeration	Entwicklungsbedingte Dilazeration
Krone im Verhältnis zur Wurzel nach palatinal abgewinkelt	Krone im Verhältnis zur Wurzel nach labial und kranial abgewinkelt
Störungen in Schmelz- und Dentinbildung	keine Störungen in Schmelz- oder Dentinbildung
keine geschlechtsspezifische Häufung	Mädchen häufiger als Jungen betroffen

Traumatisch bedingte Dilazerationen entstehen durch Intrusionsverletzungen eines Milchschneidezahns, der den Zahnkeim des bleibenden Nachfolgers schädigt.

Probleme: Durchbruchsstörung, Zahnverlust bei erforderlicher Extraktion
Therapie: bei ausgeprägter Wurzelknickung: Extraktion, bei leichter Knickung: ggf. kieferortho- pädisch Einordnung in den Zahnbogen (Überweisung KFO)

Weiterführende Literatur:
- **Schröder H (1997) Pathobiologie oraler Strukturen: Zähne, Pulpa, Parodont. 3. überarb. Aufl. Karger, Basel, München**

Besonderheiten der Milchzahnanatomie
Bukkolingualer Querschnitt eines Milchmolaren im Vergleich zu einem bleibenden Molaren. [Mod. nach Finn 1974]

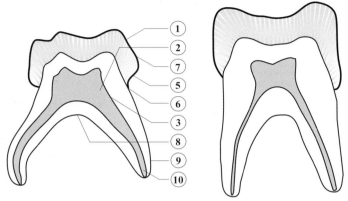

① **Dünnerer Schmelzmantel,** etwa die Hälfte von dem eines bleibenden Zahns
② **Ausgedehnte Pulpakammer mit ausgeprägten Pulpahörnern;** Karies erreicht die Pulpa rascher, bei der Exkavation wird die Pulpa schneller eröffnet ⇨ adäquates Präparationsinstrumentarium verwenden
③ **Begrenzung der Pulpa** folgt dem Verlauf der Schmelz-Dentin-Grenze ⇨ Kavitätenform sollte der Zahnkontur folgen, um eine Pulpaeröffnung zu vermeiden
④ **Breite Approximalkontakte** erschweren die Diagnose von Approximalkaries
⑤ **Basaler Schmelzwulst** kann den Halt einer Matrize erschweren, Retentionsgewinn für Stahlkrone (s. S. 110)
⑥ **Zervikale Einziehung;** bei zu tiefer approximaler Präparation geht der Kastenboden verloren, es besteht die Gefahr der Pulpaeröffnung
⑦ **Starke Konvergenz der Krone vom Äquator zur Okklusalfläche;** schmalere Okklusalfläche, Gefahr der Höckerunterminierung bei zu starker Extension
⑧ **Dünner Cavumboden, akzessorische Kanäle** verursachen häufig interradikuläre Symptome bei Pulpanekrose
⑨ **Wurzelform;** proportional längere Wurzeln, die in mesiodistaler Richtung abgeflacht sind
⑩ **Wurzelpulpa** ist sehr verzweigt, vollständige Reinigung des Wurzelkanalsystems nahezu unmöglich, altersabhängige Resorptionsvorgänge ⇨ modifizierte Endodontie
⑪ **Permeabilität des Alveolarknochens** ist im Milchgebiß erhöht ⇨ bis etwa 6 Jahre sind auch UK-Milchmolaren mit Infiltration anästhesierbar

Lokalanästhesie bei Kindern
Prinzipielle Vorgehensweise
- Einverständnis der Eltern einholen, genaue Anamnese erheben.
- Dem Kind altersadäquat (z.B. bei kleineren Kindern Begriff „Spritze" umschreiben) erklären, was getan wird und warum.
- Oberflächenanästhesie anwenden, bei Kleinkindern sollte statt Spray ein mit Gel beschichtes Wattestäbchen verwendet werden, das für 2–3 min auf die Einstichstelle gelegt wird.
- Dünne, kurze Kanülen verwenden.
- Immer eine Assistenz bei der Injektion zur Verfügung haben.
- Anästhesielösung vorwärmen, langsam injizieren; Kopf, falls erforderlich, durch Assistenz festhalten lassen.
- Dem Kind die Wirkung der Anästhesie erklären; im Spiegel zeigen, daß die „dicke Backe" nur ein Gefühl ist.
- Kind bzw. Eltern darauf hinweisen, daß bis zum Abklingen der Anästhesie nicht gegessen werden soll (Gefahr der Selbstverletzung).

Dosierung
erfolgt in Abhängigkeit vom Körpergewicht („Grenzdosen" s. S. 385)

Faustregel: ≈ 1 ml für Infiltration an einem Milchzahn bei Kind < 12 Jahre
≈ 1 Karpule für Infiltration an einem Milchzahn bei Kind > 12 Jahre
(1,7 -1,8 ml) für Leitungsanästhesie

Techniken

Infiltrationsanästhesie: bei allen Oberkieferzähnen, bei Unterkieferfrontzähnen und Unterkiefermilchmolaren bis etwa 6 Jahre (Durchbruch der 6er).

⇨ Praktischer Tip: Weichteile bei geschlossenen Zahnreihen maximal nach labial anspannen, Einstich am Übergang der befestigten Gingiva zur beweglichen Schleimhaut

Leitungsanästhesie (N.alveolaris inf.): ab dem 6. Lebensjahr bei den Unterkieferseitenzähnen.
Cave: Lage des Foramen mandibulae bzw. des Sulcus colli mandibulae ist altersabhängig. Bis zum Durchbruch der 6er liegt dieser in Höhe der Kauflächenebene der Milchmolaren, beim Erwachsenen etwa 1 cm über den Molarenkauflächen.

⇨ Praktischer Tip: Bei maximal weit geöffnetem Mund mit Daumen (intraoral) und Zeigefinger (extraoral) schmalste Stelle des Ramus mandibulae palpieren („coronoid notch"), Daumenkuppe auflegen, Einstich parallel zu und in Höhe der Okklusalflächen zwischen Linea obliqua interna in der Plica pterygomandibularis, der Körper der Spritze liegt im Mundwinkel der Gegenseite, Knochenkontakt herstellen, aspirieren, langsam injizieren

Intraligamentäre Anästhesie: bei überängstlichen, sehr kleinen oder behinderten Kindern, die eine andere Art der Anästhesie nicht tolerieren, bei Entfernung von Milchzähnen und Milchzahnwurzelresten (Kontraindikationen s.S. 212).

⇨ Praktischer Tip: Bei Kindern mit Spritzenphobie ist ein „Füllhalter"-ähnliches Spritzensystem (Citoject) oft erfolgreich einsetzbar. Kanülenspitze unter Zahnkontakt im Winkel von etwa 30° in den Sulcus einführen, bis Widerstand spürbar, sehr langsame Injektion, mindestens 2 Injektionen pro Zahn (mesial und distal)

Restauration kariöser Defekte bei Milchzähnen
Prinzip

Primäres Ziel ist ein kooperativer, entspannter, zufriedener Patient, nicht eine um jeden Preis perfekt gemachte „ideale" Restauration. Sekundär sollten Restaurationen angestrebt werden, die bis zur Exfoliation nicht ersetzt werden müssen.

Instrumente

„Miniaturwinkelstücke" sind ideal, aber nicht in jeder Praxis vorhanden. Bei Kindern ist das schnell laufende Winkelstück für eine Präparation der Turbine vorzuziehen (kommt sofort zum Stillstand). Langsam laufende Winkelstücke sind zwar ohne Spraykühlung einsetzbar, wenn z. B. ein Kind die Absaugung nicht toleriert, verursachen aber Vibrationen, die das Kind für „Schmerz" halten kann. Ein Löffelexkavator kann nach der Primärpräparation auch bei ängstlichen Kindern bei der Kariesentfernung gute Dienste leisten. Zur Primärpräparation sind kleine, birnenförmige und walzenförmige Diamantschleifer (∅ 008 oder 010) zu empfehlen, die Kariesentfernung sollte mit dem größten Rosenbohrer, der in die Kavität paßt, durchgeführt werden.

Formhilfen

Geeignete, kleine Matrizenhalter (z. B. Tofflemire Junior) mit ausreichend schmalen Matrizenbändern (ggf. zuschneiden) sind meist erforderlich. Ohne Halter arbeitet das „Automatrix"-System (Caulk) (konisch zuziehend), das „Super Mat"-System (Hawe Neos) und die „T-Band-Matrizen" (Condit) (gerade zuziehend, in Deutschland wenig verbreitet). Im Frontzahnbereich sind „Strip-Kronen" bei ausgedehnten Läsionen ein fast unersetzliches Hilfsmittel.

Materialien

Obgleich altbewährt und in vielen Ländern immer noch verwendet, soll in Deutschland die Anwendung von **Amalgam bei Kindern bis zum 6. Lebensjahr** seit entsprechenden Anwendungsempfehlungen des BGA 1992 und des BfArM 1995 besonders sorgfältig abgewogen werden.

Im Seitenzahnbereich können im Milchgebiß alternativ bei Kavitäten der **Klasse I und II Glasionomerzemente (GIZ)**, **Cermet-Zemente** oder auch Komposite zum Einsatz kommen. Kompomere gelten neuerdings als für Milchzahnfüllungen geeignet, Langzeiterfahrungen liegen aber nicht vor. Bei ausgedehnten Defekten ist die konfektionierte **Stahlkrone** die Versorgung der Wahl (s. S. 110). Im Frontzahnbereich können Kavitäten der **Klasse III** mit GIZ oder **Kompositen**, der **Klasse IV** mit **Kompositen** oder konfektionierten **Polykarboxylatkronen** versorgt werden. Für Kavitäten der **Klasse V** eignen sich **GIZ** oder Komposite.

Einige häufige Probleme bei der Milchzahnrestauration

Problem	häufige Ursache	Lösungsversuch
Inadäquate Kavitätengestaltung oder Kariesentfernung mit der Folge von Sekundärkaries / Kariesrezidiv oder Füllungsverlust	Kooperationsbereitschaft des Patienten läßt nach (z. B. plötzliche Schmerzen wegen Verweigerung der Anästhesie, Dauer der Behandlung)	Stets zuerst Restaurationsränder sauber exkavieren, bei nicht beendbarer Präparation dann provisorischer Verschluß und Versuch der Fertigstellung in einer weiteren Sitzung „Quadrantensanierungen" vermeiden !
Füllungsverlust, Füllungsteilverlust	Kavitätenpräparationsform erfüllt Anforderungen des Materials nicht	Nachpräparation, bei ausgedehnten Defekten Stahlkrone erwägen
	Feuchtigkeitszutritt	adäquate Trockenlegung
	Füllung zu hoch	Okklusionskontrolle

FRONTZAHNRESTAURATIONEN IM MILCHGEBISS

Restauration von Frontzähnen im Milchgebiß

Prinzip
Ziel der Restauration ist **Schmerzfreiheit** und Prävention, ästhetische Belange sind weniger wichtig.

Kurzinformation
Milchschneide- und Eckzähne sind in der Regel seltener als Milchmolaren von Karies betroffen. Ihr Befall ist ein Hinweis auf eine **hohe Kariesaktivität**.
Ausgeprägter und rasch fortschreitender Kariesbefall, vor allem der Oberkieferfrontzähne – auch der Glattflächen –, ist bei Kleinkindern, die häufig zuckerhaltige Kindertees zur „Beruhigung" erhalten haben, als **„Nursing-bottle-Syndrom"** oder „Zuckerteekaries" beschrieben. Ähnliche Bilder wurden bei lang dauerndem Stillen als **„nursing caries"** (Laktose der Muttermilch) beobachtet.
Vor der Restauration ist die Erhaltungsfähigkeit zu prüfen, die Extraktion ist im Zweifelsfalle zu erwägen, da im Frontzahnbereich die Platzhalterfunktion als weniger wichtig beurteilt wird. Eine Kinderprothese kann ggf. ästhetische Probleme beseitigen.

Restauration von Klasse-III-Kavitäten
- Lokalanästhesie (falls erforderlich)
- Primärpräparation: Für Schneidezähne kann oft ein labialer Zugang gewählt werden, für Eckzähne ist, durch die Karies bedingt, der linguale Zugang meist vorgegeben. Die Präparation richtet sich nach der Ausdehnung der Karies, ein Schwalbenschwanz wird als retentives Element empfohlen

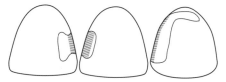 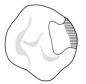

- Bei Verwendung von GIZ: keine Anschrägung der Kavitätenränder, bei Verwendung von Kompositen: schmale Abschrägung der Ränder, Schmelzätztechnik (Kofferdam im Milchgebiß s. S. 109)
- Füllung entsprechend gewähltem Material, wie beschrieben

Mögliche Restauration von Klasse-IV-Kavitäten
- Eckenersatz: erfolgt ähnlich wie bei bleibenden Zähnen
- Ausgedehnte Substanzdefekte: Restauration mit Komposit mittels Strip-Kronen, Retention ist abhängig vom noch zur Verfügung stehenden ätzbaren Schmelzangebot. Anfällig gegen Frakturen (Trauma).

Bei endodontisch behandelten Milchfrontzähnen mit geringem Schmelzangebot: zusätzliche Retention durch Präparation von Unterschnitten im ehemaligen Pulpakavum bzw. Kanaleingang („reverse mushroom technique"). Einbringen eines Kompositzapfens, nach dessen Polymerisation Aufbau der Zahnkrone mittels Strip-Krone
- Polykarboxylatkronen als konfektionierte Kronen

Restauration von Klasse-V-Kavitäten
- Präparation bzw. Kariesentfernung mit umgekehrtem Kegel
- Versorgung mit GIZ

Seitenzahnrestaurationen im Milchgebiß
Restauration der Kavitätenklasse I mit GIZ oder Cermet-Zementen

- Lokalanästhesie (falls erforderlich)
- Primärpräparation:
  - Schonung der Höckerabhänge durch gezieltes Eröffnen der Fissuren, Unterminierung der Höcker vermeiden (kleine Schleifkörper verwenden!)
  - Extension in Abhängigkeit von der Ausdehnung der Karies und vom Fissurenrelief, gefährdete Fissuren in die Präparation mit einbeziehen
  - Erhaltung von Querleisten (oberer V-er, unterer IV-er)
  - Geringere Präparationstiefe beachten
- Kariesexkavation: vom Rand aus beginnend vorsichtig mit Rosenbohrer oder scharfem Löffelexkavator
- Kavitätenreinigung
- Pulpa-Dentin-Schutz: Kalziumhydroxidzement nur punktuell in pulpanahen Bereichen
- GIZ oder Cermet-Zement in trockene Kavität einbringen, Schutzlack auftragen, ggf. mit Licht 10 s aushärten
- Ausarbeiten nach Ende der Erhärtungszeit (angegebene Zeiten einhalten!)
- Okklusionskontrolle

Kavitätenumriß für OK-Milchmolaren

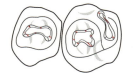

Kavitätenumriß für UK-Milchmolaren

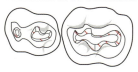

Restauration der Kavitätenklasse II mit GIZ oder Cermet-Zementen

- Vorgehen im okklusalen Kavitätenanteil wie Klasse I.
- Approximalpräparation bei geringer Ausdehung der Karies: beim Anlegen des Kastens zunächst eine dünne Schmelzlamelle stehenlassen (nicht immer einfach!). Kastenboden anlegen: Approximalkontakt lösen, pulpale Kastenwand sollte der äußeren Zahnkontur folgen, bukkale und linguale Kastenwand idealerweise leicht konvergent.
- Bei fortgeschrittener Approximalkaries: Sind Höcker deutlich geschwächt oder ist die Kastenform verloren, ist die Versorgung mit einer Stahlkrone zu erwägen. Ist der Zahn symptomfrei und pulpanah noch Restkaries vorhanden, sollte man die zweizeitige Kariesentfernung ins Auge fassen.
- Kavitätenreinigung und Pulpa-Dentin-Schutz: wie bei Klasse I.
- Matrize anlegen: Ausreichend schmales Matrizenband wählen und vorsichtig verkeilen
- GIZ oder Cermet-Zement in trockene Kavität einbringen, Schutzlack auftragen, ggf. mit Licht 10 s aushärten.
- Nach Ende der Erhärtungszeit (angegebene Zeiten einhalten!) ausarbeiten.
- Okklusionskontrolle.

Kavitätenumriß für OK-Milchmolaren

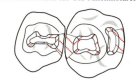

Kavitätenumriß für UK-Milchmolaren

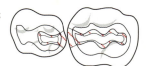

KLASSE I UND II IM MILCHGEBISS II

Restauration der isolierten Approximalkavität mit GIZ oder Cermet-Zementen
- Bei isolierter und nicht ausgedehnter Approximalkaries: Zugang durch die Randleiste, Entfernung der Karies und des nicht unterstützten Schmelzes, auf Konvergenz der bukkalen und lingualen Kastenwände achten, ggf. kleine Haftrillen (**Cave:** Pulpaeröffnung). Weiteres Vorgehen wie Klasse II

Typische Fehler bei der Präparation von Klasse-II-Kavitäten bei Milchmolaren.
[Mod. nach Forrester etl al. 1981]

Die ursprünglich für die Versorgung mit Amalgam gedachte Fehlerliste gilt prinzipiell auch für die Versorgung mit GIZ oder Cermet-Zementen. Obgleich diese eine Haftung zu den Zahnhartsubstanzen aufweisen, besteht für einen Erfolg der Füllung dennoch die Notwendigkeit einer adäquaten Kavitätenpräparation. Eine reine „Defektauffüllung" hält selten längere Zeit.

❶ mangelnde Extension in gefährdete Fissuren und Grübchen
❷ keine Schonung der Höckerabhänge, Präparation folgt nicht dem Fissurenverlauf
❸ zu breiter Isthmus
❹ Überextension der Approximalkavität und Verlust der Kastenform
❺ Kontakt zum Nachbarzahn nicht gelöst
❻ pulpale Wand des approximalen Kastens folgt nicht der Zahnkontur

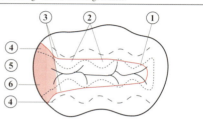

Restauration von Klasse-I- und -II-Kavitäten mit Kompositen
Wegen der für materialadäquate Verarbeitung (**Adhäsivtechnik**) erforderlichen absoluten Trockenheit ist dies nicht einfach. Die Anwendung von Kofferdam (s. S. 334f) ist empfohlen. Für Kinder wird Kofferdamgummi in bunten Farben und mit Geschmackskorrigenzien („Kaugummi") angeboten.

Übersicht über geeignete Kofferdamklammern für Milchzähne (Beispiele)

Milchfrontzähne, Milcheckzähne	0 (Ivory), 00 (Hygienic, Hu Friedy), ohne Flügel: **W00** (Hygienic)
erste Milchmolaren	**2, 2A** (Ivory, Hygienic), **206** (Hu Friedy), ohne Flügel: **W2** (Hygienic), **22** (Hu Friedy)
zweite Milchmolaren	**3, 8A** (Ivory, Hygienic, Hu Friedy), ohne Flügel: **W8A** (Hygienic, Hu Friedy), **26** (SS White, Hu Friedy)

Bei Kindern sollte die Kofferdamklammer immer mit Hilfe von Zahnseide gesichert werden, damit sie nicht verschluckt werden kann, wenn sie vom Zahn abrutscht.

Bei der Kavitätenpräparation sind folgende Gesichtspunkte zu berücksichtigen:
- Vorverkeilung ist für Approximalkavitäten sehr wünschenswert, um einen ausreichend festen Approximalkontakt der Kompositrestauration zu erreichen
- Kavität so klein und schmal wie möglich halten, Beschränkung auf das für die Kariesentfernung erforderliche Maß, unterminierter Schmelz kann belassen werden; Querleisten erhalten, um direkte okklusale Belastung zu vermeiden
- Schmelzätztechnik anwenden, Dentin vor Schmelzätzung abdecken
- Bei größeren Kavitäten Mehrschichttechnik anwenden

Bevor man sich zu einer Kompositrestauration entschließt, sollte man sorgfältig Aufwand und Nutzen abwägen (sinnvoll ist es, z. B. eine kleine Approximalkaries am 6er nach Ausfall des V-ers mit einer kleinen Kompositfüllung rein von approximal zu versorgen).

Stahlkronen (konfektionierte Nickel-Chrom-Krone)

Kurzinformation
Bewährte Restaurationsform bei Milchmolaren (Erfolgsraten: nach drei Jahren 87 %, d.h. nur 13 % der Stahlkronen wurden nach 3 Jahren erneuert, dagegen etwa 75 % zweiflächiger Amalgamfüllungen). [Dawson et al. 1981]. Die Lebensdauer einer korrekt gefertigten Stahlkrone übertrifft in der Regel die natürliche Lebensdauer eines Milchzahns.

Indikationen. [Mod. nach Waggoner 1988 und Van Waes u. Ben-Zur 1989]
- Restauration stark zerstörter Milchmolaren (v.a. Befall mehrerer Zahnflächen oder weit extendierter Approximalräume)
- Restauration von endodontisch behandelten Milchmolaren
- Restauration von Milchmolaren bei Kindern mit hoher Kariesaktivität oder eingeschränkter Mundhygienefähigkeit
- Restauration frakturierter Milchmolaren
- Versorgung von Milchmolaren mit Anomalien der Form oder Struktur (z. B. hypoplastische Milchmolaren, Dentinogenesis imperfecta)
- Anker für Platzhalter oder Kinderprothesen
- Semipermanente Versorgung von stark beschädigten bleibenden Molaren bis zur definitiven prothetischen Versorgung

Ziel
- Wiederherstellung der okklusalen Kontakte und der Kaufunktion
- Wiederherstellung der mesiodistalen Dimension und der Funktion als Platzhalter
- Verhinderung von Sekundärkaries

Memo: morphologische Aspekte der Milchzahnkrone
[Mod. nach Van Waes u. Ben-Zur 1989]
- Ausgeprägte zervikale Schmelzwülste (Cingulum basale) oral und bukkal. Der bukkale Wulst liegt weiter apikal. Cave: Obere erste Milchmolaren haben einen großen oral- vestibulären Durchmesser und einen ausgeprägten mesiobukkalen Schmelzwulst (häufigste Kronenverluste)
- Distanz Schmelz-Zement-Grenze zum Zahnäquator beträgt ungefähr 2 mm
- Starke Konvergenz der Krone vom Zahnäquator zur Okklusalfläche
- Hartsubstanzmantel ist dünner, Pulpacavum relativ größer als bei bleibenden Zähnen

Arten der Stahlkronen
- Nicht voll konturierte Stahlkronen (pre-trimmed crowns) mit anatomisch geformter Okklusalfläche und geschwungenem Randverlauf, Wände nicht vorkonturiert
- Vollkonturierte Stahlkronen (pre-contoured crowns) mit anatomisch geformter Okklusalfläche und geschwungenem Randverlauf, Wände vorkonturiert

Material und Instrumentarium
Kronenset, Tastzirkel
Zement (Karboxylatzement häufig empfohlen, keine bessere Retention als andere Zemente)
Zylindrischer Diamant (Ø 1–1,2 mm), konisch spitz zulaufender Diamant (Separierer)
Steinchen, Poliergummi
Gebogene Kronenschere
Konturierzangen (nach Abel [No. 112], Johnstone [No.114] oder Gordon [No.137])

STAHLKRONEN: PRAXIS

Praktisches Vorgehen

- Mesiodistalen Kronendurchmesser mit Tastzirkel bestimmen (Vorauswahl der Krone)
- Karies entfernen
- Okklusale Höhenreduktion mit zylindrischer Diamantwalze um etwa 1–1,5 mm, okklusales Relief möglichst erhalten

- Approximale Präparation mit Separierer unter Schonung des Nachbarzahns und unter Vermeidung einer Stufenbildung am Zahnfleischrand; eine Kuhhornsonde soll frei durch den Interdentalraum geführt werden können

- Abrunden aller Kanten der Präparation, linguale und bukkale Übergänge nur im oberen Kronendrittel abschrägen

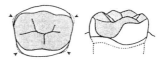

- Auswahl der Krone: sie soll ohne Anpassungsarbeiten knapp über den präparierten Zahn passen; falls erforderlich, die bukkalen bzw. lingualen Schmelzwülste leicht reduzieren
- Kronenlänge mit gebogener Kronenschere anpassen, der Rand soll knapp in den gingivalen Sulcus reichen, zumindest aber den Zahnäquator deutlich umfassen. Scharfe Grate mit Steinchen glätten
- Höhe und Okklusion kontrollieren
- Krone konturieren:
  ggf. Approximalkontakte mit Abel-Zange anpassen,
  Kronenrand mit Feinkonturierzange anbiegen.
  Die Krone muß druckknopfartig über den Zahnäquator
  (zervikale Schmelzwülste) schnappen
  („zervikaler Schnappeffekt")

- Rand mit Steinchen dünn auslaufend zuschleifen, mit Gummi polieren
- Zementierung: trockenes Arbeitsfeld, dickflüssig angerührter Zement, Schnappeffekt muß fühlbar sein, Druck, damit überschüssiger Zement abfließt
- Reinigung des Sulcus, Okklusionskontrolle

Fehlermöglichkeiten und Probleme

- Krone richtiger Größe läßt sich nicht positionieren

  Präparationsfehler:
  - Ecken und Kanten abgerundet?
  - Okklusale Reduktion ausreichend?
  - approximale Stufe?

- Krone zu groß ausgewählt
  - keine ausreichende Randadaptation
  - „zervikaler Schnappeffekt" fehlt

- Krone zu klein ausgewählt
  - Krone „klemmt"
  - okklusale Interferenzen

Endodontie im Milchgebiß
Kurzinformation
Endodontische Behandlung von Milchzähnen ist ein in der Literatur kontrovers diskutiertes Thema und wird in der Praxis dementsprechend unterschiedlich gehandhabt. Ein praxisnahes Behandlungskonzept liegt sicher in der Mitte zwischen den Forderungen nach „Extraktion als saubere Lösung" und „Milchzahnerhalt um jeden Preis". Folgende Faktoren sollten bei der Entscheidung **Extraktion versus Milchzahnendodontie** berücksichtigt werden:

● Alter	Kooperation des Kindes, Stand der Wurzelresorption, noch zu erwartende Funktionsdauer, Auswirkungen des Verlusts
● Medizinische Risiken	Endokarditisrisiko, Immunschwäche: Extraktion (antibiotische Abschirmung), hämorrhagische Diathese: Zahnerhalt, wenn möglich
● Motivation und Kooperation der Eltern	Einsicht der Eltern in die Notwendigkeit restaurativer Maßnahmen („Milchzähne fallen doch sowieso aus...")
● Kariesbefall / Schmerzen	einzelner Zahn betroffen: Restauration, wenn möglich, desolates Gebiß, mehrere schmerzende Zähne: eher Extraktion, rasche Herstellung von Schmerzfreiheit
● Größe der Läsionen	Erhaltungsfähigkeit des Zahns: Restauration überhaupt möglich?
● Zahnposition	Verlust von Milchschneidezähnen: kritisch vor dem 3. Lebensjahr, mögliche Beeinträchtigung der Sprachentwicklung, Verlust von Milchmolaren: Stützzoneneinengung, Engstände
● Nichtanlage des bleibenden Nachfolgers	möglicher Lückenschluß bei Platzmangel?
● Okklusionsverhältnisse	Vermeidung weiterer Stützzoneneinengung bei Platzmangel, Vermeidung von Mittellinienverschiebungen durch Erhalt der III-er

Allgemeine Kontraindikationen der Endodontie im Milchgebiß
- nicht wiederherzustellender Zahn, völliger Verlust der Zahnkrone
- fortgeschrittene physiologische Resorption, baldige Exfoliation, erhöhte Zahnbeweglichkeit
- ausgeprägte periapikale oder interradikuläre Aufhellungen
- schwere Allgemeinerkrankungen bzw. Endokarditisrisiko
- fehlende Behandlungsbereitschaft des Kindes, vernachlässigtes Milchgebiß

Behandlungskonzepte bei der Endodontie im Milchgebiß.
[Mod. nach Einwag 1991]

Ausgangssituation		Therapie		
klinische Situation	Wurzelresorption	Kalziumhydroxid	Formokresol	andere
profunde Karies, kein Spontanschmerz, Zahn vital	< 1/3	indirekte Überkappung		
	> 1/3			
akzidentelle Eröffnung der gesunden Pulpa (Trauma, iatrogen)	< 1/3	Pulpotomie		
	> 1/3		Pulpotomie, einzeitig	
profunde Karies mit Eröffnung der Pulpa, Pulpitis	< 1/3	(Pulpotomie) (koronale Pulpitis)	Pulpotomie, einzeitig	(Pulpektomie) (v.a. FZ)
	> 1/3		Pulpotomie, einzeitig	
nekrotische Pulpa mit/ohne – periapikale Läsion – Fistel, Abszeß	< 1/3		mehrzeitige Formokresoltechnik	Pulpektomie (Gangränbehandlung) Extraktion
	> 1/2			

INDIREKTE ÜBERKAPPUNG

Behandlung von Zähnen mit primär vitaler Pulpa:
indirekte Überkappung und schrittweise Kariesentfernung

Prinzip
Abdeckung einer dünnen, noch intakten Dentinschicht über dem Pulpacavum nach Exkavieren einer profunden Karies bzw. bei pulpanahem Belassen geringer Mengen infizierten Dentins. Bei Milchzähnen aus anatomischen Gründen sehr häufig indiziert.

Ziele
Vitalerhaltung des Zahns, Stimulierung von Sekundärdentinbildung (Resorptionsgrad?, Zustand der Pulpa?), Vernichtung am Kavitätenboden zurückgelassener Keime.

Indikationen
Pulpa vital
Pulpakavum nicht eröffnet
kein Spontanschmerz in der Anamnese
keine Perkussionsempfindlichkeit

Kontraindikationen
Pulpitis
Pulpanekrose

Vorgehen. [Mod. nach Einwag 1991]

a) Indirekte Überkappung:
vollständige Entfernung des infizierten Dentins ist ohne Eröffnung der Pulpa möglich
- vollständige Kariesexkavation
- Kavitätenreinigung
- gezielte Applikation von Kalziumhydroxid auf pulpanahe Bereiche
- Unterfüllung
- definitive Füllung

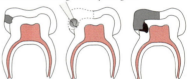

b) Schrittweise Kariesentfernung:
vollständige Entfernung des infizierten Dentins ohne Eröffnung der Pulpa erscheint unmöglich
1. Sitzung:
- vollständige Entfernung des infizierten Dentins an allen Stellen, wo keine Eröffnung der Pulpa droht
- Kavitätenreinigung
- gezielte Applikation von Kalziumhydroxid auf das am Boden der Kavität belassene infizierte Dentin
- Unterfüllung, provisorische Füllung (ZOE-Z.)

2. Sitzung: (meist nach 6–12 Wochen, ggf. später)
- vollständige Entfernung des zurückgelassenen infizierten Dentins
- Kavitätenreinigung
- indirekte Überkappung (s.oben)
- Unterfüllung
- definitive Füllung

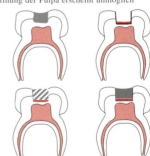

Merke: Die **direkte Überkappung** hat im Milchgebiß eigentlich keine Indikation, da auf Grund mangelnder reparativer Leistungen der Milchzahnpulpa eine extrem ungünstige Prognose besteht. Bei akzidenteller Eröffnung der gesunden Pulpa (iatrogen, Trauma) kann bei Wurzelresorption < 1/3 eine Vitalamputation mit Kalziumhydroxid erfolgen.

Vitalamputation (Pulpotomie)

Prinzip
Entfernung der Kronenpulpa unter Schonung der Wurzelpulpa

Ziele
Erhalt des Zahns, Schmerzfreiheit

Kurzinformation: Diskussion der Methoden
Es bestehen kontroverse Meinungen über die anzuwendenden Methoden. Vereinfacht lassen sich im Schrifttum 2 prinzipielle Standpunkte herausarbeiten:

Schrifttum	v.a. skandinavisch	v.a. angloamerikanisch
Präparat	Kalziumhydroxid	Formokresol oder formaldehydhaltige Präparate (z. B. N2)
Postulat	histologisch nachweisbare „Heilung" der Pulpa	klinische Symptomfreiheit
Voraussetzung	Pulpitis auf Kronenpulpa beschränkt	
	Wurzelresorption < 1/3	unabhängig von Wurzelresorption
Indikationsstellung	enger (geringste entzündliche Veränderung der Wurzelpulpa = Mißerfolg)	weiter (auch bei entzündlichen Veränderungen der Wurzelpulpa noch erfolgreich)
Probleme	Indikationsstellung, Abhängigkeit vom Resorptionsgrad, erforderliche aseptische Technik (Kofferdam), interne Resorptionen, Nachschmerz	Verwendung von Formaldehyd („Mumifikation"), mögliche negative Auswirkungen denaturierter Eiweiße im fixierten Gewebe
Vorteile	Vermeidung von Formaldehyd („biologisches" Verfahren)	hohe klinische Erfolgsrate, Schmerzfreiheit, unabhängig vom Resorptionsgrad, breiter Indikationsbereich (praxisnah)

Vorgehen
- Anästhesie (● Kofferdam)
- Exkavation der Karies
- Eröffnen und Ausräumen des Pulpacavums
- Darstellung der Kanaleingänge, Spülung zur Blutstillung (NaCl-Lsg. oder H_2O_2, 3 %ig)

Bei Verwendung von Kalziumhydroxid
- Abdecken der Pulpawunde und des Cavumbodens mit Kalziumhydroxid
- Unterfüllung
- Füllung, ggf. Stahlkrone

Bei Verwendung von Formokresol
(„5-min-Formokresoltechnik")
- Applikation eines Wattepellets mit Formokresollösung für 5 min auf die Pulpastümpfe
- Applikation der Mumifikationspaste auf den Cavumboden (1 Trpf. Formokresol + 1 Trpf. Eugenol mit Zinkoxidpulver anmischen)
- Unterfüllung
- Füllung, ggf. Stahlkrone

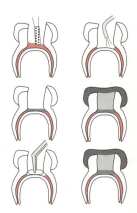

MORTALAMPUTATION

Mögliche Probleme bei der Vitalamputation:

● inadäquate Anästhesie	Anästhesie wiederholen, ggf. Mortalverfahren
● Pulpanekrose	mehrzeitige Formokresoltechnik, ggf. Pulpektomie (Gangränbehandlung)
● nicht stillbare Blutung aus den Pulpastümpfen	sicherer Hinweis auf entzündliche Veränderungen auch im Bereich der Wurzelpulpa, Formokresoltechnik anwenden, ggf. mehrzeitig

Mortalamputation (Devitalisationspulpotomie)

Prinzip
Devitalisation der Pulpa und nachfolgende schmerzfreie Entfernung der devitalen koronalen Pulpa, wenn Lokalanästhesie unmöglich ist (z. B. Spritzenphobie).

Kurzinformation
Zur Devitalisation kommen paraformaldehydhaltige Präparate (z. B. Toxavit) zum Einsatz. Devitalisationspasten sollten nur dann verwendet werden, wenn ein dichter Verschluß der Kavität gewährleistet werden kann (Gefahr von Schleimhaut- und Knochennekrosen!). Die Eltern sind anzuweisen, den Termin für die zweite Sitzung einzuhalten und bei Füllungsverlust sofort die Praxis aufzusuchen.

Vorgehen
1. Sitzung:
   - Kavitätenpräparation beenden, Ränder sauber exkavieren
   - Applikation der Devitalisationspaste auf die eröffnete Pulpa mit kleinem Wattepellet
   - dichter Verschluß und Terminvergabe (Termin nach 1 Woche)
2. Sitzung:
   - Entfernung des provisorischen Verschlusses und des Wattepellets
   - Abtragen des Kammerdachs
   - weiteres Vorgehen wie „Vitalamputation mit Formokresol"

Behandlung von Zähnen mit Pulpanekrose
Mehrzeitige Formokresoltechnik („non-vital pulpotomy")

Indikation
Pulpanekrose (Gangrän), apikale Parodontitis, Fistel

Vorgehen. [Nach Einwag 1991]
1. Sitzung:
   - Trepanation und „Offenlassen"
2. Sitzung (etwa 1 Woche später):
   - vollständiges Ausräumen des Karies, Abtragung des Pulpadachs
   - Ausräumen des zerfallenen Pulpagewebes bis zu 3 mm in die Kanaleingänge
   - Spülung und Trocknung der Kavität
   - Applikation eines Wattepellets mit Formokresollösung auf die Kanaleingänge
   - dichter provisorischer Verschluß
3. Sitzung (etwa 5–10 Tage später):
   - Entfernung der provisorischen Füllung und des Wattepellets mit der Formokresollösung
   - Applikation der Mumifikationspaste (s. S. 114)
   - Unterfüllung
   - definitive Füllung bzw. Stahlkrone

Die 1. und 2. Sitzung können zusammengelegt werden, wenn keine Beschwerden bestehen.

Pulpektomie („Gangränbehandlung")

Prinzip
Konservative Wurzelbehandlung einer Pulpitis, die auch auf die Wurzelpulpa übergegriffen hat, oder einer Pulpanekrose

Kurzinformation
Die Pulpektomie bei Milchzähnen wird ebenfalls kontrovers diskutiert. Für Behandler, die die Anwendung von Formokresol ablehnen, stellt sie eine **Kompromißmaßnahme** zum Milchzahnerhalt dar. Aufgrund verschiedener anatomischer Gegebenheiten kann sie bei Frontzähnen besser durchgeführt werden als bei Molaren. Typische Probleme sind:

① dünner Cavumboden, akzessorische
   Kanäle in den interradikulären Raum
⇨ Aufbereitung u. Desinfektion unmöglich

② unregelmäßiges Kanallumen
⇨ Aufbereitung u. Desinfektion erschwert

③ starke Kanalkrümmung
⇨ Aufbereitung erschwert

④ physiologische Resorption
⇨ Längenbestimmung schwierig

⑤ Nähe des Zahnkeims
⇨ Keimschädigung bei Überinstrumentierung

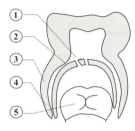

[Mod. nach Leisebach 1987]

Vorgehen:
1. **Sitzung:**
   - Kofferdam
   - Exkavieren, Zugangskavität präparieren (ggf. Höcker kürzen, bei Frontzähnen ist ein labialer Zugang sehr oft einfacher zu gestalten als ein palatinaler)
   - Arbeitslänge abschätzen: etwa $^2/_3$ des Wurzelkanals sollten aufbereitet werden können
   - Aufbereitung
   - desinfizierende Einlage mit Kalziumhydroxid, dichter Verschluß
2. **Sitzung:**
   - Kofferdam
   - Reinigung der Kanäle, Spülung, Trocknung
   - Wurzelfüllung mit resorbierbaren Materialien (Kalziumhydroxidpräparate, ZOE-Z)
   - Versorgung mit definitiver Füllung

Merke: Verwendung nicht resorbierbarer Materialien (z. B. Guttapercha) zur Wurzelfüllung bei Milchzähnen ist kontraindiziert!

„Offenlassen"
Früher häufig durchgeführte Maßnahme bei Pulpanekrose. Nach der Trepanation wird der Zahn bis fast auf Gingivaniveau heruntergeschliffen und offengelassen. Da durch diese Maßnahme weder die Platzhalterfunktion des Milchzahns noch kaufunktionelle Aspekte berücksichtigt und zudem allgemeine Symptome wie Appetitlosigkeit, Unlust am Spiel, Abgeschlagenheit als Folge beschrieben werden, kann sie als **obsolet** bezeichnet werden.

"KIND MIT ZAHNSCHMERZ"

Das Kind mit Zahnschmerz: mögliche Ursache und Therapie

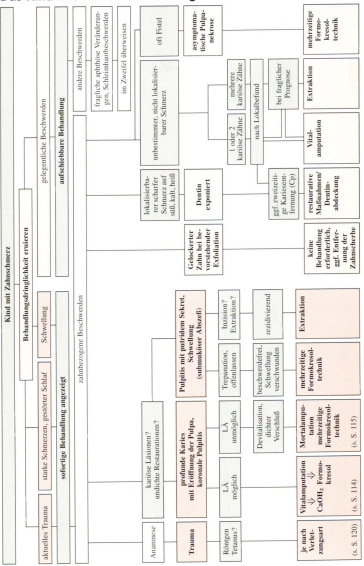

Mundschleimhautveränderungen in Kindes- und Jugendalter I. [Mod. nach Flaitz 1988 und Schmid-Meier 1994]

Klinik	Lokalisation/Alter	Diagnose	Ätiologie	Therapie	Differentialdiagnose
Weiße Veränderungen					
schwammig verdickte, weißliche Schleimhaut	Wangen- und Lippenschleimhaut, Gingiva propria / bei Geburt bis 1. Dekade	**Naevus spongiosus albus mucosae (weißer Schwammnävus)**	angeboren hereditär? (a.-d.)	keine	Leukoplakien, Morsicatio buccarum Dyskeratosen Lichen ruber planus fokale epitheliale Hyperplasie (Heck)
weiße, abstreifbare Beläge, darunter gerötete, leicht blutende Schleimhaut „über Nacht aufgetretener Rasen"	generalisiert / Neugeborene bis zur 2. Woche, Kleinkinder	**Candidiasis** (Soor)	Candida albicans	Antimykotika, (Nystatin) Chlorhexidin, 0,1 %	Milch- und Breireste Diphtheriebeläge Verätzung Leukoplakie
weiße, kalkspritzerartige Flecke (Koplick-Flecken)	bevorzugt um Öffnung des Ductus parotideus/Kindheit	**Morbilli** (Masern)	Masernvirus, Inkubationszeit 9–11 Tage	Arzt	
Rote Veränderungen					
flammende Rötung der Uvula, später: Himbeerzunge, Lymphknoten geschwollen, Pharyngitis, Fieber, Exanthem	Zunge, Tonsillen, Pharynx, Haut / Kindheit	**Scarlatina** (Scharlach)	β-hämolysierende Streptokokken, Inkubationszeit 2–4 Tage	Arzt (Penizillin)	
Rötung, Desquamation	Gaumendach / jedes Alter	**„pizza burn"** Verbrennung	heiße Gerichte (Pizza)	symptomatisch	
Pigmentierte Veränderungen					
blau-graue, auch farbige Pigmentation, anamnestisch Selbstverletzung	Gaumen, Vestibulum / Kindheit	**Graphitätowierung, Selbstverletzung mit Farbstiften**	Graphitpartikel (Bleistiftmine) oder Farbstiftpartikel	evt. Wund-revision, Entfernung abgebrochener Minen	Amalgamtätowierung, melanotischer Fleck
zahlreiche, dunkelbraune bis braunschwarze Flecke extraoral: kommaförmige, spritzerartige, scharf begrenzte Flecke perioral / periorbital	Lippe, Wange, selten Gingiva, Gaumen, Zunge / Geburt bis Kindheit	**Peutz-Jeghers-Syndrom**	neuroektodermale Dysplasie	Arzt	melanotische Flecken extraoral: Epheliden

Mundschleimhautveränderungen in Kindes- und Jugendalter II. [Mod. nach Flaitz 1988 und Schmid-Meier 1994]

Vesikuläre Veränderungen				
multiple Bläschen, Foetor ex ore, Fieber, Sialorhö, Lymphadenitis, ausgeprägte Gingivitis	generalisiert / 2.–4. Lebensjahr (aber auch später)	**Gingivostomatitis herpetica** **Cave: herpetische Nagelbettinfektion**	HSV Typ 1 (Primärinfekt), Inkubationszeit 4–6 Tage	symptomatisch (Bettruhe, Antipyretika), Chlorhexidin-Lsg., evtl. Arzt	Herpangina, ANUG
Fieber, rote Flecken, Bläschen, Erosionen, polymorphe Effloreszenzen („Sternkarte")	Kopf und Rumpf / 2.–15. Lebensjahr	**Varizellen** (Windpocken)	Varicella-Zoster-Virus, Inkubationszeit 10–14 Tage	symptomatisch, Arzt	
Fieber, Halsschmerz, Erbrechen, Abgeschlagenheit, Bläschen, Ulzerationen	Gaumenbögen, Gaumen, Tonsillen / 2.–15. Lebensjahr	**Herpangina** (Zahorsky)	Coxsackie-A-Virus Inkubationszeit 2–6 Tage	Chlorhexidin-Lsg. Bettruhe, Antipyretika	Gingivostomatitis herpetica
Bläschen, Ulzerationen, fleckige Erytheme	Mundschleimhaut, Hand, Finger, Fuß / Vorschulalter	**Hand-Fuß-Mund-Krankheit**	Coxsackie-A Viren Inkubationszeit 2–6 Tage	Arzt	Aphthen
Blasen auf mechanische Reize	generalisiert / angeboren	**Epidermolysis bullosa**	hereditär	Arzt	
multiple rote Maculae, große Blasen, Ulzerationen, Sialorhö, Foetor ex ore, Lymphadenitis	Wange, Lippe, Gaumen / junge Erwachsene	**Erythema exsudativum multiforme**	allergisch, kausal: Infektionen, Arzneimittel	Arzt	bullöse Dermatosen
Ulzeröse Veränderungen				
Erythem, seichte, schüsselförmig gedellte Ulzeration, Fibrinbelag	nicht keratinisierte Schleimhaut / 1.–2. Dekade	**chronisch rezidivierende Aphthe**	unklar, nicht infektiös	symptomatisch	Gingivostomatitis herpetica
Ulzerationen, Tonsillitis, Lymphadenitis, Fieber	weicher Gaumen / Jugendliche („kissing disease")	**Mononucleosis infectiosa**	Epstein-Barr-Virus, Inkubationszeit 8–28 Tage	Arzt	
kleines Ulcus mit schmierig belegtem Grund, ausgeprägte Lymphknotenschwellungen	Gingiva, Rachenring, Wangen, Lippen / Kinder	**oraler tuberkulöser Primärkomplex** (selten)	Mycobacterium tuberculosis (s. auch S. 185)	Arzt; Erkrankung meldepflichtig!	
großflächige Ulzeration, Fibrinschicht	generalisiert / jedes Alter	**Verätzung**	Säuren, Laugen	Spülung	Candidiasis, Leukoplakie
papilläre Veränderungen				
rundlich ovale Papeln mit rauher, zerklüfteter Oberfläche	Hände, Lippen, Gesicht / ab Schulalter	**Verruca vulgaris**	HPV Typ 1, 2, 4, oft Autoinokulation	Exzision, spontane Involution	Papillom, Condyloma acuminatum

Verletzungen von Milchzähnen
Kurzinformation

Fast jedes 3. Kind verletzt sich einmal einen Milchzahn. Es überwiegen **Luxationsverletzungen** (Alveolarknochen elastischer als beim Erwachsenen). Kronen- und Wurzelfrakturen sind eher selten.
Prinzipielles Therapieziel ist der Schutz der Zähne der 2. Dentition. Intrusionen führen am häufigsten zu Schäden an bleibenden Zähnen. Die **Eltern** sind **über mögliche Schädigungen der bleibenden Zähne aufzuklären** (Fehlbildungen und Verformungen im Kronen- oder Wurzelbereich, Dilazeration, verzögerter oder dystoper Durchbruch, Verfärbungen, Opazitäten).

Gegenüber Kostenträgern sollte **keinesfalls eine abschließende Beurteilung** erfolgen!

Beim Röntgen kann die Begleitperson das Kind auf den Schoß nehmen, mit einem Arm umgreifen, mit der anderen Hand den Filmhalter halten und das Kind gegen die Schulter fixieren. Alternativ kann ein Zahnfilm wie bei einer Aufbißaufnahme zwischen die Frontzähne gelegt werden, und der Zentralstrahl wird darauf mit etwa 45° eingestellt.

Verletzung	Therapie
Schmelzfrakturen	Glätten scharfer Kanten, Fluoridierung
Kronenfrakturen ohne Pulpabeteiligung	Dentinabdeckung, bei kooperativen Kindern Aufbau mit SÄT und Kompositen
Kronenfrakturen mit Pulpabeteiligung	Vitalamputation (Pulpektomie) und Restauration mit SÄT und Komposit, wenn: – Wurzelresorption noch nicht begonnen/gering – Kind kooperativ Extraktion, wenn: – Wurzelresorption fortgeschritten – Kind nicht kooperativ
Kronen-Wurzel-Frakturen	Extraktion
Wurzelfrakturen	Kontrolle und weiche Kost (Schienung fast nie möglich), bei Pulpanekrose des koronalen Fragments Extraktion nur des koronalen Fragments, apikales wird physiologischer Resorption überlassen
Kontusion	Kontrolle und weiche Kost
Subluxation	Kontrolle und weiche Kost bei fortgeschrittener Wurzelresorption: Extraktion
Luxation	Kontrolle, wenn: – Verlagerung der Zahnkrone nach palatinal – keine Okklusionsstörung – kein Aspirationsrisiko (allmähliche Reposition durch Zungendruck) Extraktion, wenn: – Verlagerung des Zahns nach labial – Störung der Okklusion – Risiko der Aspiration durch Lockerung
Intrusion	Zahnsäckchen des bleibenden Zahns nicht betroffen: (Kind < 4 Jahre oder Zahn nach labial intrudiert: Röntgenbild [Aufbiß]: Zahn verkürzt dargestellt) Reeruption abwarten (2–4 Monate), bei Infektion: Extraktion Zahnsäckchen des bleibenden Zahns gefährdet: (Kind > 5 Jahre oder Zahn nach palatinal intrudiert: Röntgenbild [Aufbiß]: Zahn verlängert dargestellt) Extraktion: keine Hebel verwenden, Zahn mit der Zange nur approximal fassen (Gewebeschädigung vermeiden)
Extrusion	Extraktion (wenn mehr als 1–2 mm)
Avulsion	keine Replantation

EXTRAKTIONEN IM WECHSELGEBISS

Extraktionen im Wechselgebiß
Kurzinformation
Extraktionen aus kieferorthopädischen Gründen sollten nur nach sorgfältiger Planung durch einen Kieferorthopäden indiziert werden. Alle geforderten Extraktionen sollten **schriftlich** auf einer **Extraktionsanweisung unter Überlassung der entsprechenden Röntgenunterlagen** fixiert werden. Der allgemeinzahnärztlich tätige Zahnarzt sollte zudem im Zweifel (Schreibfehler, Seitenverwechslung etc.) stets beim Kieferorthopäden rückfragen.

„Steuerung des Zahndurchbruchs" (Hotz) oder Serienextraktion (Kjellgren)
ist die planmäßige Entfernung der oberen III-er und IV-er sowie der 4er, mit dem Ziel der **Beseitigung von Fehlstellungen der Frontzähne** (Engstände) ohne weiteren Einsatz kieferorthopädischer Apparaturen. Indikationsbereich ist eine Klasse I mit frontalem Engstand, ein tiefer Biß stellt eine Kontraindikation dar.

Ablauf:
1. Entfernung der III-er, spontane Auflockerung des frontalen Engstandes
2. Entfernung der IV-er zur Beschleunigung des Durchbruchs der 4er
3. vorzeitiger Durchbruch der 4er und Extraktion (s.unten)
4. ungestörter Durchbruch von 5ern und 3ern in lückiger Stellung. Der Lückenschluß vollzieht sich mit dem Durchbruch der 7er.

Bei der Extraktion der 4er ist die Wahl des Extraktionszeitpunktes von der Lage und dem Durchbruchstand der 3er und 5er abhängig. [Nach Hotz 1980]

Durchbruch des 5ers weit vor dem des 3ers zu erwarten: 4er hält die Lücke, Extraktion erst nach Durchbruch des 5ers

Durchbruch des 3ers vor dem des 5ers zu erwarten: 5er durch V-er noch gehalten, frühzeitige Extraktion der 4er, um Distal- und Tiefertreten des 3ers zu ermöglichen.

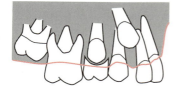
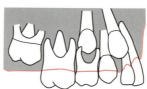

Extraktion von 6-Jahr-Molaren
erfolgt meist wegen ausgeprägten Zerstörungsgrads. Entscheidend für einen erfolgreichen Lückenschluß ist der **Extraktionszeitpunkt**. Er sollte nach Möglichkeit mit einem Kieferorthopäden abgestimmt werden. Als Faustregel kann gelten:

	bei ausreichendem Raum im SZB	bei Engständen im SZB
OK	Extraktion möglichst früh, damit 7er-Keim in die Lücke wandern kann	Extraktion möglichst nach Durchbruch des 7ers, damit Lücke zum Ausgleich des Engstands genutzt werden kann
UK	Extraktion nach Durchbruch des 5ers, um Distalwanderung des Keimes zu verhindern	Extraktion frühzeitig, um durch Distalwanderung des 5er-Keims eine Auflockerung des Engstands zu erreichen

Kieferorthopädie

Die Kieferorthopädie dient der **Prophylaxe und Therapie von Gebißfehlbildungen und Fehlstellungen der Zähne**. Form, Funktion und Ästhetik sollen ein „individuelles Optimum" erreichen (Andresen 1928). Die Verwirklichung dieses komplexen Ziels wird über verschiedene Therapieansätze bzw. -konzepte („Schulen") angestrebt, deren Vermittlung in der Regel eine mehrjährige **Weiterbildungszeit** benötigt. Der Kieferorthopäde ist ein **Facharzt**, er beschränkt sich in der Regel in seiner Tätigkeit auf sein Fachgebiet.

Aus ethischen und forensischen Gründen sollte **der nicht weitergebildete** Zahnarzt kieferorthopädische Behandlungsmaßnahmen nur durchführen, wenn er die im Einzelfall **erforderlichen diagnostischen und therapeutischen Schritte beherrscht (faktische Kompetenz)**. Als typische Fehler und Risiken gelten insbesondere **fehlindizierte**, auch **ohne Gesamtplan durchgeführte Extraktionstherapie** (z. B. bei Nichtanlage von Zähnen Entfernung retinierter Eckzähne, die eingestellt werden können), Dehnung bei nicht erkannter Nichtanlage von Zähnen, Überdehnung bis zur bukkalen Nonokklusion oder die **Erzeugung neuer Anomalien durch fehlindizierte Apparaturen** (z. B. offener Biß durch Anwendung einer schiefen Ebene zur gleichzeitigen Überstellung mehrerer Schneidezähne).

Im Kontext einer optimalen Betreuung seiner jungen Patienten sollte der Zahnarzt bei der kinderzahnheilkundlichen Kontrolle nicht allein eine adäquate konservierende Versorgung und die koordinierte Durchführung individual-prophylaktischer Maßnahmen betreiben, sondern auch **die dentoalveoläre, okklusale bzw. skelettofaziale Entwicklung beurteilen und Anomalien frühzeitig erkennen**. Ein kurzes Screening, das Grundelemente kieferorthopädischer Befunderhebung umfaßt, sollte bei jeder Kontrolle durchgeführt werden.

Kieferorthopädisches Screening

✓ Erfassen von Entwicklungsstörungen der Dentition (Zahnzahl, Form, Größe, Struktur)
✓ Durchbruchszeitpunkt und Durchbruchsreihenfolge, Durchbruchshindernisse
✓ Habits/Dyskinesien (Lutschen, Mundatmung, Zungenspiele, Knirschen etc.)
✓ Sprachstörungen
✓ Gesichtsproportionen, Profilverlauf, Weichteildynamik (Lippenhaltung, Lippentonus)
✓ Okklusionskontrolle: Kreuzbiß?, Overjet?, Overbite?
✓ intramaxilläre Zahnstellung/Platzbeurteilung
✓ Langzeitprognose der 6er
✓ ggf. OPG mit 9 Jahren, um Anlage/Keimlage der bleibenden Zähne zu beurteilen
✓ ab 9 Jahren Palpation der OK-3er in der Umschlagsfalte

Die rechtzeitige Überweisung zum Facharzt ist immer anzuraten, wenn Störungen der normalen Gebißentwicklung befürchtet werden. Während der eigentlichen KFO-Behandlung ist die kollegiale und kooperative beiderseitige Zusammenarbeit erforderlich. Ein adäquater Informationsfluß (Arztbriefe) ist dabei von großer Bedeutung. Durch Mißverständnisse können schwerwiegende Fehler und Schäden erwachsen: z.B. Entfernung eines falschen, retinierten oder durchgebrochenen Zahns, wie 5er statt 4er, oder eines falschen Milchzahns (Durchbruchssteuerung). Daher sollte stets vor Extraktionen eine entsprechende, **schriftliche Extraktionsanweisung** durch den Kieferorthopäden ausgestellt werden. Extraktionen aus kieferorthopädischer Indikation sollte man prinzipiell nur bei Vorliegen einer solchen Anweisung und der **erforderlichen Röntgenunterlagen durchführen.**

KIEFERORTHOPÄDIE: WER, WAS WANN

Kieferorthopädische Aspekte der zahnärztlichen Betreuung

Kinderzahnheilkundliche Betreuung

Überwachen der Gebißentwicklung und des Zahnwechsels ("KFO-Screening")

: Überweisung

Erhalt der Stützzonen
- Kariesprophylaxe
- adäquate MZ-Restauration
- Lückenhalter

Prävention von Fehlentwicklungen
- Einschleifen von MZ bei Zwangsbiß
- Erkennen und Abstellen von Habits

Abschätzen des KFO-Behandlungsbedarfs und des Überweisungszeitpunkts

Maßnahmen auf Veranlassung des Kieferorthopäden im Rahmen der KFO
- (MZ-)Extraktionen
- Lippenbandexzisionen
- Freilegung retinierter Zähne

Sicherung des Behandlungsergebnisses
- Korrektur der Kronenform
  (Konturieren von Zahnkronen,
  Aufbau von Zapfenzähnen o.ä.)
- Germektomie/Entfernung der Weisheitszähne

Lebenslange zahnärztliche Betreuung
Erkennen und Nutzen von KFO-Möglichkeiten bei der Zahnersatzplanung

---

Kieferorthopädische Betreuung

Feststellen der Behandlungsnotwendigkeit und Festlegen des Behandlungsbeginns

KFO-Diagnostik/Behandlungsplanung

KFO-Behandlung im engeren Sinne

Retention

---

präprothetische KFO-Maßnahmen
- Lückenöffnung
- Distalisieren von Pfeilern
- Aufrichten gekippter Zähne

Behandlungsbeginn bei verschiedenen Anomalien
[Mod. nach Witt 1973]

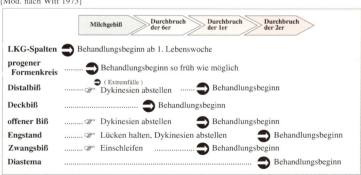

Definition kieferorthopädischer Bezugsebenen

Raphe-Median-Ebene (Sagittalebene)
definiert durch anatomische Bezugspunkte auf der Raphe palatina:
1. Abgang des 2. Gaumenfaltenpaares von der Raphe palatina
2. Übergang vom hartem zum weichen Gaumen auf der Raphe (Mittelpunkt zwischen den Foveolae palatinae)

Referenzebene für transversale Beurteilung der Zahnstellung

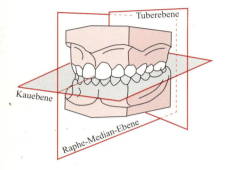

Tuberebene (Parafrontalebene)
im rechten Winkel zur Raphe-Median-Ebene stehend, verläuft durch die Tubera maxillae
Referenzebene für sagittale Beurteilung der Zahnstellung

Kauebene (Horizontalebene)
senkrecht zu den beiden vorgenannten Ebenen stehend, verläuft durch die bukkalen Höckerspitzen des 1. Prämolaren und durch die mesiobukkale Höckerspitze des 1. Molaren
Referenzebene für vertikale Beurteilung der Zahnstellung

Nomenklatur zur Klassifikation von Fehlstellungen

Fehlstellungen	Sagittale Ebene	Transversale Ebene	Vertikale Ebene
Einzelzähne	mesialer/distaler Kippstand (Inklination) Drehstand (Rotation) Falschstand im Ganzen (Mesial-/Distalstand) Transposition	vestibulärer/oraler Kippstand (Inklination) Falschstand im Ganzen (Lingual-/ Palatinal-/, Bukkal-/Vestibulärstand)	Retention Hochstand (Supraposition) Tiefstand (Infraposition)
Zahngruppen	Spitzfront (protrudiert) Flachfront (Steilstand) Mesialstand Distalstand	Engstand Lückenstand	Hochstand (Supraposition) Tiefstand (Infraposition)
Okklusionsabweichungen	Distalbiß Mesialbiß frontaler Kopfbiß frontaler Kreuzbiß vergrößerter Overjet	Kreuzbiß einfache Nonokklusion gekreuzte Nonokklusion einfacher Höckerbiß doppelter Höckerbiß gekreuzter Höckerbiß	Tiefbiß Deckbiß offener Biß vergrößerter Overbite

KFO-NOMENKLATUR II

Overjet
Sagittale Frontzahnstufe
ist definiert als Abstand zwischen der Labialfläche der unteren mittleren und der Inzisalkante der oberen mittleren Schneidezähne.
Messung parallel zur Kauebene.

Overbite
Frontaler Überbiß
Überbiß der oberen Schneidezähne über die unteren.
Die Inzisalkante der oberen Schneidezähne wird zur Messung parallel zur Kauebene auf der Labialfläche der unteren markiert. Der Abstand der Markierung zur Inzisalkante der unteren Inzisivi ergibt den Betrag des Überbisses. Beim offenen Biß wird die vertikale Distanz zwischen den Schneidekanten der Inzisivi gemessen.

Tiefbiß	vertikaler Überbiß (overbite) von mehr als 3 mm (amerikanische Literatur 5 mm)
Deckbiß	tiefer Biß bei Steilstand der OK-Front auf breiter apikaler Basis mit Gingivakontakt
offener Biß	fehlender Kontakt der Front- (frontal offener B.) /Seitenzähne (lateral offener B.) in Schlußbißstellung mit vertikaler Distanz der Schneidekanten/Kauflächen

Nomenklatur der transversalen Okklusionsanomalien.
[Nach Schulze 1978]

regelrechte Verzahnung	gekreuzte Nonokklusion	gekreuzter Höckerbiß	Kreuzbiß

Hinweis:
Vereinfachend wird im allgemeinen zahnärztlichen Sprachgebrauch der Begriff „Kreuzbiß" (Mordex tortuosus) oft für alle transversalen Bißanomalien benutzt.

	doppelter Höckerbiß	einfacher Höckerbiß	einfache Nonokklusion

Nomenklatur und Einteilung des Engstandes (ES)
nach ätiologischen Aspekten:

	Ätiologie/Ursache	charakteristische Symptome
primärer Engstand	genetisch determiniert, Mißverhältnis zwischen Zahn- und Kiefergröße	Stellungsanomalie der Front: „Persistenz des Knospenzustands" unterminierende Resorptionen
sekundärer Engstand	aquiriert, bedingt durch Mesialwanderung der Seitenzähne nach Platzverlust in der Stützzone	frontaler ES, oft mit dentaler MLV ES u. Platzmangel i.B. der Stützzone Vestibulärstand der Eckzähne Beziehung d. 1. Gaumenfaltenpaares zum Eckzahn verändert (Hauser) Kippung von PM nach mesial Drehstand von 6ern (Mesiorotation) geschlossene Zahnreihe bei Nichtanlage geschlossene Zahnreihe bei Labialstand der Front
tertiärer Engastand	Ätiopathogenese umstritten: – Weisheitszahndurchbruch? – Verknöcherung der Synchondrosis sphenooccipitalis: Wachstumsschub des UK, UK kann sich nicht mehr vorverlagern (dentale Abstützung), UK Front stellt sich steil	ab 16. Lebensjahr auftretend im Bereich der UK-Front

nach dem Ausprägungsgrad (bei Klasse I). [Nach Hotz 1980]

leichter Engstand (Engstand 1. Grades):
leichte Stellungsveränderungen der Frontzähne, Stützzonen o.B.

mittlerer Engstand (Engstand 2. Grades):
deutliche Stellungsanomalien der Frontzähne, Platzmangel im Ausmaß von höchstens der Breite eines seitlichen Schneidezahns, Stützzonen o.B.

ausgeprägter Engstand (Engstand 3. Grades):
Stellungsanomalien aller 4 Frontzähne, Platzmangel von mehr als der Breite des seitlichen Schneidezahns, Stützzonen ungünstig, Resorption benachbarter Milchzähne

nach dem Verhältnis zwischen Zahnbogenbreite und apikaler Basis.
[Nach Lundstroem 1923]

apikale Basis groß ⇨ koronaler Engstand:
Dehnung des Zahnbogens möglich

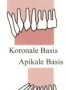

apikale Basis klein ⇨ apikaler Engstand:
Dehnung des Zahnbogens kontraindiziert

Mittellinienverschiebung (MLV)
alveoläre (synonym: dentale, dentoalveoläre) MLV.
[Nach Rakosi u. Jonas 1989]

Zahnbogenmitte weicht von Kiefermitte ab.
Beurteilungskriterien:
1. klinisch: Mitte der OK-1er zur Gesichtsmitte
2. klinisch: Mitte der UK-1er zur Kinnmitte
3. Modellanalyse
   im OK: eindeutig aus dem Modell zu bestimmen:
   Abweichen der Zahnbogenmitte von der Raphe-Median-Ebene
   im UK: nicht eindeutig aus dem Modell zu bestimmen!
   Hinweise: Verlauf des Lippen- bzw. Zungenbändchens, Kippung der Schneidezähne
4. Spinaaufnahme/Röntgenuntersuchung

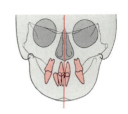

mandibuläre (synonym: gnathische) MLV

Verschiebung der UK-Mitte zur nicht verschobenen OK-Mitte, d.h. zur **Schädelmedianen**.
Dabei lassen sich **funktionell** unterscheiden:

– **Lateookklusion:**
   In der Ruheschwebe liegt die Unterkiefermitte auf der Schädelmedianen, im Schlußbiß besteht eine Verschiebung nach lateral.

   Es besteht eine dentale Zwangsbißführung.
   Prognose: relativ günstig

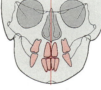 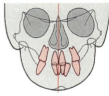

Ruheschwebe — Schlußbiß

– **Laterognathie:**
   In Ruheschwebe und Schlußbiß besteht eine seitliche Verschiebung der Unterkiefermitte zur Schädelmedianen.

   Es besteht eine echte Asymmetrie.
   Prognose: relativ ungünstig

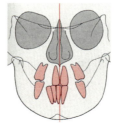 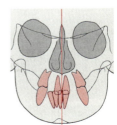

Klassifikation der Okklusion nach Angle

Klassische Unterteilung sagittaler Okklusionsabweichungen nach der mesio-distalen Lagebeziehung der ersten Molaren; die Oberkiefer-6er gelten als „Schlüssel der Okklusion", der am weitesten distal stehende OK-6er steht per definitionem richtig.
Bei der Beurteilung sagittaler Bißabweichungen ist zwischen intermaxillärer Zahnstellungsanomalie und dysgnather Bißlage zu differenzieren.

Merke: Bißstellung ist nicht Bißlage

Angle-Klasse I
(Neutralbiß, Normokklusion)
Der mesiobukkale Höcker des OK-6ers greift in die Furche zwischen mesio- und mediobukkalem Höcker des UK-6ers.
Der OK-3er liegt eine halbe Prämolarenbreite hinter dem UK-3er zwischen Eckzahnspitze und der Höckerspitze des UK-4ers.
Jeder Zahn hat zwei Antagonisten
(Ausnahme UK-1er und OK-8er).

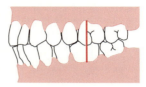

Angle-Klasse II (Distalbiß)
Abteilung 1:
mit Labialstand der oberen Front (Spitzfront)

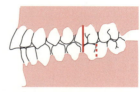

Abteilung 2:
mit Steilstand der oberen Front (Flachfront)

Die untere Zahnreihe steht gegenüber der oberen distal; die Angabe der Entfernung vom Neutralbiß erfolgt in „Prämolarenbreiten" (Pb).
Bei einer Distalbißstellung um $1/2$ Pb hat jeder Seitenzahn nur einen Antagonisten („singulärer Antagonismus").

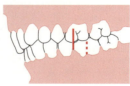

Angle-Klasse III (Mesialbiß)

Die untere Zahnreihe steht gegenüber der oberen mesial; die Angabe der Entfernung vom Neutralbiß erfolgt in „Prämolarenbreiten" (Pb).

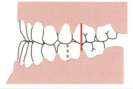

BISSLAGE

Bestimmung der Bißlage
(„Umdenken" nach Schwarz oder „Rekonstruktion " nach Grünberg)

Gedankliche Korrektur der Bißstellung von Seitenzähnen durch Rekonstruktion von pathologischen Mesial- oder Distalwanderungen oder noch zu erwartenden physiologischen Mesialwanderungen.

Bißlage = Okklusion nach Rekonstruktion

Beispiele:
distale Stellung der 1. Molaren, da Wanderung des OK-6ers nach mesial aber neutrale Bißlage

neutrale Stellung der 1. Molaren, da Wanderung des UK-6ers nach mesial aber distale Bißlage

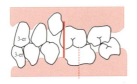
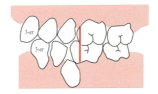

Einige extra- und intraorale Symptome und Hinweise auf:
Angle-Klasse II /1

extraorale	intraorale
• konvexes Gesichtsprofil (Kinn liegt relativ weit dorsal) • stark negative Lippentreppe • verkürztes unteres Gesichtsdrittel • potentiell inkompetente oder inkompetente Lippen, oft trockene Lippen	• OK schmal, hoher Gaumen, „Spitzfront" (Labialstand der OK-Frontzähne) • sagittal kleine apikale Basis im OK • umgekehrte Spee-Kurve im OK und ausgeprägte Spee-Kurve im UK = tiefer Biß

Angle-Klasse II /2

extraorale	intraorale

• konvexes Gesichtsprofil (Kinn liegt relativ weit dorsal)
• ausgeprägte Mentolabialfalte
• stark negative Lippentreppe
• dominante Nase
• ausgeprägte Mentolabialfalte und vorspringendes Kinn
	• OK: große apikale Basis sagittal und transversal
	• koronaler Engstand im OK
	• OK:
	  – Steilstand der 1er, 2er stehen normal o. labial
	  – 4 FZ stehen steil, 3er labial
	  – alle 6 FZ stehen steil
	• tiefer Biß/Deckbiß

Angle-Klasse III

extraorale	intraorale
• konkaves Gesichtsprofil (Kinn liegt relativ weit ventral) • positive Lippentreppe	• Kreuzbiß von Einzelzähnen oder Zahngruppen

Habits (orofaziale Fehlfunktionen, Dyskinesien)
Schluckakt, Schluckmuster

Persistenz des **viszeralen Schluckakts über das 4. Lebensjahr hinaus** wird als orofaziale Dyskinesie gewertet.

Kriterien des normalen und des atypischen Schluckakts	
normal: somatische Schluckart	atypisch: viszerale Schluckart
keine Kontraktion der mimischen Muskulatur	Kontraktion der Lippenmuskulatur; bei Verhinderung des Lippenschlusses ist Schlucken fast unmöglich
palpatorisch feststellbare Kontraktion des M. masseter während des Schluckens	keine palpatorisch feststellbare Kontraktion des M. masseter während des Schluckens
Zähne sind in Kontakt	fehlender Zahnkontakt
Zungenmasse bleibt im Mundinnenraum	Protrusion der Zungenspitze zwischen die Schneidekanten während des Schluckens

Zungenpressen
- **Ätiologische Differenzierung des Zungenpressens**

Zungenpressen	primäres	sekundäres
Definition	verursacht Anomalie	adaptiv bei vorhandener Anomalie
z. B. bei	Tonsillenhyperplasie	Zahnverlust und Lückenbildung
Therapieprinzip	Beseitigung der Fehlfunktion (funktionell, Druckelimination)	Beseitigung der morphologischen Anomalie (aktiv-mechanisch, Kraftapplikation)

- **Klassifikation des Zungenpressens.** [Nach Brauer u. Holt 1965]

Typ I	**nicht deformierendes Pressen**	
Typ II	**frontal deformierendes Pressen**	frontal offener Biß – mit Overjet – mit Kreuzbiß
Typ III	**lateral deformierendes Pressen**	lateral offener Biß Kreuzbiß Tiefbiß
Typ IV	**frontal und lateral deformierendes Pressen**	frontal und lateral offener Biß – mit Overjet – mit Kreuzbiß

Lippendyskinesien
- **Einteilung der Lippenkonfigurationen.** [Nach Rakosi u. Jonas 1989]

kompetente Lippen	Lippen berühren sich bei entspannter Muskulatur leicht
inkompetente Lippen (Lippeninsuffizienz)	anatomisch zu kurze Lippen, die sich bei entspannter Muskulatur nicht berühren. Lippenschluß nur bei aktiver Kontraktion des M. orbicularis oris möglich.
potentiell inkompetente Lippen	Labialstand der oberen Inzisiven behindert normalen Lippenschluß, Lippen normal entwickelt
aufgerollte Lippen	zu stark entwickelte Lippen bei zu schwachem Tonus der Muskulatur.

- **Lippenfehlfunktion**

Lippensaugen, -beißen	Unterlippe wird hinter die oberen Schneidezähne gesogen.
möglicheFolgen:	Protusion der oberen Schneidezähne, Hemmung der Sagittalentwicklung des anterioren UK-Alveolarfortsatzes
Lippenpressen	Pressen der Unterlippen, Hypervalenz des M. mentalis
mögliche Folgen:	Steilstand der Frontzähne

HABITS / DYSKINESIEN II

Lutschgewohnheiten

Dazu zählen Lutschen an Beruhigungssaugern, Daumenlutschen, Fingerlutschen, Verwendung anderer Lutschkörper (Bettzipfel etc.). Eine positive Lutschanamnese findet sich bei etwa 70–80 % der Kinder. Das **Daumenlutschen** zeigt eine langsam sinkende Prävalenzrate (unter Schulkindern von 8 - 11 Jahren noch 8–15 % Daumenlutscher).

Die **Auswirkungen des Lutschens** sind abhängig von:
- **Intensität** und **Dauer** der Lutschgewohnheit
- Entwicklung **sekundärer Fehlfunktionen** (z.B. Zungenpressen)
- **Art** der Lutschgewohnheit und **Lage des Lutschkörpers**, z.B.:

Daumenlutschen ⇨ Labialkippung der OK -Frontzähne,
mit Anpressen des Lutschfingers an   Anteinklination des OK,
den Oberkiefer   Entwicklung des Distalbisses begünstigt,
    lutschoffener Biß (oft asymmetrisch)

Fingerlutschen ⇨ Labialkippung der OK und-UK-Frontzähne,
mit Anpressen des Lutschfingers an   Entwicklung eines frontalen Kopfbisses
den Unterkiefer   oder Kreuzbisses begünstigt

Mundatmung (oronasale Atmung): Hinweise, Differentialdiagnose, Therapie

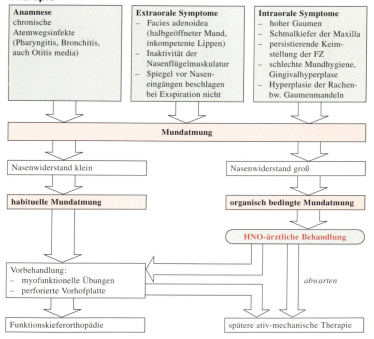

Sprachstörungen

Bei Sprachstörungen (z.B. Sigmatismus) ist die Abklärung mit dem Pädiater bzw. Kieferorthopäden und ggf. Überweisung an einen Logopäden sinnvoll.

Schädel- und Gesichtsbefunde

● **Morphologischer Gesichtsindex**
[Nach Martin u. Saller 1957]

$$I = \frac{\text{morphologische Gesichtshöhe} \cdot 100}{\text{Jochbogenbreite}}$$

Gesichtshöhe: Nasion – Gnathion
Jochbogenbreite: Zygonion – Zygonion
Bewertung:
    < 78,9   hypereuryprosop
    79,0–83,9   euryprosop
    84,0–87,9   mesoprosop
    88,0–92,9   leptoprosop
    ≥ 93,0   hyperleptoprosop

● **Längen-Breiten-Index des Kopfes**
[Nach Martin u. Saller 1957]

$$I = \frac{\text{größte Kopfbreite} \cdot 100}{\text{größte Kopflänge}}$$

Kopfbreite: Euryon – Euryon
Kopflänge: Opisthokranion – Glabella
Bewertung:
    < 75,9   dolichozephal (Langschädel)
    76,0–80,9   mesozephal
    81,0–85,4   brachyzephal (Kurzschädel)
    ≥ 85,5   hyperbrachyzephal

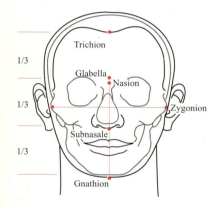
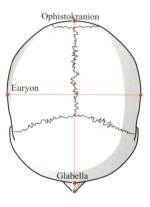

Harmonischer Gesichtsaufbau; sog. Kollmann-Proportionen:
  oberes Gesichtsdrittel (Stirnhöhe) = Distanz Trichion – Glabella
  mittleres Gesichtsdrittel = Distanz Glabella – Subnasale
  unteres Gesichtsdrittel = Distanz Subnasale – Gnathion

● **Lippenprofil (Lippentreppe).** [Nach Korkhaus 1939, Abbildungen aus Rakosi, Jonas 1989]

positive Lippentreppe	Lippentreppe leicht negativ	stark negative Lippentreppe
Hinweis auf Klasse-III-Anomalie	normal	Hinweis auf Klasse-II-Anomalie

PROFILANALYSE

Profilanalyse. [Nach Schwarz 1958]
Photostatanalyse nach A.M. Schwarz

ideal: Biometgesicht
(gerades Durchschnittsgesicht)
- Sn auf der Pn-Senkrechten
- Pog am Übergang zum hinteren Drittel des KPF

N	Hautnasion
Sn	Subnasale
Gn	Hautgnathion
Pog	Hautpogonion
P	Porion (oberster Punkt des Gehöreingangs)
Or	Orbitale (eine Lidspaltbreite senkrecht unter der Pupille des geöffneten, geradeausblickenden Auges)
H	Frankfurter Horizontale
Po	Perpendiculare orbitale (Simon)
Pn	Perpendiculare nasale (Dreyfuss)
KPF	Kieferprofilfeld

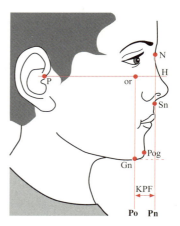

Analyse des Lippenprofils

ideal: Biometgesicht
(gerades Durchschnittsgesicht)
- T halbiert das Operlippenrot, berührt die Unterlippenkante und bildet mit der Pn-Senkrechten einen Winkel von 10°

Po	Perpendiculare orbitale (Simon)
Pn	Perpendiculare nasale (Dreyfuss)
KPF	Kieferprofilfeld
Sn	Subnasale **Pog** Hautpogonion
Ls	Labrale superius **Li** Labrale inferius
Sto	Stomion
T	Mundtangente (Sn – Pog)

- **9 mögliche Varianten im Profilverlauf**

Lage Sn zu Pn-Senkrechter	Verschiebung Pog zu Sn bzw. ∠ T zu Pn (bzw. zu einer Parallelen)
Durchschnittsgesicht Sn auf Pn-Senkrechter	**gerades Profil** ∠ T zu Pn 10°
Rückgesicht Sn hinter Pn-Senkrechter	**nach hinten schiefes Profil** ∠ T zu Pn >10°
Vorgesicht Sn vor Pn-Senkrechter	**nach vorne schiefes Profil** ∠ T zu Pn < 10°

Kephalometrische Analyse im Fernröntgenseitenbild (FRS)
Kurzinformation
Wichtiges diagnostisches Verfahren, welches Informationen über die **Lokalisation einer Dysgnathie im Gesichtschädel**, aber auch über **Aufbau des Gesichtsschädels** und **Beziehung der Kieferbasen (OK zu UK)** und über **Wachstumstendenzen und -richtung** vermitteln kann. Dabei gibt es eine Vielzahl von kephalometrischen Analyseverfahren (z. B. Ricketts, Steiner, McNanamara, Segner und Hasund).

FRS – radiologisch technische Daten

Wesentliche Expositionsfaktoren:
- **Fokus-Film-Abstand:** 150–400 cm; ermöglicht: weitgehend maßgetreue Reproduktion ohne Vergrößerung oder Verzerrung
- **Film:** Standarddaten; Verlaufsfolie ermöglicht Abbildung des Weichteilprofils

Wesentliche Projektionsfaktoren:
- **Kopfposition:** Patient sitzt oder steht (je nach Apparat), Medianebene parallel zur Kassette, weitere Kopfposition durch Einstellhilfen vorgegeben
- **Filmgröße:** 18 x 24 cm
- **Richtung des Zentralstrahls:** senkrecht zur Medianebene durch einen Punkt 1 cm vor dem Porus acusticus externus, etwa auf dem Jochbeinkörper

Durchzeichnen des FRS
Voraussetzungen sind: Lichtkasten, Acetatpapier, Klebeband zur Fixation des Bildes, spitzer Bleistift, Winkelmesser, Abblendschablonen (z. B. schwarze Pappe). Das FRS wird mit dem **Profil nach rechts** auf den Lichtkasten gelegt. Abdunkeln des Raums kann bei der Suche nach kephalometrischen Bezugspunkten hilfreich sein.

Bezugspunkte
können differenziert werden in:

• **unilaterale Punkte**	Punkte, die in der Schädelmedianen liegen (höhere methodische Genauigkeit)
• **bilaterale Punkte**	Punkte, die nicht in der Schädelmedianen liegen; z. B. alle Punkte am aufsteigenden Ast (geringere methodische Genauigkeit)

sowie

– **anatomische Punkte**	an oder innerhalb von Knochenkonturen lokalisierbare Punkte (z. B. Nasion, A-Punkt, Spina nasalis anterior)
– **röntgenologische Punkte**	Punkte am Schnittpunkt zweier Röntgenschatten (z. B. Articulare)
– **konstruierte Punkte**	z. B. Sellamitte, Gonion

Fehlermöglichkeiten und ihre Vermeidung:

Bilaterale Punkte	Bedingt durch die leichte Vergrößerung finden sich häufig zwei Konturen der Mandibula. Für die Bestimmung von Go beide Konturen durchzeichnen und den Bezugspunkt mitteln.
Schwierige Punkte	Orbitale, A-Punkt, Spina nasalis posterior. Oft ist es hilfreich, den übrigen Bereich des Röntgenbildes auszublenden.
Zeichenfehler	liegen bei guter Technik bei etwa ± 0,5° bzw. ± 0,5 mm. Geringfügige Veränderungen beim Vergleich von Röntgenbildern sollten daher mit Vorsicht interpretiert werden.
„Fernröntgendiagnostik"	Alle gefundenen Werte sollten stets vor dem Hintergrund eines Gesamtbefunds bewertet werden.

KEPHALOMETRIE: BEZUGSPUNKTE

Wichtige kephalometrische Bezugspunkte.

[Mod. nach Rakosi u. Jonas 1989]

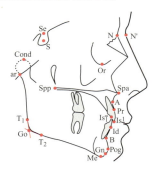

	Bezeichnung	Definition. [Vereinfachend nach Baugut 1983]
N	Nasion	vorderes Ende der Sutura nasofrontalis
S	Sellamitte	Mittelpunkt der Sella turcica
Se	Sellaeingang nach A.M. Schwarz	Mitte des Sellaeingangs
Or	Orbitale	kaudalster Punkt der knöchernen Orbita
Cond	Condylion	dorsokranialster Punkt des Kondylus
ar	Articulare	Schnittpunkt des dorsalen Randes des aufsteigenden UK-Astes mit dem äußeren unteren Schatten der Schädelbasis
Spp	Spina nasalis posterior	Schnittpunkt der Verlängerung der vorderen Wand der Fossa pterygopalatina mit dem Nasenboden
Spa	Spina nasalis anterior	Spitze der Spina nasalis anterior
A	A-Punkt (Subspinale)	tiefste Einziehung zwischen Spa und Pr
Pr	Prosthion	vorderster unterster Punkt am Alveolarfortsatz der oberen Inzisivi
$I^{\underline{1}}$	Incision superius	Schneidekante des am weitesten vorn gelegenen oberen mittleren 1ers
$I_{\overline{1}}$	Incision inferius	Schneidekante des am weitesten vorn gelegenen unteren 1ers
Id	Infradentale	vorderster oberster Punkt am Alveolarfortsatz der unteren Inzisivi
B	B-Punkt (Supramentale)	tiefste Einziehung der vorderen Begrenzung des Alveolarfortsatzes des UK
Pog	Pogonion	vorderster Punkt des knöchernen Kinns
Me	Menton	unterster Punkt des knöchernen Kinns
Gn	Gnathion	vorderster unterster Punkt des knöchernen Kinns; Schnittpunkt der Senkrechten auf Linie Pog-Me mit der knöchernen Kinnkontur
Go	Gonion	Schnittpunkt der Tangente ar-T1 (hintere Ramuslinie) mit der Tangente T2-Me (Mandibularplanunm)
N'	Hautnasion	Scheitelpunkt der Weichteilkonvexität zwischen Stirn u. Nase

Memorix

KEPHALOMETRIE: WACHSTUMSRICHTUNG

Analyse der Wachstumsrichtung. [Mod. nach Rakosi und Jonas 1989]

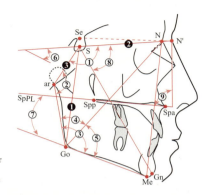

Erforderliche Bezugspunkte:
- **S**   Sellamitte
- **Se**   Sellaeingang
- **n**   Nasion
- **ar**   Articulare
- **Go**   Gonion
- **Me**   Menton
- **Gn**   Gnathion
- **Spp**   Spina nasalis posterior
- **Spa**   Spina nasalis anterior
- **SpPl**   Oberkiefergrundebene

Messung	Norm	vergrößert	verkleinert	Bemerkungen
① N-S-ar Sellawinkel	123° ± 5°	posteriore Lage der Gelenkgrube	anteriore Lage der Gelenkgrube	
② S-ar-Go Gelenkwinkel	143° ± 6°	retrognather UK (Bißöffnung, Distalisation SZ)	prognather UK (Bißsenkung, Mesialisation SZ)	therapeutisch beeinflußbar
③ ar-Go-Me Kieferwinkel	130°± 7°	vertikale WTR	horizontale WTR	
①+②+③ Summenwinkel	396°± 5°	vertikale WTR skelettal offener Biß	horizontale WTR	Björk-Winkel
④ N-Go-ar Go1	52°-55°		vertikale WTR	„oberer Kieferwinkel"
⑤ N-Go-Me Go2	70°-75°	vertikale WTR	horizontale WTR	„unterer Kieferwinkel"
❶ S-Go : N-Me Gesichtshöhenverhältnis nach Jarabak	62% – 65%	horizontale WTR	vertikale WTR	Berechnung: Strecke S–Go · 100 / Strecke N–Me
❷ S-N vordere SBL	71 mm ± 3mm	horizontale WTR	vertikale WTR	
❸ S-ar laterale SBL	32 mm ± 3mm	horizontale WTR	vertikale WTR skelettal offener Biß	
⑥ S-N-Me-Go	34°	vertikale WTR	horizontale WTR	
⑦ Spp-Go-Me Basiswinkel	25°	vertikale WTR	horizontale WTR	„Inklination der UK-Ebene"
⑧ N-S-Gn	66°	vertikale WTR	horizontale WTR	„Y-Achse"
⑨ Se-N-SpPl Inklinationswinkel	85°	Anteinklination OK klinisch: OK-FZ labial	Retroinklination OK klinisch: OK-FZ palatinal	„Inklination der OK-Ebene"

KEPHALOMETRIE: KIEFERBASENBEZIEHUNGEN

Wachstumsrichtung

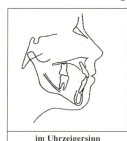

Strukturelle Hinweise

aufsteigender Ast
← lang   kurz →
Canalis mandibulae
← gerade   gekrümmt →
Symphyse
← schmal   breit →

Unterrand des Corpus mandibulae
← „antegonial notching"

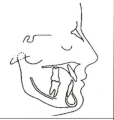

im Uhrzeigersinn = vertikales Wachstum = posteriores Wachstum	neutral	gegen den Uhrzeigersinn = horizontales Wachstum = anteriores Wachstum

• Sellawinkel > 122 °
• Gelenkwinkel > 142°
• oberer Kieferwinkel < 50°
• unterer Kieferwinkel > 75°
• Gesichtshöhenverhältnis
  < 58 %
	• Summenwinkel um 396°
	• oberer Kieferwinkel ca. 50°
	
	• Gesichtshöhenverhältnis
	  60 % ± 2 %
		
		• unterer Kieferwinkel < 70°
		• Gesichtshöhenverhältnis
		  > 63 %

Sagittale Analyse der Kieferbasenbeziehungen

① S-N-A
② S-N-B
③ A-N-B

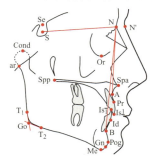

Erforderliche Bezugspunkte:
S   Sellamitte
N   Nasion
A   A-Punkt
B   B-Punkt

Messung	Norm	vergrößert	verkleinert	Bemerkungen
S-N-A	81°	OK prognath	OK retrognath	
S-N-B	79°	UK prognath	UK retrognath	
A-N-B	2°	skelettale Klasse II	skelettale Klasse III (ANB < 0°)	abhängig von SNMeGo (s. S. 138)

Memorix

Bestimmung der sagittalen skelettalen Kieferrelation: „individualisierter ANB". [Nach Panagiotitdis und Witt 1977]

Der Zusammenhang des ANB-Winkels mit den Winkeln SNA und SNMeGo läßt sich näherungsweise beschreiben durch die **Regressionsgleichung:**

$$ANB = -35{,}16 + 0{,}4 \cdot (SNA) + 0{,}2 \cdot (SNMeGo)$$

Nach dieser Formel kann der Soll-ANB-Winkel für beliebige Werte der Variablen SNA und SNMeGo tabellarisch erfaßt werden. Nachfolgende Tabelle gibt für einen SNMeGo von 32° und variablen SNA den entsprechenden **Soll-ANB-Wert** an.

SNA	ANB	SNA	ANB	SNA	ANB
68	−1,5	77	2,1	86	5,7
69	−1,1	78	2,5	87	6,1
70	−0,7	79	2,9	88	6,5
71	−0,3	80	3,3	89	6,9
72	0,1	81	3,7	90	7,3
73	0,5	82	4,1	91	7,7
74	0,9	83	4,5	92	8,1
75	1,3	84	4,9	93	8,5
76	1,7	85	5,3	94	8,9

Um sich die Rechnung für andere SNMeGo-Werte zu sparen, kann folgende Faustregel angewandt werden:

Jede Änderung des **SNMeGo um 1°** bedingt eine Änderung des **Soll-ANB um 0,2°**.

Praktisches Vorgehen:

1. Messen der Winkel ANB, SNA und SNMeGo.
2. Einsetzen des SNA- und SNMeGo-Wertes in die Regressionsgleichung (bzw. Bestimmung des Soll-ANB aus SNA aus der Tabelle (für SNMeGo: 32°). Dann nach Faustregel je 1° Differenz zum gemessenen SNMeGo entsprechend 0,2° addieren oder subtrahieren). Es ergibt sich der Sollwert für eine neutrale Kieferrelation.
3. Es wird bestimmt die Abweichung des Ist-ANB vom Soll-ANB:
   Abweichung vom Soll-ANB: − 1°<   ± 1°   > + 1°
   Kieferrelation   mesial   neutral   distal

WITS-Appraisal

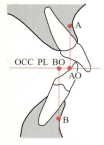

Analyseverfahren zur Beurteilung der intermaxillären Beziehungen in der Sagittalebene (benannt nach der Universität of **Wit**waters**r**and, Johannesburg): Bezugsebene ist die Okklusionsebene, gemessen wird der Abstand zwischen den Punkten BO zu AO, bei Klasse-II-Anomalien ist dieser Abstand vergrößert, bei Klasse-III-Anomalien verkleinert bzw. negativ.

AO Senkrechte vom A-Punkt auf die Okklusionsebene,
BO Senkrechte vom B-Punkt auf die Okklusionsebene,
OCCPL Okklusionsebene

KEPHALOMETRIE: SCHNEIDEZAHNSTELLUNG

Analyse der Schneidezahnstellung. [Mod. nach Rakosi und Jonas 1989]

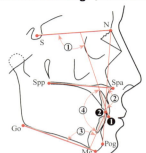

Erforderliche Bezugspunkte:
- **S**   Sellamitte
- **N**   Nasion
- **Spa** Spina nasalis anterior
- **Spp** Spina nasalis posterior
- **Is$\underline{1}$** Incision superius
- **Is$\overline{1}$** Incision inferius
- **Pog** Pogonion
- **Go** Gonion
- **Me** Menton

Messung	Norm	vergrößert	verkleinert	betrifft:
① Is$\underline{1}$-S-N	102°	labiale Kippung	palatinale Kippung	OK1er
② Is$\underline{1}$-Spp	70°±_5°	palatinale Kippung	labiale Kippung	OK1er
③ Is$\overline{1}$-Me-Go	90°±_3°	labiale Kippung	linguale Kippung	UK1er
④ Interinzisal-∠	135°			
❶ Is$\underline{1}$-Pog	2–4 mm	Anteposition	Retroposition	OK1er
❷ Is$\overline{1}$-Pog	-2–2 mm	Anteposition	Retroposition	UK1er

Steiner-Analyse zur individuellen Einstellung der Inzisiven auf der Grundlage des ANB-Winkels. [Nach Steiner 1960]

Zwischen ANB-Winkel, der Achsenneigung der Frontzähne und der Frontzahnstufe besteht folgende Beziehung:

$$(1{,}25 \cdot ANB)° + (\overline{1}\text{-NA}) \text{ mm} - (\underline{1}\text{-NB}) \text{ mm} = 2{,}5 \text{ mm (Stufe)}$$

Es bestehen folgende „annehmbare Stellungen" der Zahnachsen der OK-1er zu den UK-1ern:

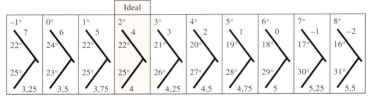

Faktoren zur Bestimmung der Stellung der UK-Frontzähne:
1. Holdaway-Ratio: (Pg – NB) mm = ($\overline{1}$-NB) mm.
   Dabei gilt: 1 : 1 = ideal, 1 : 2 = annehmbar,
   1 : 3 = tolerierbar, 1 : 4 = Extraktion
2. Individualisierung der UK-FZ-Stellung nach SNMeGo:
   1° Änderung von SNMeGo bedingt
   0,2 mm Änderung von ($\overline{1}$-NB)

Legende:

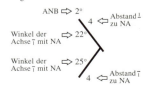

Weichteilreferenzlinien im FRS

Holdaway-Linie (H-Linie)
Gerade vom vordersten Kinnpunkt
(Weichteilpogonion) über die Oberlippenkante
(Labrale superius) durch die Nase. Der
Nasenumriß vor dieser Geraden und die
Kurvatur der Oberlippe hinter ihr sollte ein
weitgehend symmetrisches „S" bilden.
Der am weitesten dorsal liegende Punkt der
Kurve unterhalb der Nase sollte idealerweise
5 ± 2 mm hinter dieser Linie liegen.

Columella-Tangente
Tangente zwischen Subnasale und Nasensteg.
Bildet mit der

Oberlippentangente,
der Verbindung zwischen Subnasale und
Labrale superius, den Nasolabialwinkel.

Ästhetiklinie nach Ricketts
Tangente an Nasenspitze und Kinn:
bewertet wird der Abstand der Lippen zur
Ästhetiklinie:
Normwerte:
Labrale superius: − 1 bis − 4 mm
Labrale inferius: 0 bis + 2 mm
Wenn die Lippen weit hinter der Ästhetiklinie
liegen, ist dies eine Kontraindikation zur
Extraktionstherapie.

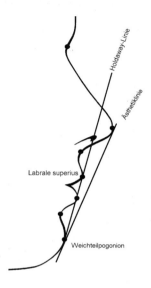

Weiterführende Literatur:
- **Rakosi Th (1988) Atlas und Anleitung zur praktischen Fernröntgenanalyse. 2. Aufl.**
  Hanser, München
- **Segner D, Hasund A (1991) Individualisierte Kephalometrie.**
  Hamburg, Kieferorthopädische Abteilung der Zahn-, Mund- und Kieferklinik Universitätskrankenhaus Eppendorf

MODELLANALYSE

Metrische Analyse des Gebißmodells (Modellanalyse)
Prinzip
- Intramaxillärer sagittaler und transversaler Symmetrievergleich und Vergleich der Kongruenz bzw. Inkongruenz zwischen Zahnbogenmitte und Kiefermitte
- Beurteilung der Breite und Länge des Zahnbogens nach Richtwerten (Korrelationsanalysen)
- Erfassung von Stellungsanomalien von Einzelzähnen und Zahngruppen
- Beurteilung des Verhältnisses von Platzbedarf und Platzangebot
- Analyse des Zahnmaterials bzw. einer Zahnbreitendiskrepanz
- Okklusionsbefund

Eine Vielzahl von **Auswertungsschemata** ist bekannt. Im folgenden werden nur einige der wichtigsten vorkommenden Begriffe und Werte erläutert bzw. aufgeführt.

● Summe der Inzisivi
Bestimmung des mesiodistalen Breitenabstands der Schneidezähne im OK (SIOK) und UK (SIUK).

● Tonn-Index. [Tonn 1937]
Nach Tonn gilt zwischen der SIOK und der SIUK die Proportion: $\quad \text{SI}_{OK} \cdot \text{SI}_{UK} \cdot 1 \div 0,74$

Fehlen im OK beide 1er oder 2er oder sind diese hypoplastisch, kann die Bestimmung von SIOK auch über die **Tonn-Formel** durchgeführt werden:
$$\text{SI}_{OK} = \frac{\text{SI}_{UK} \cdot 4}{3} + 0,5$$

● Definition der Zahnbogenbreite (ZBB) (Meßpunkte nach Pont)

	Vordere ZBB: Meßpunkte		Hintere ZBB: Meßpunkte	
	Wechselgebiß	bleibendes Gebiß	Wechselgebiß	bleibendes Gebiß
OK	distale Grube der Querfissur der IV-er	Mitte der Querfissur der 1. Prämolaren	Schnittpunkt der Querfissur mit der nach bukkal auslaufenden Fissur des 1. Molaren	
UK	distobukkale Höckerspitze der IV-er	vestibulärer Kontaktpunkt zwischen 1. und 2. Prämolaren	mediobukkale Höckerspitze des 1. Molaren	

● Pont-Index
Berechnung der Sollwerte der vorderen bzw. hinteren Zahnbogenbreite, basierend auf der SIOK (modifizierte Werte für deutsche Populationen nach Linder und Harth). Der diagnostische Wert dieses „klassischen Index" ist umstritten, findet sich aber immer wieder in der Literatur und deshalb Erwähnung.

$$\text{vordere ZBB} = \frac{\text{SI}_{OK} \cdot 100}{85}$$

$$\text{hintere ZBB} = \frac{\text{SI}_{OK} \cdot 100}{65}$$

● Zahnbogenlänge

OK / UK	Schnittpunkt der Senkrechten auf die Verbindungslinie der Meßpunkte der vorderen Zahnbogenbreite in der Raphe-Median-Ebene bis zur Labialfläche des am weitesten ventral stehenden Schneidezahns
Berechnung der Sollwerte der vorderen oberen Zahnbogenlänge: [Nach Korkhaus 1939]	$\text{Lo} = \dfrac{\text{SI}_{OK} \cdot 100}{160}$
Berechnung der unteren Zahnbogenlänge:	$\text{Lu} = \text{Lo} - 2 \text{ mm}$

STÜTZZONE

● **Stützzone.** [Abb. mod. nach Graber 1972]
Definiert als Raum, den die Milcheckzähne und
– molaren einnehmen, metrisch bestimmt durch
den **Abstand** der **distalen Kante des 2ers** und der
mesialen Kante des 6ers.

Im Durchschnitt ist die Stützzone im OK etwa
0,9 mm, im UK etwa 1,7 mm größer als die Summe
der mesiodistalen Breiten der nachfolgenden
permanenten Zähne. Der Differenzbetrag ist der
sog. **„lee way space"** nach Nance.
Die Stützzone kann von distal durch Approximalkaries der Milchmolaren, durch vorzeitigen Milchzahnverlust des IV-ers und Mesialwanderung des
6ers, von mesial durch unterminierende Resorption
des Milcheckzahns eingeengt werden.
Einengung der Stützzone führt zu Platzmangel der
bleibenden Zähne (sekundärer Engstand).
Erhalt der Stützzonen ist eine der wichtigsten
kieferorthopädisch-prophylaktischen Aufgaben des
allgemeinzahnärztlich tätigen Zahnarztes.

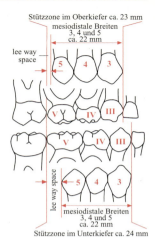

● **Beurteilung der Platzverhältnisse im Wechselgebiß.**
[Korrelationsstatistische Vorhersage nach Moyers 1973]
1. Bestimmung von SIUK
2. Je Quadrant Abgreifen der jeweiligen Breitensumme der Inzisivi mit Hilfe eines Meßzirkels, ausgehend vom Kontaktpunkt der mittleren Inzisiven; die Markierung trifft die Labialfläche des Eckzahns, wenn die Frontzähne engstehen
3. Abmessen der Distanz zwischen Markierung und der Mesialfläche des 1. Molaren (Platzangebot)
4. Ablesen des wahrscheinlichen Platzbedarfs der 3er, 4er und 5er aus der Tabelle unter der Spalte der gemessenen Breitensumme

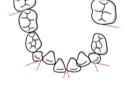

5. Differenz zwischen Platzangebot und Platzbedarf ergibt bei negativem Vorzeichen die Millimeter an Platzmangel, bei positivem Vorzeichen die Millimeter an Platzreserve.

Vorhersagetafel für die Breitensummen von Eckzahn und Prämolaren im UK und OK
Angabe auf dem 75 %igen Wahrscheinlichkeitsniveau. [Nach Moyers 1973]

SIUK	UK 345	OK 345	SIUK	UK 345	OK 345
19,5	20,1	20,6	23,5	22,5	22,9
20,0	20,4	20,9	24,0	22,8	23,1
20,55	20,7	21,2	24,5	23,1	23,4
21,0	21,0	21,5	25,0	23,4	23,7
21,5	21,3	21,8	25,5	23,7	24,0
22,0	21,6	22,0	26,0	24,0	24,2
22,5	21,9	22,3	26,5	24,3	24,5
23,0	22,2	22,6	27,0	24,6	24,8

STÜTZZONENSOLLWERTE / BOLTON-ANALYSE

● Sollwerte für die Stützzonen in Abhängigkeit von der SI.
[Nach Nawrath 1968]

SI OK	28	29	30	31	32	33	34	35	36
Stützzone	20,7	21,2	21,8	22,2	22,7	23,1	23,5	23,8	24

SI UK	20,6	21,4	22,1	22,9	23,6	24,4	25,1	25,9	26,6
Stützzone	20	20,6	21,1	21,8	22,3	22,7	23	23,4	23,6

● Bolton-Analyse. [Bolton 1958]

„Overall ratio": Index zur Bestimmung der intermaxillären Zahnbreitenkongruenz der 12 Oberkieferzähne (16–26) zu den 12 Unterkieferzähnen (36–46)

$$\sum OK\ 12 \div \sum UK\ 12 = 1 \div 0,93 \quad \Rightarrow \quad \frac{\sum OK}{\sum UK\ 12} \cdot 100 = 91,3\,\%(\pm 1,9\,\%)$$

Mögliche Breitensummen der OK- und UK-Zähne, die dies Verhältnis aufweisen:

OK 12	UK 12	OK 12	UK 12	OK 12	UK 12
85	77,6	93	84,9	102	93,1
86	78,5	94	85,8	103	94
87	79,4	95	86,7	104	95
88	80.3	96	87,6	105	95,9
89	81,3	97	88,6	106	96,8
90	82,1	99	90,4	108	98,6
91	83,1	100	91,3	109	99,5
92	84,0	101	92,2	110	100,4

„Anterior ratio": Index zur Bestimmung der intermaxillären Zahnbreitenkongruenz im Frontzahnbereich (13–23 und 33–43)

$$\sum OK\ 6 \div \sum UK\ 6 = 1 \div 0,77 \quad \Rightarrow \quad \frac{\sum OK\ 6}{\sum UK\ 6} \cdot 100 = 77,2\,\%(\pm 1,6\,\%)$$

Mögliche Breitensummen der OK- und UK-Zähne, die dies Verhältnis aufweisen:

OK 6	UK 6	OK 6	UK 6	OK 6	UK 6
40	30,9	45,5	35,1	51	39,4
40,5	31,3	46	35,5	51,5	39,8
41	31,7	46,5	35,9	52	40,1
41,5	32	47	36,3	52,5	40,5
42	32,4	47,5	36,71	53	40,9
42,5	32,8	48	37,1	53,5	41,3
43	33,2	48,5	37,4	54	41,7
43,5	33,6	49	37,8	54,5	42,1
44	34	49,5	38,2	55	42,5
44,5	34,4	50	38,6		
45	34,7	50,5	39		

Bewertung:	„Overall ratio" „Anterior ratio"	< 91,3 % < 77,2 % OK-Zahnmaterial relativ zu groß	> 91,3 % > 77,2 % UK-Zahnmaterial relativ zu groß

Berechnung des Überschusses:
Nach Bestimmung des Indexwerts wird in der Tabelle der Ist-Wert des Kiefers mit der relativ kleineren Breitensumme aufgesucht und der entsprechende Sollwert bestimmt. Die Differenz zwischen realem und Sollwert ergibt den Überschuß an Zahnbreite im entsprechenden Kiefer.

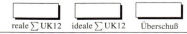

reale $\sum$ UK12   ideale $\sum$ UK12   Überschuß

Reifeindikatoren des Handskeletts zur Beurteilung des skelettalen Alters im Handröntgenbild.

[Nach Björk 1972 und Grave u. Brown 1976]

PP1
Epiphyse der proximalen Phalanx des Daumens
PP2
Epiphyse der proximalen Phalanx des Zeigefingers
PP3
Epiphyse der proximalen Phalanx des Mittelfingers
MP3
Epiphyse der mittleren Phalanx des Mittelfingers
DP3
Epiphyse der distalen Phalanx des Mittelfingers
S
Sesambein d. M. adductor brevis des Daumens
R
distale Epiphyse des Radius (Speiche)
H
Hamulus ossis hamati (Hakenbein)
Pisi
Os pisiforme (Erbsenbein)

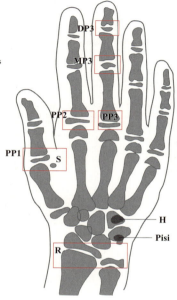

Definition der 9 Reifungsstadien des Handskelettes
(Nach Björk 1972 und Grave u. Brown 1976)

1.	PP2=	gleiche Breite von Epi- und Diaphyse der proximalen Phalanx des Zeigefingers
2.	MP3=	gleiche Breite von Epi- und Diaphyse der mittleren Phalanx des Mittelfingers
3.	Pisi H1 R=	sichtbare Verknöcherung des Os pisiforme einsetzende Verknöcherung des Hamulus des Os hamatum gleiche Breite von Epi- und Diaphyse am Radius
4.	S H2	sichtbare Mineralisation des Sesamoids am Daumen fortgeschrittene Verknöcherung des Hamulus des Os hamatum
5.	$MP3_{cap}$ $PP1_{cap}$ R_{cap}	Diaphyse der mittleren Phalanx des Mittelfingers wird von der Epiphyse umfaßt Diaphyse der proximalen Phalanx des Daumens wird von der Epiphyse umfaßt Diaphyse des Radius wird von der Epiphyse umfaßt
6.	$DP3_u$	Verknöcherung der Epiphysenlinie an der distalen Phalanx des Mittelfingers
7.	$PP3_u$	Verknöcherung der Epiphysenlinie an der proximalen Phalanx des Mittelfingers
8.	$MP3_u$	Verknöcherung der Epiphysenlinie an der mittleren Phalanx des Mittelfingers
9.	R_u	Verknöcherung der Epiphysenlinie am Radius

HANDRÖNTGENBILD

Reifungsstadien und entsprechende durchschnittliche Lebensalter.
[Nach Greulich u. Pyle 1956]

	1.	2.	3.	4.	5.	6.	7.	8.	9.
	$PP2=$	$MP3=$	Pisi H1 $R=$	S H2	$MP3_{cap}$ $PP1_{cap}$ R_{cap}	$DP3_u$	$PP3_u$	$MP3_u$	R_u
M	10,6	12,0	12,6	13,0	14,0	15,0	15,9	15,9	18,5
F	8,1	8,1	9,6	10,6	11,0	13,0	13,3	13,9	16,0

Kurven der Wachstumsrate für Jungen und Mädchen (cm/Jahr) mit Zuordnung der skelettalen Reifungsstadien. [Nach Grave u. Brown 1976]

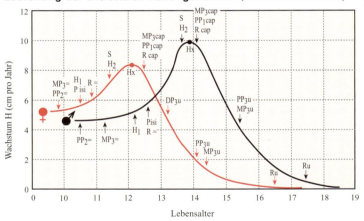

Merke: Die **peripubertalen Wachstumsschübe** sind geschlechtsabhängig.
Faustregel: bei **Mädchen** einsetzend zwischen dem **10. und dem 12. Lebensjahr**, bei **Jungen** einsetzend zwischen dem **12. und 14. Lebensjahr**.

Indikationen zur Auswertung der Handröntgenaufnahme.
[Mod. nach Rakosi u. Jonas 1989]

- Vor Gaumennahtsprengungen.
- Bei der Indikation zur Bißumstellung im Rahmen der Behandlung einer Progenie, eines skelettalen Distalbisses oder eines skelettal offenen Bisses.
- Bei Patienten mit großer Diskrepanz zwischen dentalem und chronologischem Alter.
- Bei spätem Behandlungsbeginn.

Lückenhalter (Platzhalter)
Prinzip
Verhinderung der Stützzoneneinengung und Elongation des Antagonisten durch Rekonstruktion der Lücke, idealerweise in allen 3 Dimensionen, Wiederherstellung des Kaupotentials, Übertragung funktioneller Reize auf den Alveolarfortsatz.

Indikation	Keine Indikation
• im Seitenzahnbereich zur Erhaltung der Stützzone • bei gerade ausreichendem Raum, wenn Durchbruch des permanenten Nachfolgers nicht in absehbarer Zeit (< 6 Monate) zu erwarten ist (Rö.- Kontrolle!) • bei eingeengten Platzverhältnissen	• nach Verlust von Milchschneidezähnen (ggf. aus ästhetischen Gründen doch) • Nachfolger vor dem Durchbruch • Platzüberschuß im Stützzonenbereich • wenn im Rahmen einer KFO-Behandlung nicht sinnvoll (geplante Extraktionstherapie, Lückenschluß bei NA)

Grundtypen von Lückenhaltern: [Abbildungen aus Stöckli, Ben Zur 1994]

Beispiele:

a) festsitzende Lückenhalter
v.a. bei Verlust einzelner Milchzähne
- Molarenband mit Steg bzw. vorgefertigte Elemente (Abb. 1)
- konfektionierte Milchzahnkrone mit Steg
- Bänder auf 6er mit entspr. Bögen
- geklebter Lückenhalter; Draht: 0,7–0,8 rund, 0,8 mm fünffach gewundener Spezialdraht (Twistflex) (Abb. 2)

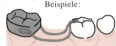
Abb.1

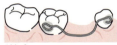
Abb. 2

Vorteil: Tragedauer gesichert
Nachteile: Extrusion des Antagonisten, Plaqueretention, mögliche Durchbruchsbehinderung

b) herausnehmbare Lückenhalter
v.a. bei Verlust mehrerer Milchzähne als „Lückenhalterplatte" (Kinderprothesen).
Cave: Störung des interkaninen Wachstums: keine Klammern an III-er, III-er distal freischleifen, kein Übergreifen des Kunststoffs nach bukkal im Bereich des Alveolarfortsatzes.
Vorteile: Erhalt der mesiodistalen und vertikalen Distanz, Übertragung funktioneller Reize auf den Alveolarkamm, besser zu reinigen
Nachteil: evtl. mangelnde Mitarbeit

Plattenapparaturen
Kurzinformation
Die „aktive Platte" ist ein unimaxilläres Gerät, welches mittels **Halteelementen** an den Zähnen befestigt wird und mittels **Bewegungselementen** gewünschte Zahnbewegungen bewirkt. Diese Elemente bestehen aus hartem (h) oder federharten (fh) Draht. Die sog. **Dehnplatte** ist ein in der Praxis häufig eingesetztes Gerät, welches als wichtiges Bewegungselement eine Dehnschraube besitzt.

Vorteile	Nachteile
• herausnehmbar, Hygienefähigkeit • stützt sich an allen Zähnen und am Gaumen ab (Verankerung) • kann leicht und dosiert aktiviert werden • kurze Praxiszeiten • vielseitig	• gute Mitarbeit des Patienten erforderlich • ausreichende Zahnzahl zur Befestigung nötig • ggf. Beeinträchtigung der Sprache

PLATTENAPPARATUREN

Indikation	Kontraindikation
• transversale Zahnbogenerweiterung bei koronalem Engstand • Einzelzahnbewegungen (horizontal) oder verschiedene gleichzeitig durchzuführende kleinere Zahnbewegungen in einem Kiefer • Überstellen eines Kreuzbisses • Protrusion und Retrusion der Inzisivi • Abschirmung der Zunge (Zungengitter) (• Bißlageveränderung (Vorbißwall, -rillen))	• mangelnde Befestigungsmöglichkeit • starke Drehstände von Zähnen • rein körperliche Zahnbewegungen, v.a. in vertikaler Richtung • apikaler Engstand • besondere technische Probleme durch spezielle anatomische Gegebenheiten

Orale Kunststoffplatte (Plattenkörper)

Hält alle anderen Elemente und dient der Verankerung der Platte. Kann in Form eines Auf-, Ein- oder Vorbisses weitere Elemente beinhalten (dann eigentlich bimaxilläres Gerät).

Maßnahme	Effekt	Zu beachten
frontaler Aufbiß	Bißhebung (Reduktion des Überbisses)	flaches Plateau, nur UK-Schneidezähne haben Kontakt, Mitten müssen beim Zubeißen übereinstimmen, UK darf nicht hinter den Aufbiß rutschen können
seitlicher Aufbiß	Wachstumsfreigabe der Frontzähne (Bißsenkung)	gleichmäßiger Kontakt aller Seitenzähne, Mitten müssen beim Zubeißen übereinstimmen
Vorbiß	Bißhebung und Vorverlagerung des UK	UK-Inzisivi müssen gleichmäßig aufbeißen, Einbißrille muß Vorrutschen abfangen, Patient darf nicht hinter den Vorbiß beißen können

Halteelemente

Die **Wahl** der Halteelemente ist abhängig vom **Zahnbestand** und der **Form** der Zähne. Halteelemente sollen den **Gegenbiß möglichst nicht stören**. Die Retention verläuft zickzackförmig etwa 5 mm lang (oder in Form eines Angelhakens) mit etwa 1–1,5 mm (Wachsplattenstärke) Abstand vom Gips.

Halteelemente	Drahtstärke ($\varnothing$ mm)	Bemerkungen: (selbst eintragen)
Ösenklammer	0,7 h oder fh	
Dreiecksklammer	0,7 h oder fh	
Tropfenklammer (Scheu-Anker)	0,8 h oder fh	
Adamsklammer	0,7 h	
Pfeilklammer	0,7 h	
C-Klammer / Zugklammer	0,7 fh	

Bewegungselemente

Die auftretende Kraft F ist direkt proportional dem Radius des Drahtes (r) und der Distanz (d), über die die Feder aktiviert wird, sowie umgekehrt proportional der Länge der Feder (l); d.h. eine Feder derselben Form mit einem $\varnothing$ von 0,5 mm ist um etwa 3 mm zu aktivieren, um dieselbe Kraft zu erreichen, die eine Feder mit einem $\varnothing$ von 0,7 mm bei Aktivierung um 1 mm ausübt.

$$F \propto \frac{dr^4}{l^3}$$

Bewegungselemente	Drahtstärke ($\varnothing$ mm)	Bemerkungen: (selbst eintragen)
Interdentalfeder	0,5–0,7 fh	
gekreuzte Fingerfedern	0,7 fh	
Protrusionsfeder, offene	0,6–0,7 fh	
Protrusionsfeder, geschlossene	0,6 fh	
Paddelfeder	0,5 fh	
Rückziehfeder	0,7 fh	

Labialbogen

Kann als **Halte- und Bewegungselement**, bimaxillär auch als **Abschirmelement** dienen. Je nach Aufgabe besteht er aus hartem oder federhartem Draht (⌀ 0,6–0,9 mm). Als Bewegungselement dient er zur Retrusion der Inzisiven oder der Ausformung des Frontzahnbogens (⌀ 0,7 mm fh). Der **anliegende Labialdraht** wird als **„positiv"**, der abstehende Labialdraht als „negativ" bezeichnet. Bei aktiven Platten ist der Labialdraht immer positiv, um eine Kippung der Front zu vermeiden.

Schraubenelemente

Werden in vielen Formen und für unterschiedlichste Zwecke angeboten. Die einfache Dehnschraube hat eine maximale Öffnung von 6,4 mm und eine Gewindehöhe von 0,8 mm pro 360°-Drehung, d.h. eine Drehung um 90° entspricht einer Dehnung von 0,2 mm. Durch die Schraube lassen sich dosierte Bewegungen zweier Plattensegmente in einer durch die Schraubenlage (nicht durch den Sägeschnitt!) fixierten Ebene durchführen.

In der Regel erfolgt eine **wöchentliche Verstellung um ¼ Drehung** (0,2 mm).

Einsetzen, Handhabung durch den Patienten, Kontrollen

Einsetzen:

- scharfe Kanten auf der Innenseite brechen
- Patient Gerät zeigen und erklären
- Gerät einprobieren, Kontrolle der Paßform und des Plattenhalts
- ggf. Aufbiß oder Vorbiß einschleifen
- „therapeutischer Einschliff": Einschleifen unter Berücksichtigung der geplanten Zahnbewegungen (z.B. Freischleifen distal bei Distalbewegung eines Zahns)
- leichte Aktivierung der Bewegungselemente
- Einsetzen und Herausnehmen der Platte mit dem Patienten üben (Spiegel)
  (niemals Einsetzen durch „Draufbeißen", niemals Herausnehmen am Labialbogen!)
- Instruktionen über Tragezeit, Pflege und Aufbewahrung des Geräts

Tragezeit	meist ganztags, außer beim Essen und beim Sport
Reinigung	Zahnbürste und Zahnpasta, ggf. auch Reinigungstabletten
Aufbewahrung	in spezieller Dose mit Namen und Adresse des Patienten
Kontrolle	regelmäßig in 3- oder 4wöchigem Abstand, bei Schmerzen, bei Beschädigung des Geräts, bei Verlust des Geräts, bei Zahnlockerung

Kontrolle:

- Kontrolle Mundhygiene, Remotivation, Reinstruktion, cave: Candidainfektionen!
- Kontrolle des Plattensitzes, Beseitigung von Druckstellen
- ggf. Kontrolle des Aufbisses und Korrektur
- Entlastung durchbrechender Zähne, Freischleifen zu bewegender Zähne
- Kontrolle und Aktivierung von Halte-, Bewegungs- und Schraubenelementen

Funktionskieferorthopädische Geräte

Prinzip

„Die Form ist abhängig von der funktionellen Beanspruchung." (W. Roux 1883)
Funktionskieferorthopädische Geräte **benützen, eliminieren oder steuern die natürlichen Kräfte der muskulären Funktion, des Zahndurchbruchs und des Wachstums** zur Beseitigung morphologischer Anomalien. Daraus wird ihr Einsatz im wesentlichen auf die Therapie skelettaler Probleme während des Wachstums limitiert.

Das klassische FKO-Gerät ist seit den 30er Jahren der **Aktivator** („Norwegisches System" nach Andresen u. Häupl), von dem ausgehend vielfache Modifikationen entstanden sind. Zu den FKO-Geräten zählen auch der **Gebißformer** (Bimler), der **Kinetor** (Stockfisch), der **Bionator** (Balters), der **offene Aktivator** (Klammt), der **Funktionsregler** (Fränkel) mit ihren Modifikationen.

Zur Herstellung eines FKO-Geräts ist ein **„Konstruktionsbiß"** erforderlich, der über den Ruhetonus der Muskulatur hinaus den Patienten in die Richtung der angestrebten Kieferrelation führt.

Wesentliche Veränderungen durch funktionskieferorthopädische Geräte

skelettal	dentoalveolär
• Hemmung des Oberkieferwachstums in anteriore Richtung • Verstärkung bzw. Optimierung des Unterkieferwachstums • Vorverlagerung des Unterkieferkörpers und der Fossa glenoidea • Zunahme der unteren Gesichtshöhe	• Labialkippung der Unterkieferinzisivi • Mesialbewegung der unteren Seitenzähne • Hemmung der physiologischen Mesialwanderung der oberen Seitenzähne

Wesentliche Vorbedingungen für erfolgreiche FKO-Therapie

- kooperativer und zuverlässiger Patient
- Wachstum. Pubertale Wachstumsschübe ausnützen (Mädchen 11–13, Jungen 13–15)
- überzeugter Behandler, der den Patienten zum Einhalten einer ausreichenden Tragedauer motivieren kann

Bevorzugte Anwendungsbereiche

- Klasse II 1 (Rücklage des UK mit vergrößerter Frontzahnstufe, Anteinklination der oberen Front und ggf. tiefem Biß) („klassischer Aktivatorfall")
- Dyskinesien
- habituell offener Biß
- Tiefbiß
- Retentionsgerät

Weiterführende Literatur:
- **Rakosi Th (1985) Funktionelle Therapie in der Kieferorthopädie.**
  Hanser, München

Festsitzende Apparaturen (FA) – Multibandtechnik
Prinzip
Vereinfachend kann man die **Grundidee** so definieren: **Gute Form** der Zahnbögen **bringt gute Funktion.** Mittels aktiver Kräfte werden deshalb bei FA die Zähne in eine ideale Zahnbogenform gebracht. **Grundbestandteile** von FA sind

- **Bänder**   Metallringe mit einem aufgeschweißten Schloß, die normalerweise auf Molaren aufzementiert werden.

- **Brackets**   die mittels der SÄT auf die Labialflächen der Zähne aufgeklebt werden; es gibt unterschiedliche Formen für unterschiedliche Techniken. Zur Definition der Bracketbestandteile soll das Beispiel rechts dienen.

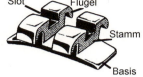

Beispiel „Zwillingsbracket" (Edgewise-Technik)

- **Bögen ("archwire")**   durch die Bracketslots verlaufender Draht, der sich in Materialstärke, Form (rund, vierkantig, geflochten) und in der Legierung unterscheiden kann. In der Anfangsphase der Behandlung werden in der Regel dünne, hochelastische Bögen, in der Endphase starke, starre Bögen benutzt.

- **Ligaturen**   aus dünnem, weichem Draht, dienen zur Befestigung des Bogens im Bracket.

- **Alastics**   Gummiringe zum Befestigen des Bogens im Bracket.

- **Hilfselemente**
  - **Elastics**   Gummizüge unterschiedlicher Stärke zur intra- bzw. intermaxillären Bewegung bzw. Verankerung. Nach der **Zugrichtung** werden die **intermaxillären Gummizüge** unterteilt:

Klasse-II-Gummizug   **Klasse-III-Gummizug**

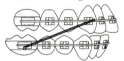 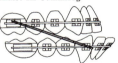

  - **Druckfedern**   Hilfsfedern zu reziproken intramaxillären Zahnbewegungen, z. B. zur Lückenöffnung.

Prinzipielle Indikation der FA

- körperliche Zahnbewegungen
- zentrische Rotationen
- Ausformung der Zahnbögen
- Intrusionen/Extrusionen
- Torque
- dentoalveolärer Okklusionsausgleich (Erwachsenenbehandlung)

Merke:
Festsitzende Apparaturen sind prinzipiell nur bei gut motivierten, kooperativen Patienten mit guter Mundhygiene indiziert!

„KFO-NOTFÄLLE"

Es gibt eine Vielzahl von Behandlungstechniken, zu den bekanntesten gehören:

Edgewise-Technik
Ursprünglich die klassische, von Angle eingeführte Methode, die mittels Vierkantbögen (edgewise arch) und entsprechenden Brackets eine kontrollierte Bewegung der Zähne in jede gewünschte Richtung ermöglicht. Dabei sind bestimmte Biegungen des Drahtbogens erforderlich:

- **Biegung 1. Ordnung**: Seitwärtsbiegungen: Bewegung in der horizontalen Ebene
- **Biegung 2. Ordnung:** Kippbiegungen: kontrollieren die Angulation der Zähne in mesiodistaler Richtung (z.T. auch vertikal)
- **Biegung 3. Ordnung:** Torquebiegung (Verwindung um die Längsachse des Drahts) zur Einstellung der Wurzel im FZB in der Sagittalen, im SZB in der Transversalen.

Straight-wire-Technik nach Andrews
arbeitet mit einem „geraden Bogen" (straight wire), da die erforderlichen Biegungen in für jeden Zahn individuellen Brackets „vorprogrammiert" sind. Die Biegungen 1. Ordnung werden durch unterschiedliche Dicke des Bracketstamms, die Biegungen 2. Ordnung durch definierte Angulation des Bracketslots zur Zahnachse, die Biegungen 3. Ordnung durch unterschiedliche Neigung des Bracketslots zur Bracketbasis weitgehend ersetzt. Daher ist das „bracketing", das genaue Positionieren des Brackets, für diese Technik ganz essentiell.

Light-wire-Technik nach Begg
Nutzt spezielles Bracket, das mesiodistale und bukkolinguale Kippbewegungen erlaubt, und dünne Rundbögen (light wire) aus superfederhartem Stahl. Im Prinzip werden zunächst alle Zahnkronen in die richtige Position gekippt und anschließend die Wurzeln aufgerichtet. Zahnbewegungen werden mittels Hilfselementen durchgeführt.

„Notfälle" bei festsitzenden Apparaturen
Im Rahmen des zahnärztlichen Notdienstes wird der Zahnarzt zuweilen mit Verletzungen der oralen Weichgewebe durch hervorstehende Drahtenden oder Bestandteile festsitzender kieferorthopädischer Apparaturen konfrontiert. Auch hier ist die Schmerzbeseitigung primäres Ziel. Die Patienten sollten danach immer sobald als möglich ihren Behandler konsultieren.

Möglicher „Notfall"	„Notfalltherapie"
Verletzungen der Weichgewebe durch hervorstehende Drahtenden, Ligaturenenden oder Bogenenden nach Drahtbruch	Umbiegen der Drahtenden oder Abkneifen unter Sicherung des abzukneifenden Endes mit einer Arterienklemme oder einer Watterolle (Aspirationsgefahr), Versehen mit Protektionswachs
Verletzungen oder Druckstellen durch scharfe Kanten von Bändern oder Brackets	Glätten und/oder Versehen bzw. Mitgabe von Protektionswachs
gelockertes Band	Rezementierung unter Beachtung der ursprünglichen Plazierung oder Entfernung des Bandes
gelöstes Bracket	Entfernung des Brackets
starke Schmerzen nach Einfügen eines neuen Bogens	Durchkneifen des Bogens oder Entfernung des Bogens
Einlagerung von Drahtteilen (Lingualbögen, Palatinalbögen, Quadhelix u.ä.) in die Gingiva	Lagekorrektur (wenn möglich) oder Belassen Entfernung problematisch
Verlust von elastischen Ringen, Gummis, Ligaturen	Erneuerung, falls verfügbar

Extraorale Geräte

Zu den bekanntesten extraoralen Geräten zählen die Kopf-Kinn-Kappe, die Delaire-Maske und v.a. der Headgear („Gesichtsbogen").

Headgear

Der Headgear erlaubt durch extraorale Abstützung am Kopf oder im Nacken eine Bewegung der OK-Molaren ohne reziproke Kraftentwicklung auf andere Zähne.

Grundbestandteile des Headgear sind
1. **6er-Bänder mit bukkal aufgeschweißtem Röhrchen**,
2. **Innenbogen** mit Stopp mesial der 6er,
3. **Außenbogen** mit Innenbogen in Höhe der Mundspalte verlötet,
4. **Gummizug mit Nackenschutzpolster**.

Differenziert werden kann der Headgear nach
- **der Zugrichtung des Nackenzugs**
  (vertical pull, high pull, occipital pull, horizontal pull, cervical pull),
- **der Angulation der Außenarme** (kranial, parallel, kaudal),
- **der Länge der Außenarme** (lang, kurz).

Mit dem Headgear kann je nach Art, Richtung und Größe der applizierten Kraft eine **Distalisation** und eine **Extrusion/Intrusion** der OK-Molaren (**orthodontischer Headgear**), aber auch eine **Hemmung des OK-Wachstums (orthopädischer Headgear)** erreicht werden.

Vorteile des Headgear:
- im Wechselgebiß einsetzbar
- mit anderen Geräten kombinierbar
  (z. B. Aktivatoren, Platten, Multiband)
- einfach in der Anwendung
- gute Kraftdosierung bei adäquater Tragedauer

Nachteile des Headgear:
- erforderliche gute Mitarbeit
- geringe Akzeptanz beim Kind
- Ästhetik

Lippen-Kiefer-Gaumen-Spalten

gehören zu den häufigsten angeborenen Mißbildungen im Bereich des Kopfes. Es gibt eine Reihe von Klassifikationen, jedoch lassen sich vereinfachend zwei Gruppen von Spaltbildungen differenzieren:

	Lippen-Kiefer(-Gaumen)-Spalten	Isolierte Gaumenspalten
Entstehungszeitpunkt	zwischen 36. und 42. Tag der Embryonalentwicklung	im 3. Embryonalmonat
Störung	Entwicklung des primären Gaumens: gestörte Bildung der primären Nase, Gaumenspalte als mechanische Folge	Entwicklung des sekundären Gaumens: Ausbleiben des Verwachsens zwischen den paarigen Gaumenplatten und der Nasenscheidewand
Ätiologie	hereditär: 15–33 %	hereditär: 16–19 %
	multifaktorielle Vererbung mit Schwellenwerteffekt	
Häufigkeit	M > F	F > M
	etwa 1 : 500 Geburten	etwa 1 : 2000 Geburten
Formen: einseitig/ doppelseitig vollständig/ unvollständig	**Lippenspalten** (Cheiloschisis): im Bereich der Philtrumkante, wenn einseitig: links > rechts, Mikroform: Lippenkerbe **Lippen-Kiefer-Spalten** (Cheilognathoschisis): bis zum Foramen incisivum, wenn einseitig: links > rechts **Lippen-Kiefer-Gaumen-Spalten** (Cheilognathopalatoschisis): läuft im Lippen-und Zwischenkieferbereich seitlich, im harten Gaumen paramedian, im Velum median.	**Hartgaumenspalten:** paramedian **Velumspalten:** median Mikroform: Uvula bifida

Die Betreung von Spalten-Patienten bedarf der koordinierten Zusammenarbeit zwischen Pädiater, Kieferorthopäden, MKG-Chirugen, Phoniater, Logopäden, Zahnarzt (Pädodont). **Spaltzentren** bieten die Möglichkeit dieser Komplextherapie mit z.T. unterschiedlichen Behandlungskonzepten. Folgende Übersicht zeigt exemplarisch ein solches Konzept zur interdisziplinären Therapie.

Alter	Pädiater	Kieferorthopäde	MKG-Chirurg	HNO-Arzt	Logopäde
Geburt	U 1		Beratung der Eltern		
		Trinkplatte			
3 Monate	U 3		Lippenverschluß		
	U 6		Velumverschluß		
1–1½ Jahre	U 7			regelmäßige Hörprüfung bis ins Erwachsenenalter	
2½ Jahre			Kiefer-Gaumen-Verschluß		
	U 8				Sprachförderung Sprachbehandlung
4–5 Jahre			ggf. Korrekturen		
7–9 Jahre		Behandlung im Wechselgebiß (z. B. Aufrichten gekippter OK-1er)	sprachverbessernde Operationen		
10 Jahre					
12–14 Jahre		Behandlung im bleibenden Gebiß	ggf. Korrekturen		
16 Jahre					
17–18 Jahre			Nasenkorrektur		

Zahnärztliche Radiologie
Kurzinformation

In der Zahnheilkunde folgt der klinischen Untersuchung oft die Röntgenuntersuchung. Sie dient der **Diagnosefindung oder -sicherung** und liefert nicht selten wichtige **„Nebenbefunde"**, für die die klinische Untersuchung keine Hinweise gegeben hat. **Das Röntgenbild sollte immer im Kontext mit Anamnese und klinischer Befunderhebung stehen und interpretiert werden.** Die Röntgenbefundung sollte **systematisch** erfolgen, die **Terminologie** sollte möglichst **einheitlich und allgemein verständlich** sein. Dabei ist zu beachten, daß das Röntgenbild als Negativ betrachtet, aber als Positiv beschrieben wird.

> Merke: Beschreibung einer röntgenologisch sichtbaren Läsion:
> **Art, Größe, Ausdehnung, Lokalisation, Binnenstruktur, Begrenzung
> und ggf. Reaktion der Kortikalis bzw. des Periosts.**

Terminologie der Röntgenbefundung.
[Mod. nach Düker 1992 und Beyer et al. 1987]

1. Aufhellungen und Verschattung	
Terminus	**Erläuterung**
Aufhellung	relativ strahlendurchlässiger, auf dem Röntgenbild dunkler Bereich (Synonym: Transparenz, Radioluzenz)
- zystische A.	scharf begrenzte, runde bis ovale, gleichmäßige Aufhellung, in der Peripherie häufig Kompaktalamelle
- polyzystische A.	mehrere, verschieden große, ineinander übergehende zystische Aufhellungen
- uniloluläre A.	einkammerige Aufhellung
- multilokuläre A.	vielkammerige Aufhellung
Bienenwaben-struktur	überwiegend osteolytischer Prozeß mit mehr oder weniger wabenartiger Knochenbildung (Synonym: „honeycomb configuration")
Seifenblasen-struktur	überwiegend osteolytischer Prozeß mit zahlreichen, unterschiedlich großen, teilweise konfluierenden blasigen Aufhellungen
ausgestanzter Defekt	scharf begrenzte, runde Osteolyse von Spongiosa und Kompakta ohne periphere Knochenreaktion
Rarefizierung	durch Resorption bedingter Gewebsschwund mit Abnahme der Dichte
Mottenfraß	unregelmäßig fleckiger Knochenabbau
Arrosion, Usur	an der Oberfläche beginnende Zerstörung des Knochens

Verschattung	relativ wenig strahlendurchlässiger, auf dem Röntgenbild heller Bereich (Synonym: Opazität, Radioopazität)
Strukturverdichtung	Zunahme der Trabekelarchitektur der Spongiosa
Sklerosierung, Sklerose	Strukturverdichtung, die fokal oder generalisiert, scharf begrenzt oder diffus auftritt und die Dichte der Kompakta erreichen kann
milchglasartige Struktur	gleichmäßige Verschattung, die sich aus vielen, mehr oder weniger regelmäßig verteilten, kleinen Strukturverdichtungen zusammensetzt
bimssteinartige Struktur	gleichmäßig dichte, aber porös erscheinende Struktur
Randsklerose	Strukturverdichtung am Rand einer Osteolyse (sklerotischer Randsaum)
Marmorierung	unregelmäßiger Wechsel von dichten und aufgelockerten Strukturen mit Überwiegen der Verdichtungen im Bereich der Spongiosa
Eburnisierung	elfenbeinartige Umwandlung des Knochens mit Zunahme der Kompakta auf Kosten der Spongiosa
Sonnenstrahlen-effekt	Bildung von tumoreigenem oder reaktiven Knochen in Form von Spicula (Synonym: „sunburst"-Phänomen)

2. Begrenzung der Läsion	3. Reaktion der Kortikalis
1 scharf begrenzt, durchgehend 2 partiell unscharf begrenzt, unterbrochen 3 lobuliert, girlandenförmig 4 multizentrisch 5 unscharf, unterbrochen 6 unregelmäßig, unterbrochen („mottenfraßähnlich")	A Arrosion der Kortikalis (Ausdünnung) B Durchbruch der Kortikalis C Periostreaktion, lamellär D Periostreaktion, radiär („Sonnenstrahleneffekt")

[Mod. nach Beyer et al. 1987]

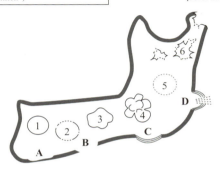

Das Erkennen pathologischer Befunde setzt die Kenntnis der Röntgenanatomie der betreffenden Region und anatomischer Normvarianten voraus (s. S. 156 f und 163).

Indikation

Eine **Röntgenuntersuchung ist vollständig und rechtzeitig durchzuführen**. Das jeweils optimale Projektionsverfahren ist zu wählen, ggf. ist auch eine Mehrzahl notwendiger Aufnahmen anzufertigen (z. B. 2. Ebene oder exzentrische Projektion). Technisch mangelhafte Röntgenbilder (inadäquate Verarbeitung) dürfen nicht ausgewertet werden. **Unterlassene Röntgendiagnostik** oder die Verwertung unzweckmäßig projizierter oder technisch mangelhafter Aufnahmen wird rechtlich als eine **Sorgfaltspflichtverletzung** gewertet.

In der allgemeinzahnärztlichen Praxis werden in der Regel intraorale Zahnfilmaufnahmen und **Orthopantomogramme (OPG)** angefertigt. Das OPG kann dabei in über 95 % der Fälle einen bestimmten, röntgenologisch nachweisbaren Befund zur Darstellung bringen. Ein hoher Anteil an Nebenbefunden bei relativ geringer Strahlenbelastung spricht für einen Einsatz des OPG bei **Erstuntersuchungen** von Patienten (primäre Diagnostik). Sinnvoll ist die Anfertigung eines OPG auch im Rahmen der **Kinderzahnheilkunde/Kieferorthopädie** zur Frühdiagnostik von Fehlentwicklungen der Zahnleiste (Dentitionskontrolle, Zahnalter, Mineralisationsstand, Zahnanlagen), der **Chirurgie** bei „Sanierungsfällen" (multiple zerstörte Zähne), vor und nach operativen Eingriffen, bei Zahnretentionen, bei Traumata und bei unklaren zystischen oder ausgedehnten pathologischen Befunden, bei Asymmetrien des Gesichts bzw. der Kiefer und bei Verdacht auf odontogene Kieferhöhlenerkrankungen.

Intraorale Zahnfilme haben ihren Hauptindikationsbereich im Bereich der **Zahnerhaltung**, zur endodontischen Diagnostik und Therapie, zur Diagnostik von Sekundär- und Approximalkaries (Bißflügel), bei alveolarfortsatznahen und Zahnverletzungen und im Bereich der **Parodontologie** (Status) sowie vor oder zur Kontrolle nach der Entfernung einzelner Zähne.

Zur weiteren Indikation von Röntgenbildern sei auf die einschlägige Literatur verwiesen.

Röntgenanatomie im Zahnfilm: Oberkiefer

	Molarenregion	Prämolarenregion	Eckzahnregion	Frontzahnregion
Anatomischer Schnitt				
Strichzeichnung Zahnfilm	1 laterobasale Begrenzung der Nasenhöhle 2 laterobasale Begrenzung der Kieferhöhle 3 Proc. zygomaticus maxillae („Jochbeinschatten") 4 Proc. temporalis ossis zygomatici 5 Proc. pterygoideus 6 Proc. muscularis mandibulae		1 Apertura piriformis 2 laterobasale Begrenzung der Nasenhöhle 3 laterobasale Begrenzung der Kieferhöhle	1 Concha nasalis inferior 2 Canalis incisivus 3 Spina nasalis anterior mit Foramen incisivum 4 Sutura mediana 5 Weichteilschatten d. Nase
Tubuseinstellung	30° – 35° von kranial 80° – 90° von median	40° – 45° von kranial 60° – 70° von median	45° – 50° von kranial 45° – 50° von median	45° – 55° von kranial 0° – 20° von median
Filmformat	3 x 4 quer		3 x 4 hoch	3 x 4 hoch
Praktischer Tip	Technik nach Le Master: Aufkleben einer Watterolle auf den Film, um Jochbeinschatten aus dem Bereich der Wurzeln zu projizieren; ggf. kann eine Arterienklemme als Filmhalter hilfreich sein. **Cave: im Molarenbereich oft Würgereiz !**			Bei schmalem Gaumen ist das Format 2 x 3 hoch zu empfehlen (kein Durchbiegen des Films!)
Belichtungszeit selbst eintragen				

ZAHNFILME: UNTERKIEFER

Röntgenanatomie im Zahnfilm: Unterkiefer

	Molarenregion	Prämolarenregion	Eckzahnregion	Frontzahnregion
Anatomischer Schnitt				
Strichzeichnung Zahnfilm	1 Linea obliqua externa 2 Linea mylohyoidea 3 Canalis mandibulae 4 Kompakta UK-Rand	1 Limbus alveolaris 2 Foramen mentale 3 Canalis mandibulae (nur der Boden ist als Kortikalislamelle gut sichtbar)	1 Limbus alveolaris	1 Kompakta des Kinns 2 Vasa nutricia 3 Spina mentalis 4 Kompakta des UK-Rands
Tubuseinstellung	0° – 5° von kaudal 80° – 90° von median	10° – 15° von kaudal 60° – 75° von median	20° – 25° von kaudal 40° – 45° von median	10° – 20° von kaudal 0° – 20° von median
Filmformat	3 x 4 quer	3 x 4 quer	3 x 4 hoch	3 x 4 hoch
Praktischer Tip	„Harter" Mundboden gibt oft nach, wenn der Mund leicht geschlossen wird; ggf. kann eine Arterienklemme als Filmhalter hilfreich sein.			Ggf. Format 3 x 2 hoch verwenden, Watterollen vor dem Film verhindern Durchbiegen!
Belichtungszeit selbst eintragen				

Zahnfilm:
einige Projektionsregeln von praktischer Bedeutung
„Halbwinkeltechnik": Isometrieregel nach Cieszynski

Ein Zahn wird dann isometrisch abgebildet, wenn der Zentralstrahl durch den Apex senkrecht auf die Winkelhalbierende zwischen Zahnachse und Filmebene trifft. Es verschieben sich jedoch Objektdetails im Bild, filmnähere Punkte liegen weiter apikal.

Halbwinkeltechnik: isometrische Abbildung   Einstellung zu steil: Abbildung des Zahns zu kurz   Einstellung zu flach: Abbildung des Zahns zu lang

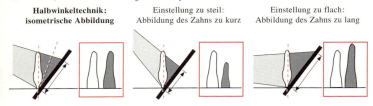

Paralleltechnik
Die Filmebene wird mit Hilfe eines Halters parallel zur Zahnachse ausgerichtet. Der Zentralstrahl trifft in der Mitte der Zahnlänge senkrecht auf die Zahnachse und auf die Filmebene. Der Zahn wird in allen Teilen gleichmäßig vergrößert wiedergegeben, der Alveolenrand ist unverzerrt. Jedoch können durch die anatomischen Verhältnisse u.U. die Wurzelspitzen nicht erfaßt werden.

Rechtwinkeltechnik
Der Film ist in einer mit dem Tubus starr verbundenen Halterung so fixiert, daß der Zentralstrahl stets auf die Filmmitte trifft.

Parallaxe und Tiefenlokalisation
Bei verschiedenen Projektionen erfahren in der räumlichen Tiefe unterschiedlich lokalisierte Objekte unterschiedliche parallaktische Verschiebungen. Während sich die Körper A und B bei orthoradialer Projektion aufeinander projizieren, verschieben sie sich bei exzentrischer Projektion gegeneinander. Dabei gilt: Was mit der Röhrenbewegung **mit**geht, ist **hinten** (filmnäher) (MiHi-Regel von R. Hotz) bzw. das vestibulär gelegene Objekt bewegt sich deutlicher und gegensinnig zur Röhrenbewegung

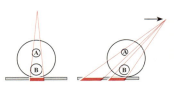

(**buccal object rule**). Dies gilt natürlich auch bei exzentrischen Projektionen in vertikaler Dimension.

Objekt-Film-Abstand
Die Objektvergrößerung ist unvermeidbar, sie wird um so geringer, je größer der Abstand Fokus zu Objekt und je kleiner der Abstand Objekt zu Film ist. Was unschärfer und vergrößert wiedergegeben wird, muß filmferner liegen, was schärfer und größenrichtiger erscheint, muß filmnäher sein.

Prinzip der Aufnahme in 2 Ebenen
Ein Objekt läßt sich lokalisieren, wenn es aus mindestens 2 unterschiedlichen Projektionsrichtungen, die möglichst senkrecht aufeinanderstehen sollen, aufgenommen wird. So bilden Aufbißaufnahme und Zahnfilm gewissermaßen 2 Ebenen und ermöglichen eine eindeutige Lokalisation zum Beispiel eines verlagerten Zahns.

ZAHNFILM: DIFFERENTIALDIAGNOSEN

Zahnfilm: Differentialdiagnose der periapikalen Aufhellung

Differentialdiagnose	Klinische Befunde / diagnostische Hinweise
chronisch apikale Parodontitis radikuläre Zyste	devitaler Zahn (insuffiziente Wurzelfüllung, Stiftaufbau, tiefe Karies, weites Pulpakavum im Vergleich zu den Nachbarzähnen, große, insuffiziente Restauration), kein durchgehender PA-Spalt
solitäre Knochenzyste	Zähne vital (s.S. 235)
periapikale Zementdysplasie (Stadium 1)	v.a. UK-Frontzähne, Zähne vital, keine Begrenzung der Läsion durch Kortikalis
anatomische Varianten: Foramen mentale, Recessus der Kieferhöhle, nicht abgeschlossenes Wurzelwachstum	typische Lokalisation: nur UK 4er oder 5er typische Lokalisation: v.a. OK 5er Alter, Stand der Dentition (s.S. 92 f)
osteolytischer Tumor	v.a. denkbar: Plasmozytom, eosinophiles Granulom, Knochenhämangiom, Riesenzellgranulom
Metastase	s.S. 176
fokaler osteoporotischer Knochenmarkdefekt	fehlende Knochentrabekel (nicht behandlungsbedürftige Spongiosalakune, die blutbildendes Knochenmark oder auch Fettmark enthält)
Knochendefekte nach Operation	Anamnese: WSR, Zystenoperationen, Entfernung einer Osteosyntheseschraube

Zahnfilm: Differentialdiagnose der periapikalen Verschattung

Differentialdiagnose	Klinische Befunde / diagnostische Hinweise
Wurzelfüllmaterial	wurzelbehandelter Zahn, Anamnese
sklerosierende apikale Parodontitis	devitaler Zahn (s. oben), kein durchgehender PA-Spalt
chronisch fokal sklerosierende Osteomyelitis	v.a. UK 6er, keine Symptomatik, devitaler Zahn
idiopathische Osteosklerose	PA-Spalt durchgehend, keine Symptomatik
periapikale Zementdysplasie (Stadium 3)	v.a. UK-Frontzähne, vitale Zähne, keine Wurzelresorptionen, gleichzeitiges Auftreten an mehreren Zähnen
Hyperzementose	PA-Spalt durchgehend, Symptom bei M. Paget!
Zementoblastom	bevorzugt an UK-Prämolaren und Molaren, Wurzeln oft anresorbiert, Zähne vital
Odontom	oft Beziehung zu einem verlagerten Zahn
Mesiodens	Lokalisation
andere Tumoren	denkbar: Osteom, Osteochondrom, Osteoblastom

FEHLER / ARTEFAKTE

Weitere intraorale Aufnahmetechniken
Oberkiefer-Aufbißaufnahme

Tubuseinstellung:
etwa 70° von kranial in der
Mediansagittalen

Filmformat:
5,5 x 7,5 cm (Querformat)
(bei Kindern: Längsformat
oder Zahnfilm 3 x 4 cm)

Indikation:
Traumatologie, Lokalisation
verlagerter Zähne

Belichtungszeit:
selbst eintragen

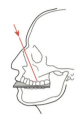
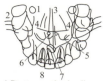

praktischer Tip:
Aufbeißen heißt nicht
durchbeißen!

1 Ductus nasolacrimalis
2 Sinus maxillaris
3 Nasenseptum
4 Os nasale
5 Concha nasalis
6 Canalis incisivus (Eingang nasal)
7 Foramen incisivum
8 Sutura mediana

Unterkiefer-Aufbißaufnahme

Tubuseinstellung:
etwa 90° von kaudal in der
Mediansagittalen

Filmformat:
5,5 x 7,5 cm (Querformat)
(bei Kindern: Längsformat
oder Zahnfilm 3 x 4 cm)

Indikation:
Traumatologie, Lokalisation
verlagerter Zähne/Speichel-
steine, KFO: Spina-Aufnahme

Belichtungszeit:
selbst eintragen

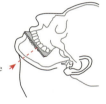
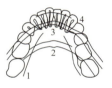

1 linguale Kompakta
2 Spina mentalis
3 Kompakta des Kinns
4 Alveolarrand

Bißflügelaufnahme („bitewing" nach Raper)

Tubuseinstellung:
etwa 5° von kranial senkrecht
auf die Filmfläche (scheinbar
leicht mesioexzentrisch)

Filmformat:
2,5 x 5,5 cm (Bißflügelfilm)
(oder Zahnfilm 3 x 4 cm mit
Bißflügelhalter/Klebelasche)

Indikation:
Kariesdiagnostik

Belichtungszeit:
selbst eintragen

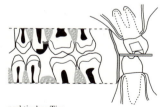

praktischer Tip:
Aufbißlasche nicht zu fest anziehen, Film biegt sonst durch!

Zur radiologischen Klassifizierung kariöser Dentinläsionen s. S. 80.

Memorix

KONSTANZPRÜFUNG

Konstanzprüfung gemäß § 16 RöV

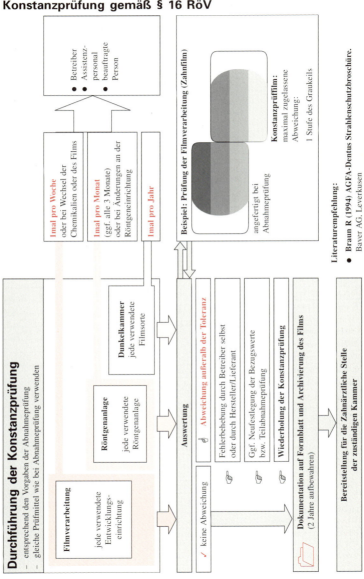

Fehler und Artefakte im Röntgenbild: häufige Ursachen

Fehler	Mögliche Ursache
Röntgenbild zu hell	Entwickler erschöpft, nicht regeneriert, falsch temperiert zu langes Fixieren Entwicklungszeit zu kurz Aufnahme unterbelichtet (Zeitschalter defekt, Schaltkontakt defekt, Belichtungswerte falsch) Filmtyp geringerer Empfindlichkeit
Röntgenbild zu dunkel	Entwickler zu konzentriert, überregeneriert, falsch temperiert Entwicklungszeit zu lang Aufnahme überbelichtet (Zeitschalter defekt, Schaltkontakt defekt, Belichtungswerte falsch) Filmtyp höherer Empfindlichkeit
Schleierbildung	Überlagerung, falsche Lagerung (Wärme, Röntgenstrahlen) eindringendes Tageslicht (Dunkelkammer) schadhafte Dunkelkammerbeleuchtung, Risse im Filter, falsche oder ausgeblichene Filter, zu langes Hantieren mit dem belichteten Film in der Dunkelkammer Chemikalienschleier (Entwicklungszeit zu lang, Entwicklungstemperatur zu hoch, erschöpfter Entwickler, falsch angesetzte Bäder, Verunreinigung der Lösungen/schlecht gereinigte Tanks)
„Halbmond"	Eindruck eines Fingernagels auf der Filmschicht
ganzer Bildteil „abgeschnitten"	zu niedriger Flüssigkeitsspiegel im Entwickler oder Fixierertank, Chemikalienlösungen ungenügend aufgefüllt
weiße Flecken	Fixierbadspritzer auf dem noch unentwickelten Film
klare kreisrunde Flecken	Luftblasen/Wassertropfen auf dem Film während der Entwicklung
Doppelbelichtung	Film nicht sofort verarbeitet, irrtümlich nochmals benutzt
Fingerabdrücke	Chemikalien an den Fingern, unsachgemäße Verarbeitung
Röntgenbild unscharf	Bewegung von Patient oder Film
Häufige Fehler bei Zahnfilmen	
Zähne zu kurz	Einstellung zu steil
Zähne zu lang	Einstellung zu flach
Wurzeln verzerrt, zu lang	Verbiegen des Films
Zähne überlagert	unabsichtlich exzentrische Einstellung
weißer, gebogener Rand	„Blendenring": Zentralstrahl schlecht zentriert
Schwärzung vom Rand	Lichteinfall durch defekte Packung oder versehentliches Öffnen
„Fischgrätenmuster"	Film von Rückseite belichtet
schwarzer Streifen	Film geknickt bzw. gebogen
Häufige Fehler bei Orthopantomogrammen	
Kauebene ∨-förmig	Kopf nach vorne geneigt
Kauebene ∧-förmig	Kopf nach hinten geneigt
FZ unscharf / vergrößert	Front hinter die Schicht gestellt
FZ unscharf / verkleinert	Front vor die Schicht gestellt
„schwarze Blitze"	Funkenentladung durch elektrostatische Auflading in der Kassette
lokalisiert keine Schwärzung des Filmes	Schmutz zwischen Verstärkerfolie und Film Beschädigung der Folie
unscharfe verwaschene überlagerte Abbildungen	Objektdoppeldarstellungen der Gegenseite oder Fremdkörper (Ohrringe, Ohrstecker, Halskette, Brille, Prothesen)
Unschärfe / Konturverschiebung (meist UK)	Bewegungsunschärfe

Röntgenanatomie im OPG

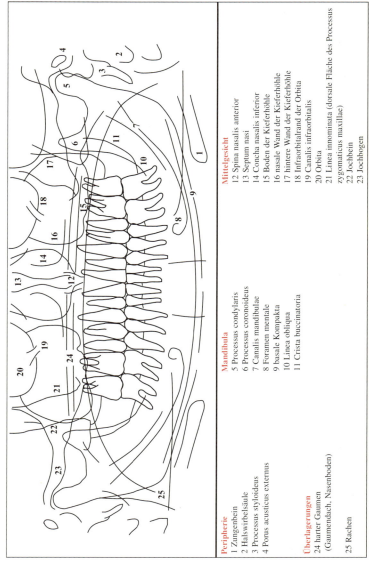

Peripherie
1 Zungenbein
2 Halswirbelsäule
3 Processus styloideus
4 Porus acusticus externus

Mandibula
5 Processus condylaris
6 Processus coronoideus
7 Canalis mandibulae
8 Foramen mentale
9 basale Kompakta
10 Linea obliqua
11 Crista buccinatoria

Mittelgesicht
12 Spina nasalis anterior
13 Septum nasi
14 Concha nasalis inferior
15 Boden der Kieferhöhle
16 nasale Wand der Kieferhöhle
17 hintere Wand der Kieferhöhle
18 Infraorbitalrand der Orbita
19 Canalis infraorbitalis
20 Orbita
21 Linea innominata (dorsale Fläche des Processus zygomaticus maxillae)
22 Jochbein
23 Jochbogen

Überlagerungen
24 harter Gaumen (Gaumendach, Nasenboden)
25 Rachen

Aufhellungen im OPG: die wichtigsten Differentialdiagnosen

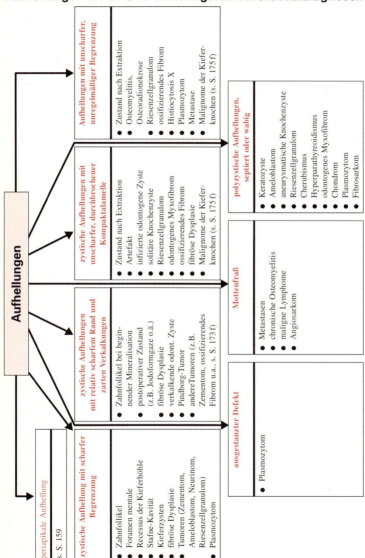

Aufhellungen

periapikale Aufhellung
s. S. 159

zystische Aufhellung mit scharfer Begrenzung
- Zahnfollikel
- Foramen mentale
- Recessus der Kieferhöhle
- Stafne-Kavität
- Kieferzysten
- fibröse Dysplasie
- Tumoren (Zementom, Ameloblastom, Neurinom, Riesenzellgranulom)
- Plasmozytom

zystische Aufhellungen mit relativ scharfem Rand und zarten Verkalkungen
- Zahnfollikel bei beginnender Mineralisation
- postoperativer Zustand (z.B. Jodoformgaze o.ä.)
- fibröse Dysplasie
- verkalkende odont. Zyste
- Pindborg-Tumor
- andere Tumoren (z.B. Zementom, ossifizierendes Fibrom u.a., s. S. 173 f)

zystische Aufhellungen mit unscharfer, durchbrochener Kompaktalamelle
- Zustand nach Extraktion
- Artefakt
- infizierte odontogene Zyste
- solitäre Knochenzyste
- Riesenzellgranulom
- odontogenes Myxofibrom
- ossifizierendes Fibrom
- fibröse Dysplasie
- Malignome der Kieferknochen (s. S. 175 f)

Aufhellungen mit unscharfer, unregelmäßiger Begrenzung
- Zustand nach Extraktion
- Osteomyelitis,
- Osteoradionekrose
- Riesenzellgranulom
- ossifizierendes Fibrom
- Histiocytosis X
- Plasmozytom
- Metastase
- Malignome der Kieferknochen (s. S. 175 f)

polyzystische Aufhellungen, septiert oder wabig
- Keratozyste
- Ameloblastom
- aneurysmatische Knochenzyste
- Riesenzellgranulom
- Cherubismus
- Hyperparathyreoidismus
- odontogenes Myxofibrom
- Chondrom
- Plasmozytom
- Fibrosarkom

Mottenfraß
- Metastasen
- chronische Osteomyelitis
- maligne Lymphome
- Angiosarkom

ausgestanzter Defekt
- Plasmozytom

Memorix

DIFFERENTIALDIAGNOSEN: VERSCHATTUNGEN

Verschattungen im OPG: die wichtigsten Differentialdiagnosen

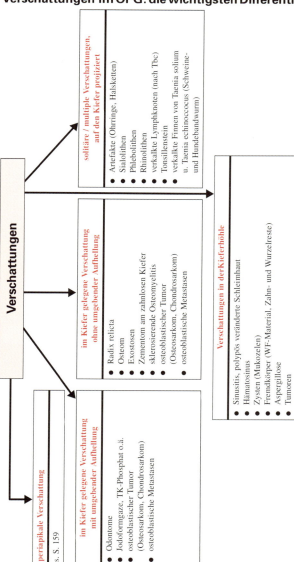

Verschattungen

periapikale Verschattung
s. S. 159

im Kiefer gelegene Verschattung mit umgebender Aufhellung
- Odontome
- Jodoformgaze, TK-Phosphat o.ä.
- osteoblastischer Tumor (Osteosarkom, Chondrosarkom)
- osteoblastische Metastasen

im Kiefer gelegene Verschattung ohne umgebender Aufhellung
- Radix relicta
- Osteom
- Exostosen
- Zementom am zahnlosen Kiefer
- sklerosierende Osteomyelitis
- osteoblastischer Tumor (Osteosarkom, Chondrosarkom)
- osteoblastische Metastasen

solitäre / multiple Verschattungen, auf den Kiefer projiziert
- Artefakte (Ohrringe, Halsketten)
- Sialolithen
- Phlebolithen
- Rhinolithen
- verkalkte Lymphknoten (nach Tbc)
- Tonsillenstein
- verkalkte Finnen von Taenia solium u. Taenia echinoccocus (Schweine- und Hundebandwurm)

Verschattungen in der Kieferhöhle
- Sinusitis, polypös veränderte Schleimhaut
- Hämatosinus
- Zysten (Mukozelen)
- Fremdkörper (WF-Material, Zahn- und Wurzelreste)
- Aspergillose
- Tumoren

Weiterführende Literatur zur radiologischen Differentialdiagnose von Zahn- und Kiefererkrankungen:
- **Düker J (1992) Röntgendiagnostik mit der Panoramaschichtaufnahme.** Hüthig Buch Verlag, Heidelberg
- **Bayer D, Herzog M, Zanella F, Bohndorf K, Walter E, Hüls A (1987) Röntgendiagnostik von Zahn- und Kiefererkrankungen. Ein klinisch radiologisches Konzept.** Springer Verlag, Berlin, Heidelberg, New York

Konventionelle Schädelaufnahmen

Schädel p.-a. (posterior-anterior)
Kassette: 18 x 24 (Hochformat)

Zentralstrahlführung:
okzipitonasal, in der Frankfurter Horizontalen senkrecht zur Medianebene und senkrecht zur Frontalebene

Indikation:
Traumatologie

Lagerung des Patienten:
Bauchlage oder sitzend, Gesicht zum Film

Expositionsdaten: (selbst eintragen)

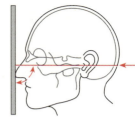

Schädel seitlich
Kassette: 24 x 30 (Querformat)

Zentralstrahlführung:
laterolateral, senkrecht auf der Sagittalebene und der Filmebene durch die Sellaregion (3 cm oberhalb des äußeren Gehörgangs)

Indikation:
Traumatologie

Lagerung des Patienten:
Bauchlage oder sitzend, Gesicht seitlich zum Film

Expositionsdaten: (selbst eintragen)

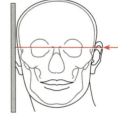

Schädel axial
Kassette: 24 x 30 (Hochformat)

Zentralstrahlführung:
mentofrontal, senkrecht auf der Frankfurter Horizontalen und der Filmebene durch die Mitte des Mundbodens

Indikation:
Traumatologie, Darstellung von Schädelasymmetrien, vor Kiefergelenktomographien (Festlegung der Gelenkachse)

Lagerung des Patienten:
sitzend oder in Rückenlage mit überstrecktem Kopf

Expositionsdaten: (selbst eintragen)

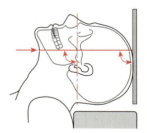

Schädel axial exzentrisch („Henkeltopfaufnahme")
Wird der Zentralstrahl exzentrisch nach ventral ausgerichtet, werden die Jochbogen beiderseits nach lateral projiziert. Bei geringerer Röhrenspannung werden nur die Jochbogen dargestellt, die Schädelbasis wird nicht durchstrahlt. Klassische Indikation ist der Frakturverdacht des Jochbogens.

SCHÄDELAUFNAHMEN II

Nasennebenhöhlen okzipitonasal
(halbaxiale Aufnahme)

Kassette: 18 x 24 (Hochformat)

Zentralstrahlführung:
okzipitonasal, im nach kaudal offenen Winkel von ca. 45° zur Frankfurter Horizontalen

Indikation:
entzündliche oder tumoröse Nasennebenhöhlenveränderungen, Traumatologie

Lagerung des Patienten:
sitzend, Gesicht zur Kasette, Mund weit geöffnet (Korken als Aufbiß), Kinn u. Nasenspitze liegen der Kassette an

Expositionsdaten: (selbst eintragen)

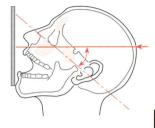

Kiefergelenkaufnahme subokzipitofrontal
(nach Clementschitsch-Altschul)

Kassette: 18 x 24 (Querformat)/ 24 x 30 (Hochformat)

Zentralstrahlführung:
subokzipitofrontal, im nach kranial offenen Winkel von etwa 15° zur Frankfurter Horizontalen

Indikation:
v.a. Traumatologie (Kondylus- und Kollumfrakturen, Frakturen des aufsteigenden Astes)

Lagerung des Patienten:
sitzend, Gesicht zur Kasette, Mund maximal weit geöffnet (Korken), Stirn und Nasenspitze liegen der Kassette an

Expositionsdaten: (selbst eintragen)

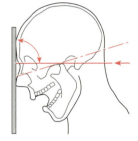

Kiefergelenkaufnahme nach Schüller, modifiziert, offen und geschlossen

Kassette: 13 x 18 (Querformat)

Zentralstrahlführung:
25° – 30° von kranial, etwa 5° – 10° von dorsal auf den filmnahen Kondylus

Indikation:
Darstellung der Kiefergelenke (Sagittalebene)

Lagerung des Patienten:
sitzend seitlich zur Kasette, Mund geschlossen und maximal geöffnet (Korken als Aufbiß)

Expositionsdaten: (selbst eintragen)

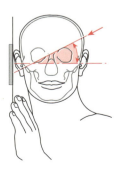

Memorix

Strahlenschutz

Die **Verordnung über den Schutz vor Schäden durch Röntgenstrahlen (RÖV)** vom 8. 01. 1987 enthält die für Deutschland geltenden Bestimmungen zum Strahlenschutz sowie alle Definitionen der entsprechenden Begriffe. Sie gehört zu den **auslegepflichtigen Praxisvorschriften** (s. S. 414)

Physikalische Grundlagen	Wesentliche praktische Konsequenzen
Abstandsquadratgesetz: Die von einer Strahlenquelle übertragene Energiedosis verringert sich mit zunehmender Entfernung von der Strahlenquelle. Die Wirkungsabnahme erfolgt proportional zum Quadrat der Entfernung.	Einhalten eines ausreichenden Abstands zur Strahlenquelle und zum Nutzstrahlenbündel beim Auslösen der Röntgenaufnahme. Es besteht **keine Notwendigkeit für das zahnmedizinische Personal sich innerhalb des Kontrollbereichs aufzuhalten.**
Schwächungsgesetz / Abschirmung: Röntgenstrahlung wird beim Durchgang durch Materie geschwächt, das Ausmaß der Schwächung nimmt mit der Dicke, Dichte und der Ordnungszahl der durchstrahlten Materie zu. Zur praktischen Abschirmung eignen sich Materialien hoher Ordnungszahl (z. B. Blei).	Beim Patienten erfolgt eine Abdeckung der nicht abzubildenden Körperteile bzw. der Gonaden mit einer Bleischürze (mind. 0,4 mm Bleigleichwert). Die Einrichtung eines entsprechend abgeschirmten Raums (Röntgenraum) mit der Möglichkeit der Auslösung der Aufnahme von außen bietet optimalen Schutz für das Personal.

Mittlere Dosisbelastung bei Röntgenaufnahmen (in mSv).

[Werte nach Wörner 1990 und Rahn 1989]

Aufnahmeart	Hautoberflächendosis	Gonadendosis
Zahnfilmaufnahme	10–15	0,0003
OPG	0,3–2	0,0002
FRS	0,5	0,00005
Kiefergelenk nach Parma	34	0,0004
Kiefergelenk nach Clementschitsch	8	0,0003
Vergleich: Thoraxaufnahme	1,5	0,6

Einige interessante Überlegungen zur Diskussion mit Patienten.

[Nach Wörner 1990]

Wenn man davon ausgeht, daß die Hautoberflächendosis bei intraoralen Zahnfilmen maximal 0,015 mSv beträgt und erste somatische, aber voll reversible Schädigungen im Bereich des Nutzstrahlenbündels ab einer Belastung von 0,5 Sv auftreten, wären solche **reversible Schädigungen** erst möglich, wenn **innerhalb kurzer Zeit 30 oder mehr intraorale Zahnfilmaufnahmen** bei einem Patienten **von derselben Stelle** gemacht würden. Das Auftreten eines Strahlenkrebses als Ausdruck der schwersten somatischen Schädigung wäre erst denkbar, wenn 3000 Zahnfilmaufnahmen oder mehr von derselben Stelle gemacht würden.
Die höchste Gewebebelastung bei **Panoramaschichtaufnahmen (OPG)** liegt bei 2,5 mSv, erste Gewebeschädigungen wären hier erst denkbar, wenn **200 OPGs innerhalb kurzer Zeit beim selben Patienten** gemacht würden.

Röntgendiagnostik: odontogene Tumoren I
(Odontom, Ameloblastom)

Radiologische Symptome	Lokalisation / Alter / Geschlecht	Diagnose	Differentialdiagnose
zahndichte Verschattung mit strahlendurchsichtigem Saum, häufig Beziehung zu einem verlagerten Zahn	OK > UK, komplexes Odontom häufig im SZB, Verbundodontom häufig im FZB, Verbundodontom > komplexes Odontom; Kinder und Jugendliche; M > F	Odontom - komplexes Odontom (wolkige Struktur) - Verbundodontom (zahnähnliche Gebilde)	• verlagerter Zahn • periapikale Zementdysplasie • benignes Zementoblastom • ossifizierendes Fibrom • Osteom • Osteoblastom/Osteoidosteom • idiopathische Osteosklerose • Speichelstein • fokal sklerosierende Osteomyelitis
scharf begrenzte, polyzystische Aufhellung, häufig seifenblasenartige Zeichnung, gelegentlich Beziehung zu einem verlagerten Zahn und Wurzelresorptionen an tangierten Zähnen, selten monokuläre Aufhellung	UK bevorzugt (80 %), häufig Kieferwinkel befallen; alle Altersstufen, selten vor 20., häufig vor 40. Lebensjahr; M > F	Ameloblastom (histologisch differenzierbar)	polyzystische Form: • odontogenes Myxofibrom • aneurysmatische Knochenzyste • Plasmozytom monozystische Form: • Zyste (follikuläre, Primordialzyste, Residualzyste) • ameloblastisches Fibrom • solitäre Knochenzyste • zentraler Speicheldrüsentumor
umschriebene, unilokuläre Aufhellung, die von einem lamellärem Saum umgeben sein kann, häufig Beziehung zu einem verlagerten Zahn	UK bevorzugt, hier v.a. im SZB (90 %); Kinder und Jugendliche, selten > 20 Jahre; F = M seltener Tumor!	ameloblastisches Fibrom	• Zyste (follikuläre, Primordialzyste, Residualzyste) • solitäre Knochenzyste/aneurysmatische Knochenzyste • Ameloblastom • Riesenzellgranulom • Hämangiom
deutlich, aber nicht scharf begrenzte Aufhellung mit wabiger oder seifenblasenartiger Struktur	UK bevorzugt; 20–30 Jahre; F = M seltener Tumor!	odontogenes Myxofibrom	• Ameloblastom • aneurysmatische Knochenzyste • Riesenzellgranulom • eosinophiles Granulom • Plasmozytom • Sarkome

Röntgendiagnostik: odontogene Tumoren II (Zementome)

Radiologische Symptome	Lokalisation / Alter / Geschlecht	Diagnose	Differentialdiagnose
gleichmäßige oder gesprenkelte Verschattung im periradikulären Bereich eines vitalen Zahns, von transluzenter Zone umgeben, anresorbierte Wurzeln, Verlust des PA-Spalts	UK > OK, SZB, solitär; jüngere Patienten (< 25 Jahre); M > F	benignes Zementoblastom	• periapikale Zementdysplasie • Hyperzementose • fokal sklerosierende Osteomyelitis • Odontom • Osteom • Osteoblastom/Osteoidosteom • ossifizierendes Fibrom • Osteosarkom
deutlich abgegrenzte Aufhellung mit innen unterschiedlich fleckiger Verschattung	UK, SZB, solitär; 30–50 Jahre bevorzugt; F >> M	zementbildendes Fibrom	• ossifizierendes Fibrom • benignes Zementoblastom • verkalkender epithelialer Tumor • periapikale Zementdysplasie • verkalkende odontogene Zyste • Osteom • Osteoblastom / Osteoidosteom • Osteosarkom • fibröse Dysplasie
im Anfangsstadium: periapikale Aufhellung an einem vitalen Zahn, z.T. mit Zementeinlagerungen, später: dichte periapikale Verschattung	UK >> OK, v.a. UK-FZB, an mehreren Zähnen gleichzeitig; mittleres Lebensalter; F >> M	periapikale Zementdysplasie Stadium 3　Stadium 1	• chronisch apikale Parodontitis • fokal sklerosierende Osteomyelitis • benignes Zementoblastom • Hyperzementose • idiopathische Osteosklerose • zementbildendes Fibrom
über große Bereiche des Kiefers ausgedehnte Knochendestruktion mit Aufhellungszonen und diffusen Verschattungen, Beziehung zu Zahnwurzeln	multipel und ggf. symmetrisch, familiäre Häufung; mittleres Lebensalter; F >> M (sehr selten!)	Riesenzementom	• Ostitis deformans Paget • fibröse Dysplasie • Gardner-Syndrom • Osteomyelitis

ODONTOGENE TUMOREN III

Röntgendiagnostik: odontogene Tumoren III

Radiologische Symptome	Lokalisation / Alter / Geschlecht	Diagnose	Differentialdiagnose
mono- oder polyzystische Aufhellung mit gesprenkelten Verschattungen (intraepitheliale Verkalkungen), auch übergehend in dichte Massen, häufig Beziehung zu einem verlagerten Zahn	OK > UK, meist im SZB; selten < 20 Jahre, meist um 40 Jahre; F = M (seltener Tumor)	**verkalkender epithelialer odontogener Tumor (Pindborg-Tumor)**	frühes Stadium ohne Verkalkungen: • Ameloblastom • ameloblastisches Fibrom • Zyste (follikuläre/Primordialzyste) mit Verkalkungen: • ossifizierendes Fibrom • zementbildendes Fibrom • fibröse Dysplasie • verkalkende odontogene Zyste
scharf begrenzte, meist monozystische Aufhellung, vereinzelt diffuse Verschattungen, häufig in Verbindung mit einem retinierten Zahn	dentoalveolärer Bereich; keine Altersangaben; F = M	**verkalkende odontogene Zyste (Gorlin-Zyste)**	verkalkender epithelialer odontogener Tumor • zementbildendes Fibrom bei geringer/fehlender Verkalkung: • Ameloblastom • Zyste (follikuläre/Primordialzyste)
mottenfraßartige Osteolysen a) interdental/periapikal/interradikulär b) an sonst scharfem Rand einer zystischen Aufhellung c) im perikoronalen Bereich eines verlagerten Zahns d) bei ameloblastomähnlichem Bild	dentoalveolärer Bereich; Merke: Odontogene Karzinome sind sehr selten! Wesentlich häufiger: Mundschleimhautkarzinome, die den Knochen infiltriert haben	**odontogene Karzinome** a) primäres (intraossäres) Kieferkarzinom b) Zystenkarzinom c) Karzinom aus perikoronalem Epithel d) malignes Ameloblastom	• Osteomyelitis • apikale Parodontitis • Metastase • Mundschleimhautkarzinom/Kieferhöhlenkarzinom mit Infiltration des Knochens • Sarkome • fokaler osteoporotischer Knochenmarkdefekt
mottenfraßartige Osteolysen	UK > OK, SZB bevorzugt; extrem selten!	**odontogenes Sarkom (ameloblastisches Fibrosarkom)**	• Osteomyelitis • andere Sarkome • odontogenes Karzinom • Metastase • Mundschleimhautkarzinom/Kieferhöhlenkarzinom mit Infiltration des Knochens

Röntgendiagnostik: Tumore/tumorähnliche Veränderungen I

Radiologische Symptome	Lokalisation / Alter / Geschlecht	Diagnose	Differentialdiagnose
gleichmäßig dichte Verschattung, deren Struktur der Kompakta entspricht	UK > OK; alle Altersstufen; F = M	Osteom	• Osteochondrom • Osteoblastom/Osteoidosteom • Odontom • benignes Zementoblastom • periapikale Zementdysplasie • zementbildendes Fibrom • ossifizierendes Fibrom • fokal sklerosierende Osteomyelitis • Speichelstein
multiple Osteome klinisch: Atherome, kutane Fibrome	OK, UK, auch andere Schädelknochen (Siebbein, Keilbein, Stirnbein, Jochbein); ab 10. Lebensjahr	Gardner-Syndrom wichtig: Polyposis coli mit hohem malignen Entartungsrisiko	• Ostitis deformans Paget • fibröse Dysplasie • Riesenzementom • Marmorknochenkrankheit • Osteomyelitis
unterschiedlich mineralisierter Nidus, von strahlendurchlässigem Saum umgeben, der oft peripher wieder eine sklerosierte Begrenzung aufweist („Kokarde")	Differenzierung nach Größe, Osteoblastom > Osteoidosteom (histologisch gleich) Osteoblastom: OK > UK, alle Altersstufen; Osteoidosteom: OK = UK, bis 20. Lebensjahr; M > F	Osteoblastom Osteoidosteom	• Osteom • benignes Zementoblastom • Odontom • ossifizierendes Fibrom • sklerosierende Osteomyelitis • idiopathische Osteosklerose • Osteosarkom • verlagerter dysplastischer Zahn
kartilaginäre Exostose, pilzartig dem Kiefer aufsitzend, auch als Tumor des Gelenkfortsatzes	OK und UK betroffen, UK oft im Bereich des Proc. coronoideus oder am Gelenkfortsatz; mittleres Lebensalter bevorzugt (sehr selten!)	Osteochondrom	• Osteom (peripherer Typ) • Hyperplasie des Gelenkfortsatzes

Röntgendiagnostik: Tumore/tumorähnliche Veränderungen II

Radiologische Symptome	Lokalisation/Alter/Geschlecht	Diagnose	Differentialdiagnose
umschriebene Aufhellung mit anfangs zarter Verkalkung, später milchglasartige Verdichtung, Auftreibung des Kiefers möglich	UK > OK; häufig 30–50 Jahre; F > M (häufiger Knochentumor der Kiefer) < 15 Jahre; fast nur OK; aggressives, rasches Wachstum!	ossifizierendes Fibrom juveniles ossifizierendes Fibrom	• fibröse Dysplasie • zementbildendes Fibrom • sklerosierende Osteomyelitis • benignes Zementoblastom • Pindborg-Tumor • Osteom • Osteoblastom/Osteoidosteom • Osteosarkom • Odontom • idiopathische Osteosklerose
wechselnde Aufhellungszonen und Verschattungen, großfleckige oder milchglasartige Zeichnung, keine deutliche Abgrenzung zum gesunden Knochen, starke Auftreibungen des Kiefers (einseitig). Klinisch: Gesichtsasymmetrien	OK > UK (dorsale Anteile); Beginn zwischen 5 und 15 Jahren; F > M	fibröse Dysplasie (Jaffé-Lichtenstein-Syndrom)	• ossifizierendes Fibrom • zementbildendes Fibrom • Ostitis deformans Paget • Hyperparathyreoidismus • Osteomyelitis • Osteosarkom • Pindborg-Tumor
einkammerige, seltener seifenblasenartige Aufhellung mit scharfer Begrenzung, häufig Auftreibung des Knochens, Verdrängung benachbarter Zähne, Auflösung des PA-Spalts, Wurzelresorptionen ("schwimmende Zähne")	OK = UK; zwischen 10 und 30 Jahren; F > M	reparatives Riesenzellgranulom	• odontogene Zysten • odontogene Tumoren • ossifizierendes Fibrom • eosinophiles Granulom • aneurysmatische Knochenzyste • Hyperparathyreoidismus • Riesenzelltumor (sehr selten!) • Cherubismus
unregelmäßig begrenzte Aufhellung, eventuell seifenblasige oder wabige Zeichnung, selten sonnenstrahlenförmig verlaufende Trabekel, Wurzelresorptionen möglich. Klinisch: Blutung, Zahnlockerungen, Pulsieren des Zahnfleischs	UK > OK; alle Altersstufen; F > M	Hämangiom der Kieferknochen Cave: bedrohliche Blutungen bei Extraktionen im Bereich derartiger Läsionen	• reparatives Riesenzellgranulom • eosinophiles Granulom • aneurysmatische Knochenzyste • ossifizierendes Fibrom • Myxofibrom

Röntgendiagnostik: Tumore/tumorähnliche Veränderungen III

Radiologische Symptome	Lokalisation / Alter / Geschlecht	Diagnose	Differentialdiagnose
mottenfraßartige Destruktion der Spongiosa, später der Kompakta. Klinisch: Schmerzen, Sensibilitätsstörungen, Zahnlockerung, Schwellung	UK bevorzugt; alle Altersstufen (Erwachsene bevorzugt); F = M (geringe Fallzahlen)	Hämangioendotheliom (Angiosarkom)	• andere maligne Tumoren (Sarkome, primäres Kieferkarzinom) • Metastasen • rarefizierende Osteomyelitis • Gorham-Stout-Syndrom
umschriebene, überwiegend scharf begrenzte Aufhellung, auch ausgestanzte Defekte, Wurzelresorptionen, Verlust der Lamina dura, „schwimmende Wurzeln". Klinisch: symptomlose, rasch progrediente Zahnlockerung, Schwellung, pathologische Fraktur	UK > OK; v.a. Kieferwinkel und Basis des UK-Körpers; bis 30 Jahre; M >> F	eosinophiles Granulom (lokalisierte Histiocytosis X)	• reparatives Riesenzellgranulom • solitäre Knochenzyste • aneurysmatische Knochenzyste • rarefizierende Osteomyelitis • Metastasen • maligne Lymphome
maligne Osteolyse mit völliger Zerstörung aller Strukturen ohne reaktive Sklerose („Landkartenschädel"), Auftreibung durch periostale Reaktion. Klinisch: Exophthalmus, Diabetes insipidus, Hepatosplenomegalie, Hautveränderungen	ab 5. Lebensjahr; M > F (Prognose: Mortalität bis 60 %)	Hand-Schüller-Christian-Syndrom (chronisch disseminierte Histiocytosis X)	• Ewing-Sarkom • rarefizierende Osteomyelitis • Osteosarkom
multiple, ausgestanzte Defekte, die zu großen Osteolysen verschmelzen. Klinisch: Knochenschmerzen, Sensibilitätsstörungen, Zahnlockerungen, Anämie	Mandibula > Maxilla, v.a. Kieferwinkel; > 40 Jahre (Maximum 60–70 Jahre); M > F	Plasmozytom (M. Kahler)	• Metastasen • Hyperparathyreoidismus • Retikulosarkom • Pneumatisation im Tuberculum articulare des Kiefergelenks • Ameloblastom • Myxofibrom

TUMOREN / TUMORÄHNLICHE VERÄNDERUNGEN IV

Röntgendiagnostik: Tumore/tumorähnliche Veränderungen IV

Radiologische Symptome	Lokalisation / Alter / Geschlecht	Diagnose	Differentialdiagnose
polymorphe, unscharf begrenzte Knochendestruktion, Sklerosierungen, flockenartige Verschattungen, selten: „Sonnenstrahleneffekt". Klinisch: Schwellung, Knochenschmerz, Sensibilitätsstörungen, Zahnlockerung	UK-Körper bevorzugt; alle Altersstufen (meist um 40 Jahre); M > F selten!	Osteosarkom	• ossifizierendes Fibrom • fibröse Dysplasie • zementbildendes Fibrom • benignes Zementoblastom • sklerosierende Osteomyelitis • andere Sarkome • Histiocytosis X • Pindborg-Tumor • Ostitis deformans Paget
unscharf begrenzte, polymorphe Aufhellung, in der auch kleinere Mineralisationen auftreten	OK > UK; alle Altersstufen (bevorzugt 40–60 Jahre); M > F selten!	Chondrosarkom	• Osteosarkom • andere Sarkome • Osteomyelitis • Metastasen • reparatives Riesenzellgranulom • eosinophiles Granulom
unterminierende, teilweise disseminiert auftretende Osteolysen mit mottenfraßähnlichen Aufhellungen	UK > OK; (bevorzugt 40–60 Jahre); M > F	Fibrosarkom	• andere Sarkome • primäres Kieferkarzinom • Hämangioendotheliom • Metastasen • reparatives Riesenzellgranulom • eosinophiles Granulom
unscharf begrenzte Aufhellung mit mottenfraßähnlicher Zeichnung	UK > OK; (bevorzugt 40–60 Jahre); M > F	malignes Non-Hodgkin-Lymphom (Retikulosarkom)	• andere Sarkome • Karzinom mit Knocheninfiltration • Metastasen • reparatives Riesenzellgranulom • eosinophiles Granulom
unscharf begrenzte, mottenfraßartige Aufhellung mit periostaler Neubildung. Klinisch: kurze Anamnese mit Schmerz und Schwellung, Sensibilitätsstörungen	UK > OK (aber nur 3 % überhaupt am Kiefer lokalisiert); 10–25 Jahre; M > F	Ewing-Sarkom	• Osteosarkom • Retikulosarkom • rarefizierende Osteomyelitis • Histiocytosis X • Metastase

Röntgendiagnostik: Tumore/tumorähnliche Veränderungen V

Radiologische Symptome	Lokalisation / Alter / Geschlecht	Diagnose	Differentialdiagnose
völlige Auflösung aller Knochenstrukturen, nur oberflächliche Resorptionen an Zahnwurzeln, größere rundlich-ovaloide Aufhellungen mit unscharfen Begrenzungen oder multiple kleine Auflösungen mit disseminierter Verteilung (Mottenfraß)	UK > OK; meist > 40 Jahre/ Primärtumoren im Erwachsenenalter: - Mammakarzinom - Bronchialkarzinom - Hypernephrom - Schilddrüsenkarzinom - Prostatakarzinom	**Metastasen** **- osteolytische Formen** **(häufigste Metastaseformen)**	• Plasmozytom • Sarkome • eosinophiles Granulom • Hämangioendotheliom • reparatives Riesenzellgranulom • fokaler osteoporotischer Knochenmarkdefekt • solitäre Knochenzyste • rarefizierende Osteomyelitis • primäres Kieferkarzinom • Hyperparathyreoidismus
maligne Knochenzerstörung mit reaktiver Knochenbildung in den Markräumen oder periostal, diffuse Strukturverdichtung, Grenze von Spongiosa und Kompakta verwischt, Auftreibung des Knochens	im Jugendalter: - Neuroblastom - Retinoblastom - Rhabdomyosarkom	**- osteoplastische Formen** **(v.a. Prostatakarzinome)** **- Mischformen**	• Osteosarkom • sklerosierende Osteomyelitis • Ostitis deformans Paget • ossifizierendes Fibrom • fibröse Dysplasie • Marmorknochenkrankheit
am Alveolarfortsatz beginnende, in die Tiefe fortschreitende Osteolyse mit Auflösung der Alveolen ohne größere Zahnwurzelresorptionen; ggf. im OK Einbruch in die Kieferhöhle, im UK Spontanfraktur	UK > OK; meist > 50 Jahre; M > F häufigste maligne Knochenveränderung im Kieferbereich!	**Mundschleimhautkarzinom mit Knocheninfiltration**	• Karzinom der kleinen Speicheldrüsen • zentrales Speicheldrüsenkarzinom • Kieferhöhlenkarzinom • primäres Kieferkarzinom • Sarkome
Osteolyse des Alveolarfortsatzes und des Kieferhöhlenbodens, Verschattung der Kieferhöhle	Gaumen; meist > 40 Jahre; M > F	**Karzinom der kleinen Speicheldrüsen (adenoidzystisches Karzinom)**	• Kieferhöhlenkarzinom • Mundschleimhautkarzinom • Fibro-/Retikulosarkom
zystische bis unscharf begrenzte Aufhellungen zentral im Kiefer, dann mit Auflösung des Alveolarfortsatzes und der Konturen des Mandibularkanals	UK-Kieferwinkelregion	**zentrale Speicheldrüsentumoren**	• Ameloblastom • Metastase • primäres Kieferkarzinom • Fibro-/Retikulosarkom

Röntgendiagnostik: Osteopathien der Kiefer I

Radiologische Symptome	Lokalisation / Alter / Geschlecht	Diagnose	Differentialdiagnose
Auftreibung des Kiefers mit Wechsel von Aufhellungen und Verschattungen („Watteflockenstruktur"), gleichmäßig dichte, aber poröse Strukturen („bimssteinartige" Struktur), Aufblätterung und Auflösung der Kompakta, im zahntragenden Bereich Auflösung der Lamina dura, Hyperzementosen. Klinisch: „Hut wird zu klein" bzw. „Prothese paßt nicht mehr", Asymmetrie/Auftreibung der Gesichtsschädelknochen („Facies leontina")	Schädelkalotte, OK > UK; > 40 Jahre; M > F	**Ostitis deformans Paget** (M. Paget)	• fibröse Dysplasie • Hyperparathyreoidismus • sklerosierende Osteomyelitis • Riesenzementom • Marmorknochenkrankheit • Gardner-Syndrom • Fluorose • Osteosarkom • Akromegalie • osteoplastische Metastasen
multilokuläre, zystische Aufhellungen („brauner Tumor"), auch mit Auftreibungen des Knochens	Schädel, Schädelbasis, Kiefer; meist zwischen 30 und 60 Jahren; F >> M	**primärer Hyperparathyreoidismus** (Adenom, Hyperplasie, Karzinom der Gl. parathyroidea)	• reparatives Riesenzellgranulom • fibröse Dysplasie • Ostitis deformans Paget • rarefizierende Osteomyelitis
Zunahme der Strahlendurchlässigkeit, diffuse Umstrukturierung von Spongiosa und Kortikalis (milchglasartige Struktur), Auflösung der Lamina dura als Frühzeichen		**sekundärer Hyperparathyreoidismus** (chronischer Nierenschaden, renale Osteodystrophie)	• Knochenmetastasen • Plasmozytom • Riesenzementom
Umstrukturierung der Spongiosa mit Zunahme (aber auch Abnahme) der Knochendichte, Schmelzhypoplasien, verkürzte Zahnwurzeln, große Pulpakammern, Verkalkungen in den Weichgeweben	OK und UK; jede Altersstufe; M = F	**Hypoparathyreoidismus**	• fibröse Dysplasie • Hyperparathyreoidismus • Ostitis deformans Paget • Osteoporose • Osteogenesis imperfecta
verminderte Knochendichte, Ausweitung der Markräume, Verschmälerung der Kortikalis	OK und UK; > 50 Jahre; F >> M	**Osteoporose** – postmenopausale (Typ I) – senile (Typ II) – sekundäre (Hyperkortisonismus, Immobilisation)	• Hyperparathyreoidismus • Hypoparathyreoidismus • Osteogenesis imperfecta

Röntgendiagnostik: Osteopathien der Kiefer II

Radiologische Symptome	Lokalisation / Alter / Geschlecht	Diagnose	Differentialdiagnose
generalisierte Sklerosierung, Spongiosa durch eine dichte Knochenmasse ersetzt, keine Abgrenzung von Spongiosa und Kompakta, Störung der Wurzelentwicklung, verengter Pulparaum	alle Knochen beteiligt	**Marmorknochenkrankheit (Osteopetrose, M. Albers-Schönberg)**	• Ostitis deformans Paget • fibröse Dysplasie • sklerosierende Osteomyelitis • Gardner-Syndrom • Akromegalie • Fluorose • Riesenzementom • osteoplastische Metastasen
Überentwicklung des Unterkiefers mit ausgeprägter Verdickung der Kinnregion, Verlängerung der aufsteigenden Äste, Abflachung der Kieferwinkel, Verbreiterung der Kompakta, grobe Spongiosaarchitektur, Hyperzementosen	Sella, UK > OK; Kinder und Erwachsene; F = M	**Akromegalie (Hypophysenüberfunktion)**	• Ostitis deformans Paget • Progenie • fibröse Dysplasie • Marmorknochenkrankheit • Gardner-Syndrom • Riesenzementom

Merke:
Es ist primär nicht entscheidend, anhand des Röntgenbildes eine exakt zutreffende (Verdachts-)Diagnose zu stellen. Wichtig ist, daß der Zahnarzt **Abweichungen vom Normalbefund entdeckt**, mögliche **Differentialdiagnosen** überlegt und mit weiteren diagnostischen Maßnahmen eine Abgrenzung bzw. die Identifizierung innerhalb einer Gruppe ähnlicher Krankheitsbilder betreibt bzw. den Patienten unverzüglich zur weiteren diagnostischen **Abklärung** an einen **Facharzt** überweist.

Zahnärztlich relevante Mykosen

Die medizinisch relevanten Myzeten sind im sog. **D-H-S-System** in 3 Gruppen unterteilt: **Dermatophyten**, **Hefen** (bzw. Sproßpilze) und **Schimmelpilze**.

Gruppen	Typische Krankheiten	Lokalisation	Klinik / Symptome	Therapie
Dermatophyten – Epidermophyton – Microsporum – Trichophyton am häufigsten beteiligt: 60 % Tr. rubrum 35 % Tr. mentagrophytes 5 % Epidermophyton	Epidermomykosen – Tinea pedis Trichomykosen – Trichophytia superficialis – Trichophytia profunda (Tinea barbae) – Favus (Tr. schoenleinii) – Mikrosporie Onychomykosen (aber auch durch Candida)	Interdigitalfalten, Zehenzwischenraum (unbehaarte) Haut Bartbereich der Männer, Kinderkopf, behaarter Kopf, behaarter Kopf, Finger- oder Zehennagel	Juckreiz, Schuppung, Rhagadenbildung; erythematopapulöse, kreisrunde Herde; tiefe, knotige Infiltrate; oberflächl. kleine Pusteln; spezielle Schuppenbildung, kreisrunder Haarausfall; Trübung, Aufrauhung, Verformung des Nagels	**Überweisung zum Hautarzt!** – Imidazolderivate – Griseofulvin – Allylamine
Hefen bzw. Sproßpilze - Candida (v.a. C. albicans)	**orale Candidiasis (Mundsoor)** – pseudomembranös – erythematös (atrophisch) – chronisch-hyperplastisch Candidiasis des Neugeborenen, andere Manifestationen: Ösophagitis, Vulvovaginitis, Balanitis, Organkandidosen	Mundhöhlenschleimhaut v. a. am Gaumen Mundwinkel (retroangulär), Zungenrücken, Mundhöhle d. Neugeborenen bis zur zweiten Woche Ösophagus, Genitale, Lunge, Nieren, Augen	weißliche, abwischbare Auflagerungen auf gerötetem, erodiertem Grund Erythem (oft bei Prothesen) derb, plaqueartig, knotig, leukoplakieähnlich, bei Diabetes, M. Cushing, Prothesen (Bißsenkung), „über Nacht" auftretender „Pilzrasen" („thrush") Hinweise auf Immunschwäche!	**lokal, topisch:** – Nystatin – Amphotericin B – Miconazol Rücksprache mit dem Hausarzt (Grundleiden?) Rücksprache mit Pädiater Rücksprache mit dem Hausarzt
– Pityrosporon (v.a. Malassezia furfur)	Pityriasis versicolor	oberer Rumpf, Schultern, Hals	rötlich-braune, linsengroße Flecken (landkartenartig) Hobelspanphänomen	**Überweisung zum Hautarzt** – Imidazolderivate
Schimmelpilze – Aspergillus (v.a. A. fumigatus)	„Sinusaspergillose" d. KH; andere Manifestationen: – Aspergillom – Otitis, Endoophthalmitis	Kieferhöhle bronchopulmonal Ohr, Auge	röntgenologisch: Konkremente, oft nach Überstopfung ZnO-haltigen Sealers	Überweisung zur Entfernung des Fremdmaterials

Weiße Mundschleimhautveränderungen

Klinik	Lokalisation / Alter / Geschlecht	Diagnose	Ätiologie	Therapie	Differentialdiagnose
weißliche, nicht abwischbare, feine linienförmige, auch netzartige Epithelveränderung (Wickham-Streifen) (extraoral: rötliche Papeln)	Wange (80 %), Zunge, Lippen; < 30 Jahre; F > M (extraoral: Beugeseiten der Arme, Handgelenke, Unterschenkel)	Lichen (ruber) planus	ungeklärt (Virusinfektion?) (Autoimmunvorgänge?) (psychogen?)	Besetigen gewebeirritierender Lokalfaktoren, regelmäßige Kontrolle, ggf. Hautarzt	Leukoplakie, Candidiasis
weiße, abstreifbare, samtartige Beläge, darunter gerötete, leicht blutende Schleimhaut	Wange, Gaumen, Zunge (extraoral: Ösophagus, Verdauungstrakt, Genitale, Finger, Nägel)	Candidiasis (Soor)	Candida albicans bei reduziertem Allgemeinzustand: Antibiose, Diabetes, Immundefekte (AIDS)	Antimykotika (Nystatin) Chlorhexidin (0,1 %)	Leukoplakie, Diphterie, Verätzungen, Lichen (ruber) planus
weißliche, linsengroße manchmal streifige verhornende Veränderungen (extraoral: verhornende Papeln)	Wange, Zunge, Gingiva, Gaumen (extraoral: Kopf [nasolabial], Hals)	Dykeratosis folliculatis (M. Darier)	Verhornungsanomalie mit unregelmäßigem Erbgang (selten)	Hautarzt ggf. lokal Vit. A	Leukoplakie, Lichen (ruber) planus
scheibenförmig erhabenes Erythem mit zentraler Delle, weiße radiäre Streifen, kleine Ulzera, die in weißen Narben ausheilen können	Lippen, Wange, Zunge, Gaumen (extraoral: v.a. lichtexponiertes Mittelgesicht, "Schmetterlingserythem"); mittleres Alter (20–40 Jahre); F	diskoider Lupus erythematodes (DLE) systemischer Lupus erythematodes (SLE)	Autoimmunkrankheit (extrem gesteigerte B-Zell Aktivität, Immunvaskulitis) Prognose quoad vitam: DLE gut SLE ernst – letal	Erkennung, Hautarzt bzw. Internist	Lichen (ruber) planus, Leukoplakie, Plaques opalines (Lues)

Siehe auch: "Mundschleimhautveränderungen des Kindes- und Jugendalters" S. 118 f: Naevus spongiosus albus, Morbilli (Masern)

WEISSE SCHLEIMHAUTVERÄNDERUNGEN II

Klinik	Lokalisation / Alter / Geschlecht	Diagnose	Ätiologie	Therapie	Differentialdiagnose
weißer, nicht wegwischbarer Fleck, kaum erhaben	Wange, Lippenschleimhaut; M > F	mechanisch irritativ bedingte Leukoplakie (Pachydermie)	Belastungshyperkeratose (scharfe Kanten, mechanische Überbeanspruchung)	Ausschaltung der ursächlichen Reizfaktoren, regelm. Kontrolle	Candidiasis
pflastersteinartig gefelderte, weißliche Schleimhaut mit zentralen roten Punkten innerhalb der Felder	Gaumen; ältere Patienten (Raucher, v.a. Pfeifenraucher)	Leukokeratose des Rauchers (Leukokeratosis nicotinica palati)	thermische (?) und chemische Noxen in Tabakkondensaten	Einschränkung des Tabakkonsums	Candidiasis DLE
weißliche, nicht wegwischbare, geriffelte oder runzelige, („haarartig") längsgestreifte, unscharf begrenzte Epithelveränderung	Zungenrand	orale Haarleukoplakie („hairy leukoplakia")	Epstein-Barr-Virus bei erworbener Immunschwäche (frühes Symptom des Vollbilds AIDS)	Überweisung	Candidiasis Lichen (ruber) planus Leukoplakien
flacher, leicht erhabener weißer, nicht wegwischbarer Fleck bzw. Fläche, scharf begrenzt, Oberfläche glatt, homogen	retroanguläre Wangenschleimhaut, Mundboden, Sublingualraum, Alveolarfortsätze; meist ab 40 Jahre; M > F	idiopathische Leukoplakie	idiopathisch	Erkennung, Kontrolle	Palmar-Plantar-Keratosen, Dyskeratosis follicul., DLE,
weißer, gefleckter oder getüpfelter, nicht wegwischbarer Fleck oder Fläche mit rauher Oberfläche und knotigen oder warzenförmigen Erhabenheiten		verruköse Leukoplakie (Präkanzerose)	Kofaktoren: Tabak, Alkohol, Syphilis, Vitaminmangel, Galvanismus (?), chron. Candidiasis,	Überweisung in fachärztliche Kontrolle	Lichen (ruber) planus, Plaques opalines (Lues), Candidiasis, Naevus spongiosus albus
weißer, gefleckter oder getüpfelter, nicht wegwischbarer Fleck oder Fläche mit rauher Oberfläche, unscharf begrenzt, mit rötlich erosiven Läsionen		erosive Leukoplakie (Präkanzerose)	mechanische Irritation		

Merke: Risikofaktoren der malignen Transformation einer Leukoplakie.
[Nach Mittermayer 1993]
1. gefleckter Typ der Leukoplakie
2. Durchmesser > 3,5 cm²
3. „High-risk-Zonen": Zungenrand, Lippe, Mundboden

Pigmentierte Veränderungen der Mundschleimhaut

Klinik	Lokalisation / Alter / Geschlecht	Diagnose	Ätiologie	Therapie	Differentialdiagnose
unschriebene, flache, bräunlich-dunkle Flecke, z. T. bandförmig, asymptomatisch	Wange, Lippenrot, Gingiva (nicht marginal); jedes Alter	idiotypische Melaninpigmentierung (melanotischer Fleck)	melaninbedingte Pigmentflecken, physiologisch, rassenabhängig	keine	Amalgamtätowierung, Peutz-Jeghers-Syndrom, M. Addison
fleckenhafte bis flächige, zerfließend diffuse, bräunliche Verfärbung	Wangen, Zungenrücken	M. Addison	durch Schädigung der Nebennierenrinde vermehrte Sekretion von ACTH u. MSH	Arzt	idiotypische Melaninpigmentierung
leicht erhabener, scharf begrenzter, braun bis schmutziggrauer Fleck	harter Gaumen (extraoral: Lippe); 20 bis 40 Jahre; F > M	(intramuköser) Nävuszellnävus	melaninbildende Nävozyten	ggf. Überweisung zur prophylaktischen Exzision	melanotischer Fleck, Amalgamtätowierung, Angiome, malignes Melanom
stahlblauer, bis 0,5 cm im Durchmesser großer, leicht erhabener, fester Knoten, asymptomatisch	Lippen, selten Mundschleimhaut (harter Gaumen); Kindheit u. Jugend	blauer Nävus	benigner Melanozytentumor	keine	s. oben
dunkel bräunliche bis blauschwarze, knotige Erhabenheit, gelegentlich blutend und ulzeriert	Oberkieferalveolarfortsatz, Gaumen; > 20 Jahre; M > F	orales Melanom (sehr selten, 1 % der Melanome s. S. 194)	genet. Disposition (UV-Exposition bei extraoraler Lokalisation)	sofortige Überweisung bei Verdacht	Nävi, exogene Pigmentierung, Kaposi-Sarkom, Angiome
blaugraue bis blauschwarze saumartige Verfärbung bei bestehender Gingivitis	marginale Gingiva	gingivale Manifestation einer Intoxikation mit Schwermetallen (Wismut, Blei)	Ablagerung von Metallsulfiden in Histiozyten u. Basalmembranen	Arzt; bei beruflicher Exposition Berufskrankheitenanzeige	Konkremente (durch Gingivalsaum schimmernd)
schiefergraue bis grau-blaue, blauschwarze Verfärbung	gingivale Abschnitte (überkronter) Seitenzähne	Amalgamtätowierung	Einsprengung von Amalgampartikeln in die Gingiva bei Präparation	keine (ggf. Rö. zur Diagnosesicherung)	Nävi, Melanom

Siehe auch: „Mundschleimhautveränderungen des Kindes- und Jugendalters" S. 118: Peutz-Jeghers-Syndrom, Tätowierung mit Farbstiften.

BLÄSCHEN

Vesikuläre Schleimhautveränderungen

Klinik	Lokalisation / Alter / Geschlecht	Diagnose	Ätiologie	Therapie	Differentialdiagnose
Erythem, dicht stehende Bläschen, später Erosion	Lippe, seltener Wange, Gaumen; ab 3. Lebensjahr	**Herpes labialis bzw. Herpes mucosae oris**	HSV Typ 1 (rekurrierend, oft nach Trauma oder Streß	Aciclovir-Salbe	Aphthen, Herpes zoster, Lupus vulgaris
Prodromi (Fieber u.ä.), brennende Schmerzen, arealweise tiefrote Erytheme mit gruppiert angeordneten Bläschen, die rasch ulzerieren; narbige Abheilung	Innervationsbereich eines Trigeminusastes, klassisch streng halbseitig; höheres Alter; M > F	**Herpes zoster (Zoster)**	Varicella-Zoster-Virus (Zweiterkrankung bei teilimmunisierten bzw. abwehrschwachen Patienten)	Arzt bei Beteiligung des N.V₁ Überweisung zum Augenarzt	Herpes mucosae oris
rötlich, glasige Schwellung, mit Blasen durchsetzt, mit z.T. flächigen Epithelabhebungen	Gingiva; 40 bis 60 Jahre; F > M	**Gingivitis desquamativa (Gingivosis)**	unbekannt (Depolymerisation von Glykoproteinen?)		Pemphigus vulgaris, Erythema exsudativum multiforme, Erythematodes
schlaffe Blasen auf unveränderter Haut, schmerzhafte Erosionen, Nikolski-Phänomen I u. II: + Histologie: Tzanck-Test +, intraepitheliale Blase	Mundschleimhaut; 30–60 Jahre; F = M	**Pemphigus vulgaris**	Autoantikörper gegen Bestandteile der Interzellularsubstanz der Epithelzellen (Pemphigus-AK)	Arzt (Kortikosteroide, Azathioprin, Plasmapherese)	bullöses Pemphigoid, Dermatitis herpetiformis Duhring, Erythema exsudativum multiforme, Lupus erythemathodes
polymorph: pralle, erbs- bis haselnußgroße Blasen auf erythematöser Haut, die erodieren Histologie: Tzanck-Test-, subepitheliale Blase	Mundschleimhaut nur 20 % beteiligt (extraoral: seitliche Halsregion); > 50 Jahre; F ≈ M	**bullöses Pemphigoid**	Autoantikörper gegen Bestandteile der Basalmembran häufig: paraneoplastisch (Pemphigoid-AK)	Arzt, Tumorsuche! (Kortikosteroide, Azathioprin)	Pemphigus vulgaris, Dermatitis herpetiformis Duhring, Erythema exsudativum multiforme, Lupus erythemathodes
pralle Blasen, hartnäckige Erosionen, narbige Schrumpfung	90 % Mundschleimhaut, Konjunktiven; > 60 Jahre; F > M	**benignes Schleimhautpemphigoid**	Variante des bullösen Pemphigoids	Überweisung in fachärztliche Behandlung	s. oben
kleine, gruppierte, prall gefüllte Bläschen auf erythematöser Haut, „brennender Juckreiz", durch Jod provozierbar Histologie: Tzanck-Test	Mundschleimhaut selten; 20–50 Jahre; M > F	**Dermatitis herpetiformis Duhring**	unbekannt, (Autoimmungeschehen?) oft glutensensitive Enteropathie	Arzt; (Sulfone, jod- und glutenfreie Diät)	Pemphigus vulgaris, bullöses Pemphigoid

Ulzerationen der Mundschleimhaut

Klinik	Lokalisation / Alter / Geschlecht	Diagnose	Ätiologie	Therapie	Differentialdiagnose
runde-ovale, scharf begrenzte, schmerzhafte Ulzeration mit Fibrinbelägen, hochroter Rand, häufig: bis zu 1 cm Ø, selten: 1-3 cm Ø	nicht keratinisierte Schleimhaut (Lippe, Wange); jüngeres bis mittleres Alter; F > M	chronisch rezidivierende Aphthen Minor-Typ (Mikulicz-Aphthen) Major-Typ (Sutton-Aphthen)	ungeklärt (genetisch?) (psychogen?) (viral?) (immunologisch?)	symptomatisch (Kortikosteroidsalben) Merke: Ätzbehandlung obsolet	Herpes mucosae oris, traumatisches Ulkus, luetischer Primäraffekt
multiple Aphthen (mehr als 5), Krankheitsgefühl (Gewichtsverlust), Hypopyoniritis	Mundschleimhaut, Rachenring; Orientalen	M. Behçet	ungeklärt (viral?) (immunologisch?)	Arzt	
scharf begrenzte, derbe, schinkenfarbige Papel, dann glattes, hartes, schmerzloses Ulkus (**Ulcus durum**), nach 1 Woche regionäre Lymphknotenschwellung (**Bubo**)	Lippen, Zunge (5-10 % der Fälle) (extraoral: Genital-, Anorektalregion)	Syphilis (Lues) Stadium I (syphilitischer Primärkomplex)	Treponema pallidum, klassische venerische Erkrankung	Arzt; Meldepflicht! (Penicillin G, parenteral) Cave: Ulkus infektiös!	Karzinom, (geätzte) Sutton-Aphthe
fleckförmig, rotes Exanthem, weißlich-graue Papeln (Plaques opalines), dann Erosionen, erhabene **Plaques muqueuses** („Zuckerguß"), Tonsillitis mit grauweißen Belägen (**Angina specifica**), generalisierte Lymphknotenschwellung (Polyskleradenitis) (extraoral: papulöse Exantheme (Roseola syphilitica) und Papillome (**Condylomata lata**))	Mundschleimhaut (Gaumen, Zungenrücken, Wange), Tonsillen, Mundwinkel (extraoral: Genital- und Analbereich); 2-3 Monate post infectionem	Syphilis Stadium II		Cave: Plaques muqueuses infektiös!	Leukoplakien, Angulus infectiosus
scharf begrenzte Granulome mit zentraler Einschmelzung, dann tiefe Geschwüre, ausgestanzte Ränder (**Gummen**)	Gaumen, Gaumenbogen; 2-10 Jahre post infectionem	Syphilis Stadium III		Gumma nicht infektiös	Perforation durch Prothesensauger, Karzinom, Granuloma gangraenescens

ULZERATIONEN II

Ulzerationen der Mundschleimhaut (Fortsetzung)

Klinik	Lokalisation / Alter / Geschlecht	Diagnose	Ätiologie	Therapie	Differentialdiagnose
kleinflächige, fibrinbedeckte Ulzeration, schmerzhaft	jede Lokalisation; jedes Alter	traumatisches Ulkus	mechanische Irritation	Ursache ausschalten	Aphthe, Karzinom
Nekrosen, tiefe Ulzerationen ohne roten Saum, „Angina agranulocytotica", Anamnese sehr kurz, Schüttelfrost, Fieber, keine Anämien, keine Purpura	v.a. pharynxnahe Schleimhaut, Tonsillen, Gingiva; mittleres Alter; F > M	Agranulozytose	allergisch (**Kombinationspräparate bei Schmerzmitteln meiden!**)	Arzt, bei Verdacht sofort überweisen!	Leukämien
Nekrosen, zerfallende Ulzera mit unterminierten Rändern, Gewebsvermehrung der Gingiva, Foetor ex ore, schweres Krankheitsgefühl, Anämie, Blutungsneigung	Gingiva, Zunge, Tonsillen	(akute) Leukämien (AML, ALL, AUL)	bösartige qualitative und quantitative Reifungs- und Differenzierungsstörungen der weißen Blutzellen	Arzt, bei Verdacht sofort überweisen!	Agranulozytose
flache Ulzera, weich, unterminierende Ränder, granulierter Grund	Zungengrund, Gaumen, Lippen; ältere Patienten	orale Tuberculosis ulcerosa	Mycobacterium tuberculosis, Abseuchungs-Tbc	Arzt; Erkrankung meldepflichtig	syphilitische Veränderungen, Dekubitalukus
grauglasige Knötchen auf gerötetem Grund, brechen zu flachen Ulzerationen auf, eingestreute weiße Körnchen; extraoral: braunrote Papeln, periphere Ausbreitung mit typischer „Apfelgelee"-Farbe unter Glasspateldruck	Gaumen, Wange, Lippen (extraoral: Wange, Nase, Stirn); jedes Alter (höheres Alter bevorzugt); F > M	Tuberculosis cutis luposa (Lupus vulgaris)	Mycobacterium tuberculosis, chronisch verlaufende Tbc der Haut	Arzt	Lues II, Lues III, Sarkoidose, Basaliom, Pyodermien, Lupus erythematodes
indolente, derbe Schwellung, später Ulzera, flächenhafter progredienter Gewebszerfall (auch Knochen), Foetor ex ore, eitriger blutiger Schnupfen	harter Gaumen; mittleres Alter; M > F	Granuloma gangraenescens (letales Mittelliniengranulom) (sehr selten)	unbekannt (Non-Hodgkin-Lymphome?)	MKG-Chirurg (Prognose: meist letal)	Non-Hodgkin-Lymphom, Karzinom, Wegener-Granulomatose, Gumma
Nekrosen, hartnäckige Ulzera, Rhinitis, Sinusitis (chronisch), extraoral: Glomerulonephritis, Lungenbeteiligung	Mundschleimhaut; jüngere Erwachsene	Wegener-Granulomatose	unbekannt (Formenkreis der Polyarteriitis nodosa)	Arzt (Labor: Nachweis von ACPA)	Granuloma gangraenescens

Memorix

DIFFERENTIALDIAGNOSE NACH LOKALISATION I

Differentialdiagnose: Lippenveränderungen.

[Mod. nach Scully u. Flint 1989]

Mundwinkelrhagaden (Faulecken, Perlèche)	Blutung	Blasen	Abschilferung / Krustenbildung
• Candidiasis (auch Prothesenstomatitis) • Infektion durch Staphylokokken, Streptokokken oder Mischinfektionen • Riboflavinmangel • Eisenmangel • Folsäuremangel • Vitamin-B_{12}-Mangel • M. Crohn • Anämie	• Trauma • Erythema exsudativum multiforme • Angiome • bestehende hämorrhagische Diathesen • Cheilophagie	• Herpes labialis • Verbrennungen • Herpes zoster • Erythema exsudativum multiforme • Pemphigus vulgaris • Epidermolysis bullosa • Mukozelen • Impetigo • allergische Cheilitis	• Dehydratation • heißer, trockener Wind • fieberhafte Erkrankung • chemische oder allergische Cheilitis • Mundatmung • Cheilitis actinica • Cheilitis exfoliativa • Candida-Cheilitis • Erythema exsudativum multiforme • Cheilophagie

Schwellungen		Ulzeration	Weiße Veränderungen
diffus	lokalisiert		
• Ödem (Trauma, Insektenstich, Infektion) • Angioödem (allergisch oder hereditär) • M. Crohn • Cheilitis granulomatosa • Cheilitis glandularis • Melkerson-Rosenthal-Syndrom • Lymphangiom • Hämangiom • Sarkoidose • Ascher-Syndrom	• Mukozele • Granuloma teleangiectaticum • Lymphogranuloma venereum • Ulcus durum • Speicheldrüsenadenom • Plattenepithelkarzinom • Basaliom • Keratoakanthom • Hämangiom • Zysten • Abszeß • Insektenstich	• Aphthe • infektiös: – Herpes labialis – Herpes zoster – Syphilis – Leishmaniose • Tumoren: – Plattenepithelkarzinome – Basaliom – Keratoakanthom • Verbrennungen • Lupus erythematodes • Trauma	• Keratosen • Leukoplakien • Karzinom • Lichen ruber planus • Lupus erythematodes • Fordyce-Flecken • aktinische Keratose • Narben

Differentialdiagnose: Gaumenveränderungen.

[Mod. nach Scully u. Flint 1989]

Auftreibungen	Rötung	Ulzerationen	Weiße Veränderungen
• entwicklungsbedingt: – nicht durchgebrochene Zähne (z.B. retin. 3er) – Torus palatinus – Zysten • entzündlich: – Abszesse – Zysten • papilläre Hyperplasie • neoplastisch: – Karzinom (auch Kieferhöhlenkarzinom) – Speicheldrüsentumoren – Fibrome – Kaposi-Sarkom – Papillome – andere	• „pizza burn" • Candidiasis (Prothesenstomatitis) • Erythroplasie • Kaposi-Sarkom • andere	• Aphthen • Perforationen durch Prothesensauger • infektiös: – Syphilis – Lupus vulgaris – Herpes zoster • Granuloma gangraenescens • neoplastisch: – Karzinom (auch Kieferhöhlenkarzinom) – Kaposi-Sarkom – andere	• Leucokeratosis nicotinica palati • Candidiasis • Lupus erythematodes

Differentialdiagnose: Gingivaveränderungen.

[Mod. nach Scully u. Flint 1989]

Rötung	Blutung	Pigmentierte Veränderungen	Weiße Veränderungen
• chronische Gingivitis • mechanische Irritation • Parodontitis • Gingivostomatitis herpetica • Gingivitis desquamativa • erosiver Lichen ruber planus	• Parodontalerkrankung: – Gingivitis – Parodontitis – ANUG/ANUP • hämorrhagische Diathesen (s. S. 48) • Leukämien • Epulis granulomatosa	• Amalgamtätowierung • idiotypische Melaninpigmentierung • Lentigo maligna • Schwermetallintoxikationen – Wismut – Blei	• Lichen ruber planus • Dyskeratosis follicularis • Leukoplakie

Schwellungen		Ulzeration	Blasen
generalisiert	lokalisiert		
• hyperplastische Gingivitis (medikamentös bedingt bei Phenytoin, Ciclosporin, Nifedipin, Diltiazem) • Fibromatosis gingivae • Leukämien • Mukopolysaccharidosen • Wegener-Granulomatose • Skorbut • M. Crohn • Sarkoidose	• Abszeß • Zysten • Epuliden • Riesenzellgranulome • Fremdkörper • Neoplasmen • Wegener-Granulomatose • Amyloidose • M. Crohn • kongenitaler Granularzelltumor	• ANUG/ANUP • HIV-Gingivitis/HIV-Parodontitis • Agranulozytosen • Gingivostomatitis herpetica • Leukämien • Neoplasmen (Karzinom, maligne Lymphome)	• bullöses Pemphigoid • benignes Schleimhautpemphigoid • Gingivostomatitis herpetica • Epidermolysis bullosa hereditaria

Differentialdiagnose: Zungenveränderungen.

[Mod. nach Scully u. Flint 1989]

Zungenbrennen/ Zungenschmerzen	Rötung	Ulzerationen / Erosionen	Weiße Veränderungen
• Exfoliatio areata linguae • Glossitis rhombica mediana • Mangelzunge • Glossitis Hunter-Möller • Plummer-Vinson-Syndrom • Xerostomie – Sjögren-Syndrom – Diabetes • psychogen	• Exfoliatio areata linguae • Glossitis rhombica mediana • Mangelzunge • Glossitis Hunter-Möller • Plummer-Vinson-Syndrom • Candidiasis • Scharlach („Himbeerzunge")	• traumatisches Ulkus • Lingua plicata • Glossitis rhombica mediana • Aphthen • Syphilis • Tuberkulose • neoplastisch: – Karzinom – Sarkom – andere	• Zungenbelag • Leukoplakien • Lichen ruber planus • Candidiasis • Syphilis • „Haarleukoplakie" • M. Heck

Differentialdiagnose der Makro-/ und Mikroglossie s. S. 189.

Veränderungen der Zungenfarbe und -oberfläche

Veränderung/ Synonym	Ursache (U) / Klinik (K)	Weitere Hinweise/ Differentialdiagnose
Lingua villosa nigra Schwarze Haarzunge	U: epitheliale Hyperplasie der Pap. filiformes K: median im mittleren Zungendrittel exogen verfärbte filiforme Papillen, Bild: „nasses Gras", oft bei Männern im mittleren Alter	häufig bei längerer Anwendung von Antibiotika oder Chlorhexidinlösungen
Lingua plicata Faltenzunge; Lingua scrotalis	U: anatom. Variante, dominant vererbt? K: Faltung der Zunge im vorderen Drittel, Bild: „Hirnwindungen, Reifenprofil, Blattrippen", oft kombiniert mit Exfoliatio areata linguae	Teilsymptom des Melkerson-Rosenthal-Syndroms DD: Glossitis interstitialis luica
Exfoliatio areata linguae Lingua geographica; Glossitis migrans	U: ungeklärt, gehäuft familiär? K: rosa-tiefrote Flecken mit abgesetztem hellen Randsaum, konfluierend, schnell verändernd (Wanderplaques), Bild: „Landkarte"	oft Schmerz bei scharfen Speisen; oft kombiniert mit Lingua plicata DD: Glossitis Hunter-Möller
Glossitis rhombica mediana Lingua Brocq-Pautrier	U: Persistenz des Tuberculum impar K: median am Übergang vom mittleren zum hinteren Zungendrittel graurot-roter, papillenfreier, rhomboider Bereich von etwa 1–3 cm Länge	DD: Zungentumor, Aktinomykose
Mangelzunge Glossitis	U: diverse Krankheiten mit in der Regel negativer Stoffwechselbilanz K: atrophisch-glatte, unterschiedlich gerötete Zunge, Bild: „mit Lack oder Firnis überzogen"	z. B. bei Leberfunktionsstörungen, Alkoholismus, Magen-Darm-Erkrankungen, Hypovitaminosen, Krebserkrankungen
Glossitis Hunter-Möller	U: Vitamin-B_{12}-Mangel K: blaß-bleigraue, atrophische Zunge mit hochroten, scharf begrenzten Flecken; Arnd-Zeichen (anämische Wellen laufen quer über herausgestreckte Zunge)	Symptom der perniziösen Anämie DD: Mangelzunge, Exfoliatio areata linguae
Plummer-Vinson-Syndrom	U: Eisenmangel K: feuerrote atrophische Zunge, mitbetroffen Mund, Rachen, Ösophagus, Magen, Dysphagie, Mundwinkelrhagaden; oft bei Frauen zwischen 40 u. 60 J.	gilt als Präkanzerose, Symptome verschwinden nach Eisengabe DD: Mangelzunge
Glossitis interstitialis luica	U: Spätsyphilis K: Zungenrücken unregelmäßig gelappt, hügelig, pflasterartig, umschriebene papillenlose Vorwölbungen, weißlich trübes Epithel, **Induration**, ggf. Gummen an Gaumen oder Nasenflügel (Malum perforans), Bild: „Porzellanzunge"	gilt als Präkanzerose, DD: Lingua plicata, bei Verdacht immer serologische Untersuchung veranlassen
Sjögren-Syndrom Sicca-Syndrom, Keratoconjunctivitis sicca	U: Autoimmunsialadenitis K: Xerostomie, Xerophthalmie, Zungenrücken trocken und klebrig, gerötet, später atrophisch, hochrot, pflastersteinartige Furchung; oft bei Frauen zwischen 40 und 60 J.	s. auch Speicheldrüsen DD: Sialopenien anderer Genese, Mangelzunge

ZUNGE II

Memo: Innervation der Zunge

Sensorische Innervation	Sensible Innervation
N. vagus (N. X)	N. vagus (N. X)
N. glossopharyngeus (N. IX)	N. glossopharyngeus (N. IX)
N. facialis (N. VII) (Chorda tympani)	N. lingualis (N. V$_3$)
Geschmacksqualitäten: ● bitter ○ salzig ▲ sauer ● süß	**Motorische Innervation:** N. hypoglossus (N. XII) bei einseitiger Lähmung Abweichen der Zunge bei Herausstrecken zur kranken Seite

Veränderungen der Zungengröße

Makroglossie	vergrößerte Zunge, oft Impressionen der Zahnreihen sichtbar
● angeboren	selten, bei Neugeborenen (Muskelhypertrophie) (Wiedeman-Beckwith-Syndrom)
● Stoffwechselstörungen	Mukopolysaccharidosen (Myxödem, Kretinismus), Amyloidose, Glykogenspeicherkrankheiten, Akromegalie (Adenome des Hypophysenvorderlappens)
● neoplastisch	Hämangiome, Lymphangiome, Neurofibromatose (M. Recklinghausen)
● traumatisch, allergisch	Hämatom, Ödem (Insektenstich)
● andere	chronische Blutstauung bei Rechtsherzinsuffizienz, Polyzythämie, Zyste
Mikroglossie	verkleinerte Zunge, oft mit Ankyloglossie
● angeboren	Hypoplasie (Robin-Syndrom)
● andere	progressive diffuse Sklerodermie (Kollagenose, Autoimmunerkrankung): Frühsymptom: verdicktes, verkürztes, sehnig weißes Zungenbändchen, eingeschränkte Zungenmotilität, Verkleinerung der Zunge mit derber, papillenloser Oberfläche; weitere dentale Symptome: Xerostomie, Retraktion der Gingiva, Zahnlockerung, Zahnverlust
Ankyloglossie	Verwachsung der Zunge mit dem Mundboden bei verkürztem Zungenbändchen
● angeboren	häufigste entwicklungsbedingte Zungenanomalie
● andere	Narbenstrang nach Verletzungen, progressive diffuse Sklerodermie

Differentialdiagnose von Speicheldrüsenveränderungen und Speichelfluß

Schwellungen	• entzündliche Erkrankungen: Mumps, rezidivierende Parotitis, Sialadenitis, Sarkoidose, Aktinomykose • andere Erkrankungen: Sialose, Sialolithiasis, Gangverschluß, Mikulicz- oder Sjögren-Syndrom • medikamentös bedingt: Insulin, Iodverbindungen, Methyldopa, Phenothiazine, Phenylbutazon, Thiouracil, Katecholamine, Sulfonamide • Neoplasien
Schmerzhaftigkeit	• entzündliche Erkrankungen: Mumps, akute Sialadenitis, rezidivierende Sialadenitis • Neoplasien: maligne Speicheldrüsentumoren • andere Erkrankungen: Sialolithiasis, Gangverschluß, Sjögren-Syndrom • medikamentös bedingt: Antihypertensiva (Clonidin), Methyldopa, Vinca-Alkaloide, Zytostatika
Xerostomie	• Dehydratation: Diabetes mellitus, Diabetes insipidus, Diarrhoe und Erbrechen, exzessives Schwitzen, anhaltend hohes Fieber, Blutverlust • Speicheldrüsenerkrankungen: chronische Sialadenitis, Vitamin A-Mangel, Vitamin B-Mangel, Strahlenschäden, Sjögren-Syndrom, Sarkoidose • psychogene Ursachen: Angstzustände, Depression • medikamentös bedingt: – Medikamente mit anticholinergen Wirkungen: Atropin und analoge Substanzen, tricyclische Antidepressiva, Antihistaminika, Antiemetika, Tranquillizer – Medikamente mit sympathomimetischen Wirkungen: Amphetamine, Appetitzügler, bronchodilatatorisch wirksame Substanzen – andere Medikamente: Antiparkinsonmittel, Disopyramid, Diuretika, Lithium
Sialorrhöe (Ptyalismus)	• psychogene Ursachen: bedingte Reflexe (Nahrungsmittel) • schmerzhafte Mundschleimhautveränderungen: Gingivostomatitis herpetica, Angina Plaut-Vincenti, ANUG/ANUP • Fremdkörper • neuromuskuläre Koordinationsstörungen: M. Parkinson, Gesichtslähmungen, geistige Behinderung • medikamentös bedingt: Cholinestereasehemmer, Parasympathomimetika, Buprenorphin, Bromide, Jodide • andere Erkrankungen: Rabies • Schwermetallvergiftungen: Quecksilbervergiftung, Bleivergiftung

Diagnostik wichtiger Speicheldrüsenerkrankungen.

[Nach Grötz et al. 1991]

	Sialadenitis, akut oder exazerbiert	Sialolithiasis	Sialadenitis, chronisch rezidivierend	Sialadenose	Sjögren-Syndrom	Speicheldrüsen-zysten	Speicheldrüsen-tumoren
Schwellung	einmalig oder rezidivierend generalisiert, diffus	meist rezidivierend generalisiert, diffus nahrungsabhängig post cenam		eher langsam zunehmend, evtl. stationär, nicht rezidivierend generalisiert, diffus lokalisiert fluktuierend solide			
Schmerz	Druckdolenz Überwärmung, Rötung	Spontanschmerz geringe Druckdolenz Überwärmung		schmerzlos	meist wenig schmerzhaft		schmerzhaft bei malignen Tumoren
Exprimat	trübe bis eitrig, auch keines		gelartig/normal	normal	trübe	normal	normal
Sondierung des Gangs	evtl. Stenose	Obstruktion durch Stein	evtl. Stenose				
Sialometrie	⇩ - ⇩⇩⇩⇩	⇩⇩ - ⇩⇩⇩⇩	⇩ - ⇩⇩⇩⇩	normal	⇩ - ⇩⇩⇩⇩	normal	normal
Sialochemie	PHI, Kallikrein↑	⊘	PHI, Kallikrein↑	⊘	PHI, Amylase, Kallikrein, Na, Ca ↑ K ↓	⊘	⊘
Sonographie	Vergrößerung Binnentextur: - akut: echoarm - bei Abszeß: echoleer/komplex	Steinnachweis Binnentextur: homogen	Vergrößerung Binnentextur: inhomogen	Vergrößerung Binnentextur: inhomogen und echoarm	Vergrößerung Binnentextur: inhomogen und echoarm	abgegrenzte Raumforderung echoleer, dorsale Schallverstärkung	benigne: glatt begrenzt, echoarm/echoreich maligne: Grenze unscharf, inhomogen
Röntgen	⊘	Verschattung	⊘	⊘	⊘	⊘	⊘
Sialographie	kontraindiziert	Füllungsdefekte, prästenotische Dilatation	Ektasien	„entlaubter Baum"	„belaubter Baum"	intraglanduläre Raumforderung	intraglanduläre Raumforderung, Parenchymdarstellung, Gangabbrüche
Feinnadelbiopsie	kontraindiziert	indiziert	indiziert	indiziert	indiziert	indiziert	indiziert
mikrobiol. Abstrich	Erregernachweis, Antibiogramm	⊘	Erregernachweis, Antibiogramm	⊘	⊘	⊘	⊘

Legende: ⇩ gering verminderte bis ⇩⇩⇩⇩ stark verminderte Speichelmenge, ⊘ ohne Besonderheiten.

Mundkrebs (Plattenepithelkarzinom der Mundhöhle)

Häufigster und wichtigster intraoraler maligner Tumor (etwa 4 % aller Krebsfälle, etwa 2,2 % aller Krebstoten). Da seine oft tödliche Prognose wesentlich von der Tumorgröße und dem Lymphknotenbefall zum Zeitpunkt seiner Diagnose abhängt, gehört das **„Krebs-Screening"** zu jeder **zahnärztlichen Untersuchung. Jede unklare Schleimhautveränderung muß als krebsverdächtige gelten, bis das Gegenteil erwiesen ist.**

Epidemiologische Aspekte

Alter	98 % über 40 Jahre, ab 50 Jahre gehäuft auftretend
Geschlecht	Männer häufiger als Frauen
Lokalisation (intra-oral)	Zunge (Zungenrand!) > Mundboden > Alveolarkamm, Gaumen, Wange
Mögliche exogene ätiologische Faktoren	in Deutschland: Rauchen, Alkoholismus, schlechte Mundhygiene

Zeichen und Symptome. [Mod. nach Silverman 1985]

Ulzeration oder Erosion („Krater")	Destruktion der epithelialen Integrität auf Grund von Diskrepanzen in der Zellreifung, Verlust der Interzellularbrücken und Durchbruch der Basalmembran. (Ulzeröse Form etwa 99 %; selten verruköse, blumenkohlartige Form, v. a. im höheren Lebensalter.)
Erythem	Rötung auf Grund von Entzündung, Ausdünnung und Unregelmäßigkeit des Epithels und mangelhafter Keratinisierung
Induration	Verhärtung, primär durch Zunahme der Anzahl von Epithelzellen, sekundär durch entzündliches Infiltrat
Fixation	Unverschieblichkeit gegenüber der Umgebung durch Invasion tieferer Gewebsschichten, Muskeln oder Knochen
Chronizität	Ausbleiben einer Heilung, Fortbestehen der Ulzeration/Erosion trotz Beseitigung von möglichen ursächlichen Reizen (z. B. Prothesenkarenz)
Lymphadenopathie	Verhärtung oder Vergrößerung von Lymphknoten durch Absiedelung neoplastischer Zellen. Lymphknoten meist nicht schmerzhaft
Leukoplakische Veränderungen	s. S. 181
Beschwerden	Schmerz, Einschränkung der Zungenbeweglichkeit, Schluckbeschwerden, Sensibilitätsausfall, Kieferklemme

Staging: TNM-System. [Spiessl et al. (UICC) 1992]

● **T**   **Primärtumor**
Tis   Nichtinvasives Karzinom (Carcinoma in situ)
T0   Keine Anhaltspunkte für Primärtumor
T1 bis T4   Anhaltspunkte für Größe und Ausdehnung des Primärtumors (s. u.)
TX   Minimale Erfordernisse zur Erfassung des Primärtumors können nicht erfüllt werden

Lokalisation	T1	T2	T3	T4
Lippe, Mundhöhle	≤ 2 cm	> 2 cm – 4 cm	> 4 cm	Infiltration benachbarter Strukturen
Oropharynx	≤ 2 cm	> 2 cm – 4 cm	> 4 cm	Infiltration benachbarter Strukturen
Speicheldrüsen	≤ 2 cm	> 2 cm – 4 cm	> 4 cm – 6 cm	> 6 cm
Kieferhöhle	antrale Schleimhaut	Infrastruktur, harter Gaumen, Nase	Wange, Orbitaboden, Ethmoid, dorsale Wand der Kieferhöhle	Orbitainhalt und benachbarte Strukturen
Karzinom der Haut	≤ 2 cm	> 2 cm – 5 cm	> 5 cm	Invasion tiefer extradermaler Strukturen

TNM-SYSTEM / PROGNOSE

- **N** — **Regionale Lymphknoten**
- N0 — Keine Anhaltspunkte für regionale Lymphknotenbeteiligung
- N1 — Befall eines einzelnen ipsilateralen Lymphknotens, < 3 cm im Durchmesser
- N2a — Befall eines einzelnen ipsilateralen Lymphknotens, 3–6 cm im Durchmesser
- N2b — Befall zahlreicher ipsilateraler Lymphknoten bis 6 cm im Durchmesser
- N2c — Bilateraler oder kontralateraler Lymphknotenbefall bis 6 cm im Durchmesser
- N3 — Befall eines Lymphknotens größer als 6 cm im Durchmesser
- NX — Minimale Erfordernisse zur Erfassung der regionalen Lymphknoten können nicht erfüllt werden

- **M** — **Metastasen**
- M0 — Keine Anhaltspunkte für Fernmetastasen
- M1 — Anhaltspunkte für Fernmetastasen
- MX — Minimale Erfordernisse zur Erfassung von Fernmetastasen können nicht erfüllt werden

Stadieneinteilung nach Tumorformel

Stadium 0	Tis	N0	M0
Stadium I	T1	N0	M0
Stadium II	T2	N0	M0
Stadium III	T3	N0	M0
	T1	N1	M0
	T2	N1	M0
	T3	N1	M0
Stadium IV	T4	N0, N1	M0
	jedes T	N2, N3	M0
	jedes T	jedes N	M1

Grading: histopathologische Erfassung des Malignitätsgrads

- G1 — Gut differenziert
- G2 — Mäßig differenziert
- G3 — Schlecht differenziert
- G4 — Undifferenziert
- GX — Differenzierungsgrad kann nicht bestimmt werden

Prognose

Prognostischer Parameter	Prognose
• Größe des Primärtumors (T-Kategorien)	für größere Tumoren ungünstiger
• Infiltrationsgrad	für infiltrierend wachsende Tumoren ungünstiger
• histologischer Differenzierungsgrad	für undifferenzierte Tumoren ungünstiger
• Lokalisation	für die im hinteren Teil der Mundhöhle lokalisierten Tumoren ungünstiger; 5-Jahres-Überlebensraten alle Stadien: Lippenkarzinom (etwa 70–80%) > Mundboden > Zunge (etwa 30–40%) > Nasopharynx > Hypopharynx (etwa 10–20%)
• Alter des Patienten	für ältere Patienten ungünstiger
• Lymphknotenbefall (N-Kategorien)	für höhere Kategorien ungünstiger

Weiterführende Literatur:
- **Straßburg M, Knolle G (1991)** Farbatlas und Lehrbuch der Mundschleimhauterkrankungen, **3. Aufl.** Quintessenz, Berlin

Melanom

Ein hochgradig maligner Tumor der Haut (Schleimhaut) mit frühzeitiger lymphogener und hämatogener Metastasierung, der von Melanozyten ausgeht. Klinisch zeigen sich in ihrer Farbintensität unterschiedliche, tiefbraun bis blauschwarze Veränderungen unterschiedlichster Größe und Form. Nach der **ABCD-Regel** gelten alle pigmentierten Hautveränderungen als **melanomverdächtig**, die klinisch **Unregelmäßigkeiten** in ihrer **Form** (**a**symmetrie), ihrer **Begrenzung** (**b**order), ihrer **Farbe** (**c**olor) und eine ungewöhnliche **Größe** (**d**iamater) oder eine **Größenzunahme** aufweisen.

Melanomtypen [Nach Clark et al. 1986]	Häufigkeit	häufige Lokalisation/ bevozugtes Alter	Bemerkungen
Lentigo-maligna-Melanom (**LMM**)	etwa 5 % der Melanome	sonnenexponierte Haut (Gesicht!); meist > 60 Jahre	entsteht aus einer Lentigo maligna (oft jahrelange Anamnese)
akrolentiginöses Melanom (**ALM**)	etwa 5 % der Melanome	Akren (Handinnenflächen, Nagelbett), Schleimhäute	häufigster Typ bei Farbigen und Asiaten
superfiziell spreitendes Melanom (**SSM**)	etwa 70 % der Melanome	Rücken, Brust, Extremitäten; 40–60 Jahre	relativ kurze Anamnese (1–5 Jahre)
noduläres Melanom (**NM**)	etwa 16 % der Melanome	Rücken, Brust, Extremitäten; 20–40 Jahre	primär exophytisches oder knotiges endophytisches Wachstum mit scharfer Lateralbegrenzung
andere Formen	< 5 % der Melanome	z. B. Aderhautmelanom, amelanotische Melanom (AMM)	

Merke: Bei Melanomverdacht unverzügliche Überweisung an den Facharzt!

Basaliom

Häufigster Tumor der Haut, lokal invasiv und destruierend wachsender Tumor, der sehr selten metastasiert (**semimaligner Tumor**), und durch basalzellähnliche Zellen charakterisiert ist. Die Häufigkeit des Auftretens steigt mit zunehmendem Alter, es besteht keine Geschlechterbevorzugung. Basaliome kommen **hauptsächlich im Gesicht** oberhalb der Verbindungslinie der Mundspalte zum unteren Ohransatz und dem Haaransatz („zentrofazialer Bereich", rot gezeichnet) vor.
Klinisch findet sich **initial** typischerweise ein **perlmuttartig glänzendes Knötchen** mit gelegentlich peripheren **Teleangiektasien**. Palpatorisch

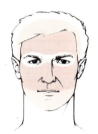

[Abbildung aus Jung 1995]

erscheint es **induriert**. Gelegentlich ist ein **zentrales kraterförmiges Ulcus** vorhanden, wobei die Ränder dann wie „eingerollt" aussehen. Es werden klinisch verschiedene Typen des Basalioms unterschieden (nodulär: solides Basaliom; ulzerierend: **Ulcus rodens**; oberflächlich-multizentrisch: zikatrisierendes Basaliom; tief infiltrierend/destruierend: **Ulcus terebrans**), histologisch gibt es noch weitere Differenzierungen.
Differentialdiagnostisch sind bei kleinen Basaliomen Talgdrüsenhypertrophien oder senile Angiofibrome, bei ulzerierenden Basaliomen Plattenepithelkarzinome und **Keratoakanthome** abzugrenzen.

Merke: Bei Basaliomverdacht Überweisung an den Facharzt!

HYGIENE

Grundlagen zahnärztlicher Hygiene und Arbeitssicherheit
Beispiele für mögliche Infektionswege in der zahnärztlichen Praxis.
[Mod. nach Rathburn 1994]

① Luftinfektion
a) Tröpfcheninfektion
   (z. B. Niesen, Husten)
b) Aerosol
   (z. B. Turbinenspray)
② direkter Kontakt
   (z. B. mit Blut, Speichel)
③ Schmierinfektion
   (z. B. Instrumente,
   Patientenkarten,
   Griffe, Telefon etc.)
④ Blutweg (autogen)
   (z. B. Bakteriämie nach
   Zahnsteinentfernung mit
   Endokarditisrisiko)
⑤ infiziertes Wasser (Spray)

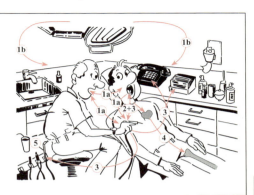

Mögliche Überkreuzinfektionen in der zahnärztlichen Praxis.
[Mod. nach Crawford 1986]

Infektiöses Agens / Erkrankung	Mögliche Infektionswege	Inkubationszeit	Geschätzte Überlebenszeit bei Raumtemperatur
Mycobacterium tuberculosis / Tuberkulose	Speichel Sputum	bis zu 6 Monaten	Monate
Staphylococcus aureus / staphylogene Infektionen	Speichel Exsudate Haut	4–10 Tage	Tage
Streptococcus pyogenes / Wundinfektionen, Endokarditis	offene Wunden hämatogen	1 Tag bis 1 Woche	Stunden bis Tage
Treponema pallidum / Syphilis	direkter Kontakt mit Läsionen	1–10 Wochen	Sekunden
Adenoviren / Infektionen des Respirationstrakts, Konjunktivitis	Speichel Sekrete	1- 14 Tagen	Stunden
HAV / Hepatitis A	Blut Fäzes Speichel	2–6 Wochen	Tage
HBV / Hepatitis B	Blut Speichel Sperma	6 Wochen bis 6 Monate	Monate
HIV / AIDS, ARC	Blut Sperma Sekrete	bis 10 Jahre	Tage
HSV Typ 1 / Herpes labialis, Keratokonjunktivitis	Speichel Sekrete	2 Wochen	Minuten

Grundbegriffe der Asepsis

Begriff	Definition
Antisepsis	Bekämpfung von mikrobiellen Erregern in oder auf lebendem Gewebe mit chemischen Mitteln
Asepsis	Prävention der mikrobiellen Kontamination
Desinfektion	Abtötung oder Inaktivierung aller pathogenen Keime mit chemischen oder physikalischen Methoden
Sterilisation	Abtötung oder irreversible Inaktivierung aller vorhandenen vermehrungsfähigen Organismen (Mikroorganismen, Bakteriensporen und Viren)
steril	ist ein Gegenstand, der einem Sterilisationsverfahren unterworfen und rekontaminationssicher verpackt und gelagert wurde. Wird ein sterilisierter Gegenstand offen in hygienisch gewarteten Behältnissen aufbewahrt, kann er nur als desinfiziert gelten

Grundzüge des angewandten Infektionsschutzes in der Praxis. [Mod. nach Rathbum 1994]

Patientenbezogen	Bezogen auf medizinisches Personal
• Anamnese, ggf. antibiotische Abschirmung • Plaqueentfernung • antibakterielle Mundspülung vor Behandlungsbeginn • Verwendung steriler Instrumente • desinfizierte Behandlungseinheit • Einwegumhänge und Abdeckungen • Ablaufenlassen des Standwassers, Entkeimungsanlage	• Immunisierung (v.a. HBV) • Händehygiene • Gebrauch von Einweghandschuhen, Mund- und Nasenschutz, Schutzbrille • Tragen zweckmäßiger Schutzkleidung • Nach der Behandlung Entfernung kontaminierter Schutzkleidung • Beachtung des Hygieneplans und der Vorschriften der UVV VBG 103

Prinzip der Nichtkontamination

Merke: Was nicht kontaminiert wird, muß nicht desinfiziert oder sterilisiert werden!

Maßnahmen	Beispiele
funktionelle Gestaltung des Behandlungsraums	• möglichst wenig offenstehende Gegenstände oder Materialien (z. B. Bohrerständer, Watterollenvorrat, Polymerisationslampe) • geschlossene Schubladen und Schränke
Abdeckung von Oberflächen, Griffen, Geräten	• Abdeckung mittels Plastik- oder Alufolie oder speziellen Plastikhüllen (z. B. Schwebetische, Trays, Lampengriffe, Kopfstütze, Schalter und Hebel, Lichtpolymerisationsgeräte, Lichtleiter)
überlegtes Verhalten während der Behandlung	• Entnahme von Instrumenten aus Schubladen oder Schalen mit steriler Pinzette oder Kornzange • keine Behandlungsunterbrechung ohne vorherige und nachherige Händedesinfektion (z. B. Röntgen, Telefon, Türgriff) oder Handschuhwechsel • Verwendung von leistungsstarker Absaugung bei Sprayeinsatz • Verwendung von Kofferdam, wenn möglich

Händehygiene

Merke: Hände sind ein Hauptüberträger von Keimen in der zahnärztlichen Praxis! Vor Arbeits- bzw. Behandlungsbeginn sind Armbanduhren, Ringe, Armbänder u.ä. Schmuckstücke von den Händen zu entfernen (§ 22 VBG 103). Fingernägel sollten kurz gehalten werden, Nagellack sollte entfernt werden.

HÄNDEHYGIENE

Synopsis: Händehygiene.

[Deutscher Arbeitskreis für Hygiene in der Zahnarztpraxis 1992]

Desinfizieren, Waschen, Trocknen und Pflegen

Anmerkung: Die hygienische Händedesinfektion gilt für alle an der Behandlung beteiligten Personen.

Arbeitssituation	Maßnahme	Mittel		Menge	Einwirkungszeit
vor allgemeiner Arbeitsvorbereitung	Händereinigung	Flüssigwaschpräparat	Spender	nach Bedarf	
• vor Arbeitsplatzvorbereitung • vor und nach nichtchirurgischer Behandlung oder nach Arbeitsplatzwartung • vor Anziehen von Handschuhen	hygienische Händedesinfektion	BGA-zugelassenes DGHM-anerkanntes und virusbegutachtetes Händedesinfektionsmittel	Dosierspender	nach Angabe des Herstellers (Minimum 3 ml – DGHM)	nach Angabe des Herstellers (Minimum 30 s – DGHM)
chirurgische Behandlung • vorher (vor Anziehen von Handschuhen)	chirurgische Händedesinfektion[1] 1. Waschen[2] 2. Trocknen 3. Desinfizieren a) Hände bis über Ellenbogen (incl. Nagelfalz und Handballen) b) Hände	Flüssigwaschpräparat Einmalhandtuch Einweghandtuch BGA-zugelassenes DGHM-anerkanntes und virusbegutachtetes Händedesinfektionsmittel (ohne Zugabe von Wasser)	Spender Spender Box Dosierspender Dosierspender	1mal 5 ml (DGHM)[3] 1 mal 5 ml (DGHM)[3]	3 min 2 min
• nachher (nach Ausziehen von Handschuhen)	1. hygienische Händedesinfektion 2. Bei Bedarf: Waschen und Trocknen	BGA-zugelassenes DGHM-anerkanntes und virusbegutachtetes Händedesinfektionsmittel	Dosierspender	nach Angabe des Herstellers	nach Angabe des Herstellers
nach Praxisschluß und zwischendurch	Pflegen	Handpflegepräparat	Spender/Tube	nach persönlichem Bedarf	nach persönlichem Bedarf

[1] Die chirurgische Händedesinfektion gilt nur für die unmittelbar an der chirurgischen Behandlung Beteiligten.
[2] Kaltes Wasser ist für die Haut zu empfehlen.
[3] Im Rahmen der gängigen Empfehlungen sind insgesamt mindestens 10 ml über 5 Minuten anzuwenden. Die Einzeldosen können spenderabhängig variieren.

Handschuhe bei zahnärztlichen Maßnahmen.

[Deutscher Arbeitskreis für Hygiene in der Zahnarztpraxis 1992]

Was	Wie	Womit	Wann	Wer
Maßnahmen, die mit der zahnärztlichen Behandlung zusammenhängen	nach hygienischer Händedesinfektion auf die trockene Haut	Polyäthylen-Handschuhe Vinyl-Handschuhe Latex-Handschuhe für Langzeitbehandlungen	immer, wenn die Hände mit Blut, Eiter oder infektiösen Sekreten in Kontakt kommen können oder ein erhöhtes Infetionsrisiko bekannt ist (UVV VBG1.103) Wechsel nach jedem Patienten ist vorzuziehen[1]	Zahnarzt, Helferinnen
chirurgische Maßnahmen	nach chirurgischer Händedesinfektion auf die trockene Haut	sterile Latex-Handschuhe	immer	Zahnarzt, Helferinnen
Behandlung von HIV-Patienten	nach hygienischer Händedesinfektion auf die trockene Haut	sterile Latex-Handschuhe (Patientenschutz)	immer	Zahnarzt, Helferinnen

[1] Eine Desinfektion von Handschuhen zur wiederholten Verwendung kann nur verantwortet werden, wenn die Desinfizierbarkeit durch Herstellernachweise gegeben ist. Da die Dichtigkeit von Handschuhen nach längerer Tragedauer nachläßt, ist ggf. ein rechtzeitiger Wechsel erforderlich. Austausch nach jeder Handschuhverletzung.

Auswahlkriterien für Handschuhe in der zahnärztlichen Praxis

Anforderungen (zu überprüfende Angaben):
• dicht gegenüber Mikroorganismen, dicht und unempfindlich gegenüber oft benutzten Agenzien (Qualitätskontrolle, Stich- und Reißfestigkeit)
• gute Hautverträglichkeit (gesichert hypoallergen: geringer Gehalt an Vulkanisierungsbeschleunigern, geringe extrahierbare Latex-Protein-Bestandteile)
• gute Paßform, guter Tragekomfort, geringe Steifigkeit, abgestufte Größen
• Erhalt der Taktilität, gute Griffigkeit, kein Kleben (Wandstärke)
• Kompatibilität mit zahnärztlichen Werkstoffen (keine Beeinflussung von Füllungs- oder Abformmaterialien, z. B. Abbindeverhalten von Silikonen)
• akzeptabler Geruch, Geschmack und Preis

Größenvergleichstabelle für Handschuhe

Packungsbezeichnung			Größe
xs	extra small	extra klein	5–6
s	small	klein	6–7
m	medium	mittel	7–8
l	large	groß	8–9
xl	extra large	extra groß	9–10

STERILE HANDSCHUHE / MUNDSCHUTZ

Anziehen steriler Handschuhe

① Aufklappen der Handschuhpackung von außen.

② Der linke Handschuh wird mit der rechten Hand ohne Handschuh an der umgestülpten Manschette **innen** gefaßt und übergestreift.

③ Bei Verwendung steriler Kittel hält der rechte Daumen die Kittelmanschette. Mit den übrigen Fingern der rechten Hand wird die umgeschlagene Handschuhmanschette

④ weit über die Kittelmanschette gezogen.

⑤ Der rechte Handschuh wird mit der behandschuhten Hand von außen unter der Manschette angefaßt

⑥ und soweit übergestreift, daß er über die Kittelmanschette reicht.

Verwendung des Mund- und Nasenschutzes

- beim Auftreten eines Aerosols;
- wenn mit dem Verspritzen von Blut (oder Speichel) zu rechnen ist.

Masken mit Metallstreifen am oberen Rand mit dichter Anpassung an die Gesichtsform sind vorzuziehen; eine gute Paßform, die zur Atmung durch die Maske zwingt, ist anzustreben. Maskenwechsel sollte erfolgen bei Durchfeuchtung (Filterleistung ↓) und Patientenwechsel (Kontaminationsschutz).

Verwendung von Schutzbrillen und Schutzschilden

Augenschutz ist v. a. erforderlich bei **hochtourigem Präparieren** (Aerosol, abspringende Zahn- und Füllungspartikel, Blutspritzer) und der Parodontalbehandlung. Spezialbrillen bzw. Filtervorsätze („light shields") schützen die Augen vor grellem Licht der Polymerisationsleuchte.
Schutzschilde reduzieren die Bewegungsfreiheit, gleichzeitig wird ein Einströmen des Aerosols unter das Schutzschild („Kamineffekt") diskutiert.
Schutzbrillen sollten einen **Seitenschutz** aufweisen. Material von Gestell und Gläsern muß für eine Wischdesinfektion auf alkoholischer Basis geeignet sein.

Synopsis der Sterilisationsmethoden. [Mod. nach Nisengard u. Newman 1994]

Verfahren	Wirkungs-mechanismus	Bedingungen für Keimabtötung (Temp./Druck/Zeit)	Nachteile	Vorteile	Sporentest
Dampfsterilisation (Autoklav)	Proteindenaturierung	121 °C / 1 bar / ca. 20 min 134 °C / 2,2 bar / 3–7 min 143 °C / 3 bar / < 3 min	Rosten, Korrosion	zeitsparend, gute Penetration, Sterilisation von wäßrigen Flüssigkeiten	Bact. stearothermophilus – Strip
Hitzesterilisation	Proteindenaturierung / Oxidation	200 °C / 10 min 180 °C / 30 min 170 °C / 120 min 160 °C / 180 min	mögliche Schädigung von Kunststoffmaterialien oder Gummimaterialien	zeitsparend, kein Rosten	Bact. subtilis – Strip
Chemiklav (Chemoklav)	Proteindenaturierung und Alkylierung	132 °C / 1,4–1,75 bar / ca. 20 min	mögliche Schädigung von Kunststoffmaterialien oder Gummimaterialien, Desorptionszeit für Tücher, Topfer, Watte, **nicht vom BGA anerkanntes Sterilisationsverfahren:** aus forensischen Gründen **nicht für die Sterilisation chirurgischer und endodontischer Instrumente verwenden!**	zeitsparend, kein Rosten	(Bact. stearothermophilus – Strip)
Äthylenoxid-Sterilisation (Gassterilisation)	Alkylierung	49 °C / 3 h bis 24 h Desorption (Abzug)	langsam, Agens potentiell mutagen und kanzerogen	keine Beschädigung hitzeempfindlicher Materialien	Bact. subtilis – Strip

Memorix

Hygienische Instrumentenwartung, Wiederaufbereitung und Lagerung. [Deutscher Arbeitskreis für Hygiene in der Zahnarztpraxis 1992]

a) Instrumente für allgemeine und restaurative Maßnahmen

Instrumente	Desinfektion[1]			Reinigung	Sterilisation[1]				Aufbewahrung/ Lagerung
	nach Benutzung	Mittel	Zeit		Vorbereitung	Verfahren[4]	Temperatur	Zeit[2]	
Instrumente für die allgemeine und restaurative Behandlung	sofort in Wanne mit Desinfektions- und Reinigungslösung oder	DGHM-anerkanntes und virusbegutachtetes Instrumentendesinfektionsmittel	nach Vorschrift des Herstellers	unter fließendem Wasser abspülen, auf Rückstände kontrollieren, ggf. nachreinigen und trocknen	Einbringen[3] in Trays, Kassetten, Schalen	Dampf (Autoklav) oder Heißluft bewegt	134 °C 120 °C 180 °C	5 min 20 min 30 min	in hygienisch gewarteten Schubladen, Schränken oder Behältern
	thermisches Desinfektions- und Reinigungsverfahren[5]	BGA-gelistetes Verfahren	nach Vorschrift des Herstellers	auf Rückstände kontrollieren, ggf. nachreinigen und trocknen	Einbringen in Sterilisiergutverpackung[6]				in Sterilgutverpackung[7]

[1] Bei der Wahl des Desinfektionsverfahrens, der Desinfektionspräparate und des Sterilisationsverfahrens Materialverträglichkeitshinweise beachten.

[2] Mindesteinwirkungszeiten (DIN 58946, Teil 1) nach BGA (Bundesges. Bl. 22, Seite 195, 1979). Die Betreibszeiten sind länger und können herstellerbedingt variieren.

[3] Bei der Wahl der Schalen und Ständer muß die Sterilisation gewährleistet sein.

[4] Regelmäßig 1/2jährige Kontrolle der Sterilisationsgeräte mittels Sporenproben (Bio-Indikatoren nach DIN 58946, Teil 4) durch anerkanntes Labor.

[5] Trockenlagerung max. 5 Stunden.

[6] Die Art der Sterilisiergutverpackung muß sich nach dem angewendeten Sterilisationsverfahren richten (vgl. DIN 58953, Teil 5; 58952, Teil 1; 58953, Teil 3–6).

[7] Richtwerte für die Lagerung von Sterilgut nach DIN 58953, Teil 7 und 9; ungeschützt (z. B.: auf Regalen) = 24 Stunden; geschützt (z. B. in Schränken oder Schubladen) = 6 Wochen.

Anmerkung:
Nicht nur benutzte, sondern **auch offen bereitgestellte Instrumente und Handstücke sind als mikrobiologisch** oder auch als optisch **verunreinigt** anzusehen und müssen deshalb gewartet werden.

Hygienische Instrumentenwartung, Wiederaufbereitung und Lagerung. [Deutscher Arbeitskreis für Hygiene in der Zahnarztpraxis 1992]

b) Rotierende Instrumente, Hand- und Winkelstücke, Turbinen

Instrumente	Desinfektion[1]			Reinigung	Sterilisation[1]				Aufbewahrung/ Lagerung
	nach Benutzung	Mittel	Zeit		Vorbereitung	Verfahren[5]	Temperatur	Zeit[2]	
Bohrer Fräser Schleifer Polierer Finierer Bürsten	sofort in Desinfektions- und Reinigungslösung mit Korrosionsschutz	DGHM-anerkanntes und virusbegutachtetes Desinfektionsmittel für rotierende Instrumente	nach Vorschrift des Herstellers	auf Rückstände kontrollieren, ggf. nachreinigen und trocknen	Einbringen[3] in Ständer, Schalen	Dampf (Autoklav)	134 °C 120 °C	5 min 20 min	in hygienisch gewarteten Ständern oder Schalen
	oder					oder			
	thermisches[6] Desinfektions- und Reinigungsverfahren	BGA-gelistetes Verfahren	nach Vorschrift des Herstellers			Heißluft bewegt	180 °C	30 min	
Handstücke Winkelstücke Turbinen und Zubehör	Außenflächen sofort sprühen und wischen oder mit Desinfektionstuch wischen	DGHM-anerkanntes und virusbegutachtetes Flächendesinfektionsmittel	nach Vorschrift des Herstellers	mit Spezialspray des Herstellers ölen und reinigen	auf Siebschalen legen	Dampf (Autoklav) Herstellerangaben beachten	134 °C 120 °C	5 min 20 min	in hygienisch gewarteten Köchern, Schalen, Schubladen oder auf Ständern
	oder								
	thermisches[6] Desinfektions- und Reinigungsverfahren[6]	BGA-gelistetes Verfahren		Düsen für Spraykühlung nach Herstellervorschrift gängig machen	Einbringen in Sterilisiergutverpackung[7]				in Sterilgutverpackung[8]
	oder								
	in Dampfdesinfektionsgerät	BGA-gelistetes Verfahren							

[4] Es müssen hochwertige Materialien, die nicht korrosionsanfällig sind, verwendet werden.
[5] Regelmäßige 1/2jährliche Kontrolle der Sterilisationsgeräte mittels Sporenproben (Bio-Indikatoren nach DIN 58946, Teil 4) durch anerkanntes Labor.
[6] Trockenlagerung max. 5 Stunden.
[7] Die Art der Sterilisiergutverpackung muß sich nach dem angewendeten Sterilisationsverfahren richten (vgl. DIN 58946, Teil 5; 58952, Teil 1; 58953, Teil 3–6).
[8] Richtwerte für die Lagerung von Sterilgut nach DIN 58953, Teil 7 und 9; ungeschützt (z. B: auf Regalen) = 24 Stunden; geschützt (z. B: in Schränken oder Schubladen) = 6 Wochen.

WARTUNG: CHIRURG. / ENDO. INSTRUMENTE

Hygienische Instrumentenwartung, Wiederaufbereitung und Lagerung. [Deutscher Arbeitskreis für Hygiene in der Zahnarztpraxis 1992]

c) Chirurgische und endodontische Instrumente

Instrumente	Desinfektion[1]			Reinigung	Sterilisation[1]				Aufbewahrung/ Lagerung
	nach Benutzung	Mittel	Zeit		Vorbereitung	Verfahren[4]	Temperatur	Zeit[2]	
chirurgische[3] Instrumente endodontische[3] Instrumente	sofort in Wanne mit Desinfektions- und Reinigungslösung oder thermisches Desinfektions- und Reinigungsverfahren[5]	DGHM-anerkanntes und virusbegutachtetes Instrumentendesinfektionsmittel	nach Vorschrift des Herstellers	unter fließendem Wasser abspülen, auf Rückstände kontrollieren, ggf. nachreinigen und trocknen	Instrumente in Sterilisiergutverpackungen nach DIN 58946 DIN 58952 DIN 58953 verpacken	Dampf (Autoklav) oder Heißluft bewegt	134 °C 120 °C 180 °C	5 min 20 min 30 min	in Sterilgutverpackungen nach DIN 58946 DIN 58952 DIN 58953
chirurgische[3] rotierende Instrumente (z. B. Knochenfräser)	thermisches Desinfektions- und Reinigungsverfahren[5]	BGA-gelistetes Verfahren	nach Vorschrift des Herstellers	auf Rückstände kontrollieren, ggf. nachreinigen und trocknen					
chirurgische Hand- und Winkelstücke, Turbinen	Außenflächen sofort sprühen und wischen oder mit Desinfektionstuch wischen oder thermisches Desinfektions- und Reinigungsverfahren[5] oder Dampfdesinfektion	DGHM-anerkanntes und virusbegutachtetes Flächendesinfektionsmittel BGA-gelistetes Verfahren BGA-gelistetes Verfahren	nach Vorschrift des Herstellers	Düsen für Spraykühlung nach Herstellervorschrift gängig machen	Instrument in Sterilisiergutverpackungen nach DIN 58946 DIN 58952 DIN 58953 verpacken	Dampf (Autoklav)	134 °C 120 °C	5 min 20 min	in Sterilgutverpackungen nach DIN 58946 DIN 58952 DIN 58953

[1] Bei der Wahl des Desinfektionsverfahrens, der Desinfektionspräparate und des Sterilisationsverfahrens Materialverträglichkeitshinweise beachten.
[2] Mindesteinwirkungszeiten (DIN 58946, Teil 1) nach BGA (Bundesges. Bl. 22, Seite 195, 1979). Die Betriebszeiten sind länger und können herstellerbedingt variieren.
[3] Es müssen hochwertige Materialien, die nicht korrosionsanfällig sind, verwendet werden.
[4] Regelmäßige 1/2jährliche Kontrolle der Sterilisationsgeräte mittels Sporenproben (Bio-Indikatoren nach DIN 58946, Teil 4) durch anerkanntes Labor.
[5] Trockenlagerung max. 5 Stunden.

Anmerkung:
Nicht nur benutzte, sondern **auch offen bereitgestellte Instrumente und Handstücke sind als mikrobiologisch** oder auch als optisch **verunreinigt** anzusehen und müssen deshalb gewartet werden.

Flächenreinigung und -desinfektion.

[Deutscher Arbeitskreis für Hygiene in der Zahnarztpraxis 1992]

Geräte, Einrichtungsgegenstände und Fußböden

Art der Kontamination	Was/Wo	Wie	Womit	Wann	Wer
durch Aerosol	Flächen mit dem Radius von etwa 1 m um den Patientenmund: • ZA-Element • ZH-Element • Speibecken • Patientenelement • Schrankelemente • Arbeitsfeldleuchte	Sprühen/Wischen (vollständige Benetzung)	DGHM-anerkanntes und virusbegutachtetes Flächendesinfektionsmittel auf alkoholischer Basis	nach jeder Behandlung	Zahnarzthelferin
durch Kontakt	Flächen, die von – kontaminierten Händen – kontaminierten Instrumenten – kontaminierten Gegenständen – kontaminierten Substanzen berührt worden wind	Sprühen/Wischen (vollständige Benetzung)	DGHM-anerkanntes und virusbegutachtetes Flächendesinfektionsmittel auf alkoholischer Basis	nach jeder Behandlung und bei sichtbaren Verschmutzungen sofort	Zahnarzthelferin
allgemeine Keimbelastung und Verschmutzung	weitere Funktionsflächen im Behandlungsbereich einschließlich Fußböden	Wischen	DGHM-anerkanntes und virusbegutachtetes Flächendesinfektionsmittel	1 mal arbeitstäglich, z. B. abends	Zahnarzthelferin bzw. Reinigungspersonal
	Flächen außerhalb des Behandlungsbereichs	konventionelle Reinigung			Reinigungspersonal

Abformungen, zahntechnische Werkstücke und Hilfsmittel.

[Deutscher Arbeitskreis für Hygiene in der Zahnarztpraxis 1992]

Reinigung und Desinfektion

Was	Wie	Womit	Wann	Wer
Abformungen aus – elastomeren Materialien – Alginat – Agar – thermoplastischen Kompositionsmassen – ZnO-Eugenol-Pasten – Wachs – Kunststoff	Reinigung durch vorsichtiges Abspülen	fließendes Leitungswasser	unmittelbar nach Entnahme aus dem Mund	Zahnarzt oder Praxispersonal unter Aufsicht
	Desinfektion	mit Desinfektionsmitteln, die die Anforderungen der Punkte 5 und 6 des Textteiles erfüllen[1]	im Anschluß an das Abspülen	
	Abspülen	fließendes Leitungswasser oder mit besonderen Mitteln, die auf das Desinfektionsverfahren abgestimmt sind	nach der Desinfektion	
Abformungen und Werkstücke aus Gips	zur Zeit ist keine anwendbare Maßnahme bekannt			
Werkstücke und Hilfsmittel vom oder zum technischen Bereich aus – Kunststoff – Metall – Keramik – Wachs	Reinigung	fließendes Leitungswasser oder mit Ultraschall (insbesondere getragener Zahnersatz)	vor der Desinfektion	Zahnarzt oder Praxispersonal unter Aufsicht
	Desinfektion	mit Desinfektionsmitteln, die die Anforderungen des Punktes 5 des Textteiles erfüllen	a) vor Verlassen des zahnärztlichen Bereiches b) unmittelbar nach Eingang in den zahnärztlichen Bereich	
	Abspülen	fließendes Leitungswasser oder mit besonderen Mitteln, die auf das Desinfektionsverfahren abgestimmt sind	nach der Desinfektion	

[1] Elastomere Abformmaterialien (Silikone, Polyurethane, Polysulfide) können auch mit DGHM-anerkannten, virusbegutachteten Instrumentendesinfektionsmitteln nach Vorschrift des Herstellers desinfiziert werden, wenn die Werkstoffeigenschaften nicht verändert werden.

A) Für die Desinfektion sollen nur nachweislich wirksame Verfahren angewendet werden. Da der dafür notwendig erachtete Wirkungsumfang bis heute nicht festgelegt ist, sollten z.Zt. nur Mittel eingesezt werden,
– die den Anforderungen der DGHM an die Instrumentendesinfektion entsprechen,
– deren desinfizierende Wirksamkeit zusätzlich unter Blut- und Schleimhautbelastung und unter praxisnahen Bedingungen nachgewiesen wurde,
– deren virusinaktivierende Wirkung (zumindest von HBV, HIV und Andenoviren) gesondert nachgewiesen wurde.

B) Durch das Desinfektionsverfahren dürfen die in den DIN-, CEN- und ISO-Normen festgelegten und prüfbaren Werkstoffeigenschaften der Abformungen (hier v.a. Formstabilität und Gipskompatibilität) der zahntechnischen Werkstücke und Hilfsmittel nicht verändert werden.

Formen und Spezifikationen chirurgischer Nadeln

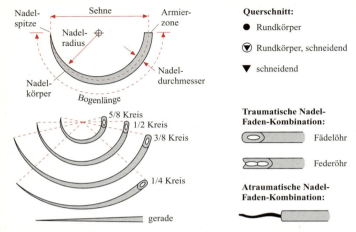

Querschnitt:

● Rundkörper

◑ Rundkörper, schneidend

▼ schneidend

Traumatische Nadel-Faden-Kombination:

Fädelöhr

Federöhr

Atraumatische Nadel-Faden-Kombination:

Vereinfachte Einteilung chirurgischen Nahtmaterials

	Resorbierbare Materialien	Nichtresorbierbare Materialien
Naturprodukte	Catgut	Seide
synthetische Produkte	Polyglykolsäurederivate (Polyglactin) (z.B. Dexon, Vicryl)	Polyester (z.B. Astralen, Ethibond, Flexafil, Mersilene) Polyamide (z.B. Ethilon, Nylon, Perlon, Seralon, Supramid)

Stärkenbezeichnung für chirurgisches Nahtmaterial

Die Pharmacopoeia Europaea (Ph. Eur.) schreibt eine Dezimalsortierung vor. Die Stärkenbezeichnung ist metrisch und gibt den Fadendurchmesser in 1/10 mm wieder. Zugleich sind die Zuordnungen zu den Fadenstärken der sehr gebräuchlichen amerikanischen Pharmakopöe (USP) angegeben.

USP (Catgut)	Ph.Eur. metric	USP (nichtresorbierbar, synthetisch resorbierbar)	Durchmesser (mm) minimal	maximal
6–0	1	5–0	0,1	0,149
5–0	1,5	4–0	0,15	0,199
4–0	2	3–0	0,2	0,249
3–0	2,5	2–0	0,25	0,299
3–0	3	2–0	0,3	0,349
2–0	3,5	0	0,35	0,399

NADEL UND FADEN II

Gebräuchliche Nadel-Faden-Kombinationen in der zahnärztlichen Chirurgie

Beschaffenheit u. Form der Nadel	Faden	Stärke USP	Stärke metric	Beispielhaft Indikationsbereiche
gerade, Rundkörper	Seide Polyester	4–0 4–0 3–0	1,5 1,5 2	Parodontalchirurgie, Lappenoperationen, interdentale Nähte, Nähte unter Brücken
½ Kreis, Rundkörper	Seide Polyglactin	3–0 4–0	2 1,5	Mukogingivalchirurgie Periostnähte (z.B. Gingivaextension, subepitheliales Bindegewebstransplantat)
½ Kreis, Rundkörper, schneidend	**Seide (Polyamid)**	2–0	3	**plastische Deckung bei MAV, Weisheitszahnentfernung, wenn schwierige Nahtentfernung zu erwarten**
½ Kreis, schneidend	Seide (Polyamid, Polyester)	2–0 **3–0**	3 **2**	plastische Deckung bei MAV, **Routinenahtmaterial für Oberflächennähte an der Mundschleimhaut:** Weisheitszahnentfernung, WSR, Parodontalchirurgie, Implantologie
	Polyglactin Catgut plain	2–0 3–0 3–0	3 2 2,5	mehrschichtiger Verschluß: Zunge, Vestibulumplastik, Patienten, bei denen das Fadenziehen vermieden werden soll (Kinder, Behinderte)
3/8 Kreis, schneidend	Seide (Polyamid, Polyester)	4–0	1,5	Parodontalchirurgie, Mukogingivalchirurgie, Weichteilverschluß, Lippe
	Polyamid	5–0	1	Lippe (kleine Wunde), extraorale Naht
	Polyglactin	4–0	1,5	Gefäße: Umstechung, Unterbindung, Periostnähte (z.B. Gingivaextension, subepitheliales Bindegewebstransplantat)

Für die zahnärztliche Praxis ist die **Verwendung atraumatischen Nahtmaterials** in doppelt verpackten, einfach und steril zu entnehmenden Fadeneinzelpackungen **empfehlenswert**. Sie ist, v.a. für den noch Ungeübten, sicher, zeitsparend und bei Anwendung instrumenteller Knüpftechnik durchaus wirtschaftlich. Zudem kann atraumatisches Nahtmaterial für Patienten der Ersatzkassen als Sprechstundenbedarf verordnet werden (Anlage 12 V Abs. 3 EKV-Z).

Knotenformen

Endknoten	Grundknoten	Endknoten
einfach geschlungener Knoten in gleicher Richtung: **Weiberknoten**	**einfach geschlungen**	einfach geschlungener Knoten in entgegengesetzter Richtung: **Schifferknoten**
einfach geschlungener Knoten in entgegengesetzter Richtung: **chirurgischer Knoten**	**doppelt geschlungen**	doppelt geschlungener Knoten in entgegengesetzter Richtung: **Reibungsknoten**

Instrumentelles Knüpfen

hat Vorteile bei räumlich engem oder schwer zugänglichem Operationsbereich und kurzen Fadenenden bzw. atraumatischem Nahtmaterial (Materialersparnis).

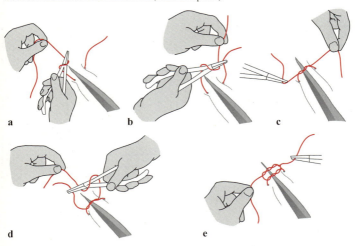

Memorix

NÄHTE

Grundformen von Einzelnähten

Einzelknopfnaht	Umschlingungsnaht bei Einzelzähnen	horizontale Rückstichnaht (U-Naht, horizontale Matratzennaht)	
(Kreisnaht) häufigste angewandte Nahtart	zur Fixation von Gore-Tex-Membranen (PA) bei nur einseitig mobilisierten Lappen im Bereich von einer oder 2 Interdentalpapillen (PA)	**evertierend** bei Wundrändern, die über Knochendefekten liegen, bei Verschluß einer MAV	**invertierend** bei weitem Interdentalraum zur Lappenadaptation (PA), nach Trans- bzw. Implantationen bei rekonstruktiver Parodontalchirurgie (PA)

vertikale Rückstichnaht (vertikale Matratzennaht)		geschlossene Verankerungsnaht
bei Haut- und Schleimhautnähten, bei palatinalen Lappen (PA)	**nach Donati** bei Haut- und Schleimhautnähten, bei palatinalen Lappen (PA)	bei Lappen distal letzter Molaren oder mesial freistehender Zähne (PA), bei Lappen im Bereich von Brücken (PA)

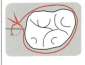

Grundformen von fortlaufenden Nähten

Durchschlungene fortlaufende Naht
bei der Naht im Bereich größerer zahnloser Kieferabschnitte

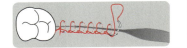

Fortlaufende Umschlingungsnaht
bei einseitig mobilisierten Lappen im Bereich multipler Zähne (PA), wenn zweiseitige Lappen unabhängig voneinander befestigt werden sollen (PA)

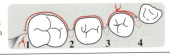

Fortlaufende unabhängige Umschlingungsnaht
bei nicht verschoben Lappen, bei palatinalen Lappen, bei apikal verschobenen Lappen (PA)

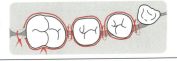

Memorix

ZANGEN

Extraktionszangen

Die Lokalisation des zu extrahierenden Zahns bedingt die Form des Zangengriffs, seine Krone bzw. sein Zahnhalsquerschnitt die Form des Zangenmauls (Branchen). Die **Branchen** einer Extraktionszange sollen sich dem Zahn am bzw. unterhalb des Zahnfleischsaums anatomisch exakt anpassen.

Beispiel für einen Grundzangensatz Vollzangen (Kronenzangen) OK

Frontzahnzange	Prämolarenzange	Molarenzangen rechts / links **Merke: „Zacke zur Backe"**		Bajonettzange
11, 21 13, 23 12, 22	14, 15, 25, 25	16, 17, (18)	26, 27, (28)	18, 28
Griff: gerade	Griff: leicht S-förmig geschwungen			

Beispiel für einen Grundzangensatz Vollzangen (Kronenzangen) UK

Frontzahnzange (Rabenschnabel)	Prämolarenzange	Molarenzange	Weisheitszahnzange
31, 32, 41, 42 33, 43	34, 35, 44, 45	36, 37, 46, 47	38, 48
Griff: 90°-Biegung über die Fläche			Griff: 90°-Biegung über die Kante

Während bei den Voll- oder Kronenzangen die Branchen nicht vollständig geschlossen werden können, schließt bei den **Wurzelzangen** das Zangenmaul völlig.

Oberkiefer		Unterkiefer	Fragmente
gerade Wurzelzange	Bajonettzange	Rabenschnabelzange	Stieglitz-Zange
Frontzähne	Seitenzähne	Front-/Seitenzähne	

HEBEL

Hebel (Wurzelheber)

Zahnärztliche Hebel sind einarmige Hebel, die gegen ein Widerlager angesetzt werden. Als Widerlager dient in der Regel der (in der Zahnreihe abgestützte) Nachbarzahn oder der umliegende Knochen.
[Abbildungen aus Dental Katalog Nr. 8 (1995), Carl Martin GmbH]

Gerade Hebel

Hohlmeißelhebel nach Bein oder Seldin	mit Quergriff bajonettförmig nach Lecluse

Gebogene Hebel (Krallenhebel)

mit Quergriff nach Barry oder Winter	nach Cryer

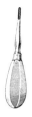 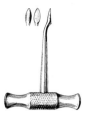 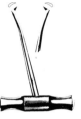 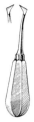

Typische Anwendungsmöglichkeiten des Bein-Hebels

a) Entfernung einer Wurzel durch Eintreiben in den Spalt zwischen Zahn und Alveole

b) Entfernung einer Wurzel eines geteilten Molaren durch Eintreiben interradikulär

c) Entfernung eines endständigen Molaren einer geschlossenen Zahnreihe durch Eintreiben interdental

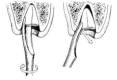 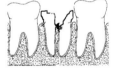 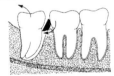

[Abbildung aus Müller 1981]

[Abbildung aus Frenkel, Aderholt, Leilich, Raetzke 1989]

Anwendungsmöglichkeiten des Krallenhebels

a) Entfernen einer unteren Molarenwurzel nach Einführen in eine bereits leere Alveole und Perforation des interradikulären Septums

b) Entfernung eines achsengerecht stehenden unteren 3. Molaren nach Eintreiben der Spitze in das interradikuläre Septum

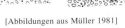 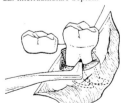

[Abbildungen aus Müller 1981]

Memorix

Vorbereitung des chirurgischen Eingriffs

1. Adäquate **Aufklärung** (Durchführung, Risiken, Alternativen).
2. Erforderlich ist die Beachtung der **Prinzipien der Asepsis** und Antisepsis (s. S. 196).
3. Applikation einer **adäquaten Lokalanästhesie**.

Kurzübersicht: Anästhesietechniken

Zur Durchführung der Anästhesietechniken wird auf die einschlägige Fachliteratur verwiesen.

	Mögliche Einsatzbereiche	Probleme/Hinweise
Oberflächenanästhesie	Minderung des Einstichschmerzes v.a. bei Kindern, Entfernung von oberflächlichen Fremdkörpern, Milchzahnresten o.ä. (Eröffnung oberflächlicher Abszesse)	Cave: Allergisierung! Dosisbegrenzungen beachten! (Desinfektion der Einstichstelle bei Gingicain M)
Intraligamentäre Anästhesie	Anwendung bei Kindern (Entfernung von Milchzähnen) (Risikopatienten) (Extraktion UK SZ) (selektive Anästhesie)	Cave: Bakteriämie! (kontraindiziert bei Endokarditisrisiko) Schädigung des Desmodonts
Infiltrationsanästhesie (Terminalanästhesie)	Schmerzausschaltung im OK, konservierende Behandlung UK FZ (bei Implantationen UK SZB, lingual und vestibulär)	häufigste Anästhesietechnik bei zahnärztlicher Behandlung im OK
Leitungsanästhesie des		
– N. infraorbitalis	Abszeßspaltung im Bereich der Fossa canina, Eingriffe bei zystischen Prozessen OK FZB	extraorale Durchführung: hinreichende Hautdesinfektion beachten!
– N. palatinus major	halbseitige Anästhesie der Gaumenschleimhaut im OK SZB	Cave: Schleimhautnekrosen (Endstrombereich)
– N. nasopalatinus (am Foramen incisivum)	Anästhesie der Gaumenschleimhaut im Bereich der OK-Schneidezähne	Cave: Schleimhautnekrosen Anästhesie schmerzhaft!
– N. mandibularis	Schmerzausschaltung im Bereich der UK Zähne einer Seite	häufigste Anästhesietechnik zur Schmerzausschaltung im UK. Erfolg stark technikabhängig! Cave: Nervenläsion, Hämatome
– N. mentalis	Weichteilchirurgie Unterlippe	
– N. buccalis	Anästhesie der bukkalen Schleimhaut im Bereich der Molaren	

„Versager" bei der Leitungsanästhesie des N. mandibularis

Fehler	Mögliche Folgen
Einstich zu weit medial bzw. Kanülenführung in sagittaler Richtung	Anästhesiedepot im M. pterygoideus medialis: Anästhesieversager, Muskelhämatom, Kieferklemme
Einstich zu weit lateral bzw. Kanülenführung zu weit nach lateral	Anästhesiedepot vor der Linea obliqua interna: Versagen, ggf. Nachschmerz
Einstich zu weit kranial bzw. Kanülenführung nach kranial	Anästhesiedepot im M. pterygoideus medialis, in Gelenknähe oder im Plexus venosus pterygoideus: Anästhesieversager, Hämatom, Kieferklemme
Einstich zu weit kaudal bzw. Kanülenführung in kaudale Richtung	Anästhesiedepot im M. pterygoideus medialis: Anästhesieversager, Muskelhämatom, Kieferklemme
Einstich zu tief	Anästhesiedepot in die Parotisloge: Hämatom, intravasale Injektion (V. facialis posterior), reversible Fazialisparese

Extraktion

Sicher der **häufigste chirurgische Eingriff** des praktisch tätigen Zahnarztes. Vor jeder Extraktion sollte unbedingt ein Röntgenbild vorliegen, um anatomische Besonderheiten (z.B. Wurzelkrümmungen, Nähe des Canalis mandibulae), die zu Komplikationen führen könnten, rechtzeitig zu erkennen.
Der Patient sollte über die entsprechenden Risiken des Eingriffs aufgeklärt sein:

allgemeine Risiken bei jeder Extraktion
- Zahnfraktur bei der Extraktion mit Notwendigkeit der Aufklappung bzw. Osteotomie
- Nachblutungen, postoperative Schwellung, Nachschmerz
- Wundinfektion, Wundheilungsstörungen

Risiken im OK-Seitenzahnbereich
- Eröffnung der Kieferhöhle mit Notwendigkeit der plastischen Deckung

Risiken bei UK-Weisheitszähnen
- Möglichkeit der Läsion des N. alveolaris inferior

Weitere Risiken können sich aus dem besonderen Einzelfall ergeben.

Indikation
Die Indikationskataloge in der Literatur folgen keinen starren Regeln. Regelmäßig aufgeführt werden:
- ausgedehnte kariöse Zerstörung des Zahns (keine Erhaltungswürdig- oder -fähigkeit)
- bei Erkrankungen der Pulpa bzw. des apikalen Parodonts, wenn eine Erhaltung des Zahns mit endodontischen Mitteln (konservativ und chirurgisch) unmöglich ist
- bei weit fortgeschrittenen Parodontopathien
- bei traumatisch geschädigten Zähnen, die nicht erhaltbar sind (z.B. Trümmerfraktur des Zahns)
- bei Zähnen im Bruchspalt einer Kieferfraktur, wenn sie für den weiteren funktionellen Ablauf nicht erforderlich sind
- Zähne im Bereich eines malignen Tumors
- Zähne im Bereich einer Epulis bei deren Rezidiv
- Molaren, die eine Kieferhöhleninfektion unterhalten
- bei entsprechender kieferorthopädischer Indikation
- bei entsprechender prothetischer Indikation

Kontraindikation
- vorliegende medizinischen Risiken, die eine zahnärztlich-chirurgische Behandlung in der Praxis verbieten
- in der akuten Phase des Herzinfarkts (s. S. 50)
- bei Vorliegen einer hämorrhagischen Diathese (s. S. 48). Bei Hämophilie sollte eine Extraktion unter klinischen Bedingungen erfolgen
- bei akuten Leukosen oder Agranulozytosen mit ulzerösen Veränderungen der Mundschleimhaut
- bei akut entzündlichen Prozessen, die von Zähnen ihren Ausgang nehmen

Diese Auffassung wird nicht mehr einheitlich vertreten. Für den Merksatz: „Erst inzidieren, später extrahieren" sprechen die Argumente, daß zum einen eine Gewebsschädigung durch die Extraktion zu einer Verstärkung des entzündlichen Geschehens führen kann, zum anderen eine Lokalanästhesie im entzündeten Gebiet eine ausreichende Schmerzfreiheit nicht garantieren kann.

Relative Kontraindikation
- bei Behandlung mit Antikoagulanzien in den ersten 6–8 Wochen (s. auch S. 48)
- nach Tumortherapie mit ionisierenden Strahlen (Strahlentherapie) im Gesichtsbereich
- während der Menstruation

Zangenextraktion

- **Zangenhaltung:**
Fassen der Zange nicht zu weit an den Branchen. Die Griffenden sollen fest in der Hohlhand liegen, der Ringfinger liegt zwischen den Griffenden (sog. Supinationsstellung).

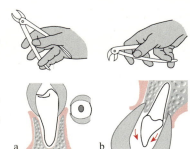

- Beim **Anlegen der Zange** muß die Längsachse der Branchen parallel zur Längsachse des Zahns liegen. Die Branchen müssen direkt auf der Wurzeloberfläche anliegen, die mobilisierten Gingivaränder werden dabei verdrängt (**a**).
Ein „Übergreifen" von Knochen oder Schleimhaut ist zu vermeiden (**b**)

- Schema der **Luxationsbewegungen:**
Ansetzen der Zange: Branchen liegen am Zahnhals an, kein Übergreifen über den Knochen! Zangenbewegung nach bukkal (**a**), Zangenbewegung nach palatinal (**b**), Bewegung nach bukkal, Abriß der restlichen desmodontalen Fasern (**c**), „Ziehen" des Zahns (**d**)

Position des Behandlers bei der Zangenextraktion im OK

- **Position im 1. Quadranten:** Behandler steht vor dem sitzenden Patienten, Abstützung des seitlichen Alveolarfortsatzes mit Daumen und Zeigefinger der linken Hand

- **Position im 2. Quadranten:** Behandler steht vor dem sitzenden Patienten, Abstützung des seitlichen Alveolarfortsatzes mit Daumen und Zeigefinger der linken Hand

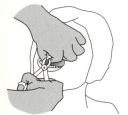 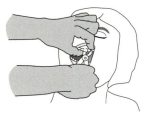

Fortsetzung nächste Seite

ZANGENEXTRAKTION II

- **Kraftanwendung und Luxationsbewegungen bei den einzelnen OK-Zahngruppen:**

  - 1er, 2er, 3er (konische Wurzel)   vorsichtig luxieren, rotieren, dann ziehen
  - 4er (2 relativ grazile Wurzeln)   vorsichtig in bukkopalatinaler Richtung luxieren, bis sie „kommen", dann nach kaudal und bukkal ziehen
  - 5er (1 konische Wurzel)   vorsichtig luxieren, rotieren, dann ziehen
    (ovale, abgeflachte oder 2 Wurzeln)   wie OK 4er
  - 6er, 7er (3 divergierende Wurzeln)   vorsichtige Luxationsbewegungen in Richtung des geringsten Widerstands (meist bukkale Richtung), bei Kronenfraktur Trennung der Wurzeln

Position des Behandlers bei der Zangenextraktion im UK

- Position im 3. Quadranten: Behandler steht vor dem sitzenden Patienten, die linke Hand fixiert den UK: Mittelfinger im Mundboden, Zeigefinger im Vestibulum, Daumen am UK-Rand

- Position im 4. Quadranten: Rechtshändiger Behandler steht hinter dem Patienten (etwa 11-Uhr-Position), die linke Hand fixiert den UK: Daumen im Mundboden, Zeigefinger im Vestibulum, Mittel-, Ring- und kleiner Finger am UK-Rand

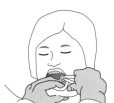
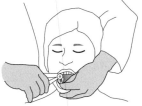

- Position im 4. Quadranten für beidhändigen Behandler: Behandler steht vor dem sitzenden Patienten, die linke Hand führt die Zange, die rechte Hand fixiert den UK:
Mittelfinger im Mundboden, Zeigefinger im Vestibulum, Daumen am UK-Rand

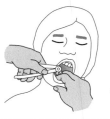

- **Kraftanwendung und Luxationsbewegungen bei den einzelnen UK-Zahngruppen:**

  - 1er, 2er, 3er (ovale Wurzelform,   in linguolabialer Richtung luxieren, nach labial entfernen
    labial dünne Kompaktalamelle,
    3er: 2 Wurzeln möglich)
  - 4er, 5er (konische Wurzel)   vorsichtig rotieren (frakturierern leicht!).
    Cave: 2 Wurzeln können vorliegen!
  - 6er   vorsichtige Luxationsbewegungen in Richtung des geringsten Widerstands, meist nach bukkal, bei Kronenfraktur Trennung der Wurzeln
  - 7er (2 Wurzeln)   vorsichtige Luxationsbewegungen in Richtung des geringsten Widerstands, oft nach lingual, bei Kronenfraktur Trennung der Wurzeln

Komplikationen bei der Zahnextraktion

Komplikation	häufige Ursache (U) /mögliche Lösung (L)
● **Schmerz**	U: a) unzureichende Anästhesie b) entzündliche Veränderung, Abszeß L: a) erneute Anästhesie (ggf. intraligamentär), Grenzdosen beachten! b) erst Inzision, später Extraktion
● **Zahn läßt sich nicht luxieren**	U: Röntgenbild vorhanden? Ggf. röntgenologisch sichtbar: divergierende/ verdickte/sehr lange Wurzeln, Ankylose, Knochensklerose L: bei Molaren mit divergierenden Wurzeln: Wurzeltrennung und Extraktion der einzelnen Wurzeln

im OK: im UK:

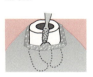

Cave: Wurzelzange zur Entfernung der getrennten Wurzeln zu empfehlen, Hebel nur vorsichtig einsetzen, Luxation der Wurzel in die Kieferhöhle!

Hebeleinsatz möglich, ggf. Krallenhebel einsetzen

Aufklappung und Osteotomie (s.unten)

● **Fraktur**	U: Zerstörungsgrad des Zahns, brüske Luxationsbewegung mit der Zange, wurzelbehandelte Zähne
a) der Krone	L: bei Molaren: Wurzeltrennung (s.oben) bei einwurzeligen Zähnen: Hebelextraktion (s. S. 211)
b) der Wurzel im Bereich des Limbus alveolaris	vorsichtige Erweiterung des Parodontalspalts mit feinen Rosenbohrern, um ein Widerlager für den Hebelansatz zu schaffen, ggf. zirkulärer Abtrag des Limbus alveolaris und Fassen der Wurzel mit der Wurzelzange.
c) der Wurzel unterhalb des Limbus alveolaris	Aufklappung und Osteotomie a Schnittführung: Dreieckslappen oder Trapezlappen (gestrichelt) b Abtrag der bukkalen Knochenlamelle, Luxation der Wurzel c Wundverschluß

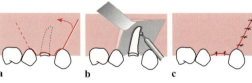

Merke: Wurzelreste können nur dann belassen werden, wenn es sich um sog. „Mikrofrakturen" im apikalen Bereich handelt und der Zahn vital war (z.B. bei Entfernung von 8ern).

WUNDHEILUNGSTÖRUNGEN

- **Knochenfraktur im Bereich des Alveolarfortsatzes**
  U: kann vorkommen, wo Zahnwurzeln eine dünne Kompaktalamelle aufliegt (UK-FZ, OK 3er, bukkale Molarenwurzeln)
  L: Entfernung aller nicht mehr mit dem Periost verbundenen Knochenteile, Wundverschluß
  (Tuberabriß: angerissenen Knochen-Weichteil-Lappen zurücklagern, Fragment schienen; nach Frakturheilung operative Zahnentfernung)

- **(An-)Luxation von Nachbarzähnen**
  U: Hebelextraktion, alleinstehender Zahn als Widerlager benutzt
  L: alleinstehenden Zahn ggf. mit einem Holzkeil am Restgebiß abstützen, ggf. Reposition und Schienung

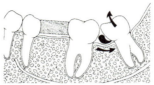

[Abbildung aus Frenkel, Aderholt, Leilich, Roetzke 1989]

- **Blutung** s. S. 226
- **Eröffnung der Kieferhöhle** s. S. 230

Wundversorgung

- Exkochleation des apikalen Granuloms
- ggf. Abtrag von scharfen Knochenkanten (Luer-Zange oder Rosenbohrer)
- digitale Kompression der Wundränder
- Aufbißtupfer
- im OK-Seitenzahnbereich: Nasenblasversuch, ggf. Sondierung des Alveolenfundus aller Wurzeln
- postoperative Verhaltensaufklärung: keinen heißen Kaffee oder Tee, keinen Alkohol, nicht rauchen, Kühlen des Wundbereichs (keine Wärmeanwendung!), keine Spülung der Wunde, ggf. Verschreibung eines Analgetikums

Wundheilungsstörungen nach der Zahnextraktion
1. Trockene Alveole, Alveolitis („Dolor post extractionem")

Mögliche Ursachen: Traumatisierung (Knochenquetschung bei Extraktion), zu hoher Vasokonstriktorenzusatz, Extraktion bei Entzündungsprozessen, Fehlverhalten des Patienten (z.B. Spülung der Wunde, mangelnde Mundhygiene, starkes Rauchen)

Symptome: 3–4 Tage nach der Extraktion einsetzender **starker Schmerz**, **Alveole leer** oder mit zerfallenen Massen, Speiseresten/Detritus gefüllt, **Foetor ex ore**. Wird die Alveole ausgepült, wird die weiße Knochenhöhle sichtbar. Gelegentlich regionale Lymphadenitis

Therapie:
a) konservativ: (Anästhesie bei starkem Schmerz), Reinigung der Alveole (Spülung mit H_2O_2, ggf. vorsichtige Reinigung mit dem scharfen Löffel), Tamponade mit Streifen (beschickt mit Jodoform-Glycerin-Gel und Anäthesin-Pulver o.ä.), Streifenwechsel wiederholen, bis der Knochen von Granulationsgewebe bedeckt ist
b) chirurgisch: unter Lokalanästhesie sorgfältige Reinigung der Alveole mit Anfrischen der Wundränder, Bildung eines neuen Koagulums. Bei anhaltenden Beschwerden ggf. Einlegen von Wundkegeln (Acetylsalicylsäure) bzw. konservative Therapie

2. Wundheilungsstörungen mit anderer, systemischer Ursache

Mögliche Ursachen: Blutkrankheiten (Agranulozytosen, Leukämie), Tumoren, Strahlentherapie
Therapie: unverzügliche Überweisung in fachärztliche Behandlung bzw. Klinik

Retention und Verlagerung

Kurzinformation

Retention bedeutet ein völliges Zurückbleiben des Zahns im Kiefer nach Abschluß seines Wurzelwachstums, **Teilretention** ein Verharren in einer Position nach teilweisem Durchbruch, **Verlagerung** eine Dystopie des Zahns bzw. die nicht physiologische Lage eines retinierten Zahns.
Retinierte und verlagerte Zähne sind nicht selten (bei etwa 20 % der Patienten), am häufigsten sind die Weisheitszähne betroffen (v.a. im UK), gefolgt von den OK-3ern.
Mögliche Ursachen für Zahnverlagerungen: Platzmangel, Zysten, odontogene und andere Tumoren, Traumata, Entzündungen, überzählige Zähne, Zahnverschmelzungen, primäre Verlagerung des Zahnkeims, systemische Faktoren bzw. Erkrankungen (Dysostosis cleidocranialis, Gardner-Syndrom, Down-Syndrom, LKG-Spalten, Funktionsstörungen der Schilddrüse, Nebenschilddrüse, Hypophyse).

Klinische Hinweise auf verlagerte Zähne

- Ausbleiben des Durchbruchs, Durchbruchsstörungen, unvollkommener Durchbruch
- Persistenz des entsprechenden Milchzahns (häufig: Milcheckzahn bei OK-3ern)
- Verdrängung von Nachbarzähnen
- Vorwölbung der bukkalen oder palatinalen Schleimhaut in einem Bereich, unter dem die Zahnkrone des retinierten Zahns liegt
- Fistelbildung im Bereich eines nicht durchgebrochenen Zahns
- Bildung einer einzelnen pathologischen Zahnfleischtasche ohne Zeichen einer Parodontitis
- Symptome einer „Dentitio difficilis" (v. a. UK-8er): Schmerz, Schwellung, übler Geschmack

Indikationen zur Entfernung retinierter oder verlagerter Zähne

- **Infektionsprophylaxe:** perikoronare Entzündungen, Karies, Pulpitis, apikale Parodontitis bei teilretinierten Zähnen, Taschenbildung benachbarter Zähne (z. B. distal 2. Molaren)
- **Zysten, Tumoren**
- **Kieferfrakturen** im Bereich retinierter Zähne
- **kieferorthopädische Indikation** bei Engständen, Progenie
- **prothetische Indikation** vor Eingliederung von Zahnersatz im Bereich des retinierten Zahns

Generelle präoperative Röntgendiagnostik

- **OPG:** allen anderen Röntgentechniken überlegen, da auf einer Aufnahme alle Regionen der Kiefer abgebildet werden und auch extreme Dystopien sofort auffallen
- **intraoraler Zahnfilm:** zur Prognose des Schwierigkeitsgrades der Extraktion unterer Weisheitszähne (s.S. 220) bzw. zur Lokalisation verlagerter OK-3er mit Hilfe der parallaktischen Verschiebung
- **Aufbißfilme:** zur Lokalisation verlagerter OK-3er bzw. überzähliger Zähne oder Zahnanlagen

Beurteilt werden sollten:
- Art und Ausmaß der Verlagerung bzw. Durchbruchsrichtung
- Form und Anzahl der Wurzeln, Hyperzementosen, Ankylosen
- Beschaffenheit der Krone
- Knochenstruktur
- Beziehung zu anatomisch wichtigen Strukturen (Nachbarzahn, Mandibularkanal, Kieferhöhle)

Weiterführende Literatur:
- **Schilli W, Krekeler G (1984) Der verlagerte Zahn.**
  Quintessenz Verlag, Berlin
- **Asanami S, Kasazaki Y (1990) Expert third molar extractions.**
  Quintessence, Tokyo

Weisheitszähne im Unterkiefer

Formen der Verlagerung und Retention werden üblicherweise beschrieben nach der Position der Längsachse des 3. Molaren im Verhältnis zur Längsachse des 2. Molaren [Winter 1926].

transversale Dimension

Linguoversion

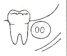

Lingualkippung

Am häufigsten kommt eine Mesialkippung vor (>70 %).

sagittale Dimension	Distalkippung	vertikale Retention	Mesialkippung	vertikale Dimension
				Horizontallage

Bukkalkippung

Inversionslage

Linguo- oder Bukkoversion werden auch als transversale Retention bezeichnet. Anhand eines einzelnen Röntgenbildes kann nicht immer entschieden werden, ob die Krone nach vestibulär oder oral gerichtet ist. Eine Aufbißaufnahme kann hier Klarheit schaffen.

Bukkoversion

Bei der seltenen Inversionslage liegt die Wurzel des verlagerten Weisheitszahns oft weit im aufsteigenden Ast. Hier ist eine Überweisung in fachärztliche Behandlung immer empfehlenswert.

Spezielle präoperative Röntgendiagnostik

Folgende Informationen sollten einem intraoralen Zahnfilm entnommen werden können:

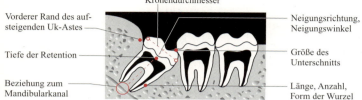

- mesiodistaler Kronendurchmesser
- Vorderer Rand des aufsteigenden Uk-Astes
- Tiefe der Retention
- Beziehung zum Mandibularkanal
- Neigungsrichtung, Neigungswinkel
- Größe des Unterschnitts
- Länge, Anzahl, Form der Wurzel

Wichtige Parameter zur Beurteilung des Schwierigkeitsgrads der Extraktion am Beispiel eines retinierten unteren Weisheitszahns

Parameter	Extraktion einfacher	Extraktion schwieriger
1. Entfernung der Distalfläche des 2. Molaren zum Vorderrand des aufsteigenden UK-Asts Merke: je kleiner, desto schwieriger		
2. Tiefe der Retention Merke: je tiefer, desto schwieriger		
3. Neigungsgrad und -winkel Merke: je größer, desto schwieriger	40°	55°
4. Wurzelform, Größe	kurze Pfahlwurzeln leichte Distalkrümmung	stark gekrümmte Wurzel(spitzen) knochenumschließende Wurzel

WURZEL UND MANDIBULARKANAL

Ermittlung der Lage der Wurzelspitze zum Mandibularkanal durch Vergleich zweier intraoraler Röntgenbilder. [Navh Asanami u. Kasazaki 1990]

Parallelprojektion   **kaudalexzentrische Projektion (etwa 15°)**   **Schema**

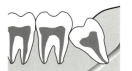
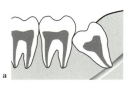

Die kaudale Begrenzung des Mandibularkanals liegt auf gleicher Höhe wie die Wurzelspitze.

a Projiziert sich die Wurzelspitze über die kaudale Begrenzung des Mandibularkanals, verläuft der Mandibularkanal lingual der Wurzelspitze.

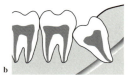

b Projiziert sich die Wurzelspitze unter die kaudale Begrenzung des Mandibularkanals, verläuft der Mandibularkanal bukkal der Wurzelspitze.

c Ist zwischen beiden Projektionen kein Unterschied feststellbar, liegt die Spitze im Kanal.

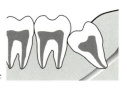

Merke: Schädigungen des N. alveolaris inferior durch enge topographische Beziehungen der apikalen Region des Zahns mit dem Mandibularkanal gelten als **typisches, aufklärungspflichtiges Risiko** einer UK-8er-Extraktion. Im Zweifel ist eine Überweisung in fachärztliche Behandlung immer anzuraten. Nach Roos (1973) werden 3 **Läsionstypen** unterschieden:

- **Neurapraxie**
  lokale Schädigung der Myelinscheide, Erregungsleitung unterbrochen, Axonzylinder intakt, keine Degeneration des distalen Axonteils, Ausfälle reversibel (Tage bis Wochen)
- **Axonotmesis**
  Kontinuitätsunterbrechung der Axone, Großstruktur des Nervs erhalten, bindegewebige Hüllen erhalten, Regeneration möglich (oft durch stumpfe Verletzung des Nervs bei Luxationsbewegungen)
- **Neurotmesis**
  vollständige Kontinuitätsunterbrechung des Nervs, mikrochirurgische Therapie angezeigt

Aufklärungspflichtige Risiken

- allgemeine Risiken jeder Extraktion (s. S. 213)
- Schädigung des N. alveolaris inferior (s.oben) (Taubheit oder „Kribbeln" der Lippe)
- Schädigung des N. lingualis (Taubheit oder „Kribbeln" der Zunge)
- iatrogene Kieferfraktur
- postoperative Blutungen, Ödeme, Hämatome, Kieferklemme

Operatives Vorgehen:

bei vertikaler Retention

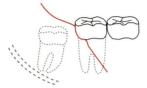

Schnittführung

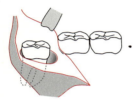

bukkaler und lingualer Mukoperiostlappen
mobilisiert, Darstellung der Krone

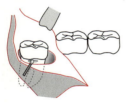

Fräsung einer bukkalen Hebelnut
unterhalb der Schmelz-Zement-Grenze

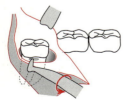

Luxation des Zahns mit dem Krallenhebel,
bukkaler Knochen dient als Widerlager

bei horizontaler Verlagerung

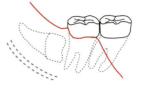

Schnittführung

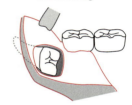

bukkaler und lingualer Mukoperiostlappen
mobilisiert, Darstellung der Krone

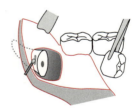

Trennung von Krone und Wurzel,
Fräsung einer Hebelnut in den Wurzelanteil

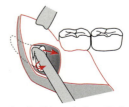

Luxation des Zahns mit einem Krallenhebel,
distaler Knochen dient als Widerlager

Memorix

WUNDVERSORGUNG

Möglichkeiten bei mesialer Kippung

Teilretention, Wurzelkrümmung nach distal, Zahn distal nicht von Knochen bedeckt

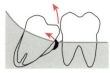

Luxation des Zahns mit dem Bein-Hebel, 2. Molar bzw. mesialer Knochen dient als Widerlager

stärkerer Neigungswinkel, mesialer Kronenanteil im Unterschnitt des 2. Molaren, distale Knochenbedeckung

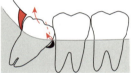

Abtrennung eines mesialen Kronenanteils, ggf. geringfügige distale Knochenresektion, Luxation des Zahns

Möglichkeiten bei distaler Kippung

Teilretention, Zahn geringfügig von Knochen bedeckt, Wurzelkrümmung gering nach mesial

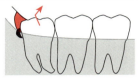

distale Knochenresektion, Luxation des Zahns mit einem Hebel, distaler Knochen dient als Widerlager

Merke:
Eine Überweisung in fachärztliche Behandlung ist ratsam bei
- tief retinierten Zähnen (jede Form)
- Inversionslagen
- Wurzelanomalien
- Beziehung der Wurzel zum Mandibularkanal
- distal gekippten Zähnen mit starker Knochenbedeckung durch den aufsteigenden Ast
- allgemeinen medizinischen Risiken

Postoperative Wundversorgung

1. Primärer Nahtverschluß
- keine entzündlichen Veränderungen vorausgegangen
- Entfernung schonend und atraumatisch

Vorteile: Heilung per primam intentionem
Nachteile: postoperatives Ödem, ggf. Infektion

2. „Offene Wundbehandlung", Tamponade
- entzündliche Prozesse vorangegangen
- „schwierige" Enfernung, beträchtliche Traumatisierung

Vorteile: Vermeidung postoperativer Komplikationen (Infiltrate, Dolor post extractionem)
Nachteile: lange Nachbehandlungsdauer, geringerer Patientenkomfort

3. Nahtverschluß mit Streifeneinlage
als Kompromißlösung zwischen dem primären Verschluß und der Tamponade
Vorteile: gewisser Sekretabfluß möglich

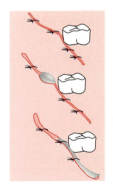

Memorix

Weisheitszähne im Oberkiefer
Spezielle präoperative Röntgendiagnostik
- OPG: Beziehung zur Kieferhöhle, Verlagerungshöhe und -richtung

Merke: bei hochverlagerten Weisheitszähnen empfiehlt sich immer die **Überweisung in fachärztliche Behandlung** und ggf. eine transantrale Entfernung.

Aufklärungspflichtige Risiken
- allgemeine Risiken jeder Extraktion
- Eröffnung der Kieferhöhle mit Notwendigkeit der plastischen Deckung
- Luxation des Weisheitszahns in die Kieferhöhle mit Notwendigkeit der operativen Entfernung
- Tuberabriß
- postoperative Blutungen, Ödeme, Hämatome, Kieferklemme

Operatives Vorgehen
1. Schnittführung: vestibulärer Mukoperiostlappen (Dreieckslappen, Entlastungsschnitt über dem Tuber maxillae).
Der Schnitt muß ausreichend hoch ins Vestibulum verlaufen, um ausreichende Sichtverhältnisse zu schaffen.

2. Mobilisierung des Mukoperiostlappens, Abtragen der – in der Regel – dünnen Knochenlamelle über der Zahnkrone, Darstellung der größten Zirkumferenz der Zahnkrone.
Einbringen eines Hebels mesiobukkal in Höhe der Schmelz-Zement-Grenze.

3. Luxation des Weisheitszahns nach bukkodistal und kaudal.
Vor dem Nahtverschluß Ausführen des Nasenblasversuchs und Sondierung des Alveolenfundus (MAV?).

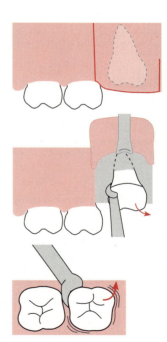

Komplikationen

- Tuberabriß   Zurückschlagen des Knochen-Weichteil-Lappens, Fragment mit Schiene ruhigstellen, nach der Frakturheilung operative Zahnentfernung.
- Luxation des Zahns in die Kieferhöhle   Überweisung in fachärztliche Behandlung, Entfernung des Weisheitszahns über die Kieferhöhle.

Eckzähne im Oberkiefer

Spezielle präoperative Röntgendiagnostik
- **OPG**: Beziehung zur Kiefer- und Nasenhöhle, Verlagerungshöhe und -richtung
- **OK-Aufbiß**: zur Lokalisation des Zahns (vestibulär – palatinal)

Operative Möglichkeiten

Merke: Die Freilegung retinierter Eckzähne bzw. deren operative Entfernung ist nicht immer einfach. Im Zweifel ist eine Überweisung in fachärztliche Behandlung zu empfehlen.

- operative Entfernung des verlagerten Zahns
- Freilegung des Zahns und Versuch der kieferorthopädischen Einstellung; sollte nur in enger Zusammenarbeit mit einem Kieferorthopäden geplant und durchgeführt werden
- Transplantation des Eckzahns

Aufklärungspflichtige Risiken
- allgemeine Risiken jeder Extraktion
- Resorptionserscheinungen der Nachbarzahnwurzel, Verletzung der Nachbarzahnwurzel
- Eröffnung der Kieferhöhle/des Nasenbodens

Operatives Vorgehen:

Operative Entfernung eines palatinal verlagerten Eckzahns

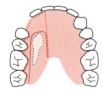

Schnittführung:
a) paramarginal (gestrichelte Linie)
b) Zahnfleischrandschnitt (durchgezogene Linie)

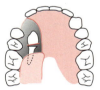

Mobilisierung des Mukoperiostlappens, Abtragen der Knochenlamelle über der Zahnkrone, Darstellung der größten Zirkumferenz der Zahnkrone, Abtrennen der Zahnkrone und Luxation der Wurzel in den vormaligen koronalen Raum.

Wundversorgung:
Naht nach Rücklagerung des Lappens und Verbandplatte.

Freilegung der Zahnkrone eines vestibulär retinierten Eckzahns

Schnittführung:
Trapezlappen

Mobilisierung des Mukoperiostlappens, ggf. Abtragen der bukkalen Knochenlamelle. Darstellung der Bukkalfläche des Zahns, Aufbringen eines geklebten Brackets und Anschlingung mit Draht.

Wundversorgung:
Naht nach Rücklagerung des Lappens.

Blutung und Blutstillung intra operationem

Abklemmen, Unterbinden, Umstechen sind Grundelemente jeder Operation.
Auch in der zahnärztlichen Chirurgie finden sie Anwendung bei der Blutstillung kleinerer Gefäße, die bei Durchtrennen der Weichgewebe eröffnet wurden.

Ist das Gefäßende frei darstellbar, wird das Gefäß mit einer Gefäßklemme gefaßt (abgeklemmt) und leicht angehoben. Danach wird um das Gefäß eine Fadenschlinge aus resorbierbarem Nahtmaterial gelegt, die nach erzeugter Nahtspannung mit einem sicher sitzenden Knoten geschlossen wird (Unterbindung).

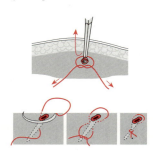

Ist das Gefäßende nicht darstellbar, wird ein wenig umgebendes Gewebe mit der Klemme mitgefaßt. Dann sticht man zweimal gekreuzt um die vermeintliche Blutungsquelle herum. Zieht man diese Naht zusammen, wird das Gewebe einschließlich des darin befindlichen Blutgefäßes zusammengedrückt (Umstechen).

Nachblutung und Blutstillung

Blutungen nach Zahnextraktionen treten unmittelbar nach dem Eingriff, einige Stunden später als Folge einer reaktiven Hyperämie nach dem Nachlassen der vasokonstriktorischen Wirkung der Lokalanästhesie auf oder einige Tage nach Extraktion meist im Zusammenhang mit dem Zerfall des Koagels in der Alveole (Spätblutung).

Vorgehen:

1. Entfernen der Blutkoagel unter Absaugen und Abtupfen mit sterilen Gazetupfern.
2. Lokalisieren der Blutungsquelle:
   - Gingiva oder umliegende Schleimhaut: Elektrokoagulation, Umstechen.
   - Alveolenwand, Tiefe der Alveole: Kompression der Extraktionswunde, Aufbeißenlassen auf sterilen Gazetupfer für etwa eine halbe Stunde.
3. Steht Blutung nicht: Lokalanästhesie, Ausräumen der Alveole mit scharfem Löffel.
4. Bei Blutungen aus einzelnen Knochengefäßen der Alveolenwand kann ein Verkeilen (Knochenbolzung) mit einem stumpfen Instrument (Meißel) versucht werden.
5. Bei parenchymatösen Blutungen erfolgt die Tamponade der Alveole mit (resorbierbarer) Tamponade (Sorbacel, Tachotop). Die Tamponade wird durch Situationsnähte der Gingivaränder gesichert.

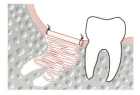

Bei absehbaren Blutungskomplikationen (Anamnese, Medikation) ist bei elektiven Eingriffen die **Anfertigung einer Verbandplatte** vor dem Eingriff eine empfehlenswerte Maßnahme.

ALVEOLARFORTSATZNAHE INFEKTIONEN

Dentogene Entzündungen

Über 90 % aller pyogenen Infektionen im Kiefer-Gesichts-Bereich sind dentogen. Häufigste Ursache ist die apikale Parodontitis, weitere Ursachen die marginale Parodontitis, die Perikoronitis, Infektion nach Zahnentfernung im „heißen" Stadium, infizierte Zysten, infizierte odontogene Tumore.
Das Erregerspektrum ist komplex und nicht spezifisch: $^2/_3$ polymikrobiell aerob-anaerobe Mischinfektionen (aerob: Streptokokken + anaerob: Bacteroides, Prevotella, Fusobacterium), etwa 30 % rein anaerobe Infektionen (Bacteroides, Prevotella, Fusobacterium, Peptococcus, Peptostreptococcus), etwa 10 % rein aerobe Erreger (v.a. Streptokokken).

Alveolarfortsatznahe Infektionen

Infektion	Leitsymptome	Therapie
Chronische apikale Parodontitis	symptomlos, Sensibilität –, Rö.: periapikale Läsion	Z: WKB C: WSR, Extraktion M: –
Akute apikale Parodontitis	starker Schmerz, **vertikale Perkussionsempfindlichkeit, Zahn erscheint „verlängert",** Sensibilität –	Z: Trepanation, Aufbereitung des Wurzelkanals C: ggf. Extraktion M: ggf. Antibiotika
Entzündliches Infiltrat	teigige, weiche Schwellung, reduzierter AZ, Fieber	Z: Trepanation, Aufbereitung des Wurzelkanals C: M: Antibiotika
Submuköser Abszeß / palatinaler Abszeß	prallelastische Schwellung, ggf. Spannungs- und Druckschmerz, **Fluktuation**	Z: Trepanation C: Inzision, ggf. Facharzt! M: Antibiotika bei Ausbreitungstendenz oder Allgemeinsymptomatik
Sublingualer Abszeß	**glasige Rötung d. Mundbodens (einseitig), „kloßige" Sprache,** Zunge zur Gegenseite verdrängt	Z: Trepanation C: Inzision, ggf. Facharzt! M: Antibiotika bei Ausbreitungstendenz oder Allgemeinsymptomatik
Perikoronitis	**gerötete Schleimhautkapuze, Mundöffnung eingeschränkt,** Foetor ex ore, ggf. regionäre Lymphadenitis	Z: – C: Spreizung, Streifeneinlage, lokale antiseptische Maßnahmen M: Antibiotika bei Ausbreitungstendenz oder Allgemeinsymptomatik
Parodontalabszeß	**horizontale Perkussionsempfindlichkeit, Zahnlockerung,** Taschensekretion (Sensibilität +)	Z: – C: Spreizung der Tasche (ggf. Inzision), ggf. Streifen, wenn möglich: Scaling und Wurzelglättung M: –
Legende: Z zahnbezogen; C chirurgisch; M medikamentös.		

Infektionsausbreitung in Weichteile bzw. Logen

Zeichen für eine Ausbreitung der Infektion sind erhöhte Temperatur, reduzierter AZ und regionäre Lymphadenitis.

Merke: Alle **Logenabszesse** bedürfen fachärztlicher bzw. stationärer **Behandlung**!

Abszeß	Leitsymptome
Abszeß der Fossa canina	Schwellung in der Nasolabialfalte mit Infiltration des Nasenflügels, Unterlids, der Oberlippe. Cave: Druckschmerzhaftigkeit im medialen Lidwinkel (Thrombophlebitis der V. angularis!)
Retromaxillärer Abszeß	(geringe) Schwellung der Jochbogenregion, Lid- und Wangenschwellung mit zunehmender Kieferklemme
Submandibulärer Abszeß	mit der Innenseite des UK verbackene, derbe Schwellung bis zum Zungenbein und zum M. sternocleidomastoideus, UK-Rand durchtastbar, Kieferklemme
Perimandibulärer Abszeß	Schwellung der unteren Wange, UK-Rand nicht durchtastbar, Kieferklemme, Schluckbeschwerden
Kinnabszeß	derbe, nicht verschiebliche Schwellung in der UK-Mittelinie, Haut glänzend gerötet, Sulcus mentolabialis nach kranial verschoben, Kinnrand nicht durchtastbar
Submentaler Abszeß	derbe, druckschmerzhafte Schwellung in der Mittellinie unter dem Kinn („Doppelkinnbildung"), Vorderrand des Kinns tastbar, Mundboden angehoben, Schluckbeschwerden, kloßige Sprache
Pterygomandibulärer Abszeß	Kieferklemme, Druckschmerz am Kieferwinkel und retromandibulär, Vorwölbung des Gaumensegels, Schluckbeschwerden
Massetericomandibulärer Abszeß	Kieferklemme, Schluckbeschwerden, M. masseter geschwollen und druckschmerzhaft, Rötung und Schwellung der dorsalen Wangenschleimhaut
Wangenabszeß	derbe, peripher teigige Schwellung der Wange, glasige Schwellung der Wangenschleimhaut, Vestibulum verstrichen
Parapharyngealer Abszeß	Kieferklemme, Druckschmerz hinter dem aufsteigenden UK-Ast, Gaumensegel vorgewölbt, die Uvula wird zur gesunden Seite verdrängt, Schluckbeschwerden, kloßige Sprache
Retropharyngealer Abszeß	wie parapharyngealer, dazu: Rötung und Schwellung der Pharynxwand
Abszeß der Fossa infratemporalis	kollaterales Ödem oberhalb des Jochbogens, Verhärtung und Schmerzen an der Schläfe
Abszeß der Fossa pterygopalatina	Orbitaödem, Lidschwellung, Protrusio bulbi
Zungenabszeß	Schwellung der Zunge und des Mundbodens, kloßige Sprache, kollaterales Glottisödem

ABSZESS-AUSBREITUNGSWEGE

Ausbreitungswege odontogener Infektionen

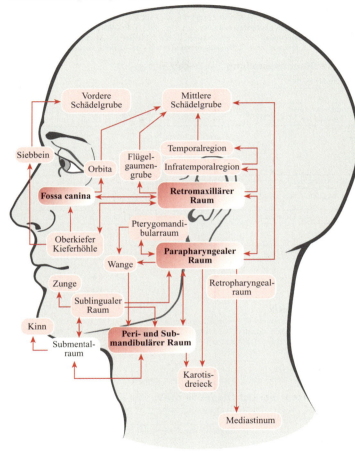

Mund-Antrum-Verbindung (Eröffnung der Kieferhöhle)

Kurzinformation
Eine Eröffnung der Kieferhöhle (KH) tritt in etwa 5 % der Fälle bei Extraktionen im Oberkieferseitenzahnbereich auf, am **häufigsten beim 6er**, dann 7er und 5er. **Prädisponierend** sind **apikale entzündliche Veränderungen** (häufig bei devitalen Zähnen). Probleme: Luxierung eines **Wurzelrestes in** die KH („Radix in antro"), **Sinusitis maxillaris** und persistierende **oroantrale Fistel**.

Klinische Diagnosestellung. [Mod. nach Ehrl 1978]

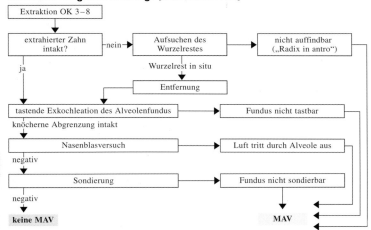

Röntgendiagnostik
- Zahnfilm   Perforation, Alveolentiefe, Wurzelrest
- OPG   Perforation, in KH verlagerter Wurzelrest, Verschattung der KH
- NNH-Aufnahme   verlagerter Wurzelrest, Verschattung KH

Therapie
Prognostische Parameter:
Größe bzw. Durchmesser der MAV, Dauer des Bestehens, Zustand der KH-Schleimhaut

Therapiekonzept bei der Diagnose MAV. [Mod. nach Ehrl 1978]

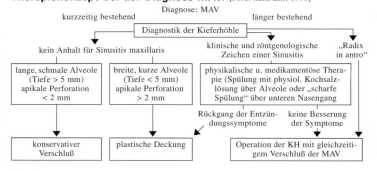

VERSCHLUSS DER MAV

● Konservativer Verschluß (Spontanverschluß der KH)

Prinzip
Verschluß der MAV durch Spontanheilung, aufbauend auf dem Blutkoagulum der Alveole und der Infektionsprophylaxe des Sinus maxillaris

Indikation
- kleinstflächige Perforation zur gesunden KH bei einer Alveolentiefe > 5 mm

Kontraindikation
- Sinusitis maxillaris
- Perforationsdurchmesser > 2 mm
- Alveolentiefe < 5 mm

Vorgehen
- Alveole vollbluten lassen
- Annähern der Gingivaränder durch orovestibuläre Situationsnähte
- Abdecken der Wunde mit Gaze, Abdruck für Wundschutzplatte, Platte (tiefgezogen) herstellen oder wenn innerhalb der Zahnreihe: Achterdrahtligatur um Nachbarzähne und Parodontalverband
- Rp.: abschwellende Nasentropfen und Antibiotika
- Verhaltensaufklärung (Nase nicht ausschnauben, Schutzplatte reinigen)
- bei Schutzplatte: Nahtentfernung nach 8 Tagen, während der Mahlzeiten Platte noch 1 Woche weitertragen
- bei Achterdrahtligatur: Entfernung zusammen mit Nähten nach 10 Tagen (cave: Zahnlockerung!)

● Plastische Deckung (Trapezlappenplastik nach Rehrmann)

Prinzip
Verschluß der Alveole und damit der Perforationsstelle mit einem mobilisierten Mukoperiostlappen.

Indikation
- größere Perforation zur gesunden KH (Durchmesser > 2 mm)
- Perforation zur gesunden KH bei einer Alveolentiefe < 5 mm

Kontraindikation
- Sinusitis maxillaris

Vorgehen
- Bildung eines vestibulären, trapezförmigen Lappens, Mobilisation des palatinalen Wundrands
- Ablösen des Mukoperiostlappens (Raspatorium)
- Schlitzung des Periosts an der Lappenbasis mit dem Skalpell, um Lappen spannungsfrei bis zum palatinalen Schleimhautrand bewegen zu können
- Abtragen scharfer Knochenkanten im Bereich des Limbus alveolaris
- Fixation des Lappens am palatinalen Wundrand, sorgfältige Naht
- Nahtverschluß der approximalen vestibulären Wundränder
- Schutzplatte oder Achterdrahtligatur mit Parodontalverband wie oben
- Verhaltensaufklärung (Nase nicht ausschnauben, Reinigen der Schutzplatte)
- Rp.: abschwellende Nasentropfen und Antibiotika
- Nahtentfernung nach 8–10 Tagen

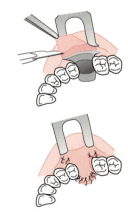

Zysten und Pseudozysten der Kiefer
Definitionen
Zysten sind epithelial ausgekleidete, im Knochen oder in Weichteilen gelegene Hohlräume, **Pseudozysten** sind Hohlräume ohne Epithelauskleidung. Beide können flüssigen, breiigen oder gasförmigen Inhalt aufweisen. Zysten werden nach unterschiedlichen Klassifikationen differenziert.
Für den Praktiker kann eine vereinfachte Unterteilung der **Kieferzysten** hilfreich sein:

Odontogene Zysten	Nicht odontogene Zysten	Pseudozysten

● radikuläre Zyste
● follikuläre Zyste
● Primordialzyste/
  Keratozyste
● Residualzyste
	● Ductus-nasopalatinus-
	  Zysten (nasopalatinale Zyste,
	  mediane Gaumenzyste)
	● globulomaxilläre Zyste
	● mediane Unterkieferzyste
		● solitäre Knochenzyste
		● aneurysmatische
		  Knochenzyste
		● latente Knochenhöhle des
		  Unterkiefers (Stafne-Kavität)

Prinzipielle Operationstechniken bei Kieferzysten

	Zystostomie (Partsch I) (Marsupialisation)	Zystektomie (Partsch II)
Prinzip:	Öffnung der Zyste und Gestaltung zur Nebenbucht der Mundhöhle, das Zystenwachstum sistiert, es erfolgt ein Knochenwachstum lumenwärts	Vollständige Entfernung des Zystenbalgs und dichter Verschluß, bindegewebige Organisation des Koagulums, knöcherne Regeneration
Schema:	Tamponade des Zystenlumens	Speicheldichter Wundverschluß nach Stabilisation des Koagulums mit Gelatineschwämmchen
Vorteile:	schneller, schonender Eingriff kleine Wundfläche geringes Infektionsrisiko keine Gefährdung benachbarter Strukturen	vollständige Entfernung pathologischer Gewebe (histologische Untersuchung) geringe Rezidivgefahr kurze Nachbehandlungszeit (fast) vollständige Regeneration
Nachteile:	Belassen pathologischen Gewebes Rezidivgefahr bei Fensterverschluß lange Nachbehandlungszeit (evtl. Obturator) unvollständige Regeneration	präparatorisch schwierigerer Eingriff postoperative Komplikationen (Koagulumkontraktion, Infektion) Gefährdung benachbarter Strukturen (vitale Zähne, Zahnkeime, Nerven)
Merke:	Der nicht entsprechend weitergebildete Zahnarzt sollte sich auf die Entfernung kleinerer Zysten beschränken. Die Behandlung größerer Zysten oder unklarer zystischer Befunde gehört in die Hand des Facharztes.	

Odontogene Zysten

	Radikuläre Zyste (laterale radik. Zyste)	Follikuläre Zyste	Primordialzyste/ Keratozyste	Residualzyste	Parodontale Zyste
Ä:	aus Malassez-Epithelresten durch entzündlichen Reiz einer apikalen Parodontitis	aus dem Schmelzepithel eines nicht durchgebrochenen Zahns	aus dem Gewebe der Zahnleiste; multipel bei Gorlin-Goltz-Syndrom (s. S. 22)	aus jeder unvollständig entfernten Zyste	aus Malassez- Epithelresten durch traumatische oder entzündliche Reize
L:	Wurzelspitze avitaler Zahn (Seitenkanal: laterale rad. Zyste)	häufige Beziehung zu UK-8er, OK-8er, OK-3er, UK-Prämolaren	Weisheitszahnregion des UK	zahnlose Kieferabschnitte	laterales Parodont eines vitalen Zahns
RÖ:	durch eine Knochenlamelle scharf begrenzte, gleichmäßige periapikale Aufhellung, primär im Alveolarfortsatz; Wurzelspitze ragt in die Aufhellung, Parodontalspalt öffnet sich in das Lumen	durch eine Knochenlamelle scharf begrenzte, gleichmäßige Aufhellung, in die die Krone eines verlagerten Zahns hineinragt, primär im Alveolarfortsatz	zahnlose Aufhellung mit peripherem kortikalen Saum, häufig septiert bzw. mehrkammerig mit wellenförmigen Verlauf der Grenze, primär im Alveolarfortsatz. Wurzelresorptionen an tangierten Zähnen	durch eine Knochenlamelle scharf begrenzte, gleichmäßige Aufhellung ohne Beziehung zu einem Zahn	gleichmäßige Aufhellung mit kortikalem Saum in Beziehung zum lateralen Parodont eines vitalen, durchgebrochenen Zahns
DD:	<ul><li>apikales Granulom</li><li>nasopalatinale Zyste (OK-1er)</li><li>solitäre Knochenzyste</li><li>osteolytischer Tumor</li><li>laterale radikuläre Zyste:</li><li>parodontale Zyste</li><li>Primordialzyste</li></ul>	<ul><li>Keratozyste</li><li>Ameloblastom</li><li>ameloblastisches Fibrom</li></ul>	<ul><li>Residualzyste</li><li>solitäre Knochenzyste</li><li>aneurysmatische Knochenzyste</li><li>Ameloblastom</li><li>ameloblastisches Fibrom</li><li>odontogen. Myxofibrom</li><li>Rezessus d. Kieferhöhle</li></ul>	<ul><li>Primordialzyste</li><li>parodontale Zyste</li><li>solitäre Knochenzyste</li><li>aneurysmatische Knochenzyste</li><li>Ameloblastom</li><li>ameloblastisches Fibrom</li><li>Recessus d. Kieferhöhle</li></ul>	<ul><li>Primordialzyste</li><li>laterale radikuläre Zyste</li><li>globulomaxilläre Zyste (OK- 2er und 3er)</li><li>nasopalatinale Zyste (OK-1er)</li></ul>

Ä Ätiologie/Pathogenese; L Lokalisation/Vorkommen; RÖ häufiger Röntgenbefund; DD röntgenologische Differentialdiagnose.

Nicht odontogene Zysten

	Nasopalatinale Zyste	Globulomaxilläre Zyste
Ä:	aus Epithel des Ductus nasopalatinus im Canalis incisivus; durch traumatische o. entzündliche Reize (?)	aus Resten der Hochstetter-Epithelmauer im Verschmelzungsbereich des medialen und lateralen Nasenwulstes
L:	median im Oberkiefer zwischen den Wurzelspitzen der OK-1er	im Oberkiefer zwischen 2er und 3er
RÖ:	gleichmäßige runde, ovale, manchmal birnen- oder herzförmige Aufhellung im periapikalen Bereich der OK-1er, die eine periphere Knochenlamelle aufweisen kann. PA-Spalt der OK-1er ist durchgängig	durch eine Knochenlamelle scharf begrenzte, umgekehrt birnenförmige gleichmäßige Aufhellung zwischen dem OK-2er und 3er, deren Wurzeln auseinandergedrängt werden
DD:	• radikuläre Zyste • Primordialzyste • parodontale Zyste	• Primordialzyste • parodontale Zyste • radikuläre Zyste • Residualzyste • Kieferspalte • Ameloblastom • ameloblastisches Fibrom

Ä Ätiologie/Pathogenese; L Lokalisation/Vorkommen; RÖ häufiger Röntgenbefund; DD röntgenologische Differentialdiagnose.

Pseudozysten

	Solitäre Knochenzyste	Aneurysmatische Knochenzyste	Latente Knochenhöhle des Unterkiefers (Stafne-Kavität)
Ä:	nicht geklärt, traumatische Markeinblutung mit Resorptionsstörung?	nicht eindeutig geklärt (traumatisch?, primäre Gefäßentwicklungsstörung?, reparatives Riesenzellgranulom?)	nicht geklärt, Eindellung der lingualen Kompakta durch einen Lappen der Gl. submandibularis?
L:	fast nur im Unterkiefer (F > M)	bevorzugt im Unterkiefer (Jugendliche)	Basis des UK-Körpers vor dem Kieferwinkel unterhalb des Mandibularkanals
RÖ:	gleichmäßige Aufhellung, überwiegend im UK-Körper, ohne periphere kortikale Lamelle, weniger scharf begrenzt als odontogene Zysten, sekundär evtl. Einbeziehung der Wurzel (Zähne vital!)	unregelmäßige Aufhellung mit ballonartiger Auftreibung der Kompakta, oft wabige Zeichnung durch Knochentrabekel, Wurzelresorptionen	ovale gleichmäßige Aufhellung mit kortikalem Rahmen vor dem Kieferwinkel unterhalb des Mandibularkanals
DD:	• radikuläre Zyste • Primordialzyste • eosinophiles Granulom • reparatives Riesenzellgranulom • Ameloblastom/ameloblastisches Fibrom • fokaler osteoporotischer Knochenmarkdefekt • Metastase • Hämangiom • zentraler Speicheldrüsentumor	• solitäre Knochenzyste • Primordialzyste • eosinophiles Granulom • reparatives Riesenzellgranulom • Ameloblastom/ameloblastisches Fibrom • Hämangiom • odontogenes Myxofibrom • fokaler osteoporotischer Knochenmarksdefekt • zentraler Speicheldrüsentumor • Metastase	• eosinophiles Granulom • reparatives Riesenzellgranulom • fokaler osteoporotischer Knochenmarkdefekt • Metastase • zentraler Speicheldrüsentumor

Ä Ätiologie/Pathogenese; L Lokalisation/Vorkommen; RÖ häufiger Röntgenbefund; DD röntgenologische Differentialdiagnose.

Weichteilzysten

Von den Weichteilzysten des Gesichts- und Halsbereichs werden hier nur 4 wichtige Vertreter aufgeführt. Die **Therapie** besteht in der vollständigen Exstirpation der Zyste.

	Mukozele / Ranula	Dermoidzyste	Papilla-Incisiva-Zyste	Naseneingangszyste (Kleestadt-Zyste)
D:	schleimhaltige Zysten im Bereich der kleinen seromukösen Drüsen der Mundschleimhaut (Mukozele) oder der großen Speicheldrüsen (Ranula)	von verhorntem Plattenepithel ausgekleidete Zyste, die Hautanhangsgebilde (Haarfollikel, Talg- und Schweißdrüsen) enthält	Variante der nasopalatinalen Zyste, die außerhalb des Knochens liegt	subperiostal liegende, mit Flimmerepithel ausgekleidete Zyste an der Vereinigungsstelle von lateralem und medialem Nasenwulst
Ä:	Extravasationszysten bzw. Retentionszyste	aus Epitheleinschlüssen während der Entwicklung	aus Epithel des Ductus nasopalatinus	aus Epithelabschnürungen der Hochstetter- Epithelmauer bei der Nasenbildung
L:	Mukozele: ca. 45 % Unterlippe (lippennah), Wange, Mundboden, Oberlippe Ranula: paramedian und oberhalb des M. mylohyoideus im vorderen Bereich der Plica sublingualis	intraoral: Mundbodenbereich, entweder sublingual (oberhalb des M. mylohyoideus) oder submental (unterhalb des M. mylohyoideus)	im Bereich der Papilla palatina	unter dem Nasenflügelansatz oberhalb OK-2er und 3er
DD:	Mukozele: • Hämangiom (Lippe) • Lipom • pleomorphes Adenom Ranula: • Dermoidzyste • Lymphangiom • pleomorphes Adenom	• Ranula • Tumoren	• Fibrom am Gaumen • pleomorphes Adenom	• globulomaxilläre Zyste (s .S. 234)

D Definition; Ä Ätiologie/Pathogenese; L typische Lokalisation; DD Differentialdiagnose.

IMPLANTOLOGIE

Implantologie in der Praxis

Zahnärztliche Implantologie läßt sich als **Verankerung alloplastischer Materialien** im Bereich des Kiefers **zur Befestigung von Zahnersatz** definieren. **Enossale Implantate** sind im Kieferknochen verankert. Mit ihnen läßt sich idealerweise ein enger Kontakt zwischen ihrer Oberfläche und dem periimplantären Knochen erreichen. 1977 haben Brånemark und Mitarbeiter dafür den Begriff der **Osseointegration** geprägt, der als im lichtmikroskopischen Bereich sichtbarer, direkter funktioneller und struktureller Verbund zwischen Knochengewebe und der Oberfläche eines (belasteten) Implantats definiert ist.

Die **enossale Implantologie** hat in den letzten Jahren eine sehr große Entwicklung erlebt und bereichert heute das Therapiespektrum der chirurgisch-prothetischen Zahnmedizin. Der Behandler muß die Grundlagen der dentoalveolären Chirurgie in Theorie und Praxis beherrschen und sich um eine ständige implantologische Fort- und Weiterbildung bemühen. Zudem muß die Praxis eine **adäquate räumliche** (ideal: aseptischer Operationsraum), **apparative, instrumentelle und personelle** (chirurgisch ausgebildetes Personal) **Infrastruktur** aufweisen und zudem ein **perfekt organisiertes Recall** ermöglichen. Nicht nur aus forensischen Erwägungen wird man gut beraten sein, bei Nichterfüllung auch nur einer dieser Voraussetzungen die Zusammenarbeit mit einem spezialisierten Fachkollegen zu suchen.

Für den Patienten stellt ein Implantat oft eine **alternative Behandlungsmethode** zu konventionellen Techniken des Zahnersatzes dar. Die 5-Jahres-Erfolgsrate wird in der Literatur mit bis über 90 % angegeben. **Der Indikationsbereich** reicht heute vom **zahnlosen Kiefer**, über Freiendsituationen oder große Schaltlücken **bis hin zum Einzelzahnersatz**. Daher sollte auch der implantologisch nicht tätige Zahnarzt nach Ausschluß und Abwägung möglicher Kontraindikationen den Patienten über die Möglichkeiten der Implantologie **aufklären** und ggf. zu einem implantologisch spezialisierten Fachkollegen überweisen.

Die in der Literatur häufig aufgeführten Kontraindikationen sind nicht ausnahmslos zwingend, sondern individuell abzuwägen, wenn besondere Bedingungen des Einzelfalls eine höhere Risikobereitschaft bei der Indikationsstellung rechtfertigen.

Als **Kontrainidkationen** gelten im allgemeinen:

– systemisch bedingte	– lokale	– psychisch bedingte
• hämatologische Erkrankungen	• unzureichende Mundhygiene	• mangelnde Compliance
• Stoffwechselerkrankungen (z.B. Diabetes mellitus)	• Bestrahlungstherapie im Kieferbereich	• Neurosen, Psychosen
• Erkrankungen des Knochens (z.B. M. Paget, Osteomalazie, Osteogenesis imperfecta)	• pathologische Weichteil- oder Knochenveränderungen am Implantationsort	• Alkohol- und Drogenabusus
• Immundefekte, Immunsuppression	• unzureichendes Knochenangebot (Quantität/Qualität)	• zu hohe Erwartungshaltung des Patienten, unrealistische Vorstellung vom Behandlungsergebnis („Problempatienten")
• Kollagenosen	• unzureichender Abstand zum N. alveolaris inf., zur Kiefer- oder Nasenhöhle	
• Endokarditisrisiko		

Zu Implantatsystemen, Implantationsverfahren, Konstruktion der Suprastrukturen und Behandlungsablauf und Nachsorge wird auf die einschlägige Fachliteratur verwiesen.

Weiterführende Literatur:
- **Spiekermann H (1994) Implantologie** (Farbatlanten der Zahnmedizin, Bd 10). Thieme, Stuttgart New York
- **Strub J, Türp J, Witkowski S, Hürzeler M, Kern M (1994) Curriculum Prothetik, Bd III.** Quintessenz, Berlin

Kiefer-Gesichts-Verletzungen

Bei etwa 70 % aller Unfälle (Verkehrs-, Betriebs-, Sport- und sonstige Unfälle, Schlägerei) ist der **Kopf betroffen** (häufigster betroffener Körperteil). **Zahnverletzungen** sind die **häufigsten unfallbedingten Schäden** im Kiefer-Gesichts-Bereich. Der Aufgabenbereich des Zahnarztes umfaßt die Versorgung alveoalarfortsatznaher bzw. Zahnverletzungen sowie eine Erst- bzw. Notversorgung darüber hinausgehender Kiefer- und Gesichtsverletzungen, bis deren definitive Versorgung durch einen Facharzt durchgeführt werden kann.

Grundsätze bei Unfallverletzungen. [Mod. nach Günther 1982]

1. Anamnese

konsequent und ausführlich erheben (Angaben des Verletzten, Angaben von Begleitpersonen) und gut dokumentieren, wegen Diagnose- und Therapiefindung, Zuziehung von Fachärzten, erster Prognose, späterer Begutachtung für Kostenträger, Haftpflichtfragen, Ermittlungen. Die Verwendung von entsprechenden Formblättern bzw. Erhebungsbögen wird empfohlen (s. S. 239).

Anamnestische Daten	Hinweise
• persönliche Daten des Verletzten	
• Unfallort, Zeitpunkt (Daten und Uhrzeiten) und Unfallhergang	bei Schul-, Arbeits- und Wegeunfällen ist eine Untersuchung durch einen Durchgangsarzt (D-Arzt) zu veranlassen
• Zeitpunkt der ersten Behandlung, Art der bisherigen Behandlung (v.a. auch der Verletzungen außerhalb der Kopfregion)	bei erheblicher Zeitverzögerung zwischen Verletzung und Aufsuchen des Arztes an mögliche Mißhandlung denken
• Bestand Bewußtseinstrübung bzw. Bewußtlosigkeit? Wie lange? • Kopfschmerzen oder Erbrechen? • Blutung aus Nase oder Ohren? **Bei Verdacht auf Schädel-Hirn-Trauma:** ⇨ Krankenhauseinweisung	**retrograde Amnesie:** Erinnerungslücke kürzere oder längere Zeit vor dem Ereignis, oft keine Erinnerung an den Unfallhergang **anterograde Amnesie:** Erinnerungslücke in der ersten Zeit nach Rückkehr des Bewußtseins
• Tetanusimpfstatus?	ggf. Impfung (s. S. 8) bzw. Überweisung an Arzt
• Ausschluß medizinischer Risiken	s. Gesundheitsfragebogen (S. 46)
• Verbleib von Zahn oder Zahnfragmenten	bei Avulsion ggf. Reimplantation bei größeren Zahnfragmenten ggf. adhäsive Wiederbefestigung bei nicht aufgefundenen Fragmenten: Verlagerung in Weichteile?, Ingestion?

Verdacht auf Kindesmißhandlung

Kindesmißhandlung ist ein häufiges Delikt mit hoher Dunkelziffer. Bei Verletzungen der Zähne bzw. der oralen Weichgewebe (z. B. Mukosarisse) kann eine Mißhandlung vorliegen. Im **Verdachtsfall** sollte man **konsiliarisch** einen **Kinderarzt** zuziehen.

Anhaltspunkt	Weitere mögliche Hinweise
• starke Diskrepanz zwischen klinischem Befund und vorgebrachter „Unfallbegründung"	widersprüchliche Angaben von Begleitpersonen und Kind bei räumlich getrennter Befragung zu Details im Unfallhergang
• erhebliche Zeitverzögerung zwischen Verletzung und erstem Aufsuchen eines Arztes	
• Anhaltspunkte für wiederholte Verletzungen	Hämatome/Hautwunden in unterschiedlichen Abheilungsphasen, Narben
• vorausgegangene Mißhandlungen bekannt	

Schema eines Erhebungsbogens bei Zahnverletzungen

Name	Vorname		geb. am.

Anschrift:
Begleitperson:

Anamnese: Datum: Uhrzeit:
Ort und Zeitpunkt des Unfalls:

Angaben zum Unfallhergang/
zur Ursache:

Zeugen:

○ Arbeits-/Wegeunfall ○ Schulunfall ○ privater Unfall ○ Fremdeinwirkung

Kostenträger:

Erstbehandlung: am: Uhrzeit: durch:

Bestehende Beschwerden:
○ Übelkeit, Erbrechen ○ Amnesie ○ Kopfschmerz ○ Hinweise SHT

Tetanusimpfstatus: Med. Risiken:

Befund: ○ 01-Befund in Patientenkarte

extraoral:
Inspektion/Palpation:

Pupillenreaktion: Beweglichkeit der Augen:
(ggf. gesondertes Blatt benutzen)

intraoral:
○ **Weichteilverletzungen:**

○ **Zahnverletzungen:** Frakturverläufe / Defekte einzeichnen
○ Schmelzsprung
○ Schmelzfraktur
○ Kronenfraktur
  ○ ohne Beteiligung der Pulpa
  ○ mit Beteiligung der Pulpa

○ Wurzelfraktur

○ Kontusion
○ Subluxation
○ Luxation
○ Extrusion ○ Intrusion

○ **Alveolarfortsatzfraktur:**

Röntgenbefund:
○ Zahnfilm: ○ OPG:
○ Aufbiß: ○ andere:

Erstversorgung:

Weitere Therapie:

Überweisung an: am:

Bericht: an: am:

Nachkontrolle am: Röntgen:
Zahn Sensibilitätsprobe: Perkussionsempfindlichkeit:
  Verfärbung: Sonstiges:

LEITSYMPTOME: FRAKTUREN

2. Orientierende Allgemeinuntersuchung (Grobbefunde)
sofern nicht bereits durchgeführt (D-Arzt, Hausarzt): Ausschluß von Atemstörungen, Schockzuständen, Bewußtseinsstörungen, Blutungen, anderen Verletzungen

3. Lokaluntersuchung des Kopf-Hals-Bereichs
Nie nur auf „Zahnverletzungen" beschränken, keine anderen Verletzungen übersehen!
Extraoral:
- vorsichtige Reinigung des Gesichts von Blut und Verschmutzungen
- Ausschluß von Weichteilverletzungen
- Ausschluß von knöchernen Frakturen im Bereich des Gesichtsschädels durch Palpation der Knochenkonturen, Bewegung der Gelenkköpfchen, Probe auf Druck- und Stauchungsschmerz, Kontrolle: symmetrische Mundöffnung, Mittellinienabweichungen

Inspektorisch-palpatorische Leitsymptome zur Diagnostik von Frakturen des Gesichtsschädels. [Mod. nach Günther und Pfeiffer 1966]

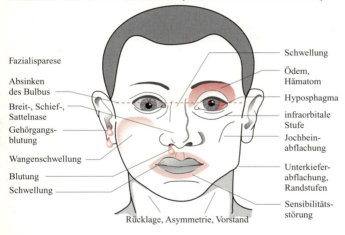

Unsichere Frakturzeichen:

● Schmerzen im Bruchbereich	durch Druck auszulösen bzw. zu verstärken
● Stauchungsschmerz	entfernt vom vermuteten Bruchspalt wird ein Fragment auf das andere gepreßt, z. B. bei Druck auf das Kinn bei Gelenkfortsatzfraktur
● traumatisches Ödem/Hämatom	der Gesichtsweichteile
● Funktionsstörung	z. B. Kieferklemme durch reflektorische Schonstellung, Abweichen des Unterkiefers bei Mundöffnung zur Seite der Fraktur bei Gelenkfortsatzbruch, Doppelbilder durch Absinken des Bulbus bei Jochbein- bzw. Orbitabodenfrakturen
● Sensibilitätsstörungen	z. B. Unterlippe bei Frakturverlauf durch den Kanal des N. mandibularis

TYPISCHE FRAKTURVERLÄUFE

Sichere Frakturzeichen:

• abnorme Beweglichkeit	prüfbar durch vorsichtige Bewegung der Fragmente
• Krepitation	Reibegeräusch der Fragmentenden gegeneinander, im Bereich des Gesichtsschädels selten auslösbar, äußerst schmerzhaft!
• Dislokation	des gebrochenen Knochens, z.B. Eindellung und Schiefstand des Nasenrückens, Abflachung des Jochbogens, Stufen im Infraorbitalrand, am Unterkieferrand oder Störungen in der Okklusion

Intraoral:
- vorsichtiges Absaugen von Blut und Speichel, ggf. Absprayen mit Wasser
- Ausschluß von Weichteilverletzungen, Alveolarfortsatzfrakturen
- Ausschluß von Zahnverletzungen: Dislokationen, Frakturen, Kontrolle der Zahnbeweglichkeit, Perkussionsempfindlichkeit, Perkussionsklang, Okklusion, Sensibilität (eingeschränkte Aussagekraft)

4. Gezielte Röntgenuntersuchung der Zähne und des Schädels
zum sicheren Ausschluß von Knochen- bzw. Zahnverletzungen

Prinzip der Aufnahme in 2 Ebenen
- Zahnfilme aller betroffenen Zähne (ggf. in unterschiedlichen Projektionsrichtungen)
- Aufbißaufnahmen (v.a. OK)
- OPG
- Schädel p.-a., okkzipitomentaler Strahlengang zur Beurteilung des Mittelgesichts
- Schädel p.-a., okkzipitofrontaler Strahlengang zur Beurteilung des gesamten Unterkiefers
- Kiefergelenkaufnahme nach Clementschitsch

Prädilektionszonen und typische Frakturverläufe.
[Mod. nach Günther u. Pfeifer 1966]

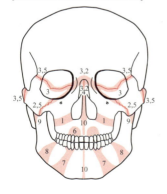
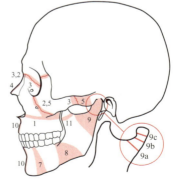

1 Oberkieferabriß (Le-Fort-I-Fraktur)
2 Nasen-Oberkieferabriß (Le-Fort-II-Fraktur)
3 Mittelgesichtsabriß (Le-Fort-III-Fraktur)
4 Nasenbeinbruch
5 Jochbein(bogen)bruch
6 Alveolarfortsatzbruch
7 Bruch in der Unterkiefer-Eckzahn-Region
8 Kieferwinkelbruch
9 Kiefergelenkfortsatzbruch
   a) Gelenkfortsatzbasisbruch,
   b) Kollumfraktur,
   c) Kieferköpfchenabriß oder Kondylusfraktur
10 Oberkiefersagittalbruch bzw. Kinnmittelbruch
11 Kronenfortsatzbruch des Unterkiefers

Memorix

Notversorgung von Frakturen des Gesichtsschädels

● Mittelgesichtsfrakturen

Problem: starke Blutungen aus dem Bereich der A. maxillaris
Prinzip: vorläufige Blutstillung durch Kompression des Oberkiefers gegen die Schädelbasis und Tamponade der Nase
Erstmaßnahme: **Holzspatelverband**

● Unterkiefermittelstückfrakturen

Problem: Dorsalverlagerung durch Muskelzug und Verlegung der Atemwege
Prinzip: Freihalten der Atemwege
Erstmaßnahme: manuelles Vorziehen, Einlegen von Pharyngealtuben

● Provisorische Fixation bei Kieferfrakturen

Prinzip: Ruhigstellung der Frakturen durch Fixation der Kiefer gegeneinander in normaler Okklusion, dadurch Schmerzverminderung

Maßnahmen:
Kinn-Kopf-Verband („Funda maxillae")
bei Oberkieferfrakturen, Unterkieferfrakturen, kombinierten Ober- und Unterkieferfrakturen
- Herstellen normaler Okklusion (gegenseitige Abstützung der Zahnreihen)
- Anlegen einer vertikalen und horizontalen Bindentour im Wechsel (2 elastische Binden, 6–8 cm breit), überkreuzend im Bereich der Schläfen (horizontale Bindentouren sichern vertikale)
- Fixieren der Bindenenden

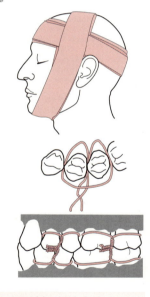

Ernst-Ligaturen
bei Unterkieferfrakturen und ausreichender Bezahnung
Kontraindikation:
gleichzeitig bestehende Oberkieferfrakturen
- Herstellen normaler Okklusion (gegenseitige Abstützung der Zahnreihen)
- Anlegen von sich über 2 benachbarte Zähne erstreckenden Achterdrahtligaturen in OK und UK (Stahldraht, ⌀ 0,3 bzw. 0,4 mm)
- Verdrillen der OK- und UK-Ligaturen
- Drahtschere mitgeben, damit im Falle von Erbrechen die intermaxilläre Fixation gelöst werden kann **(Erstickungsgefahr). Aufklärung des Patienten, Dokumentation**

> **Merke:** Transport Kiefer-Gesichts-Verletzter **wegen Aspirationsgefahr** nicht in Rückenlage, sondern **in Bauch-Seiten-Lage.**

KIEFERBRUCHVERSORGUNG

Grundzüge der definitiven Kieferbruchversorgung
a) Konservative Behandlung:
Vorteile: einfachere Durchführung, keine Operation erforderlich
Nachteile: nicht funktionsstabil, starre intermaxilläre Fixation (IMF) erforderlich

- **Unterkieferfrakturen:**
  dentale Ligaturen- bzw. Schienenverbände im bezahnten Kiefer, z. B. Schuchardt-Schiene, Prothesenschienen (Gunning-Schiene) im unbezahnten Kiefer oder eine Lingualschiene im Milchgebiß, meist in Kombination mit perimandibulärer Drahtumschlingung („circumferential wiring") bzw. Drahtaufhängung im OK

- **Gelenkfortsatzfrakturen:**
  Komplikationen: Ankylose, Wachstumshemmung, deformierende Arthropathien, in der Regel konservative Behandlung:
  keine Dislokation: 2 Wochen Ruhigstellung durch starre IMF, dann für weitere 2 Wochen Teilmobilisation durch Gummizüge
  mit Dislokation: 8–10 Tage Ruhigstellung durch IMF, bei Dislokation mit Kontraktion ggf. Hypomochlion im Molarenbereich, dann Repositionsphase mittels elastischer Gummizüge, anschließend Funktionsphase mit Aktivatortherapie zwischen 3–12 Monaten

- **Nasenbeinfraktur:** Nasengips

b) Operative Frakturbehandlung:
Vorteile: ausreichende Fixation und Retention, wenn konservativ nicht erreichbar
ggf. Funktionsstabiliät, langdauernde IMF unnötig
Nachteile: Risiken des operativen Eingriffs, Zweiteingriff zur Metallentfernung

prinzipielle Differenzierung in:
- funktionsinstabile Osteosynthese: zusätzliche Fixation erforderlich:
  Drahtnaht, perimandibuläre Drahtumschlingung, perkutane Schraubenschiene
- funktionsstabile Osteosynthese: keine zusätzliche Fixation erforderlich
  Plattenosteosynthesen, Zug-Schrauben-Osteosynthesen

- **ausgesprengter Mittelgesichtsknochen bei apparativer Reposition:**
  Schädelbogen („halo frame") : mit 4 Kalottenschrauben stabil am Schädeldach befestigt

- **Unterkieferfrakturen:**
  Plattenosteosynthesen mit speziellen Zug-Gurtungs-Platten, die ein Auseinanderweichen des Bruchspalts am Alveolarfortsatz verhindern sollen, ggf. vorgebogen, daß die Platte am Bruchspalt hohl liegt, um eine linguale Fragmentdistraktion zu verhindern;
  neue auch monokortikale Miniplatten, die von enoral bzw. transbukkal entsprechend dem Trajektoriensystem des UK angebracht werden (übungstabil)

- **Mittelgesichtsfrakturen:**
  Miniplattenosteosynthesen: v.a. bei Mehrfachfrakturen des zygomatikoorbitalen Komplexes

Klassifikation der Zahnverletzungen

[Nach WHO, ICD-DA 1995, schematisch erläutert]

S02.5 Zahnfrakturen

| Schmelzfraktur (inkl. Schmelzsprung) S02.50 | Kronenfraktur ohne Pulpabeteiligung S02.51 | Kronenfraktur mit Pulpabeteiligung S02.52 | Wurzelfraktur S02.53 | Kronen-Wurzel-Fraktur S02.54 |

S02.57 Multiple Frakturen des Zahns   S02.59 Zahnfrakturen, unspezifisch

S03.2 Zahndislokationen

| Luxation des Zahns S03.20 | Intrusion oder Extrusion des Zahns S03.21 | Avulsion des Zahns (Exartikulation) S03.22 | Offene Wunde der Lippe oder der Mundhöhle S01.5 |

S02 Frakturen des Schädels oder der Gesichtsknochen

| Alveolarfortsatzfraktur, Maxilla S02.40 | Alveolarfortsatzfraktur, Mandibula S02.60 |

Verletzungsarten, Häufigkeit
(bleibendes Gebiß)
[Nach Andreasen 1981]

Kronenfrakturen	26–76 %
Luxationsverletzungen	15–49 %
Kronen-Wurzel-Frakturen	5 %
Avulsionen	0,5–16 %
Wurzelfrakturen	0,5–7 %

Anzahl betroffener Zähne pro Verletzungsereignis
[Nach Forsberg u. Tedestam 1990]

1 Zahn	75 %
2 Zähne	21 %
3 Zähne	2 %
4 Zähne	1 %

Lokalisation, Häufigkeit
(bleibendes Gebiß)
[Nach Forsberg u. Tedestam 1990]

OK 1er	ca. 80 %
UK 1er	ca. 10 %
OK 2er	ca. 6 %
UK 2er	ca. 3 %
OK 3er / UK 3er	je < 1 %

Geschlechtsverteilung:
Jungen : Mädchen   2 : 1

Altersverteilung
Häufigkeitsgipfel
zwischen 2 und 5 Jahren
zwischen 8 und 12 Jahren

Kronenfrakturen
Kurzinformation

Allgemeines:	**Häufigste Zahnverletzungen der bleibenden Dentition.**
	Ist die Pulpa nicht direkt betroffen, wird die Kronenfraktur auch als „unkompliziert" bezeichnet
Frequenz:	Milchgebiß bis 38 %, bleibendes Gebiß bis >70 % der Zahnverletzungen
Ätiologie:	Sturzverletzungen
Pathologie, Folgen:	Pulpanekrose (Frakturen ohne Pulpabeteiligung 1–7 %)

Schmelzsprung:	unvollständige Fraktur des Schmelzes ohne Substanzverlust (syn.: Schmelzriß, Schmelzinfraktion)
Befund:	Sensibilitätstest +
	Perkussionsempfindlichkeit –
	Zahnbeweglichkeit normal
	Röntgenbefund (Zahnfilm) ohne pathol. Befund
Tip:	Schmelzsprünge sind oft erst durch einen Wechsel der Beleuchtungsrichtung sichtbar, daher Untersuchungsleuchte bei der Untersuchung auch parallel zur Labialfläche positionieren
Therapie:	keine
Nachsorge:	Kontrolle und Sensibilitätstest nach 3, 6, 12 Monaten

Schmelzfraktur:	Fraktur der Zahnkrone im Bereich des Schmelzes mit geringfügigem Substanzverlust (Ecke, Schneidekante, Höckerspitze) (syn.: Kronenfraktur I. Grades)
Befund:	Sensibilitätstest +
	Perkussionsempfindlichkeit –
	Zahnbeweglichkeit normal
	Röntgenbefund (Zahnfilm) ggf. Unterbrechung bzw. Defekt der Schmelzkontur
Therapie: Prinzip:	Beseitigung scharfer Schmelzkanten, Wiederherstellung der Kronenform
Vorgehen:	selektives Beschleifen des Schmelzes und Glätten der scharfen Frakturkanten mit Polierscheiben, Fluoridierung bei ausgedehnten Schmelzfrakturen ggf. Restauration mittels Komposit und SÄT
Nachsorge:	Kontrolle und Sensibilitätstest nach 3, 6, 12 Monaten

Kronenfraktur ohne Beteiligung der Pulpa:	Fraktur der Zahnkrone mit Substanzverlust von Schmelz und Dentin ohne Eröffnung der Pulpa (syn.: Schmelz-Dentin-Fraktur, Kronenfraktur II. Grades)
Befund:	Sensibilitätstest ++
	Perkussionsempfindlichkeit –
	Zahnbeweglichkeit normal
	Röntgenbefund (Zahnfilm) ggf. Unterbrechung bzw. Defekt der Kontur
Therapie: Prinzip:	Abdeckung des Dentins zur Vermeidung einer Pulpainfektion, Vitalerhaltung des Zahns, Wiederherstellung der Kronenform
Vorgehen: Notversorgung:	Abdeckung des Dentins mit kalziumhydroxidhaltigem Liner, Fixieren mit GIZ oder nach Anätzen der Schmelzränder mit Bonding Aufbau des Zahns mittels Komposit und SÄT (s. S. 341)
Weitergehende Maßnahmen:	bei erhaltenem größeren Zahnfragment: adhäsive Wiederbefestigung des Fragments
Nachsorge:	Kontrolle und Sensibilitätstest nach 3, 6, 12 Monaten

KRONENFRAKTUR II

Kronenfraktur mit Beteiligung der Pulpa:	Fraktur der Zahnkrone mit Substanzverlust von Schmelz und Dentin mit kleinflächiger oder breitflächiger Eröffnung der Pulpa (syn.: komplizierte Kronenfraktur, Kronenfraktur III. Grades)
Befund:	Sensibilitätstest +++ Perkussionsempfindlichkeit +/− Zahnbeweglichkeit normal Röntgenbefund (Zahnfilm) Defekt, der bis zum Pulpacavum reicht
Therapie:	abhängig von • Größe der Eröffnung • Stand des Wurzelwachstums • Zustand der Pulpa • posttraumatischem Intervall vor dem Unfall • Vaskularisation
⇨ **direkte Überkappung**	– kleinflächige Eröffnung (z. B. Pulpahorn) bei kariesfreiem Zahn – kurzes posttraumatisches Intervall – ausreichende Vaskularisation (keine begleitende Luxation)
⇨ **Vitalamputation**	– breitflächige Eröffnung der Pulpa, – nicht abgeschlossenes Wurzelwachstum – längeres posttraumatisches Intervall (> 24 h) – eingeschränkte Vaskularisation bei begleitender Luxation
⇨ **Apexifikation**	– nekrotische Pulpa und nicht abgeschlossenes Wurzelwachstum
⇨ **Wurzelkanalbehandlung** (s. S. 293 ff)	– breitflächige Eröffnung der Pulpa, Fraktur im kariösen Dentin – langes poststraumatisches Intervall – abgeschlossenes Wurzelwachstum – eingeschränkte Vaskularisation bei begleitender Luxation
Vorgehen: **direkte Überkappung** Nachsorge:	Lokalanästhesie, ggf. Anlegen von Kofferdam Abdecken der eröffneten Pulpa mit Kalziumhydroxidpaste Bedecken der Kalziumhydroxidpaste und des pulpanahen Dentins mit kalziumhydroxidhaltigem Liner, dichte Füllung bzw. Aufbau des Zahns mittels Komposit und SÄT; bei erhaltenem größeren Zahnfragment: ggf. adhäsive Wiederbefestigung Sensibilitätstest nach 3, 6, 12 Monaten; radiologische Kontrolle: Erfolgszeichen: Hartsubstanzbarriere („bridging"), ggf. normales Fortschreiten im Wurzelwachstum
Vitalamputation Nachsorge:	Lokalanästhesie, Anlegen von Kofferdam; vollständiges Abtragen des Pulpadachs, Amputation der Kronenpulpa, Abdecken der Pulpawunde mit Kalziumhydroxidpaste, Bedecken der Kalziumhydroxidpaste und des pulpanahen Dentins mit kalziumhydroxidhaltigem Liner, dichte Füllung bzw. Aufbau des Zahns mittels Komposit und SÄT; bei erhaltenem größeren Zahnfragment: ggf. adhäsive Wiederbefestigung Sensibilitätstest nach 3, 6, 12 Monaten; radiologische Kontrolle. Erfolgszeichen: Hartsubstanzbarriere („bridging"), normales Fortschreiten im Wurzelwachstum
Apexifikation Nachsorge:	Entfernung des nekrotischen Gewebes aus dem Kanal (großes Instrument, z. B. ISO 60 benutzen), Reinigung des Kanals, Kanalspülung (NaOCl) Kalziumhydroxideinlage: injizierbare Präparate oder Kalziumhydroxidsuspension mit großem Lentulo einbringen, mit Plugger oder umgekehrter Papierspitze im Kanal „kondensieren" Einlagenwechsel nach 8–14 Tagen, dann neue Einlage, die längerfristig liegen bleibt (3–6 Monate) radiologische Kontrolle. Erfolgszeichen: apikale Hartsubstanzbarriere; nach Hartsubstanzauflagerung definitive Wurzelfüllung (z. B. mit individuellem Guttaperchastift oder vertikale Kondensation)

Adhäsives Wiederbefestigen eines Kronenfragments

Kurzinformation

Von Simonsen 1982 publizierte Methode der Versorgung von Kronenfrakturen, v.a. in Skandinavien weit verbreitet und durch Verwendung von Dentinadhäsiven erweitert. Als **Vorteile** werden gute **ästhetische Resultate**, identische Abrasion wie Nachbarzähne und die gute Kontrollmöglichkeit der Sensibilität durch das Fragment hindurch angeführt. Vor einer Wiederbefestigung wird bei **Frakturen ohne Beteiligung der Pulpa für 4 Wochen**, bei **Frakturen mit Beteiligung der Pulpa nach Überkappung für 3 Monate** eine **temporäre Versorgung** empfohlen. Andreasen empfiehlt eine Lagerung des Fragments in Kochsalzlösung, die wöchentlich gewechselt werden sollte. Vor der Wiederbefestigung muß das Fragment ggf. im Bereich des Pulpa-Dentin-Schutzes der Frakturstelle ausgehöhlt werden, um eine exakte Reposition zu ermöglichen.

Vorgehen

① Entfernung der provisorischen Versorgung
② Befestigung des Fragments mit der Schneidekante an einem Stäbchen aus Klebewachs oder Stangenkerr, um eine bessere Handhabung zu ermöglichen

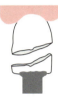 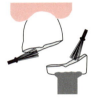

③ Anprobe des Fragments an Frakturstelle, ggf. Ausschleifen

④ Ätzen der Frakturstelle und des Fragments, Absprühen, Trocknen

⑤ Dentinadhäsiv wird nach Vorschrift auf Fragment u. Frakturstelle appliziert

⑥ nach Applikation eines Kompositmaterials Reposition des Fragments und Lichthärtung

⑦ Entfernung der Überschüsse, Politur der Approximalbereiche

⑧ Präparation einer rinnenförmigen Abschrägung labial und oral im Bereich des Bruchspalts

⑨ Anätzen und „Verstärkung" des Bruchspalts mit Kompositmaterial
⑩ Ausarbeitung und Politur

Wurzelfrakturen
Kurzinformation

Allgemeines:	relativ selten
Frequenz:	Milchgebiß bis 4%, bleibendes Gebiß bis 7% der Zahnverletzungen
Ätiologie:	Verletzungen durch Schlägereien, Fremdkörper, die die Zähne treffen
Pathologie, Folgen:	Wurzelkanalobliteration (69%)
	Pulpanekrose (20–44%, v.a. dislozierte, nicht geschiente Zähne und Zähne mit abgeschlossenem WW)
	Wurzelresorption (selten)
	Heilung (s.unten)

Verlaufsmöglichkeiten der Heilung. [Mod. nach Andreasen u. Hjorting-Hansen 1967]

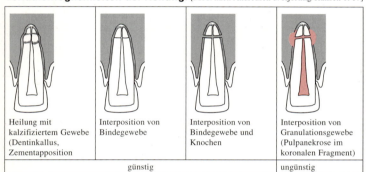

Heilung mit kalzifiziertem Gewebe (Dentinkallus, Zementapposition	Interposition von Bindegewebe	Interposition von Bindegewebe und Knochen	Interposition von Granulationsgewebe (Pulpanekrose im koronalen Fragment)
günstig			ungünstig

Günstige Prognose: zu erwarten bei Zähnen ohne Lageveränderung des koronalen Fragments (Kontusion, Subluxation), primär vitaler Pulpa, nicht abgeschlossenem Wurzelwachstum, minimaler Mobilität am Frakturspalt und fehlender Verbindung zur Mundhöhle	Ungünstige Prognose: zu erwarten bei Zähnen mit Dislokation, abgeschlossenem Wurzelwachstum, verengtem Wurzelkanal, primär devitaler Pulpa, erhöhter Mobilität am Frakturspalt und/oder möglicher Kontamination der Pulpa durch Verbindung zur Mundhöhle (z. B. Tasche)

Die Gefahr einer Kontamination des Frakturspalts bzw. der Pulpa richtet sich nach der Lokalisation der Fraktur. Dem trägt die weitere **Differenzierung** der Wurzelfrakturen **in Frakturen im koronalen, mittleren und apikalen Wurzeldrittel** Rechnung.

Lokalisation der Fraktur durch das Ausmaß der Zahnbeweglichkeit

Behutsame Palpation der labialen Mukosa im Bereich der betroffenen Wurzel mit dem Zeigefinger einer Hand und vorsichtige Bewegung der Zahnkrone zwischen Daumen und Zeigefinger der anderen Hand.
Das Ausmaß der Beweglichkeit in labialer-lingualer Richtung ist um so größer, je gingivanäher die Fraktur liegt.

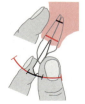

WURZELFRAKTUREN II

Röntgendiagnostik

Die Darstellbarkeit der Fraktur hängt ab vom Winkel des Zentralstrahls zur Frakturlinie.

Eine schräge Einstellung des Zentralstrahls zur Frakturlinie führt zum typischen Bild einer ellipsoiden doppelten Fraktur, eine steilere Einstellung parallel zur Frakturlinie gibt ein exaktes Bild.

Aufbißaufnahmen sind zur Darstellung von Frakturen im **apikalen Wurzeldrittel** besonders geeignet, während Aufnahmen in **Halbwinkeltechnik** Frakturen im **zervikalen Wurzeldrittel** besonders gut darstellen können.

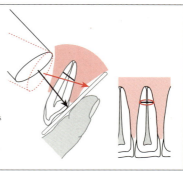

Befund:	Sensibilitätstest	+ / –
	Perkussionsempfindlichkeit	+ – ++
	Zahnbeweglichkeit (koronales Fragment)	+ – +++ (je nach Lokalisation)
	Röntgenbefund (Zahnfilm)	Frakturlinie im Bereich der Wurzel, ggf. mit Dislokation
Therapie:	abhängig von	
	• Ausmaß der Dislokation	• Stand des Wurzelwachstums
	• Lokalisation der Fraktur	• Zustand der Pulpa
Vorgehen:		
Fraktur ohne Dislokation, jede Lokalisation	starre Schienung > 2 Monate, Sensibilitätstests, engmaschige klinische und radiologische Kontrolle	
Fraktur im koronalen Drittel mit Dislokation	mit Verbindung zur Mundhöhle über gingivalen Sulkus, starke Lockerung: Entfernung des koronalen Fragments, Wurzelbehandlung, Kronenverlängerung oder kieferorthopädische Extrusion der Wurzel, prothetische Rekonstruktion (Stiftaufbau, Krone); ohne Verbindung zur Mundhöhle, mäßige Lockerung: meist Pulpanekrose: Versuch Wurzelbehandlung durch beide Fragmente, endodontale Zugschraube nach Luhr (Osteosyntheseschraube, hilfsweise auch Wirz-Schraube, koronales Gewindeteil hohlschleifen)	
Fraktur im mittleren und apikalen Drittel mit Dislokation	Reposition, Pulpanekrose zu erwarten; **konservativ:** Wurzelkanallumen eng, Wurzelwachstum abgeschlossen: Schienung, Wurzelbehandlung bis zur Fraktur Wurzelkanallumen weit, Wurzelwachstum nicht abgeschlossen: Schienung, $CaOH_2$-Einlage bis zur Fraktur, nach Hartsubstanzbildung WF **chirurgisch:** transdentale Fixation, bei Frakturen im apikalen Drittel mit Pulpanekrose ggf. WSR und Entfernung des apikalen Fragments	
Trümmerfrakturen	Extraktion	

Merke: Bei zusätzlicher massiver Luxationsverletzung ist eine Replantation mittels Kirschner-Stift unter Umständen eine weitere Erhaltungsmöglichkeit (ggf. Überweisung an Facharzt).

Kronen-Wurzel-Frakturen
Kurzinformation

Die **komplexe Form der Verletzung** ergibt häufig Probleme in der Behandlung. Typischerweise verläuft die Fraktur von der labialen Kronenfläche schräg nach palatinal und endet unterhalb des Zahnhalses. In Analogie zur Kronenfraktur wird bei Eröffnung der Pulpa von einer „komplizierten", bei einer nicht eröffneten Pulpa von einer „unkomplizierten" Kronen-Wurzel-Fraktur gesprochen.

Befund:	Sensibilitätstest	+ / –
	Perkussionsempfindlichkeit	+ – ++ (Aufbißempfindlichkeit)
	Zahnbeweglichkeit	+ – +++ (je nach Lokalisation)
	(koronales Fragment)	
	Röntgenbefund (Zahnfilm)	Frakturlinie koronal meist gut, lingual schwierig erkennbar (Verlauf meist senkrecht zum Zentralstrahl)

Therapie:	abhängig von	
	● Ausdehnung der Fraktur	● Beteiligung der Pulpa
	● Richtung der Fraktur	● Länge des verbleibenden Wurzelanteils

⇨ **Entfernung des koronalen Fragments ...**
- **und supragingivale Restauration**
  - oberflächliche Fraktur ohne Eröffnung der Pulpa
- **in Kombination mit parodontal-chirurgischen Maßnahmen**
  - Fraktur mit rein oral gelegener subgingivaler Begrenzung
- **mit chirurgischer oder kieferorthopädischer Extrusion**
  - Fraktur mit ausreichend langem verbleibenden Wurzelanteil

⇨ **Extraktion**
  - Längsfrakturen
  - Trümmerfrakturen
  - tiefe Schrägfrakturen (nur kurzer verbleibender Wurzelrest)

Vorgehen:	Lokalanästhesie, Entfernung des koronalen Fragments,
supragingivale Restauration	Glättung scharfer Kanten im subgingivalen Anteil der Fraktur (z. B. mit diamantierten Feilen),
	provisorische, supragingivale Restauration;
	nach Abheilung der Gingiva definitive Restauration
Vorteile:	kurze Behandlungszeit, leichte Durchführbarkeit
Nachteile:	Langzeitresultate?, parodontale oder endodontale Irritation

Kombination mit parodontalchirurgischen Maßnahmen	Lokalanästhesie, Entfernung des koronalen Fragments parodontalchirurgische Darstellung des Frakturrands (Ostektomie) und Wiederherstellung der biologischen Breite
	Wurzelkanalbehandlung
	Stiftaufbau und Krone
Vorteile:	kurze Behandlungszeit
Nachteile:	Ästhetik (eingeschränkte Indikation), Stiftaufbau erforderlich, marginale Irritationen, Taschenbildung

KRONEN-WURZEL-FRAKTUREN II

mit chirurgischer Extrusion	Lokalanästhesie, Entfernung des koronalen Fragments Lösung des parodontalen Ligaments und vorsichtige Luxation der Wurzel, Extraktion der Wurzel, Exstirpation der Pulpa, Replantation des apikalen Fragments in günstigster und mehr koronaler Position, Stabilisierung (Fixation durch Nähte und/oder Schienung) Kalziumhydroxideinlage, provisorische Versorgung, nach 2–3 Wochen weitere endodontische Versorgung, später Stiftaufbau und Krone
Vorteile:	kurze Behandlungszeit
Nachteile:	Vitalitätsverlust (zwingend), Gefahr von Wurzelresorptionen bei Verletzung des Desmodonts bei der Extraktion sehr groß, Positionierung der Wurzel ohne knöcherne apikale Unterstützung schwierig, die Wurzel „schwebt im Freien".
kieferorthopädische Extrusion	Pulpa nicht eröffnet: Dentinabdeckung, Kleben eines Brackets auf verbleibende Schmelzfläche; langsame Extrusion um etwa 2–3 mm in 4–8 Monaten (Faustregel max. 1 mm/Monat mit 100–200 g) mittels Teilbogen oder entsprechender Platte Pulpa eröffnet: Wurzelbehandlung, Schraube oder Haken im Kanal befestigen (oder Kleben eines Brackets auf verbleibende Schmelzfläche); forcierte kieferorthopädische Extrusion (3–6 Wochen): mittels Teilbogen oder entsprechenden Platten, Retention etwa 3–6 Monate; ggf. parodontalchirurgische Korrekturen (Gingivektomie), definitive Versorgung
Vorteile:	exzellente ästhetische Resultate möglich, Breite der befestigten Gingiva bleibt erhalten, Vitalität der Pulpa kann ggf. erhalten werden
Nachteile:	Dauer, (Kosten)

Beispiel einer Plattenapparatur zur Extrusion eines frakturierten Zahns

2 Adams-Klammern 0,7 h
1 Dreieckklammer 0,7 h
1 Labialbogen 0,8 h
1 Galgen 0,8 h,
 gelötet mit Öse

Gummizüge:
zunehmende Kraftgröße:
3 ½ oz 3/16
3 ½ oz 1/4
3 ½ oz 5/16

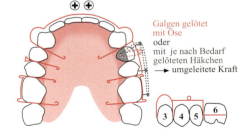

Galgen gelötet mit Öse
oder
mit je nach Bedarf gelöteten Häkchen
→ umgeleitete Kraft

Luxationsverletzungen (Luxation, Extrusion, Intrusion)
Kurzinformation

Allgemeines:	komplexe Verletzungen betreffen meist Desmodont und Pulpa. Faustregel: Prognose bei nicht abgeschlossenem Wurzelwachstum (naWW) („offener Apex") für die Vitalerhaltung der Pulpa günstiger als bei abgeschlossenem Wurzelwachstum (aWW).
Frequenz:	Milchgebiß über 60 %, bleibendes Gebiß bis 40 % der Zahnverletzungen
Ätiologie:	Sturzverletzungen, Verletzungen durch Schlägereien
Pathologie, Folgen:	Wurzelkanalobliteration (6–35 %, v.a. bei gelockerten Zähnen mit naWW) Pulpanekrose (15–59 %, v.a. bei dislozierten Zähnen mit aWW) Wurzelresorption, externe: (1–11 %, v.a. bei Intrusionen); Oberflächenresorption, Ersatzresorption, Entzündungsresorption; Wurzelresorption, interne (2 %)

Luxationsverletzungen werden zusätzlich zur WHO-Klassifizierung klinisch weiter differenziert.

Kontusion	Einblutung und Ödem im parodontalen Ligament ohne Zerreißung von Fasern (syn.: Konkussion)
Befund:	Sensibilitätstest +
	Perkussionsempfindlichkeit + – ++
	Zahnbeweglichkeit normal
	Röntgenbefund (Zahnfilm) keine pathol. Veränderungen
Wichtige Symptome:	Aufbißempfindlichkeit des betroffenen Zahns
Therapie:	Beseitigung okklusaler Interferenzen (Antagonist)
Nachsorge:	Kontrolle und Sensibilitätstest nach 1 und 2 Monaten

Subluxation	Einblutung und Ödem im parodontalen Ligament mit Zerreißung von Fasern und Lockerung des Zahns ohne Lageveränderung
Befund:	Sensibilitätstest + (–)
	Perkussionsempfindlichkeit + – +++
	Zahnbeweglichkeit erhöht
	Röntgenbefund (Zahnfilm) evtl. leicht erweiterter PA-Spalt
Wichtige Symptome:	leichte Blutung aus dem gingivalen Sulcus
Therapie:	Beseitigung okklusaler Interferenzen (Antagonist), evtl. Schienung für 2 Wochen, weiche Kost für 2 Wochen
Nachsorge:	Kontrolle und Sensibilitätstest nach 1 und 2 Monaten

Luxation	Verlagerung des Zahns (nach palatinal, labial, lateral) mit Zerreißung parodontaler Fasern und Quetschung oder Fraktur der Alveolenwände, sowie bei aWW meist Abriß der Pulpa (syn.: laterale Luxation)
Befund:	Sensibilitätstest – (+)
	Perkussionsempfindlichkeit – (+)
	Zahnbeweglichkeit normal (Verkeilung in labialer Kortikalis)
	Röntgenbefund (Zahnfilm) orthoradiale Projektion: Überlagerung der Zahnwurzel und der Alveole!
	(Aufbiß) Zahnverlagerung, erweiterter PA-Spalt
Wichtige Symptome:	Zahnkrone meist nach palatinal disloziert, labiale Verlagerung des Apex in der Umschlagfalte palpierbar, metallischer Perkussionsklang
Therapie:	Vorsichtige manuelle Reposition in LA (Lösung der Verkeilung), Schienung für 3 Wochen, bei mäßiger bis starker Dislokation und aWW frühzeitige Entfernung der Pulpa und $CaOH_2$-Einlage
Nachsorge:	nach 3 Wochen vor Schienenentfernung Rö. Kontrolle: bei marginalem Knochenabbau: Schienung belassen, bei Entzündungsresorption: WKB. Sensibilitätstest, auch nach 2, 3, 6 und 12 Monaten

EXTRUSION / INTRUSION

Extrusion	teilweise Verlagerung des Zahns aus seiner Alveole mit Zerreißung parodontaler Fasern, oft auch mit Abriß der Pulpa.
Befund:	Sensibilitätstest – (+)
	Perkussionsempfindlichkeit + / –
	Zahnbeweglichkeit stark erhöht
	Röntgenbefund (Zahnfilm) orthoradiale Projektion: Zahnverlagerung, apikal leere Alveole
Wichtige Symptome:	Zahnkrone meist verlängert, Zahn extrem gelockert
Therapie:	Vorsichtige, langsame manuelle Reposition nach apikal unter konstantem Druck, Schienung für 2–3 Wochen, bei aWW frühzeitig WKB einleiten
Nachsorge:	nach 3 Wochen Schienenentfernung
	Sensibilitätstest, auch nach 2, 3, 6 und 12 Monaten
	Rö.-Kontrolle: bei Anzeichen einer Entzündungsresorption WKB einleiten

Intrusion	Verlagerung des Zahns in den Alveolarknochen mit Zerreißung parodontaler Fasern, teilweiser Zerstörung des Desmodonts und des Knochens und fast immer mit Abriß der Pulpa.
Befund:	Sensibilitätstest – (+)
	Perkussionsemfindlichkeit – (+)
	Zahnbeweglichkeit normal
	Röntgenbefund (Zahnfilm): Verlust des PA-Spalts, Dislokation: unterschiedliches Niveau der Inzisalkanten, apikale Lageveränderung der Schmelz-Zement-Grenze
Wichtige Symptome:	unterschiedliches Niveau der Inzisalkanten, metallischer Perkussionsklang (DD: Zahn im Durchbruch)
Therapie:	– Wurzelwachstum nicht abgeschlossen: spontane Reeruption abwarten (2–4 Monate) Rö.-Kontrolle 3 und 6 Wochen nach Trauma: bei Anzeichen für Entzündungsresorption WKB einleiten
	– Wurzelwachstum abgeschlossen: kieferorthopädische Extrusion Einleitung WKB 2 Wochen nach Trauma (CaOH$_2$-Einlage); konventionelle Endodontie nach Abschluß der parodontalen Heilung Gefahr der Ankylosierung auch bei frühzeitigen kieferorthopädischen Behandlungsbeginn sehr groß: daher alternativ bei erhaltenem Alveolarfach: Reposition des Zahns, Kompression der aufgeweiteten Alveolen und Schienung, anschließend WKB
Nachsorge:	regelmäßige Kontrollen

Differentialdiagnose der Luxationsverletzungen
[Mod. nach Andreasen u. Andreasen 1990] In Klammer: seltener Befund.

Befunde	Kontusion	Subluxation	Luxation	Extrusion	Intrusion
erhöhte Mobilität	-	+	- (+)	+	- (+)
Perkussions-empfindlichkeit	+	+ (-)	- (+)	+ / -	- (+)
Perkussionsklang	normal	dumpf	metallisch	dumpf	metallisch
Sensibilitätstest	+ / -	+ / -	- (+)	- (+)	- (+)
Dislokation (auch Rö.)	-	-	+	+	+

Merke: Zähne mit nicht abgeschlossenem Wurzelwachstum und mit marginalen Entzündungen weisen ebenfalls einen dumpfen Perkussionsklang auf.

Avulsion (Exartikulation, totale Luxation)
Kurzinformation

Allgemeines:	komplexe Verletzung durch **Abriß der Pulpa** und **völlige Zerreißung des Desmodonts**. **Prognose** im wesentlichen durch die **Dauer und Bedingungen der Extraalveolarperiode** bestimmt.
Frequenz:	Milchgebiß bis 13%, bleibendes Gebiß bis 16% der Zahnverletzungen; häufigste betroffene Altersgruppe: 7- bis 10jährige, häufigste betroffene Zähne: mediale obere Inzisivi
Ätiologie:	Sturzverletzungen, Sportverletzungen, Verletzungen durch Schlägereien
Pathologie, Folgen:	ideale Heilung (s.unten) (sehr selten) Wurzelresorption, externe:(74–96%); Oberflächenresorption, Ersatzresorption, Entzündungsresorption

Prognostisch bedeutsame Parameter bei Avulsionen

Parameter	Günstige Prognose	Ungünstige Prognose
Extraalveolarperiode	kurze Dauer (< 1 h)	lange Dauer (> 1 h)
Aufbewahrungsmedium	Milch, physiol. NaCl-Lsg.	trocken, Papierserviette
Kontamination	gering	stark
Parodontalzustand	entzündungsfrei	reduziert
Alveolarfach	intakt erhalten	zersplittert
apikales Foramen	weit	eng

Ideale Heilungsverläufe	
Desmodont	**Pulpa**
Revaskularisation des Desmodonts, Verbindung der durchtrennten Fasern, Ausbildung eines neuen gingivalen Attachments.	Revaskularisation der Pulpa, Fortschreiten der Hartgewebsbildung, Ausbildung neuer Nervenfasern.
Nur zu erwarten bei kurzer Extraalveolarperiode.	Selten, nur zu erwarten bei weit offenem apikalen Foramen.

Mögliche Heilungsverläufe bei Replantation

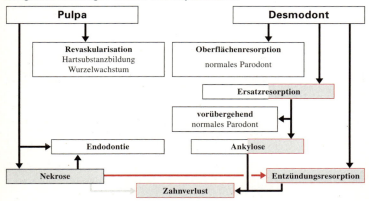

AVULSION II

Kontraindikationen der Replantation
- Milchzahn
- Zerstörung der Alveole, Reposition unmöglich
- Engstände, Platzmangel
- Zerstörung des Desmodontalgewebes
  - fortgeschrittene Parodontalerkrankung
  - ausgedehnte Extraalveolarperiode, v.a. bei Kindern unter 13 Jahren

Spezielle Anamnese
- Dauer der Extraalveolarperiode
- Aufbewahrung des ausgeschlagenen Zahns

Therapie

Erstversorgung:	abhängig von
	• Dauer der Extraalveolarperiode • Alter des Patienten
	• Aufbewahrungsmedium

Desmodontalgewebe vital:
- **Extraalveolarperiode < 1 h**
- **physiologisches Aufbewahrungsmedium**

Behandlungsziel: optimale Heilung des Desmodonts
Lagerung des Zahns in 0,9 %tiger NaCl-Lösung,
ggf. Reinigen durch vorsichtiges Abspülen
Untersuchung des Alveolarfachs
Replantation des Zahns mit Fingerdruck
Naht von Weichteilverletzungen
röntgenologische Kontrolle der Zahnposition
Schienung des Zahns für 1 Woche
systemische Antibiotikatherapie:
Penicillin, 1 Mio. IE sofort, dann 2–6 Mio. IE täglich für 4 Tage
Tetanusprophylaxe (falls erforderlich)

Desmodontalgewebe avital:
- **Extraalveolarperiode > 1 h**
- **unphysiologische Aufbewahrung**

Behandlungsziel: Erhalt des Alveolarkamms durch Prophylaxe schneller Resorption, später Implantation möglich.

⇨ **Kontraindikation: Patient < 13 Jahre (Wachstumshemmung durch Ankylose)**

Entfernung des desmodontalen Gewebes
Entfernung der Pulpa
Lagerung des Zahns in 2,4 %tige NaF-Lösung (gepuffert auf pH 5,5) für 20 min
Wurzelfüllung (genormter Stift)
Replantation des Zahns
Naht von Weichteilverletzungen
röntgenologische Kontrolle der Zahnposition
Schienung des Zahns für 6 Wochen
systemische Antibiotikatherapie:
Penicillin, 1 Mio. IE sofort, dann 2–6 Mio. IE täglich für 4 Tage
Tetanusprophylaxe (falls erforderlich)

Merke: **Modernes Schienungskonzept für Replantationen: Resorptionsprophylaxe** durch kurze Fixationsdauer und flexible Schienung
[Andreasen 1981, Hammarström 1986, Oikarinen 1987]

Weiterversorgung:	abhängig von
	• Stand des Wurzelwachstums

- **Wurzelwachstum abgeschlossen**
  Behandlungsziel: Vermeidung der Entzündungsresorption durch Entfernung des
  Pulpagewebes und endodontische Behandlung
  Exstirpation der Pulpa frühzeitig (spätestens vor Schienenentfernung)
  $CaOH_2$-Einlage, weitere Endodontie folgt zum späteren Zeitpunkt
  Recall, röntgenologische Kontrolle

- **Wurzelwachstum nicht abgeschlossen**
  Behandlungsziel: Ermöglichung einer Revaskularisation der Pulpa, Fortsetzung des
  Wurzelwachstums, Vermeidung von Entzündungsresorptionen
  engmaschige Recalls und röntgenologische Kontrolle
  bei Anzeichen einer Entzündungsresorption: sofortige Entfernung des nekrotischen Pulpagewebes, $CaOH_2$-Einlage, Apexifikation
  weitere Endodontie folgt zum späteren Zeitpunkt

Das vorgeschlagene Therapiekonzept basiert weitgehend auf den Empfehlungen von Andreasen u. Andreasen von 1990. Es ist in der zahnärztlichen Praxis ohne besonderen apparativen Aufwand oder besondere Materialien durchführbar.

Chirurgische Alternativtherapie:

autoalloplastische Replantation bei Zähnen mit abgeschlossenem Wurzelwachstum („reifen Zähnen") (Biolox-Verfahren) [Kirschner 1989]

– Zahn ohne Berührung der Wurzeloberfläche in geeignete Extraktionszange einspannen
– ggf. Schmutzpartikel mit isotonischer NaCl-Lösung abspülen
– Wurzelspitze mit durch isotonische NaCl-Lösung gekühlter Diamantscheibe resezieren
– Wurzelkanal von retrograd mit innengekühltem Schaftlochbohrer bis in das Kronendentin hinein erweitern, Zement-Dentin-Mantel an der Resektionsfläche von 0,3–0,5 mm umlaufend erhalten
– Wurzelkanal mit steriler Gaze oder sterilem Pfeifenreiniger trocknen
– Probeinsertion eines Al_2O_3-Stifts (Biolox) in die Wurzelkanalkavität
– Wurzelkanal mit Sealer beschicken, Stift einsetzen, anpressen, Zementüberschuß entfernen
– Replantat berührungsfrei für den Wurzelabschnitt ablegen, Wurzeloberfläche feucht halten
– Alveole mit innengekühltem Schaftlochbohrer gering (etwa 3 mm) über den Alveolenfundus hinaus vertiefen.
  Tip: bei Keramikstiften mit ⌀ 3 mm nie das Ende mit den 2 Rillen in den Knochen, denn eine Entfernung nach Resorption der Wurzel gestaltet sich dann oft aufwendig und destruktiv.
– Zahn replantieren
– ggf. Schiene anlegen (orthodontische Schienung) (bei ausreichender Primärstabilität und keiner bzw. geringer Belastung bei Artikulation keine Schienung erforderlich)
– Zahnkrone trepanieren, Kronenpulpa entfernen
– Oralpenicillin über 5–6 Tage
– ggf. nach etwa 2–4 Wochen Schiene entfernen

Alveolarfortsatzfrakturen

Kurzinformation

Allgemeines:	Meist im Frontzahngebiet, oft kombiniert mit Lippen- oder Wangenverletzungen, oft Okklusionsstörung durch Fragmentdislokation. Neben der Fraktur des Knochens meist auch Abriß der Pulpa (Frakturlinie im Bereich der Wurzelspitzen). **Je früher reponiert** wird, **desto günstiger** die **Prognose** für die Pulpa der betroffenen Zähne.
Frequenz:	Milchgebiß bis 7 %, bleibendes Gebiß bis 16 % der Zahnverletzungen
Ätiologie:	Verletzungen durch Schlägereien, Autounfälle
Pathologie, Folgen:	für die von der Fraktur betroffenen Zähne: Pulpanekrose (75 %) Wurzelkanalobliteration (15 %) Wurzelresorption, externe (11 %) Verlust marginalen Knochens (13 %)
Befund:	abnorme Beweglichkeit des Alveolarfortsatzbereichs, Hämatom im Bereich der angrenzenden Gingiva oder Mucosa
Wichtige Symptome:	Okklusionsstörung durch Fragmentdislokation, Bewegung mehrerer Zähne bei Mobilitätstest eines Zahns
Röntgenbild:	Darstellung der gesamten Frakturlinie nicht immer einfach, ggf. mehrere Aufnahmen in verschiedenen Projektionen DD Wurzelfraktur: Frakturlinie wandert bei Wurzelfraktur nicht nach kranial o. kaudal bei unterschiedlicher vertikaler Einstellung
Therapie:	Lokalanästhesie vorsichtige Reposition, bei „apikaler Verkeilung" in Kortikalis vorsichtige Bewegung nach inzisal und dann Reposition Schienung für 3–6 Wochen röntgenologische Kontrolle der Reposition Versorgung der Weichteilverletzungen ggf. Einleitung WKB
Nachsorge:	Schienenentfernung, Kontrolle und Sensibilitätstest der betroffenen Zähne, ggf. Endodontie

Merke: Bei **ausgedehnten Weichteilverletzungen**, bei **Unmöglichkeit** einer **exakten Reposition**, bei **V.a. weitergehende Frakturen** wird **Überweisung in fachärztliche Behandlung** empfohlen.

Frontzahntraumen: präventive Maßnahmen

Präventive Kieferorthopädie	Patienten mit ausgeprägter Protrusion der Frontzähne haben ein etwa 2- bis 3mal höheres Risiko für traumatische Zahnverletzungen. Eine frühzeitige Überweisung zur KFO ist angezeigt.
Gebißschutz („mouthguard")	Unbedingt erforderlich bei „Kontaktsportarten" (z.B. Boxen, Eishockey, Kampfsportarten, American Football) und empfehlenswert für viele „Nichtkontaktsportarten". Mögliche Ausführungen: • teilkonfektioniert: individuelle Ausformung nach Erwärmung in heißem Wasser (Vertrieb durch Sportgeschäfte). • individuell im Tiefziehverfahren mit etwa 3,8 mm starker Polyvinylacetat-Polyethylenfolie herstellbar.
Beachtung der Gurtpflicht, Kindersitze	Verringert das Risiko einer Kiefer-Gesichts-Verletzung bei Autounfällen. In Deutschland ist die Verwendung adäquater Kindersitze gesetzlich vorgeschrieben.

Folgen von Frontzahntraumen:
a) Externe Wurzelresorptionen

Resorptionstypen	Ursache	Verlauf
Oberflächenresorption	kleinflächige, lokalisierte Schäden des Desmodonts	selbstlimitierend, reversibel
Ersatzresorption (Substitutionsresorption)	Knochenbildung im devitalisierten Desmodont und an der Wurzeloberfläche (starre Fixation)	vorübergehend: initiale Ankylose, reversibel permanent: Ankylose progressiv, nicht reversibel
Entzündungsresorption	resorbierendes Granulationsgewebe durch infiziertes und nekrotisches Pulpagewebe	progredient, nicht reversibel, Wurzelkanalreinigung und $CaOH_2$-Einlage können Prozeß stoppen bzw. verlangsamen

	Ersatzresorption	Entzündungsresorption
Symptome – klinisch	Beweglichkeit gering Perkussion unauffällig Perkusssionsklang hell ggf. Infraposition	Beweglichkeit erhöht Perkusssionsempfindlichkeit Perkussionsklang dumpf ggf. Zahn extrudiert
– röntgenologisch	früheste Zeichen 2 Monate nach Replantation/Luxation Parodontalspalt nicht mehr erkennbar inhomogene Wurzelstruktur	früheste Zeichen 2 Wochen nach Replantation/Luxation mehrere, schüsselförmige Resorptionslakunen, kontinuierliche Resorption mit nachfolgender Radioluzenz
Therapie	──── Patient ──── jugendlich / adult Infraokklusion Wachstumshemmung ↓ ↓ **Extraktion** / **Zahnerhalt bis Ausfall** ↓ ↓ KFO-Lückenschluß, / prothetische Langzeitprovisorium / Lösung, Implantat	──── Patient ──── jugendlich / adult ↘ **Einleitung einer** ↙ **Wurzelkanalbehandlung,** $CaOH_2$-**Einlage** │ Zahnverlust ↙ ↘ KFO-Lückenschluß, / prothetische Langzeitprovisorium / Lösung, Implantat

b) Interne Wurzelresorptionen
Internes Granulom
Kurzinformation

Allgemeines:	Frontzähne bevorzugt befallen, befallener Zahn schmerzfrei. Röntgenologisch sichtbar, progressiv.
Frequenz:	sehr selten, tritt aber auf bei etwa 2 % luxierter bleibender Zähne
Ätiologie:	bakterielle Infektion/Nekrose eines Teils der Pulpa, mechanische Traumatisierung
Pathologie, Folgen:	lokalisiertes Granulationsgewebe, sich zentrifugal ausbreitend, pulpale Dentinwandung wird zirkulär resorbiert, ggf. Spontanfraktur
Befund:	klinisch: „pink spot" im Bereich der Krone Rö.: ovale bis kugelige zentralsymmetrische Aufhellung, scharf begrenzt
Therapie:	Wurzelkanalbehandlung

Schienung

Idealanforderungen an eine Schienung	Praktische Prinzipien
• Zahnimmobilisation in Normalposition, Passivität • aureichende Stabilität • direkte, unkomplizierte Herstellung • atraumatische Inkorporation • störungsfreie Okklusion/Artikulation • parodontal protektiv, geringe Plaqueretentionskapazität • Möglichkeit erweiterter Therapie (z. B. Endodontie) • leichte Entfernbarkeit • ausreichende Ästhetik	• Positionierung: OK/UK labial (UK evtl. lingual) • traumatisierte Zähne in Position halten • unverletzte Nachbarzähne einbeziehen • Okklusion/Artikulation kontrollieren • Röntgenkontrolle der Zahnposition • Patienteninstruktion: Mundhygiene, weiche Kost • SÄT: Ätzen von Glattflächen (kein interdentales Anätzen!) davor Zahnreinigung, danach Fluoridierung

Übersicht: Basiskriterien Schienungsdauer und Schienungsflexibilität.
[Nach Andreasen und Andreasen 1990 und Hotz 1990]

Indikation	Dauer	Flexibilität
Wurzelfraktur ①	2–3 Monate	möglichst stabil
Subluxation ②	< 2 Wochen	nicht starr
Luxation ③	3–8 Wochen (nach Rö.-Befund)	nicht starr
Extrusion ④	2–3 Wochen	nicht starr
Intrusion ⑤	nach KFO-Reposition Retention bis 6 Wochen	orthodontisch
Avulsion ⑥	1 bis max. 2 Wochen	nicht starr
Alveolarfortsatzfraktur ⑦	4–6 Wochen	möglichst stabil

Übersicht einiger üblicher, direkter Schienungsmethoden

Methode	Material	Vorteile	Nachteile
A) Drahtbogen-Kunststoff-Schiene nach Schuchardt, verwendet bei ①⑦	2 mm starke Sprossenschiene, weicher Edelstahldraht (∅ 0,4 mm), Kunststoff	äußerst stabil	z.T. traumatisierende Inkorporation, Gefahr der Extrusion bei falscher Lage der Ligaturen
B) Drahtligaturenschiene nach Stout-Obwegeser	weicher Edelstahldraht (∅ 0,2–0,4 mm), Kunststoff	relativ stabil	wie A)
C) Orthodontische Schienung (Bracket-Schiene), geeignet bei ⑤	Brackets/vorgefertigte Bänder, Labialbogen Ätzgel/Kunststoff/Zement	stabil, Überbrückung weiter Spannen im Lückengebiß	aufwendig, z.T. traumatisierende Inkorporation
D) Draht-Komposit-Schiene, geeignet bei ①②③④⑦	harter Edelstahldraht (∅ bis zu 0,8 mm) Ätzgel/Bonding / Komposit	einfache Herstellung, atraumatisch, ausreichende Ästhetik, geringe Plaqueretention	feuchtigkeitsempfindlich, bei unsachgemäßer Entfernung Gefahr der Schmelzbeschädigung
E) Interproximale Komposit-Schiene	Ätzgel/Bonding / Komposit	wie D)	wie D), zusätzlich mangelnde Stabilität, schwer zu entfernen
F) Funktionelle Komposit-Schiene („functional splint") geeignet bei ②③④⑥	Ätzgel/Bonding / Bisacrylkomposit (z. B. Protemp II)	wie D), erlaubt vertikale Zahnbeweglichkeit („mastikatorische Stimulation")	wie D), Aushärtungszeit prolongiert

Makroskopische Anatomie der gesunden Gingiva

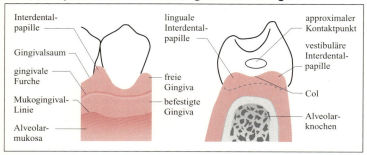

Mikroskopische Anatomie des marginalen Parodontiums
[Stark vereinfachend nach Schröder 1987]

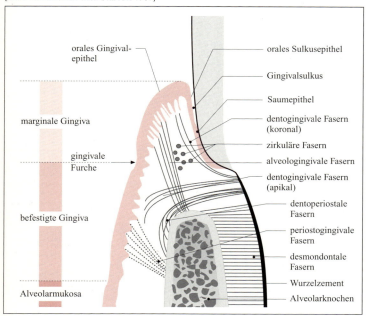

KLASSIFIKATIONEN / SCHWEREGRADE

Klassifikationen marginaler Parodontopathien
[Deutsche Gesellschaft für Parodontologie 1987]

1. Entzündliche Formen	1.1. Gingivitis
	1.1.1. Akute Gingivitis
	1.1.2. Akute nekrotisierende ulzeröse Gingivitis (ANUG)
	1.1.3. Chronische Gingivitis
	1.2. Marginale Parodontitis
	1.2.1. Parodontitis marginalis superficialis
	1.2.2. Parodontitis marginalis profunda
2. Gingivoparodontale Manifestationen systemischer Erkrankungen	
3. Hyperplastische Formen	3.1. Fibröse Gingivahyperplasie
	3.1.1. Idiopathische fibröse Gingivahyperplasie
	3.1.2. Medikamentös bedingte fibröse Gingivahyperplasie
	3.2. Epuliden
4. Traumatogene Formen	4.1. Verletzungen der Gingiva
	4.2. Desmodontales Trauma
5. Involutive Formen	5.1. Parodontale Rezessionen
	5.1.1. Singuläre parodontale Rezessionen
	5.1.2. Generalisierte parodontale Rezessionen
	5.2. Alveolaratrophie

[The American Academy of Periodontology 1989]

1. Adulte Parodontitis (AP)	
2. Früh beginnende Parodontitis	2.1. Präpubertäre Parodontitis (PP)
	2.1.1. generalisiert
	2.1.2. lokalisiert
	2.2. Juvenile Parodontitis
	2.1.1. generalisiert
	2.1.2. lokalisiert (LJP)
	2.3. Rapid progressive Parodontitis (RPP)
3. Gingivoparodontale Manifestationen systemischer Erkrankungen	
4. Nekrotisierende ulzeröse Parodontitis	
5. Refraktäre Parodontitis (RP)	

Schweregrade marginaler Parodontitiden

Bezeichnung	Attachment-/Knochenverlust	Weitere/andere Parameter
[Nach DGP 1987]		
Parodontitis superficialis	≤ 30 %	kein Furkationsbefall
Parodontitis profunda	> 30 %	und/oder Furkationsbefall
[Nach Lindhe 1986]		
Parodontitis levis	„horizontal", < 1/3 der Wurzellänge	
Parodontitis gravis	„horizontal", > 1/3 der Wurzellänge	Bluten auf Sondieren
Parodontitis complicata	„angulärer" Knochendefekt	und/oder Mobilitätsgrad 3 und/oder Furkationsbefall Grad II/III
[Nach Flemmig 1993]		
leicht	1–30 %	kein Furkationsbefall
mittelschwer	31–60 %	und/oder Furkationsbefall Grad I/II
schwer	> 60 %	und/oder Furkationsbefall Grad III

Akute Gingivitiden
● Akute Gingivitis
Definition: durch physikalische Irritation verursachte Reaktion des marginalen Zahnfleischs (synonym oft auch: Gingivitis acuta simplex), die ohne bakterielle Infektion innerhalb weniger Tage abheilt,
oder durch Plaqueakkumulation bakteriell verursachte Entzündung des marginalen Zahnfleischs (synonym oft auch: initiale Gingivitis chronica simplex) (s. zur Mikroökologie der Plaque S. 24), die innerhalb weniger Tage in eine chronische übergehen kann (s. unten).

● Akut nekrotisierende ulzeröse Gingivitis (ANUG)
(Gingivitis ulcerosa, Gingivitis Plaut-Vincenti)
Definition: meist schlagartig an der interdentalen Gingiva beginnende, schnell fortschreitende, sehr schmerzhafte Entzündung des Zahnfleischs.
Symptome:
- Schmerzen („parodontaler Notfall"), regionäre Lymphadenitis
- nekrotischer Zerfall der Interdentalpapillen, Ulzerationen, weißliche Pseudomembranen
- Foetor ex ore (pathognomonisch, s. S. 75)
- wegen Zerfalls der Papillen in der Regel keine erhöhten Sondierungstiefen.

Therapie: instrumentelle Zahnreinigung, ggf. unter Lokalanästhesie,
chemische Plaquekontrolle (Chlorhexidindigluconat 0,2 %ig),
bei ausgeprägter Lymphadenitis und Fieber systemisch mit Penicllin V (1 Mio. IE 4mal täglich bis zum Abklingen der systemischen Symptome oder Metronidazol (250 mg 3mal täglich für 7 Tage).
Prognose: bei guter Mitarbeit gut, durch Zerfall der Papille oft inverser Zahnfleischverlauf.

Chronische Gingivitiden
● Gingivitis (Gingivitis [chronica] simplex)
Definition: ubiquitär verbreitete, durch Plaqueakkumulation bakteriell verursachte Entzündung des marginalen Zahnfleischs (s. S. 24).
Symptome:
- Blutung (Sondieren), Rötung, Schwellung der Gingiva, Verlust der Stippelung
- erhöhte Sondierungstiefen (1–3 mm) ohne Attachmentverlust („Pseudotasche")
- in der Regel Plaque und Zahnstein vorhanden.

Epidemiologie: Gingivitis ist die häufigste Form der Parodontalerkrankungen. Bereits im Alter von bis zu 5 Jahren finden sich Prävalenzen von bis 30–60 %, zu Beginn der Pubertät bis 90 %, bei Erwachsenen zwischen 35 und 50 %.
Therapie: Plaquekontrolle (Motivation, Instruktion, Zahnreinigung).
Prognose: Restitutio ad integrum.

● Durch Steroidhormone modulierte Gingivitis (Pubertäts-, Pillen-, Schwangerschaftsgingivitis)
Definition: Verstärkung einer plaquebedingten Gingivitis während Phasen einer natürlichen oder induzierten Umstellung von Progesteron und/oder Östrogenen. Auftreten in der Schwangerschaft („Gingivitis gravidarum"), prämenstruell, während der Pubertät oder nach längerer Einnahme oraler Kontrazeptiva.
Pathogenese: veränderte Plaqueökologie, größerer Anteil Anaerobier, v. a. Prevotella intermedia, wobei Hormone möglicherweise als Wachstumsfaktor dienen.
Symptome: wie bei Gingivitis, nur verstärkt. Entzündung meist im 2. Trimenon am höchsten.
Therapie: Plaquekontrolle (Motivation, Instruktion, Zahnreinigung), Primär-Primär-Prävention.

SYSTEMISCHE KRANKHEITEN / HYPERPLASIEN

Gingivoparodontale Manifestationen systemischer Erkrankungen

treten auf bei Stoffwechselstörungen (juveniler Diabetes, s. S. 56), Kwashiorkor, Avitaminosen), hämatologischen Erkrankungen (Agranulozytose, Panmyelopathien, Leukämien), Dermatosen (Pemphigus vulgaris, benignes Schleimhautpemphigoid, Lichen planus und erosivus), viralen Erkrankungen (Gingivostomatitis herpetica, Herpes zoster, **HIV**, s. unten) und genetisch bedingten Syndromen (Hyperkeratosis palmoplantaris Typ Papillon-Lefèvre [PLS-Syndrom], Trisomie 21, Albright-Syndrom) bzw. Defekten oder Funktionsstörungen der neutrophilen Granulozyten (Chediak-Higashi-Syndrom, „lazy-leucozyte-syndrome").

● HIV-Gingivitis (HIV-G), HIV-nekrotisierende Gingivitis, HIV-Parodontitis (HIV-P) [Nomenklatur nach Winkler et al. 1988]

Definition: mit der HIV-Infektion (CDC Klassifikation: IV C 1) assoziierte Parodontopathien.
Symptome: – **HIV-G:**
punktförmige Läsionen und starke Rötung der Gingiva, abgegrenztes linienartiges Erythem, teilweise mit Petechien, Tendenz zur Spontanblutung.
– **HIV-nekrotisierende Gingivitis:**
ähnlich der ANUG mit Schmerzen, Zerfall der Interdentalpapille; kann HIV-G oder HIV-P überlagern oder vorangehen.
– **HIV-P:**
ähnlich der ANUP (s. S. 265), Weichgewebsnekrosen, ggf. rapide Attachment- und Knochenverluste.
Therapie: wie ANUG.

Hyperplastische Formen

● Juvenile hyperplastische Gingivitis („gingivale Pubertätshyperplasie")

Definition: primär durch Plaque bedingte, stärkere proliferative Gewebsreaktion der Gingiva.
Symptome: ödematös veränderte, meist hochrote, leicht zu Blutungen neigende Gingiva, meist an OK-Frontzähnen, oft bei Mundatmern, frontalem Engstand, tiefem Biß; stärkster Ausprägungsgrad meist zu Beginn der Pubertät.
Therapie: Plaquekontrolle (Motivation, Instruktion, Zahnreinigung).

● Gingivahyperplasie

Definition: generalisierte oder auf Zahngruppen begrenzte, derbe, **fibröse** Gewebsvermehrung der Gingiva; differenziert werden:
● **idiopathische fibröse Gingivahyperplasie (Fibromatosis gingivae):**
entweder generalisiert oder nur im Molarenbereich mit typischer palatinaler bzw. lingualer Lokalisation und überwiegend symmetrischer Anordnung. Oft sind Gebißfehlentwicklungen (Durchbruchsstörungen, Fehlstellungen, offener Biß) zu beobachten, sekundär entzündliche Veränderungen;
● **medikamentös bedingte Gingivahyperplasie** bei Medikation mit Phenytoin (Antiepileptikum), Ciclosporin (Immunsuppressivum), Diltiazem, Felodipin, Gallopamil, Isradipin, Nicardipin, Nifedipin, Nisoldipin, Nitrendipin, Verapamil (Ca-Antagonisten). Wird Nifedipin zusammen mit Ciclosporin verabreicht (nach Herztransplantation), erhöht sich die Prävalenz der Gingivahyperplasie auf über 30%.
Therapie: Plaquekontrolle, ggf. Gingivektomie.

● Epuliden

Definition: umschriebene periphere Granulationsgewebsbildungen im Bereich der Gingiva bzw. des Alveolarfortsatzes.

● Rezessionen s. S. 288 („Plastische Parodontalchirurgie")

Parodontitisformen und ihre Differentialdiagnose I

	Adulte Parodontitis (AP)	Präpubertäre Parodontitis (PP)	Lokalisierte juvenile Parodontitis (LJP)	Generalisierte juvenile Parodontitis (GJP)
Häufigkeit:	> 95 %	< 1‰	1‰	
Manifestationsalter:	> 35 Jahre	2–4 Jahre		12–20 Jahre
F / M:	1 : 1	1 : 1		F > M
Vererbung:	-	ar		ar, xd?
Klinik:	gerötete, geschwollene Gingiva, Blutung bei Sondieren, parodontale Taschen, Attachment-/ Knochenverluste lokalisiert/generalisiert	generalisiert: alle Milchzähne betroffen. Gingiva stark gerötet, hyperplastisch mit Spalten, begleitende, rasche Destruktion des Alveolarknochens, zuweilen Wurzelresorptionen; oft: Infekte des oberen Respirationstrakts, der Haut und des Mittelohrs; lokalisiert: sehr selten	geringe gingivale Entzündung, geringe supragingivale Plaque, ausgeprägter Knochenverlust an den 1. Molaren und den Schneidezähnen	ähnliche Symptomatik, generalisierter Knochenverlust
Bakteriologie:	aktiver Prozeß: – P. gingivalis – Pr. intermedia – A. actinomycetem comitans – C. rectus	häufig: Spezies von – Fusobacterium – Selenomonas – Campylobacter – Prevotella – Capnocytophaga	– A. actinomycetem comitans – Capnocytophaga ochracea	– P. gingivalis – Eikenellla corrodens – Pr. intermedia – Capnocytophaga – Neisseria – A. actinomycetem comitans
Immunologie:	erhöhte AK-Titer gegen: – P. gingivalis – Eikenella corrodens – Fusobacterium nucleatum – C. rectus – A. actinomycetem comitans – Treponema vincenti	Defekte der neutrophilen Granulozyten u. Monozyten: (Chemotaxis, Adhärenz: bei der lokalisierten Form Defekte der neutrophilen Granulozyten geringer ausgeprägt	Defekte der neutrophilen Granulozyten (Chemotaxis, Phagozytose), Monozyten weniger betroffen; erhöhte AK-Titer gegen: – A. actinomycetem comitans – Capnocytophaga ochracea	Defekte der neutrophilen Granulozyten (Chemotaxis, Phagozytose in geringerme Maße); erhöhte AK-Titer gegen: – P. gingivalis – A. actinomycetem comitans

Legende: ar autosomal-rezessiv, xd x-chromosomal-dominant, P Porphyromonas, Pr Prevotella, A Actinobacillus, C Campylobacter

Parodontitisformen und ihre Differentialdiagnose II

	Rapid progressive Parodontitis (RPP)	Refraktäre Parodontitis (RP)	Akute nekrotisierende ulzeröse Gingivitis / Parodontitis (ANUG / ANUP)	Parodontitis bei juvenilem Diabetes
Häufigkeit:	< 1 %		1 %	bis 40 % bei Diabetes Typ 1
Manifestationsalter:	15–30 Jahre			13–18 Jahre bei etwa 10 % > 19 Jahre bis 40 %
F : M:	1 : 1			
Vererbung:	xd?			
Klinik:	im aktiven Prozeß: gerötete, evtl. hyperplastische Gingiva, Blutung bei Sondieren, rapide Knochenverluste; Befall meist des gesamten Zahnbestands, zyklischer Verlauf, oft anamnestisch: LJP	Fortschreiten des Attachment- und Knochenverlustes trotz konsequent durchgeführter Therapie	Nekrosen der Interdentalpapillen, Schmerz, Spontanblutung, Foetor ex ore, oft bei psychischem Streß (Militärpersonal im Kampfeinsatz: sog. „trench mouth", Examenskandidaten) und Schlafmangel	parodontale Taschen, ausgeprägtere Attachment- und Knochenverluste, häufige, multiple Parodontalabszesse
Bakteriologie:	– P. gingivalis – Pr. intermedia – Spirochäten	aktiver Prozeß: – B. forsythus – P. gingivalis – C. rectus – Pr. intermedia	– Pr. intermedia – mittelgroße Spirochäten (nicht Borellia vincenti!)	– Capnocytophaga – anaerobe Vibrio
Immunologie:	Defekte der neutrophilen Granulozyten u. Monozyten (Chemotaxis); erhöhte AK-Titer gegen: – P. gingivalis – A. actinomycetem comitans – C. sputigena – C. rectus – Eubacterium brachy – Fusobacterium nucleatum – Peptostreptococcus micros	Defekt der neutrophilen Granulozyten (Chemotaxis); erhöhte AK-Titer gegen: – A. actinomycetem comitans – P. gingivalis – Eikenella corrodens	Defekt der neutrophilen Granulozyten (Chemotaxis, Phagozytose); erhöhte AK-Titer gegen: – mittelgroße Spirochäten – Pr. intermedia	häufig Defekt der neutrophilen Granulozyten (Chemotaxis)

Legende: xd x-chromosomal-dominant, P Porphyromonas, Pr Prevotella, A Actinobacillus, B Bacteroides, C Campylobacter

Pathogenese und Progression marginaler Parodontitiden
[Flemmig 1993]

a Gingivitis (etablierte Läsion)

- Muzine
- Grammpositive und grammnegative Stäbchen
- Grammpositive Kokken
- gingivale Tasche
- Grammpositive Stäbchen
- Grammnegative Stäbchen
- Spirochäen
- Kokken

b Parodontitis (etablierte Läsion, inaktiv)

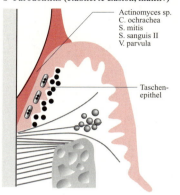

- Actinomyces sp.
- C. ochrachea
- S. mitis
- S. sanguis II
- V. parvula
- Taschenepithel

c Aktive Parodontitis

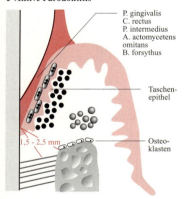

- P. gingivalis
- C. rectus
- P. intermedius
- A. actomycetes omitans
- B. forsythus
- Taschenepithel
- 1,5 – 2,5 mm
- Osteoklasten

d Inaktive Läsion

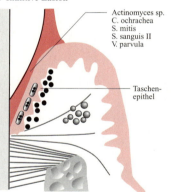

- Actinomyces sp.
- C. ochrachea
- S. mitis
- S. sanguis II
- V. parvula
- Taschenepithel

Merke:
- Nicht jede Plaque verursacht Karies, aber **jede Plaque verursacht Gingivitis**.
- Nicht jede Gingivitis führt zu einer Parodontitis, aber **jeder Parodontitis geht eine Gingivitis voraus**.
- Das Fortschreiten von Attachment- bzw. Knochenverlusten erfolgt nicht kontinuierlich, sondern in Phasen der Exazerbation (aktive Läsion) und Remission (inaktive Läsion) (**Burst-Hypothese**).

IMMUNPATHOLOGIE BEI PARODONTOPATHIEN

Immunpathologische Mechanismen bei Parodontopathien
[Vereinfachend mod. nach Flemmig 1993 und Nisengard et al. 1994]

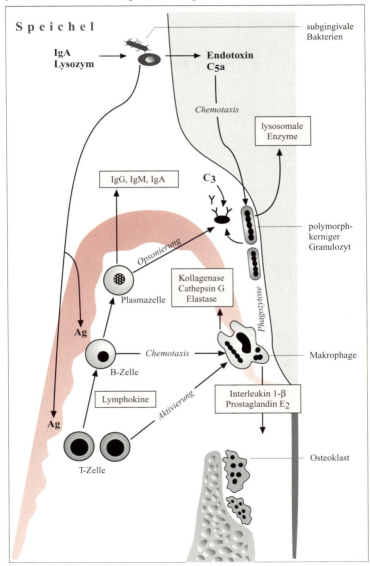

Parodontale Befunderhebung

1. Inspektionsbefund der Gingiva

	pathologisch ←	Normalbefund	→ pathologisch
Farbe	hellrosa-weißlich (Anämien, Keratinisierung ↑)	rosa	rot-dunkler (Entzündung, Hämangiome, Pigmentierung)
Textur	glänzend, glasig	gestippelt	erodiert, ulzeriert
Gewebstonus	ödematös	fest, straff	fibrös
Randverlauf	Spalten („clefts"), Rezessionen	scharf, girlandenförmig	wulstig (McCall-Girlande)
Interdentalpapille	abgeflacht, kraterförmig	den Interdentalraum ausfüllend	hyperplastisch
Breite der keratinisierten Gingiva			
Taschensekretion (Sekretabfluß aus dem Sulcus, Abszesse, Fistel)			
Lippen- oder Wangenbändchen, weit marginal inserierende (auf Zug wird die Gingiva anämisch)			

2. Plaque- und Gingivitisindizes (s. S. 81)

3. Taschensondierungstiefen

- **Parodontale Sondierung**

Die Spitze der Parodontalsonde wird unter Zahnkontakt in die Tasche eingeführt und nach apikal vorgeschoben, bis leichter, weicher, federnder Widerstand zu spüren ist. Die Sondierungskraft sollte konstant etwa 0,2 N ($\approx$ 20 p) betragen (Übung: Briefwaage oder Sondieren auf dem eigenen Nagelbett, wobei bei zu hohen Kräften Schmerzen auftreten).

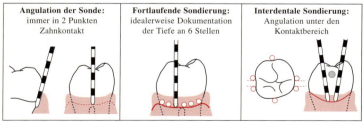

Angulation der Sonde: immer in 2 Punkten Zahnkontakt	Fortlaufende Sondierung: idealerweise Dokumentation der Tiefe an 6 Stellen	Interdentale Sondierung: Angulation unter den Kontaktbereich

Cave: Die **Kalibrierung der Parodontalsonden ist unterschiedlich**. Üblicherweise werden verwendet **Marquis/CP 12 (Markierung: 3, 6, 9, 12 mm)**, CPITN (WHO-Sonde, s. S. 86), Michigan-O (Markierung 3, 6, 8 mm), CP 15 UNC (Markierungen jeweils 1–15 mm).

TASCHENFORMEN / ATTACHMENTVERLUST

4. Taschenformen

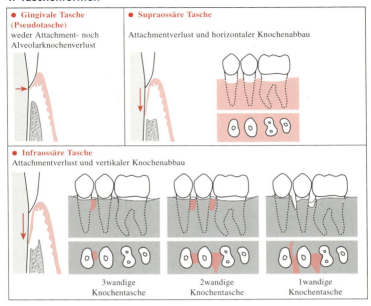

- **Gingivale Tasche (Pseudotasche)**
weder Attachment- noch Alveolarknochenverlust

- **Supraossäre Tasche**
Attachmentverlust und horizontaler Knochenabbau

- **Infraossäre Tasche**
Attachmentverlust und vertikaler Knochenabbau

3wandige Knochentasche | 2wandige Knochentasche | 1wandige Knochentasche

5. Attachmentverlust [Mod. nach Rateitschak et al. 1989]

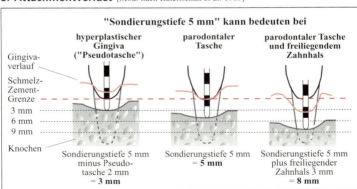

"Sondierungstiefe 5 mm" kann bedeuten bei

hyperplastischer Gingiva ("Pseudotasche") | parodontaler Tasche | parodontaler Tasche und freiliegendem Zahnhals

Sondierungstiefe 5 mm minus Pseudotasche 2 mm = **3 mm**

Sondierungstiefe 5 mm = **5 mm**

Sondierungstiefe 5 mm plus freiliegender Zahnhals 3 mm = **8 mm**

FURKATIONSBEFALL / ZAHNMOBILITÄT

6. Furkationsbefall
- Die Sondierung von Furkationen erfolgt mit Furkationssonden (z.B. Nabers-Sonde).
- Im UK: Molaren: von bukkal und lingual
- Im OK: 1. Prämolar: von palatinal mesial
  Molaren: von bukkal zwischen mesio- und distobukkaler Wurzel,
  von palatinal zwischen mesiobukkaler und palatinaler Wurzel,
  von palatinal und/oder bukkal zwischen distobukkaler und palatinaler Wurzel
- **Schweregrade des Furkationsbefalls, horizontale Messung.** [Nach Hamp et al. 1975]

Grad 1	Furkation bis zu 3 mm in horizontaler Richtung sondierbar
Grad 2	Furkation ist über 3 mm tief in horizontaler Richtung sondierbar, interradikuläres klinisches Attachment nicht vollständig verloren
Grad 3	Furkation durchgängig, vollständiger Verlust des interradikulären klinischen Attachments

- **Subklassifikation des Furkationsbefalls, vertikale Messung.** [Nach Tarnow u. Fletcher 1984]

Subklasse A	Subklasse B	Subklasse C
1–3 mm	4–6 mm	> 6 mm

7. Zahnmobilität
wird ermittelt durch Hin- und Herbewegen der Zahnkrone, wobei sich am besten die **Nichtarbeitsenden zweier Handinstrumente** (z.B. Spiegelgriff, Sondengriff) eignen. Mit dem von der Fa. Siemens und Schulte et al. (1983) entwickelten Periotest-Gerät können Dämpfungsgrade von Zähnen instrumentell bestimmt werden, denen bestimmte Zahnbeweglichkeitsgrade zugeordnet werden.

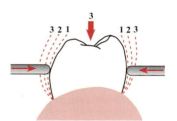

	Schweregrade der Zahnmobilität			Periotestwerte
	[Nach Anlage 11 BMV-Z 1994]	[Nach Flemmig 1993]	[Nach Lindhe 1986]	[Nach Schulte 1986]
Grad 0		physiologische Mobilität		– 8 bis + 9
Grad I	gerade fühlbar	spürbar erhöhte horizontale Mobilität	Mobilität bis 1 mm in horizontaler Richtung	10 bis 19
Grad II	sichtbar	sichtbare horizontale Mobilität	Mobilität > 1 mm in horizontaler Richtung	20 bis 29
Grad III	beweglich auf Lippen- und Zungendruck und/oder in axialer Richtung	hohe horizontale Mobilität, inkl. vertikaler Mobilität	zusätzlich Mobilität in vertikaler Richtung	30 bis 50

RÖ.-BEFUND

8. Orientierender Funktionsbefund

Im Rahmen der Parodontalbehandlung interessieren vor allem: **Schliffacetten,** Abrasionsspuren, **auffällige Zahnmobilität im Mißverhältnis zum Attachmentverlust, vorzeitige Kontakte, Gleithindernisse.**

9. Röntgenbefund

wesentlicher und unverzichtbarer **Bestandteil des Parodontalbefunds.** Empfohlen ist allgemein ein **Röntgenstatus mit 14 Bildern in Parallelprojektion** (Langtubus), in der Praxis wird oft ein OPG angefertigt, welches im Bedarfsfall nur mit einzelnen Zahnfilmen ergänzt wird.

Unter dem Gesichtspunkt der parodontalen Diagnostik sollten bewertet werden:

Zahnbezogen	Alveolarknochenbezogen

• Präsenz/Fehlen
  – Verlagerungen, Impaktionen
  – Wurzelreste
• Wurzel
  – Krümmungen, Einziehungen
  – Resorptionen
  – Frakturen
  – endodontische Behandlung (Qualität)
• Krone
  – Karies
  – Restaurationen, Randqualitäten
• Verhältnis Kronenlänge zu Wurzellänge
• Zahnstein
	• Kontur des Alveolarknochenkammes
	• Knochenverlust
	  – Art: vertikal (angulär)/horizontal
	  – Ausmaß
	• Furkationsbefall
	• Lamina dura
	  – fehlend (kontinuierlich kippender Zahn)
	• Parodontalspalt
	  – erweitert
	  – aufgehoben
	  – periapikale Läsion
	• Knochendichte/Knochenstruktur
	• andere Befunde

10. Studienmodelle

gehören in Deutschland im Rahmen der vertragszahnärztlichen Behandlung zu den obligaten Maßnahmen der parodontalen Befunderhebung. Sie haben hauptsächlich dokumentarische und forensische Aufgaben; bei verlorengegangener Okklusion, Stützzonenverlust, geplanten okklusalen Korrekturen (z.B. Einschleifen oder Schienentherapie) sind zusätzlich schädelbezüglich orientierte und in zentrischer Relation montierte Modelle erforderlich.

Befunddokumentation

erfolgt im Rahmen der vertragszahnärztlichen Behandlung im sogenannten BEMA-Status, einem vorgeschriebenen Formblatt nach den geltenden Richtlinien.

Für eine genauere Dokumentation (und auch Verlaufskontrolle) eignen sich Befundbögen, die die mehrfache Erfassung von Sondierungstiefen an mehreren Stellen pro Zahn erlauben.

Ausfüllen des Parodontalstatus („BEMA-Status")

im Rahmen der vertragszahnärztlichen Tätigkeit für die **Parodontalbehandlung zwingend vorgeschriebenes Formblatt** zu Befunddokumentation (§ 17 Abs. 1 BMV-Z und § 9 Abs. 9 EKV).
Die Vorderseite des Formblatts beinhaltet Angaben zur Anamnese und die Diagnose, die Rückseite dient der Befunddokumentation. Der Status wird in 2 Ausfertigungen im Durchschreibeverfahren aufgenommen. Das Original (farbige Befunde) verbleibt in der Praxis! Zahlen sind mit Kugelschreiber einzutragen, andere Befunde mit entsprechenden Farbstiften.

⊃ Obligate Befunde

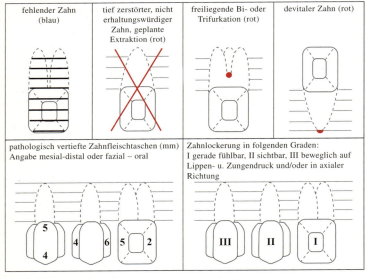

⊃ Fakultative Befunde

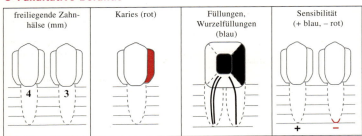

BEMA-STATUS II

Kronen (blau) Brücken abstehende Ränder (rot)	Stiftaufbauten, Kronen (blau)	Diastema (blau)
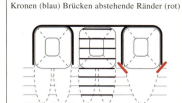	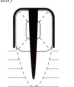	

vorzeitiger Kontakt (rot)	Gleithindernis (rot)	Lücke geschlossen (rot)	Kippung, Elongation Wanderung (rot)
		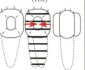	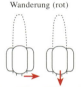

Belastung der Zähne bei Artikulation (rot):

a) bei UK-Vorschub um 1–2 mm nur mittleres Feld ausfüllen
b) bei Seitenverschiebung um 1–2 mm nach rechts nur linkes Feld ausfüllen
c) bei Seitenverschiebung um 1–2 mm nach links nur rechtes Feld ausfüllen

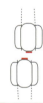
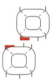
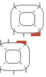

Ungefährer Verlauf des knöchernen Limbus alveolaris nach dem Röntgenstatus. Jede Hilfslinie entspricht 2 mm (rot)

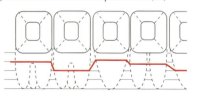

Behandlungsplan: vorgesehene Maßnahmen können in die Leerfelder eingetragen werden

	Schienung
	Proth. Vers.
	Tasch. Ther.

Memorix

PROGNOSE / THERAPIEPLAN

Parodontale Prognose [Mod. nach Flemmig 1993]

prognostische Parameter	Es können gelten als wahrscheinlich	
● **allgemeine**	günstig, z. B.	ungünstig, z. B.
Diagnose	AP	PP, RP
Schweregrad	leicht	schwer
Verteilung	lokalisiert	generalisiert
Mundhygiene	gut	schlecht
systemische Erkrankungen	keine	Diabetes mellitus Typ 1
Alter des Patienten (zum Attachmentverlust)	älterer Patient	jüngerer Patient
bisherige Progredienz	gering	weit
● **spezielle / lokalisierte**		
Attachmentverlust / Taschensondierungstiefe	gering	hoch
Art des Knochenverlustes	vertikal	horizontal
Furkationsbefall	keiner/Grad 1	Grad 3
Wurzelmorphologie	einwurzelig/rund	mehrwurzelig/konkav
Zahnstellung	weit/achsengerecht	eng/gekippt
Mobilität	gering	hoch

Therapieplan, Therapieverlauf

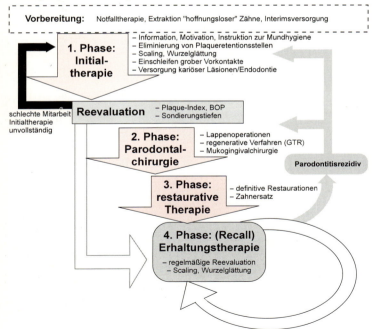

INITIALTHERAPIE

Initaltherapie
Begriffsbestimmungen

Scaling (supragingivales Scaling)	Entfernung aller weichen und harten Zahnauflagerungen von der supragingivalen Zahnoberfläche.
Deep Scaling (DS) (subgingivales Scaling)	Entfernung aller weichen und harten Ablagerungen auf subgingivalen Zahnoberflächen; immer in Kombination mit WG.
Wurzelglättung (WG) (Root Planing)	Entfernung verbliebener Zahnsteinreste in Mikroporositäten des Wurzelzements und pathologisch verändertem (endotoxinhaltigem) Wurzelzements sowie Glättung der Wurzeloberfläche; immer in Kombination mit DS.
Gingivale Kürettage	Entfernung von Taschenepithel, Saumepithel und subepithelialem Bindegewebe sowie der supraalveolären Bindegewebsfasern. Indikation: supraossäre parodontale Taschen mit ödematöser Gingiva, immer in Kombination mit DS und WG (aber kaum mehr angewendet, da klinische Ergebnisse nicht besser als mit DS und WG allein!)

Differenzierung subgingivaler Sondierungsbefunde bei Explorationszug mit spitzer Sonde (3 A). [Nach Pattison und Pattison 1979]

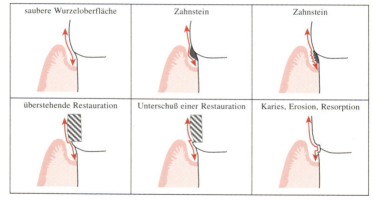

saubere Wurzeloberfläche | Zahnstein | Zahnstein
überstehende Restauration | Unterschuß einer Restauration | Karies, Erosion, Resorption

Scaler und Küretten: Instrumentenkunde

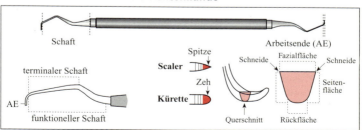

SCALER UND KÜRETTEN

Instrumententyp und Design. [Mod. nach Nield u. Houseman 1988]

Gerader Sichelscaler (Jaquette-Scaler)
hat eine gerade Fazialfläche mit 2 Schneidekanten, Arbeitsende mit scharfer Spitze.
Anwendung:
supragingivales Scaling der Frontzähne, v.a. der approximalen Kontaktregionen.

Gebogener Sichelscaler
hat eine gekrümmte Fazialfläche mit 2 Schneidekanten, Arbeitsende mit scharfer Spitze.
Anwendung:
supragingivales Scaling der Frontzähne, v.a. der approximalen Kontaktregionen.

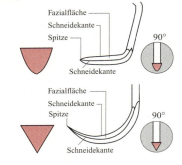

Universalkürette
hat eine Fazialfläche mit 2 Schneidekanten, Arbeitsende mit abgerundeter Spitze (Zeh). Fazialfläche und terminaler Schaft bilden einen Winkel von 90°.
Anwendung:
supra- und subgingivales Scaling aller Zahnflächen.

Gracey-Kürette
hat eine Fazialfläche, bei der nur eine, die „tiefere" und konvexe (längere) Kante schneidet, Arbeitsende mit abgerundeter Spitze (Zeh).
Fazialfläche und terminaler Schaft bilden einen Winkel von 70°.
Anwendung:
supra- und subgingivales Scaling sowie Wurzelglättung jeweils spezifischer Zahnflächen.

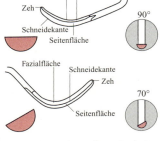

Der vollständige Satz besteht aus 7 doppelendigen Instrumenten (s. unten), von denen aber in der Regel 4 ausreichen (fett hervorgehoben). Um dem Anfänger das Handling zu erleichtern, sind spezielle farbkodierte Sätze erhältlich, von denen die Colgrip-Farbkodierung des Zahnärztlichen Universitätsinstituts Zürich sicher am bekanntesten ist. Mit Hilfe von Markierungsringen läßt sich aber bei jedem Instrument eine entsprechende oder individuelle Kodierung anbringen.

Gracey-Kürette	Einsatzbereich	Farbkode (Colgrip)	geeigneter Arbeitszug
1 / 2	FZ, alle Flächen		
3 / 4	FZ, alle Flächen		
5 / 6	**FZ, alle Flächen**	gelb	vertikal
7 / 8	**FZ lingual, SZ bukkal und lingual**	grau	schräg oder horizontal
9 / 10	SZ bukkal und lingual		
11 / 12	**SZ mesial** Furkation: mesiale Fläche der distalen Wurzel	rot	vertikal
13 / 14	**SZ distal** Furkation: distale Fläche der mesialen Wurzel	blau	vertikal

Memorix

SCALING

Grundzüge des Scaling und der Wurzelglättung

● Haltung des Instruments
modifizierter Bleistiftgriff zwischen Daumen, Zeige- und Mittelfinger
(synonym:" mod. Füllfederhaltergriff")

● Abstützung
- **intraoral:** mit dem Ringfinger (**Stützfinger**) etwa 2 Zähne von der zu bearbeitenden Zahnfläche entfernt

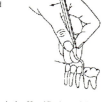

- **extraoral:** für die OK-Seitenzähne:
  rechter OK: mit dem Handrücken auf dem UK-Körper
  linker OK: mit der Handfläche auf dem UK-Körper

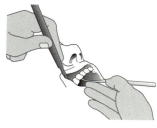
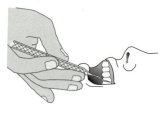

● Adaptation
Das **vordere Drittel** des Arbeitsendes wird an die Zahnoberfläche angelegt.
Adaptation des Zehs, des mittleren oder hinteren Drittels würde zur Traumatisierung von Zahn bzw. Gingiva führen.

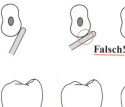

Falsch!

● Angulation
bei **Scaling** und **Wurzelglättung etwa 60–80°**. Sie sollte nie kleiner als 45° sein (Zahnstein wird geglättet, nicht entfernt, „Brüniereffekt") und nie größer als 90° (Taschengewebe wird verletzt). Die Kürette wird mit einer Sondierbewegung möglichst flach (geringe Angulation) in die Tasche eingeführt.

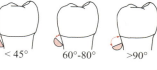

$<45°$ $60°\text{-}80°$ $>90°$

● Arten von Arbeitszügen
Nach der **Zugrichtung** werden differenziert: **vertikaler** (a), **horizontaler** (b) und **schräger** (c) Zug.
Der Zug wird mit einer Handgelenk-Unterarm-Bewegung aktiviert. Zur Vermeidung der digitalen Aktivierung sollen Stütz- und Haltefinger während des Arbeitszuges nicht voneinander getrennt werden.

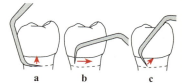

a   b   c

Memorix

● „Deep Scaling"

Koronal beginnend wird die Kürette apikal des
Zahnsteins bzw. der Rauhigkeit positioniert.
Es folgen kräftige, kurze Züge (3–4 mm) mit
hohem lateralen Druck, ideale Angulation etwa
80°. Bei tieferen Taschen schrittweises vorarbeiten nach apikal. Das Arbeitsende wandert
von einem Zahnoberflächenabschnitt zum
nächsten.

● Wurzelglättung

längere Züge mit geringerem lateralen Druck,
ideale Angulation etwa 60°.

Schärfen der Instrumente
Bestimmung der Schärfe:

- visuell (s. Abb.):
- bei einem stumpfen Instrument wird
  auffallendes Licht von der Schneidekante
  reflektiert;
- taktil:
am Prüfstäbchen aus Plastik:
- scharfe Kürette spahnt Kunststoff ab.
am Zahn:
- das Instrument hat trotz korrekter Adaptation und Angulation „keinen Biß".

Erforderliche Instrumente:

- Schleiföl
- zum Schärfen eines stumpfen Instruments:
  Arkansasstein (steril)
- zum Schleifen eine stark abgenutzten
  Instruments: Carborundum- oder
  Indiastein.

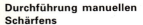

Durchführung manuellen Schärfens

(fixiertes Instrument – bewegter Stein):
Der Rechtshänder stabilisiert das Instrument mit dem Faust-Daumen-Griff in
der linken Hand, die Fazialfläche der
Kürette ist parallel zum Boden orientiert. Mit der rechten Hand nimmt man
den Schleifstein und legt ihn in einem
Winkel von 110° zur Fazialfläche an.
Das Schleifen erfolgt durch Auf- und
Abbewegen des Schleifsteins in Verlängerung seiner Längsachse. Der Stein
wird im gleichbleibenden Winkel an der
Schneidekante entlang geführt, um das
Design zu erhalten (ganz wichtig bei
Gracey-Küretten!) (Abb. a – e).

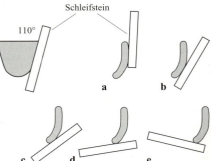

Der Schleifschlamm kann mit einem Tupfer entfernt werden, zum Abschluß eine Abwärtsbewegung
(Brechen des Grats).

Parodontalchirurgie

Begriffsbestimmungen. [World Workshop in Periodontics 1989]

Attachment	physiologische Befestigung zwischen Wurzeloberfläche und übrigen Geweben des Zahnhalteapparats (Desmodont, Alveolarknochen, Gingiva)
Reattachment	Wiedervereinigung von Bindegewebe mit einer Wurzeloberfläche, auf der ein lebensfähiges Desmodont erhalten geblieben ist, ohne Neubildung von Zement
New Attachment	Wiedervereinigung von Bindegewebe mit einer krankhaft veränderten oder vormals erkrankten Wurzeloberfläche, deren Desmodont vollkommen verlorengegangen ist; neues Zement mit inserierenden Fasern wird gebildet
Regeneration	Reproduktion oder Wiederherstellung verlorenen oder verletzten Gewebes durch eine vollständige Erneuerung von Knochen, Zement und Desmodont an einer krankhaft veränderten oder vormals erkrankten Wurzeloberfläche (gemäß ihrer ursprünglichen Architektur und Funktion)
Reparation	Heilung einer Wunde durch Bildung neuen Gewebes, das die Struktur und die Funktion des zerstörten Gewebes nicht vollständig wiederherstellt
Linkage	Wiedervereinigung von Bindegewebe mit einer krankhaft veränderten oder vormals erkrankten Wurzeloberfläche ohne Neubildung von Zement

Prinzip
Korrektur der pathologisch-anatomischen Verhältnisse des Parodonts, um eine Elimination der Infektion des Parodonts (nicht unbedingt identisch mit Elimination der Tasche) zu erreichen.

Ziele
1. Zugang zu sämtlichen Wurzelflächen, um Effizienz von Scaling und Wurzelglättung zu erhöhen.
2. Wiederherstellung der physiologischen Morphologie des marginalen Parodonts auf reduziertem Niveau zur Beseitigung/Reduktion infektionsfördernder Schlupfwinkel.
3. Verbesserung der Reinigungsmöglichkeit der pathologisch exponierten Wurzeloberflächen.
4. (Partielle) Regeneration des Parodontiums.

Indikationen
- persistierende Entzündung nach korrekt durchgeführter Initialtherapie
- Beeinträchtigung der supra- und/oder subgingivalen Plaquekontrolle durch parodontale Taschen, Furkationsbefall oder mukogingivale Probleme
- Möglichkeit parodontaler Regeneration

Kontraindikationen
- Sondierungstiefen < 3 mm
- unzureichende Mundhygiene oder nicht adäquat abgeschlossene Initialtherapie
- Zähne mit fraglicher (infauster) Prognose
- systemische Erkrankungen und/oder Zustände, die eine Kontraindikation für zahnärztlich-chirurgische Eingriffe darstellen

Methoden der Parodontalchirurgie	Ziel	zum Beispiel
• resektive	**Elimination der parodontalen Tasche** durch Entfernung von Hart- und/oder Weichgeweben	Gingivektomie, Ostektomie, apikaler Verschiebelappen
• rekonstruktive	**(partielle) parodontale Regeneration** durch Implantation von Knochen oder biokompatiblen Barrieren	gesteuerte Geweberegeneration (GTR), Knochentransplantate
• mukogingival chirurgische	**Korrektur mukogingivaler Probleme**	freies Schleimhauttransplantat (FST), Gingivaextensionstechniken, Frenulektomie

Lappenoperationen: Grundlagen
Inzisionen

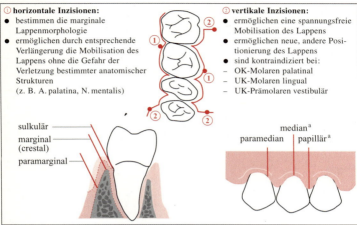

① **horizontale Inzisionen:**
- bestimmen die marginale Lappenmorphologie
- ermöglichen durch entsprechende Verlängerung die Mobilisation des Lappens ohne die Gefahr der Verletzung bestimmter anatomischer Strukturen (z. B. A. palatina, N. mentalis)

② **vertikale Inzisionen:**
- ermöglichen eine spannungsfreie Mobilisation des Lappens
- ermöglichen neue, andere Positionierung des Lappens
- sind kontraindiziert bei:
  - OK-Molaren palatinal
  - UK-Molaren lingual
  - UK-Prämolaren vestibulär

- sulkulär
- marginal (crestal)
- paramarginal

- median[a]
- paramedian
- papillär[a]

[a] ungünstige Schnittführungen: papilläre Inzisionen können zur Nekrose und zur Schrumpfung der Papille, mediane Inzisionen zu Rezessionen führen.

Lappenarten

	Mukoperiostlappen („full thickness flap", vollschichtiger Lappen)	**Mukosalappen** („split thickness flap", teilschichtiger Lappen)
– **1. Inzision:**	wird bis auf den Knochen geführt, die Lappenmobilisation erfolgt samt dem Periost mit dem Raspatorium.	endet supraperiostal, Mukosa und Periost werden voneinander getrennt, Abpräparation mit dem Skalpell.
– **Indikation:**	• resektive Knochenchirurgie • rekonstruktive Verfahren	• wenn Periostnaht zur Lappenfixation nötig ist (Mukogingivalchirurgie) • dünne Knochenlamelle, Fenestration • wenn Knochenexposition nicht erwünscht ist
– **Schema:**		
Mobilisation von Lappen	**teilmobilisierte Lappen** nicht über die Mukogingivallinie hinaus mobilisiert	**vollmobilisierte Lappen** über die Mukogingivallinie hinaus mobilisiert
Plazierung von Lappen	**repositionierter Lappen** in die ursprüngliche Position zurück	**verschobener Lappen** nach apikal, koronal, lateral

INSTRUMENTENSATZ

Instrumentensatz

Die zur Parodontalchirugie erforderlichen Instrumente unterliegen den für alle chirurgischen Eingriffe geltenden Kautelen der Hygiene und Sterilität (s. S. 196). Die Zusammenstellung eines sterilen Trays mit den individuell gewünschten, erforderlichen Instrumenten ist empfehlenswert.

Instrument	Beispiele / Ausführung
Mundspiegel	plan, entspiegelt
Sonden	Parodontalsonde
	Sonde 3 A
	Furkationssonde Nabers 2 N
Pinzetten	zahnärztliche Pinzette
	chirurgische Pinzette
Küretten	Gracey-Küretten 5/6, 7/8, 11/12, 13/14
	Kramer-Kürette 1, 2, 3
Scaler	Towner-Jaquette Scaler (15/33)
	Crane-Kaplan Scaler (CI-2/3)
	Sichelscaler 204 SD
Arkansas-Schleifstein	
Skalpellgriff	
Gingivektomiemesser	Gingivektomiemesser 1/2 nach Orban
Raspatorien	nach Goldman-Fox
	Raspatorium 24 G
	nach Prichard
Knochenmeißel	nach Kirkland (S 13 K/TG)
	nach Rhodes Back-Action
rotierende Instrumente	Hartmetallrosenbohrer 018 und 027
	Knochenfräsen
Absaugkanülen	Aspirator nach Coupland (Spitze 1 oder 2)
Nadelhalter	nach Crile-Wood mit Einkerbung 15 cm
	nach Castroviejo 14 cm
Schere	nach Joseph, gebogen
	nach Goldman-Fox

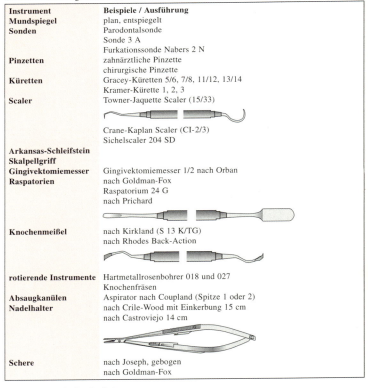

An **Materialien** ist bereitzuhalten:

Skalpellklingen	12 D 15 15 C
Nahtmaterial	Seide 3–0, X1 Nadel
	Vicryl 5–0, TF Nadel
Parodontalverband	Coe Pak
sonstiges	Einmalspritze mit steriler Spülkanüle
	sterile Tupfer und Gaze
	sterile physiologische Kochsalzlösung

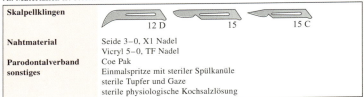

Einige wichtige Lappenoperationen

	Modifizierter Widman-Lappen [Ramfjord u. Nissle 1974]	Nicht verschobener Lappen („klassische" Lappenoperation)	Apikaler Verschiebelappen [Friedman 1962]
Indikationen	• supra-/infraossäre Taschen • Furkationsbefall Grad I • rekonstruktive Eingriffe (Merke: primär **keine** Taschenelimination)	• adäquat breite keratin. Gingiva • supra-/infraossäre Taschen • Furkationsbefall Grad I • geplante resektive Knochenchirurgie • Taschenelimination palatinal	• wie nicht verschobener Lappen • bei resektiver Knochenchirurgie • bei Kronenverlängerungen • Taschelimination vestibulär unter Erhalt der keratin. Gingiva
Kontraindikationen	– geplante resektive Knochenchirurgie – tiefe Einbrüche mit ungleichmäßigen Defekten	– sichtbarer Bereich – inadäquat breite keratin. Gingiva – geplante rekonstruktive Eingriffe	– sichtbarer Bereich – inadäquat breite keratin. Gingiva – geplante rekonstruktive Eingriffe
Schnittführung, Vorgehen	1. Inzision marginal girlandenförmig, Teilmobilisation des Lappens, 2. Inzision sulkulär, 3. Inzision horizontal (Trennung des Exzisats von seiner Basis)	1. Inzision paramarginal girlandenförmig, im Abstand zum Zahn von etwa $2/3$ der Sondierungstiefe, 2. Inzision sulkulär, Vollmobilisation des Lappens	1. Inzision marginal girlandenförmig, 2. Inzision sulkulär, Ausdünnung des Lappens besonders wichtig, apikale Reposition und Fixation mit unabhängiger Umschlingungsnaht

LAPPENOPERATIONEN II

	Palatinaler Lappen	**Vorhanglappen** [Frisch et al. 1967]	**Papillenerhaltungslappen** [Takei et al. 1985]	**Keilexzision ("distal wedge")** [Robinson 1966]
Indikationen	• wie nicht verschobener Lappen (Sonderfall des nicht verschobenen Lappens am Gaumen, da hier ausschließlich keratin. Gingiva vorliegt)	• FZ-Bereich zur Taschenreduktion palatinal • maximaler Erhalt der vestibulären Gingiva	• weite Interdentalräume • FZ-Bereich • primäre Deckung von Transplantaten/Implantaten in interdentalen Knochendefekten	• supra-/infraossäre Taschen distal letzter Molaren • Knochenchirurgie geplant • meist in Verbindung mit anderen Lappenoperationen
Kontraindikationen		– tiefe Taschen – vertikale Knochendefekte	– enge Interdentalräume	
Schnittführung, Vorgehen	bei hohem Gaumen: 1. Inzision paramarginal girlandenförmig, Abstand zum Zahn etwa ²/₃ der Sondierungstiefe bei flachem Gaumen: 1. girlandenförmige Inzision, 2. Lappenausdünnung, 3. Periostschlitzung	labial: sulkuläre Inzision unter Erhalt der keratin. Gingiva und der interdentalen Papille palatinal: paramarginal girlandenförmig, Abstand zum Zahn etwa ²/₃ der Sondierungstiefe	1. sulkuläre Inzision vestibulär, interdental, oral an jedem einbezogenen Zahn, 2. semilunare Inzision der oralen Papille, 3. von oral Lösen der interdentalen Papille und Mobilisieren nach vestibulär	1. zwei parallele Inzisionen in Verlängerung der Zahnreihe (unter Knochenkontakt), Abstand in Relation zur Taschentiefe, 2. distal vertikale Inzison zur Verbindung, 3. Lappenausdünnung

Memorix

Resektive Knochenchirurgie (Osteoplastik / Ostektomie)

Prinzip
Schaffen einer **positiven Knochenarchitektur** des Alveolarfortsatzes **auf reduziertem Niveau**, d.h. der Alveolarknochen liegt interdental weiter koronal als vestibulär bzw. oral.

Grundregeln der Knochenchirurgie. [Mod. nach Cohen 1994]

1. Ein **vollschichtiger Mukoperiostlappen** sollte angewendet werden, wenn Knochenchirurgie geplant ist oder in Frage kommt (leichte bis mittelschwere Defekte im nicht sichtbaren Bereich).
2. a): Die **Schnittführung** zur Bildung des Lappens **sollte den späteren Verlauf des Alveolarkamms vorwegnehmen**, wobei die positive Knochenarchitektur im FZ-Bereich physiologischerweise stärker ausgeprägt ist als im Seitenzahnbereich.
   b): Die Ausprägung der girlandenförmigen Inzision wird in dem Maß geringer, je breiter der Approximalraum infolge von Knochenverlusten geworden ist.
3. Die Osteoplastik geht in der Regel der Ostektomie voraus.
4. Resektive Knochenchirurgie sollte, wenn immer möglich, in einer positiven Knochenarchitektur resultieren.
5. Rotierende Instrumente sollten **niemals in Wurzelnähe** der Zähne und **immer mit ausreichender Kühlung** verwendet werden.

Osteoplastik

Definition: modellierender Abtrag nicht zahntragenden Knochens.

Indikationen:
- Taschenelimination, Verbesserung der Lappenadaptation und Positionierung
- Reduzierung von knöchernen Kanten, Exostosen und Tori
- intraossäre Defekte, die zahnlosen Kieferabschnitten benachbart sind

Technik:

1. Nachformen der Juga alveolaria durch vertikale Furchung im Bereich der Interdentalsepten („vertical grooving" [Ochsenbein 1958])

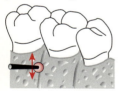

2. Glätten der entstehenden Übergänge („radicular blending" [Carranza 1984])

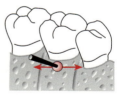

3. Zahnnahe Knochenanteile werden mit Handinstrumenten entfernt

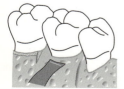

4. Ergebnis: positive Knochenarchitektur

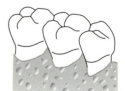

OSTEKTOMIE

Ostektomie

Definition: Abtrag zahntragenden Knochens.

Indikationen:
- hinreichend vorhandener Knochen zur Schaffung einer physiologischen Kontur ohne (übermäßige) Kompromittierung des Attachments
- intraossäre Defekte, die rekonstruktiven Techniken nicht zugänglich sind
- interdentale Knochenkrater
- Hemisepta
- horizontale Knochenverluste mit unregelmäßigem marginalen Knochenverlauf
- bei Zähnen mit Furkationen ausreichend langer Wurzelstamm
- Wiederherstellung der biologischen Breite (Kronenverlängerung) (s.S. 352)

Kontraindikationen:
- schwere Knochendefekte mit nicht mehr hinreichendem Attachment oder Situationen, in denen eine Ostektomie die Prognose des Zahns verschlechtert (z. B. bei Zähnen mit Furkationen: kurzer Wurzelstamm)
- anatomische Einschränkungen (z. B. prominente Linea obliqua externa)
- ästhetische Einschränkungen (z. B. sichtbarer Bereich)
- effektive alternative (z. B. rekonstruktive) Techniken anwendbar

Technik:

1. vorgängig Osteoplastik; dann interdental Reduktion der bukkalen und lingualen Kraterwände („horizontal grooving") mit rotierendem Instrument

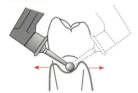

2. Reduktion des vestibulären bzw. lingualen Knochens bis in Wurzelnähe in gewünschtem physiologischen Verlauf (gestrichelte Linie, „scribing")

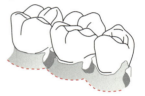

3. Entfernung der vestibulären Knochenanteile mit Handinstrument (Knochenmeißel TG nach Kirkland, Rhodes Back-Action). An den Übergängen zu den Approximalflächen verbleiben kleine Knochenspitzen („widow peaks"), die ebenfalls mit Handinstrumenten entfernt werden

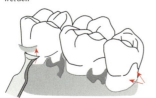

4. Ergebnis: positive Knochenarchitektur

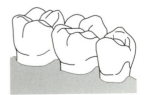

Rekonstruktive Parodontalchirurgie
(„induktive Knochenchirurgie")

Prinzip
Erreichen einer (partiellen) Regeneration parodontaler Gewebe durch autogene Knochentransplantate, allogene Knochenimplantate oder mittels Verfahren der gesteuerten Geweberegeneration („guided tissue regeneration", GTR) bzw. Kombination dieser Techniken.
Hier sollen nur kurz die unter Praxisbedingungen durchführbaren Verfahren der autogenen intraoralen Knochentransplantationen durch Knochenkoagulum bzw. die GTR umrissen werden.

Autogene Knochentransplantate
Definition: Füllung des Knochendefekts mit eigenem Knochenmaterial.
Indikationen: ● mittelschwere und schwere **vertikale** Knochendefekte (3-Wand-Knochentasche).
Kontra-
indikationen: – horizontale Knochendefekte
– leichte vertikale Defekte
Technik: Mukoperiostlappen mit sulkulärer Schnittführung, um die vollständige Deckung des Transplantats zu ermöglichen, bei weitem Interdentalraum Papillenerhaltungslappen. Sorgfältiges Scaling und Wurzelglättung, sorgfältiges Degranulieren des Knochendefekts, ggf. Dekortikation (Perforationen mit kleinem Hartmetallbohrer).
Gewinnung von Knochenspänen im Bereich der Kortikalis der operierten Zähne durch Osteoplastik oder von Exostosen oder Tori, Vermischung der Knochenspäne mit Blut (**Knochenkoagulum**) [Robinson 1969], dann Einfüllen in den Defekt und leichte Komprimierung. Dichter Verschluß. **Gewinnung von Spongiosa mit Knochenmark** möglich durch einen Eingriff an einem 2. Ort, z. B. Tuberbereiche [Hiatt u. Schellhorn 1973] oder aus 8 bis 12 Wochen alten Extraktionsalveolen (der Zeitpunkt der vorangehenden Extraktionen muß mit dem Zeitpunkt des geplanten rekonstruktiven Eingriffs abgestimmt werden).

Gesteuerte Geweberegeneration („guided tissue regeneration", GTR)

Biologische Basis: typspezifische Zellrepopulationstheorie
[Nach Melcher 1962, 1976 und Aukhil et al. 1988]

Nach einer Lappenoperation konkurieren Epithel, Bindegewebe, Desmodont und Alveolarknochen um den Raum zwischen Lappen und Wurzeloberfläche bzw. Knochen.

Auf Grund der höheren Proliferationsrate gewinnt meist das Epithel diesen Wettlauf und es bildet sich ein langes Saumepithel aus.

Werden Epithel und Bindegewebe durch eine Membran von der Wundregion ausgeschlossen, kommt es zur Bildung eines New Attachment (auch zur partiellen Regeneration).

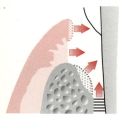
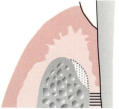
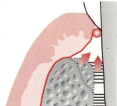

Indikationen:	• Furkationsbefall Grad II
	• zwei- bzw. dreiwandige Knochendefekte bei endständigen Zähnen
	(• Furkationsbefall Grad III)
	(• interdentale Knochendefekte)
	(• vertikale Knochendefekte im Frontzahnbereich)
Kontra-indikationen:	– horizontale Knochendefekte
	– Schädigung des Lappens bzw. Perforation intra operationem
Technik:	Bildung eines Mukoperiostlappens, 1. Inzision sulkulär oder marginal, maximaler Erhalt der keratinisierten Gingiva bzw. der Interdentalpapille, Entfernung des Taschenepithels, Vorbereitung des Defekts durch sorgfältiges Scaling und Wurzelglättung, Entfernung des Granulationsgewebes. Auswahl der geeigneten Membranform. Anpassung der Membran: **Membran sollte Defekt vollständig abdecken und dessen Ränder allseitig** ausreichend weit **überragen** (mindestens 3 mm), Faltungen und Überlappungen der Membran sollten vermieden werden. Fixierung der Membran: Gore-Tex mittels Umschlingungsnaht und speziellen nichtresorbierbaren Nahtmaterials (mitgeliefert), Vicryl-Netz mittels bereits angebrachter Haltefäden und/oder synthetischer resorbierbarer Nahtmaterialien. Reposition des Lappens und Wundverschluß: Der Lappen sollte die Membran idealerweise vollständig abdecken, es wird ggf. eine Periostschlitzung empfohlen. Zunächst sollte die Naht in den der Membran nächstgelegenen Interdentalräumen gelegt werden, zuletzt im Bereich der Entlastungsinzisionen.
Materialien:	nicht resorbierbar: extendiertes Polytetrafluorethylen (e-PTFE) (=Teflon) **resorbierbar:** Polyglactin (= Vicryl).
Postoperative Maßnahmen:	Wöchentliche Plaquekontrolle. Merke: Eine **exponierte Membran** sollte **nicht wieder gedeckt werden**. Nichtresorbierbare Membranen müssen etwa 4–6 Wochen nach dem ersten Eingriff durch einen zweiten entfernt werden: Bildung eines kleinen Lappens und Trennen der Membran von aufliegendem Gewebe, Entfernung der Naht und vorsichtiges Herausziehen der Membran, das neugebildete Gewebe unter der Membran sollte nicht verletzt werden; ggf. Lappenausdünnung, Entfernung von Epithel von der Lappeninnenseite mittels Kürette. Lappenadaptation und Nahtverschluß.

Plastische Parodontalchirurgie

Der befestigten Gingiva wurde früher eine wesentliche Rolle für eine Gesunderhaltung des marginalen Parodontiums zugeschrieben. Goldman und Cohen formulierten 1979 das sog. „Konzept der Gewebebarriere", welches postuliert, daß ein dichtes kollagenes Gewebsband der befestigten Gingiva die Ausbreitung einer marginalen Entzündung nach apikal und somit den Attachmentverlust verlangsamt. Sie empfahlen daher eine Verbreiterung der Zone der befestigten Gingiva.
Eine Reihe von tierexperimentellen und klinischen Untersuchungen zeigten, daß bei adäquater Plaquekontrolle das Parodont auch bei schmaler oder fehlender befestigter Gingiva gesund bleibt. Bei Zähnen mit subgingivalen Restaurationsrändern oder bei orthodontischen Labialbewegungen von Frontzähnen scheint die Dicke der keratinisierten Gingiva mit dem Risiko von Attachmentverlust und Rezessionen positiv zu korrelieren.

PLASTISCHE PARODONTALCHIRURGIE / FST

Ziele der plastischen Parodontalchirurgie:
- Korrektur einer fehlerhaften Morphologie, Position und Breite der Gingiva
- Extension der befestigten Gingiva
- Elimination des Zugs von Frenula und Muskelansätzen
- Wurzeldeckung
- Extension des Vestibulums/präprothetische Chirurgie

Operationsverfahren

- **Gingivaextensionsverfahren**
1. Freies autogenes Gingivatransplantat („freies Schleimhauttransplanat", FST)*
2. apikal verschobener Mukosalappen*
- **Verfahren zur Wurzeldeckung**
1. koronal verschobener Lappen*
2. Semilunarlappen*
3. subepitheliales Bindegewebstransplantat*
4. lateraler Verschiebelappen („sliding flap") [Grupe u. Warren 1956]
5. freies Schleimhauttransplantat

- **Frenotomie/Frenektomie**
- **Vestibulumextensionsverfahren**
1. Extensionsoperation [Edlan u. Mejchar 1963]
2. offene Vestibulumplastik und FST

Die mit dem * gekennzeichneten Techniken werden im folgenden Text umrissen.

Freies autogenes Gingivatransplantat („freies Schleimhauttransplantat", FST)
[Sullivan u. Atkins 1968]

Indikationen:
- bei Zähnen mit geringer oder fehlender Zone befestigter Gingiva, die eine progredienter Gingivarezession aufweisen
- Vestibulumextension
- vor KFO
- vor koronalem Verschiebelappen

Kontraindikationen:
- stabile Rezessionen
- sichtbarer Bereich

Schnittführung, Vorgehen:

Vorbereitung des Transplantatlagers: Inzision in der Mukogingivalinie, Präparation eines Mukosalappens nach apikal

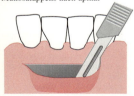

Entnahme des Transplantats am Gaumen, Dicke etwa 0,75 mm, Form nach Schablone

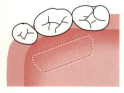

Fixierung am Periost in Höhe der Umschlagfalte mit resorbierbarem Nahtmaterial, Vorbereitung einer Schablone

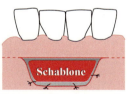

Fixierung des Transplantats am Transplantatlager (Bindegewebsseite nach unten) am Periost

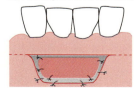

Besonderheiten der Heilung beim FST:

Zwischen Transplantat und Transplantatlager bildet sich ein Fibrinkoagel, das Transplantat wird per diffusionem ernährt. Das Epithel des Transplantats wird innerhalb der ersten 5 postoperativen Tage fast vollständig nekrotisch, etwa ab dem 11. postoperativen Tag kommt es zur initialen Reepithelisierung, Revaskularisation und fibrösen Verankerung des Transplantats am Transplantatlager. Weitestgehender Abschluß der Keratinisierung des Epithels nach etwa 4 Wochen. Während der initialen Heilung schrumpft das Transplantat um etwa 25 %. Die Spenderregion heilt über die offene Granulation.

Apikal verschobenen Mukosalappen. [Ariaudo u. Tyrell 1960, Hileman 1960]

Indikationen: • bei Zähnen mit geringer oder fehlender Zone befestigter Gingiva in Kombination mit gingivalen, supra- und infraossären Taschen und/oder Furkationsbefall Grad I

Kontraindikationen:
- geplante rekonstruktive Maßnahmen
- sichtbarer Bereich

Schnittführung, Vorgehen:

1. Inzision endet koronal des Alveolarknochens

Nach apikal wird der Schnitt supraperiostal geführt

Der Lappen wird nach apikal verschoben und zur Fixation mit dem Periost vernäht

Sekundäre Heilung führt zur Bildung keratinisierter Gingiva auf dem Periost

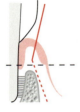 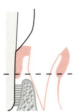 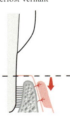 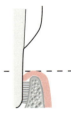

Weiterführende Literatur:
- **Cohen E (1994) Atlas of cosmetic and reconstructive periodontal surgery, 2nd edition.** Lea & Febiger, Philadelphia

Rezessionen und Verfahren zur Wurzeldeckung

Definition: auf die orale oder/und faziale Wurzeloberfläche eines Zahns begrenzte, klinisch
[DGP 1987] entzündungsfreie Rückbildung des Parodonts.
Symptome: freiliegende Wurzeloberfläche meist vestibulär eines Zahnes, die Gingiva ist gelegentlich wulstig verdickt (sog. McCall-Girlande). Der Patient klagt häufig über „empfindliche Zahnhälse". Eine Gingivarezession ist immer mit einer Alveolarknochendehiszenz oder einem Alveolarknochenverlust verbunden.

Gingivarezessionsgrade. [Nach Miller 1985]

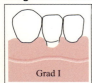

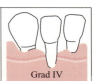

Grad I
- Gingivarezession überschreitet die Mukogingivallinie nicht
- keine interdentalen Attachment- oder Knochenverluste

Grad II
- Gingivarezession überschreitet die Mukogingivallinie
- keine interdentalen Attachment- oder Knochenverluste

Grad III
- Gingivarezession überschreitet die Mukogingivallinie
- interdental Attachment- oder Knochenverluste und/oder Zahnfehlstellung

Grad IV
- Gingivarezession überschreitet die Mukogingivallinie
- interdental schwere Attachment- und Knochenverluste und/oder Zahnfehlstellung

Ein entzündungsfreier Schwund des Alveolarknochens einschließlich der Interdentalsepten mit allseitig freiliegenden Wurzeloberflächen bei klinisch entzündungsfreier Gingiva ohne Taschenbildung wird als **„Alveolaratrophie"** bezeichnet.

Koronal verschobener Lappen. [Bernimoulin 1975]

Indikationen:
- Wurzeldeckung bei adäquater Breite keratinisierter Gingiva und Rezessionen Grad I – III (oft als 2. Eingriff nach FST)

Kontraindikationen:
- Rezession Grad IV
- Gaumen

Schnittführung, Vorgehen:

Nach sulkulärer Inzision Bildung eines trapezförmigen Mukoperiostlappens, das Periost an der Lappenbasis wird geschlitzt.

Der Lappen wird nach koronal verschoben und an der Zahnkrone mit einer Umschlingungsnaht bzw. an einem aufgeklebten Röhrchen fixiert.

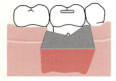
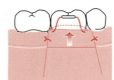

SEMILUNARLAPPEN / S.C.T. GRAFT

Semilunarlappen. [Tarnow 1986]

Indikationen:
- geringfügige Gingivarezessionen (2–3 mm)
- Ästhetik wichtig (sichtbarer Bereich)

Kontraindikationen:
- ausgeprägtere Rezession

Schnittführung, Vorgehen:

Bildung eines halbmondförmigen Mukosalappens durch Inzisionen weit genug paramarginal und dann sulkulär

Der Lappen wird nach koronal verschoben und durch festes Anpressen fixiert.

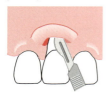
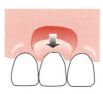

Subepitheliales Bindegewebstransplantat („s.c.t. graft").
[Langer u. Langer1985]

Indikationen:
- Wurzeldeckung bei adäquater Breite keratinisierter Gingiva und Rezessionen Grad I – III

Kontraindikationen:
- Rezession Grad IV.

Schnittführung, Vorgehen:

Vorbereitung des Transplantatlagers: trapezförmiger Mukosalappen unter Erhaltung der Papillen. Entnahme des Bindegewebstransplantats vom Gaumen nach Präparation eines gestielten Mukosalappens. Nahtverschluß am Gaumen.

Befestigung des Transplantats durch Umschlingungsnähte am Zahn. Übernähen des Mukosalappens des Transplantatlagers.

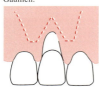
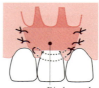

Bindegewebstransplantat

Weiterführende Literatur:
- **Cohen E (1994) Atlas of cosmetic and reconstructive periodontal surgery, 2nd edition.** Lea & Febiger, Philadelphia

Recall (Erhaltungstherapie)

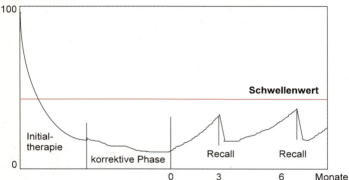

Eine zentrale Rolle in der Parodontitistherapie nimmt die Erhaltungstherapie, das sog. **Recall,** ein.
Ohne regelmäßiges Recall ist eine Parodontitistherapie letztlich erfolg- und sinnlos.
Nach Parodontitistherapie bildet sich **innerhalb von 6–25 Wochen** eine neue subgingivale Mikroflora
(**Rekolonisation**), die mit einer Entzündungsreaktion beantwortet wird. Überschreitet die pathogene
Mikroflora eine individuelle **pathophysiologische Grenze (Schwellenwert)**, kommt es zu neuen
Attachmentverlusten („aktiven Taschen"). **Ziel des Recalls ist es, die subgingivale Mikroflora
unterhalb des Schwellenwerts zu halten.**

Durchführung

Reevaluation:
- Aufnahme von Plaque- und Gingivaindizes
- Ermitteln des Attachmentverlusts (Taschensondierungstiefen/ Rezessionen)
- ggf. intraorale Röntgenbilder (alle 2–4 Jahre)

Reinstruktion, Remotivation
Scaling, Wurzelglättung
- Optimierung der supragingivalen Plaquekontrolle
- supragingivales Scaling an allen Zähnen
- subgingivales Scaling, Wurzelglättung an Zähnen mit Attachmentverlusten und parodontalen Taschen

Jeder **Zahnarzt,** der **Parodontalbehandlungen durchführt, muß** den behandelten Patienten ein
Recall anbieten. In der Praxis stellt das Recall hohe organisatorische Anforderungen an das zahnärztliche Team. Die Delegation vieler Recall-Maßnahmen an entsprechend fortgebildetes Personal
wie zahnmedizinische Fachhelferin (ZMF), Dentalhygienikerin (DH) oder Prophylaxehelferin (PH)
ist sinnvoll.

Organisation

Bei der Organisation eines Recall-Systems sind in Deutschland **standesrechtliche Bestimmungen**
(Werbungsverbot) zu beachten, nicht zuletzt weil es oft als reines Marketinginstrument mißverstanden
wird. Der Patient selbst muß die regelmäßige Benachrichtigung wünschen und sollte diesen Wunsch
bzw. sein Einverständnis zur Teilnahme am Recall mit seiner Unterschrift erklären. Häufig verwendet
werden Recall-Karteien, in denen die jeweiligen Patienten monatsweise erfaßt werden. Die Benachrichtigung kann telefonisch („Anrufmethode") oder postalisch („Postkartenmethode") erfolgen. Die
Anrufmethode bietet die Möglichkeit einer direkten Terminvereinbarung.
Viele Praxis-EDV-Programme bieten eine entsprechende Recall-Funktion an, die die Organisation
sehr erleichtert.

ENDODONTIE

Endodontie
Kurzinformation
Die Endodontie ist ein Teilgebiet der Zahnheilkunde, das sich mit der **Anatomie** und **Physiologie des Endodonts** sowie der **Ätiologie, Prävention, Pathologie, Diagnostik** und **Therapie** seiner **Erkrankungen** oder **Verletzungen** befaßt. Das **Endodont** umfaßt hierbei die **Zahnpulpa** sowie die sie umgebenden, mit ihr physiologischerweise kommunizierenden Gewebe (**Dentin, periapikales/ laterales Parodont**). Die **Ätiologie** und **Diagnose** des **Zahnschmerzes** gelten als integrierter Bestandteil praktischer Endodontie (zur Schmerzanamnese s. S. 61).

Erkrankungen und Verletzungen des Endodonts

Das Endodont ist über kariöse Läsionen oder präparierte Kavitäten, offenliegende Dentintubuli, Furkations- oder Seitenkanäle und das apikale Foramen zur Mundhöhle bzw. zum Parodont hin offen. Pathologische Prozesse können auf jedem dieser Wege die Pulpa in Mitleidenschaft ziehen.

Zu Zahnverletzungen siehe S. 244.

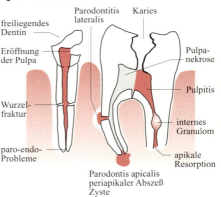

Endodontische Maßnahmen
Präventive Endodontie:
- Kariesprävention
- schonende restaurative Behandlung (drucklose, niedertourige Präparationen, Wasserkühlung)
- Pulpa-Dentin-Schutz
- Restaurationen mit adäquatem Randschluß/korrekter Okklusion

Konservative Endodontie:
- adäquate Aufbereitung, Desinfektion und Obturation des Wurzelkanalsystems

Chirurgische Endodontie:
- apikale Kürettage
- Wurzelspitzenresektion
- Hemisektion/Wurzelamputation

Postendodontische Versorgung:
- Höckerstabilisierung (adhäsiv befestigte Aufbauten/ Restaurationen)
- interne Bleichung
- endodontal verankerte Aufbauten („Stiftaufbau")
- adäquate postendodontische Restauration

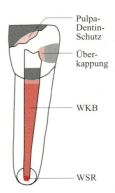

Die Aspekte präventiver Endodontie sind an anderer Stelle des Buches hinreichend erörtert.

Konservative Endodontie

Die Indikation zur Wurzelkanalbehandlung sollte nach folgenden Kriterien gestellt werden:

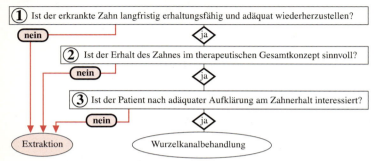

Kontraindikation

ergeben sich ebenfalls aus dem obigen Schema. Als Beispiele seien angeführt:

a) „nicht erhaltungsfähige" Zähne:
- ungenügender parodontaler Halt
- tiefe Kronen-Wurzel-Fraktur, Längsfraktur
- ausgeprägte interne oder externe Resorptionen
- Zähne mit nicht gängigem Wurzelkanal und Anzeichen für apikale Entzündungen oder Schmerzen

b) „nicht erhaltungswürdige" Zähne:
- Zähne, deren Funktionsfähigkeit restaurativ nicht wiederhergestellt werden kann
- Zähne ohne kaufunktionelle, ästhetische oder prothetische („strategische") Bedeutung

c) andere:
- mangelnde Kooperation des Patienten (Ablehnung der erforderlichen Röntgenbilder, Ablehnung der Wurzelfüllung aus „biologischer" Sicht [„Herdlehre"] u.a.m.)
- unzureichende Mundhygiene/multiple zerstörte Zähne
- stark beschränkter Zugang zum Zahn/stark eingeschränkte Mundöffnung
- Patienten, bei denen eine zahnärztliche Behandlung ausgeschlossen ist

Schwierige anatomische Verhältnisse (z. B. gekrümmte Wurzeln), periapikale Veränderungen oder bestimmte medizinische Risiken (Diabetes, rheumatischer Formenkreis, Herz- und Nierenerkrankungen) werden heute nicht mehr unbedingt als Kontraindikationen einer Wurzelkanalbehandlung betrachtet. Nach Strahlentherapie oder bei Patienten mit hämorrhagischer Diathese wird wenn möglich die Endodontie häufig der Extraktion vorgezogen (siehe auch „Medizinische Risiken" S. 46 ff).

Zahn- bzw. Zahngruppenbezogene Erfolgsquoten [in %] 3–5 Jahre nach Wurzelkanalbehandlung

Die Zahlen der Untersuchung von Kerekes und Tronstad von 1979 werden häufig zitiert. Im Wurzelbereich ist die Anzahl der behandelten und nachuntersuchten Zahnwurzeln angegeben. Die Gesamtzahl der nachuntersuchten Wurzeln betrug n = 501, die durchschnittliche Erfolgsrate lag bei 91 %.
Als wesentliche **Faktoren für Erfolg oder Mißerfolg** der Behandlung gelten in der Literatur:
das Vorhandensein periapikaler Läsionen, die Ausdehnung der Wurzelfüllung, der Zahntyp (Frontzahn, Prämolar, Molar), die Dichte der Wurzelfüllung und der Beobachtungszeitraum.

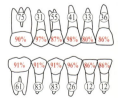

AUFKLÄRUNGSBOGEN

Aufklärungsbogen und Einverständniserklärung zur Wurzelkanalbehandlung

Name *Wurzel*   Vorname *Peter*   Geburtsdatum *11.11.61*

Aufgrund *einer irreversiblen Pulpitis* ist am Zahn *27* eine Wurzelkanalbehandlung angezeigt.

Ich erkläre mich damit einverstanden, daß bei mir[1] – meinem Kind[1] – meinem Mündel[1] / Pflegling[1] – eine Wurzelkanalbehandlung durchgeführt wird, nachdem ich im Rahmen der zahnärztlichen Aufklärungspflicht über den normalen Behandlungsablauf und den dafür erforderlichen zeitlichen Aufwand, über mögliche Komplikationen und Risiken, die auch bei Anwendung der erforderlichen Sorgfalt auftreten können, insbesondere ....

- *Beschwerden am behandelten Zahn, auch während oder nach der Behandlung,*
- *Auftreten von Schwellungen,*
- *Perforation des Wurzelkanals/der Furkation,*
- *Bruch der feinen Wurzelkanalinstrumente im Kanal,*
- *Überstopfung des Wurzelkanalfüllmaterials (ggf. in Kieferhöhle/Canalis mandibularis),*
- *Blasen/Imperfektionen, die eine Erneuerung der Wurzelfüllung erforderlich machen,*
- *Allergien auf Wurzelkanalfüllmaterialien,* ....

über mögliche nachteilige Folgen, wenn die Behandlung unterbleibt, d.h. ....

anhaltender Schmerz, Ausweitung der Entzündung auf den Kieferknochen, Abszedierung, ...

sowie über weitere therapeutische Konsequenzen eingehend aufgeklärt worden bin.
Weitergehende Fragen meinerseits   – bestehen nicht mehr.
nach
..... *der zu erwartenden Lebensdauer eines wurzelbehandelten Zahnes und der Erfolgschancen der Therapie*   wurden hinreichend beantwortet.

Ich wurde ausdrücklich darauf hingewiesen, daß die **Wurzelkanalbehandlung stets nur einen Versuch des Zahnerhalts** darstellt und daß eine Gewähr für den Eintritt des gewünschten Erfolgs nicht übernommen werden kann.

Therapeutische Alternativen zur Wurzelkanalbehandlung, wie .... *Extraktion des Zahns, Wurzelspitzenresektion* ....sind mir ebenfalls erläutert worden.

Bad Zahnstein, den
                 Patient / Gesetzl. Vertreter   Aufklärender Zahnarzt

[1] Nichtzutreffendes bitte streichen

Der obige Bogen soll das in der Endodontie besonders wichtige Aufklärungsgespräch mit dem Patienten stützen. Alle **kursiv bezeichneten Punkte sollten handschriftlich und fallbezogen vom Behandler eingetragen werden**, um eine individuell durchgeführte Aufklärung nachweisen zu können. Im Muster sind „**typische Risiken**" eingetragen. Der Bogen wurde vom Autor entwickelt und wird seit 1991 auch in der Poliklinik für Zahnerhaltung und Parodontologie der Universität Würzburg bei endodontischen Behandlungen eingesetzt.

Memorix

Diagnostische Hilfen in der Endodontie

● Anamnese	Schmerzanamnese s. S. 61
● Augenschein	**Inspektion:** Karies, insuffiziente Restaurationen, Kronenfrakturen u.a.m.
● Röntgenbild	Essentieller Befund, ohne den Endodontie nicht möglich ist (s. S. 294)! Bei einer Wurzelkanalbehandlung sind mindestens 3 Röntgenbilder (Ausgangsbild, Meßaufnahme, Kontrolle der Wurzelfüllung) erforderlich.
● Palpation des Wurzelspitzenbereichs in der Umschlagsfalte	ermöglicht das Ertasten leichter Schwellungen und druckdolenter Bereiche, die ein Hinweis auf eine periapikale Entzündung sein können.
● Thermischer Sensibilitätstest: Kältetest / Wärmetest	**Durchführung:** Applikation von Kältereizen (Eis, Chloräthyl, Kältespray) oder Wärmereizen (erwärmtes Stück Stangenguttapercha, bei Kronen auch Poliergummirad ohne Kühlung) an einem Zahn. **Physiologische Aktion:** Reizung der freien Nervenendigungen der Pulpa, ggf. thermische Kontraktion/Expansion des Pulpainhalts (z.B. Gase bei Nekrose). **Diagnostische Bedeutung:** geringe bis moderate Reizantwort und sofortige Remission: normal, moderate Reizantwort, Schmerzdauer wesentlich länger als Stimulus/sehr starke Reizantwort: Hinweis auf Pulpitis, keine Reizantwort: Hinweis auf Devitalität/auch normal (Sklerosierung), „Kälte lindert" bzw. „Wärme tut weh": Hinweis auf Pulpitis/Nekrose.
● Perkussionstest	**Durchführung:** sachtes Beklopfen der Inzisalkante oder der Kaufläche eines Zahnes mit der Fingerspitze oder dem Ende eines Instrumentengriffs. **Physiologische Aktion:** Schmerz durch Reizung des periapikalen Gewebes (Wurzelhaut) bei Entzündung. **Diagnostische Bedeutung:** Ausschluß einer periapikalen Entzündung. **Merke:** Laterale Klopfempfindlichkeit ist Hinweis auf einen Parodontalabszeß.
● Probetrepanation	**Durchführung:** Anlegen einer Testkavität in einem im thermischen Sensibilitätstest nicht reagierenden Zahn (z. B. mit Krone). **Physiologische Aktion:** Stimulation der Odontoblastenfortsätze im Dentin. **Diagnostische Bedeutung:** verläßlichster Vitalitätstest.
● Aufbißtest	**Durchführung:** Der Patient wird angewiesen auf ein Wattestäbchen oder einen großen Kugelstopfer vorsichtig aufzubeißen und dann loszulassen. **Physiologische Aktion:** Interkuspidale Belastung, die zur Verschiebung eventueller Zahnfragmente, Bewegung im Pulpa-Dentin-System und dadurch zur Schmerzauslösung führt („Loßlaßschmerz"). **Diagnostische Bedeutung:** Ausschluß eines „Cracked-tooth-Syndroms".
● Transillumination (Diaphanoskopie)	**Durchführung:** Mit einer Kaltlichtsonde wird die Zahnkrone durchleuchtet. **Physiologische Aktion:** Licht durchdringt die Zahnstruktur. **Diagnostische Bedeutung:** FZ mit nekrotischer Pulpa weisen nicht die Transluzens vitaler Zähne auf. Licht wird nicht über eine Frakturlinie im Zahn fortgeleitet (Teil hinter der Frakturlinie bleibt dunkler).
● Parodontale Sondierung	**Diagnostische Bedeutung:** Im Rahmen der endodontalen Diagnostik zur Differentialdiagnose parodontal-endodontaler Läsionen.
● Selektive Anästhesie	**Diagnostische Bedeutung:** Eruieren des ursächlichen Zahnes bei nicht genau lokalisierbaren Schmerzen durch sukzessive Anästhesie fraglicher Bereiche.

Endodontische Diagnose: Terminologie

Für den Praktiker ist ein an der klinischen Symptomatik orientierter Sprachgebrauch sinnvoll. Nach Vorschlägen von Tronstad (1991) sowie Cohen (1991) lassen sich differenzieren:

Pulpitis: Die Pulpa ist vital und entzündet.

- symptomatische Pulpitis
  - **reversible Pulpitis**
  - **irreversible Pulpitis**

- asymptomatische **Pulpitis** (stets irreversibel!)
  häufigste Form:
  Eröffnung der Pulpa im kariösen Dentin
  Sonderformen:
  - **hyperplastische Pulpitis** (Pulpapolyp)
  - **internes Granulom**

Pulpanekrose: Die Pulpa ist devital bzw. nekrotisch.

apikale Parodontitis (a. P.): Entzündung des apikalen Parodonts mit pulpaler Ursache.

- symptomatische a. P.
  - **akute a. P.**/akuter apikaler Abszeß
  - **exazerbierte chronisch a. P.**
    („Phönix-Abszeß")

- asymptomatische a. P. (**chronisch a. P.**)

Differentialdiagnose symptomatischer Pulpaerkrankungen

Pulpaerkrankung Symptome / Befunde:	reversible Pulpitis	irreversible Pulpitis	„Cracked-tooth-Syndrom"	Pulpa-nekrose	akute a. P.	„Phönix-Abszeß"	parodontaler Abszeß
Schmerz							
• spontan		x	(x)	(x)	x	x	x
• auf Stimulus			(x)				
– kurz („Sekundenschmerz")	x						
– anhaltend („Minutenschmerz")		x					
– pulsierend		(x)			x	x	x
Sensibilität (Kältetest)	+	+ (-)	+	-	-	-	+ (-)
• Wärmeempfindlichkeit	(x)	(x)	(x)	(x)	(x)		
• „Kälte lindert den Schmerz"		(x)			(x)	(x)	
Perkussionstest (vertikal)	-	(+/-)	(+/-)	(+/-)	+++	+++	+[a]
• Aufbißempfindlichkeit			(x)		x	x	(x)
• Berührungsempfindlichkeit					x	(x)	
• „Loslaßschmerz"				x			
Palpation im Wurzelbereich schmerzt					(x)	x	x
erhöhte Zahnbeweglichkeit					(x)	(x)	x
apikaler Röntgenbefund normal	x	x	x	(x)	(x)		(x)
• erweiterter Parodontalspalt		(x)		(x)	(x)		(x)
• periapikale Aufhellung						x	(x)
andere wichtige Hinweise:	a	b	c				d

Legende: x in der Regel vorhanden; ( ) kann vorkommen; + positiv; – negativ; [a] lateraler Test;
a Kariesentfernung ohne Eröffnung der Pulpa möglich;
b Kariesentfernung führt zur Eröffnung der Pulpa;
c Anamnestische Hinweise beachten („auf Steinchen gebissen");
d Parodontale Sondierung, Taschensekretion.

Behandlungsablauf

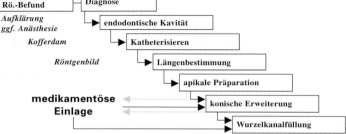

Die Endodontie erfordert wegen dieses komplexen Behandlungsablaufs eine sehr exakte Dokumentation der durchgeführten diagnostischen und therapeutischen Maßnahmen. Ein spezieller „Endodontie-Bogen" oder eine „Endo-Karte" ist für die Behandlungsunterlagen sehr zu empfehlen. Die in dem Beispielbogen verwendeten Begriffe sind im Verlauf des Abschnitts erläutert.

Dokumentationsbogen

Patient: Datum   Zahn

Anamnese:

Beschwerden seit:	Art der Beschwerden:
☐ kaltempfindlich ☐ heißempfindlich ☐ Spontanschmerz	

Befund:

klinisch	**Rö.**
Sensibilitätsprobe:	apikale Region:
Perkussion: vertikal	PA-Spalt:
horizontal	
Berührung:	Resorption:
Umschlagsfalte:	Kanalobstruktion:
Druckschmerz / Fistel / Schwellung	anderes:

Karies Füllung Kunststoff Amalgam Inlay/Gußrest. Krone/Pfeiler Trauma /Fraktur

Diagnose:

Kofferdamklammer:	Behandler:

Längenbestimmung / Aufbereitung:

Kanal / Typ Instr.:					
Referenzpunkt:					
	ISO/Länge	ISO/Länge	ISO/Länge	ISO/Länge	ISO/Länge
Nadelaufnahme:					
IAF					
MAF					
FF					

Med.:	prov. Verschluß:

WF: Sealer / Technik / Datum	Rö.:

postendo. Rest.:

Kontrolle: [ ] in 6 Monaten   [ ] in 1 Jahr

Memorix

Endo-Instrumente: Fakten, Kenndaten, Größen

Farbcodierungen können mit Buntstiften in die vorgesehenen Felder selbst eingemalt werden.

- **Spezielle Instrumente zur Präparation der Zugangskavität**
werden im roten Winkelstück eingesetzt, um eine problemlose Gestaltung der endodontischen Kavität zu ermöglichen. Bekannt sind vor allem
  - konischer Diamantschleifkörper (**a**) mit kugelförmiger, belegter Spitze (Martin-Access-Bur). Ermöglicht die Eröffnung der Pulpa, Entfernung des Kammerdachs und Begradigung der lateralen Wände, aber auch Perforationen des Kavumbodens.
  - konischer Diamantschleifkörper (**b**) oder Hartmetallschleifer (**c**) mit unbelegter, abgerundeter Spitze (**Batt-Bohrer**). Wird eingesetzt nach Eröffnung der Pulpa zur Entfernung der koronalen Überhänge. Eine Perforation des Kavumbodens ist nicht möglich.

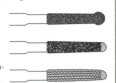

- **Gates-Bohrer (Gates-Glidden-Burs)**
werden im langsam laufenden Winkelstück eingesetzt zur Erweiterung der Kanaleingänge und zur Glättung koronaler Kanalabschnitte. Sie sollten drucklos und ohne Verkanten benutzt werden. Gates-Bohrer brechen oben am Schaft, so daß sie relativ leicht entfernt werden können. Die Größen werden über Ringe am Schaft gekennzeichnet (zum Handinstrument „Flexogates" s. S. 306).

Größe (⌀ Spitze 1/10 mm)	**005**	**007**	**009**	**011**	**013**	**015**
(ISO ⌀ Spitze 1/100 mm)	050	070	090	110	130	150
andere Größenbezeichnung	1	2	3	4	5	6

- **Exstirpationsnadeln (Nervnadeln)**
dienen der Entfernung des Pulpagewebes. Die Länge beträgt 30 mm. Der Einsatz ist auf primär ausreichend große Kanäle beschränkt.

ISO-Symbol: ✱	violett	weiß	gelb	rot	blau	grün	schwarz
	○	○	○	○	○	○	○
Größe (D1 ⌀ 1/100 mm)	**020**	**025**	**030**	**035**	**040**	**050**	**060**
andere Größenbezeichnungen		1	2	3	4	5	6
	xxxxf	xxxf	xxf	x-fein	fein	mittel	stark

- **Wurzelkanalfüller (Lentulos)**
dienen dem Transport von Wurzelkanalsealer oder auch Calciumhydroxidpaste in den Kanal. Nach dem Patent von Henri Lentulo (1928) wird der Eigenname des eigentlich von der Firma Maillefer vertriebenen Instruments in der Praxis synonym für alle Wurzelfüller verwendet. Übliche Längen sind 17, 21, 25 und 29 mm. Der Gebrauch des meist im Winkelstück benutzten Instruments ist nicht unproblematisch und beinhaltet die Gefahr der massiven Überfüllung des Wurzelkanals (s. S. 309). Daher wird von Maillefer seit einigen Jahren auch das Handinstrument Handy Lentulo hergestellt.

ISO-Symbol: ◉	rot	blau	grün	schwarz
	○	○	○	○
Größe (⌀ Spitze 1/100 mm)	**27**	**36**	**45**	**55**
geeignet für eine MAF-Größe ISO	30 / 35	40 / 45	50 / 55 / 60	70 / 80 / 90
andere Größenbezeichnungen	1	2	3	4

Memorix

FEILEN UND REAMER I

● **Endodontische Handinstrumente (Feilen)**
dienen der Wurzelkanalaufbereitung. Nach ihrem Herstellungsmodus werden unterschieden:

– **K-Typ-Instrumente**, aus Stählen mit Dreikant- oder Vierkantprofil gedreht. Wird der Draht derart gedrillt, daß pro Millimeter Länge ein Viertel bis mehr als die Hälfte einer Spiralwindung entsteht, nennt man das entstehende Instrument **Feile**. Entsteht pro Millimeter weniger als ein Viertel bis zu weniger als ein Zehntel einer Spiralwindung, erhält man einen **Reamer**. Weil die Kornstruktur der Legierung bei diesem Herstellungsprozeß erhalten wird und die Gesamtmasse des Metalls die Schneide ausmacht, sind diese Instrumente in sich stark und weniger frakturgefährdet.

K-Reamer (Wurzelkanalbohrer Typ K)
Iso-Symbol: ▲

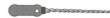

K-Feile
Iso-Symbol: ■

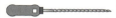

Hedström-Feile
Iso-Symbol: ●

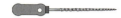

– **H-Typ-Instrumente**, die aus Rundstählen gefräst werden. Dabei sind die Schneiden nicht von der Masse des Metalls gestützt, die Frakturresistenz des Instruments ist abhängig von der Stärke des verbleibenden Metallkerns.

Endodontische Feilen unterscheiden sich im Bereich des **Instrumentenschafts** im wesentlichen zum einen durch den **Querschnitt ihres Arbeitsteils**. Schematisch sind dargestellt:

| Reamer Flexoreamer, Flexicut-Feile Flexofile | K-Feile | Hedström-Feile | K-Flex-Feile | S-Feile Burns-Unifile |

Zum anderen bestimmt der Winkel ihrer Schneiden zur Instrumentenachse (**Tangentenwinkel**) über die Schneideffektivität den Anwendungsmodus eines Instruments im Wurzelkanal.
Rechts abgebildet sind die unterschiedlichen Tangentenwinkel eines Reamers (**a**), einer K-Feile (**b**) und einer Hedström-Feile (**c**). Mit zunehmendem Tangentenwinkel geht die Schneideffizienz bei Rotation verloren, die Schneideffizienz bei Translation nimmt zu.

Praktische Konsequenz:
Reamer sind effektiv bei **Rotationsbewegungen**, ineffektiv bei Translationsbewegungen.
Hedström-Feilen sind nur bei **Translationsbewegungen** effektiv.

Querschnitt und **Geometrie** der **Instrumentenspitze** bestimmen deren Schneidfähigkeit. Diese Eigenschaft ist vor allem in gekrümmten Kanälen nicht erwünscht. Die **Schneidfähigkeit der Spitze** nimmt von links nach rechts ab.

Praktische Konsequenz:
Da die Schneidfähigkeit einer dreieckigen, pyramidalen Instrumentenspitze sehr hoch ist, besteht z. B. bei der Benutzung eines Reamers die Gefahr der Perforation eines gebogenen Kanals.

Geometrie der Spitze

pyramidal   komplex   konisch

Schneidfähigkeit

dreieckig   quadratisch   rhombisch   rund
Querschnitt der Spitze

FEILEN UND REAMER II

Gebrauch der Handinstrumente:

Feilmethode
(filing action)
Feile wird in den Kanal bis zur gewünschten Tiefe eingebracht und an der Wand schabend zurückgezogen.
Vorteile:
- intensive Reinigungswirkung
- seltener Instrumentenbruch
- in gebogenen Kanälen besser einzusetzen
- Beherrschung der Feilenspitze
- Hedström-Feilen einsetzbar

Nachteile:
- Gefahr der Blockierung des Kanals durch Dentinspäne
- unregelmäßiger Aufbereitungsquerschnitt
- (- zeitintensiver)

Räummethode
(reaming action)
Reamer wird unter Viertel- bzw. Drittelkreisbewegungen im Uhrzeigersinn in den Kanal vorgeschoben und zurückgezogen.
Vorteile:
- keine Blockierung des Kanals durch Entfernung der Späne
- runder Aufbereitungsquerschnitt (- zeitsparender)

Nachteile:
- Gefahr des Instrumentenbruchs
- in gebogenen Kanälen Gefahr der Bildung einer „Sanduhrform" im Längsschnitt
- ungenügende Kontrolle über die Instrumentenspitze (Stufe, Via falsa, Perforation)

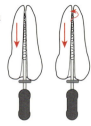

Nenngrößen der Wurzelkanalinstrumente nach ISO 3630

	rosa	grau	violett	weiß	gelb	rot	blau	grün	schwarz
Farbcode	○	○	○	○	○	○	○	○	○
ISO-Größe[1]	06	08	10	15	20	25	30	35	40
alte Größe	000	00	0	1	2	3	4	5	6
ISO-Größe[1]			45	50	55	60	70	80	
alte Größe			7	8	9	10	11	12	
ISO-Größe[1]			90	100	110	120	130	140	
alte Größe			13	14	15	16	17	18	

[1]Die ISO Größe (ISO 3630) entspricht dem Durchmesser D1 (Kopf) des Instruments ($\varnothing$ in $1/100$ mm).

Endodontische Feilen gibt es in verschiedenen Längen. Eine **Längencodierung** kann man selbst durch farbig unterschiedliche Silikonstopps festlegen. Der Autor benutzt folgenden Code:

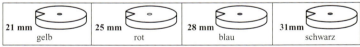

21 mm	25 mm	28 mm	31 mm
gelb	rot	blau	schwarz

- **Finger-Spreader (Spreizinstrumente)**
sind Instrumente zur lateralen Kondensation von Guttapercha (s. S. 308). Es gibt sie in den Längen 21 und 25 mm. Verschiedene Firmen bieten sie in 4 (Maillefer, Größen A–D), oder 6 verschiedenen Durchmessern (VDW, ISO-Größen 15–40, Kerr, Größen XF, FF, MF, F, FM, M) an.
Essentiell ist es, bei jedem Anbieter die zum Spreader in Durchmesser und Konizität passenden Guttaperchaspitzen zur Kondensation zu benutzen.

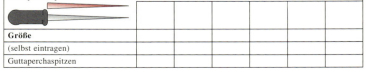

Größe					
(selbst eintragen)					
Guttaperchaspitzen					

Memorix

Endodontische Kavität
Gestaltungsprinzip
Die endodontische Kavität soll den **Zugang zur apikalen Konstriktion** (und nicht nur zum Kanaleingang!), ein **vollständiges Debridement** der Pulpakammer, den provisorischen, bakteriendichten Verschluß des Wurzelkanalsystems und einen maximalen Erhalt gesunder Zahnhartsubstanz ermöglichen.

Vorgehen
- Erkennen der Anatomie und der Morphologie des Pulpakavums (Röntgenbild) (s. folgende Seite)
- bei Seitenzähnen: Zahn aus der Okklusion nehmen
- Karies, nicht abgestütztem Schmelz, undichte Restaurationen entfernen
- Pulpakammer lokalisieren, Kammerdach eröffnen

Tips:

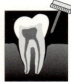
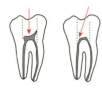

Die Größe und Tiefe der Ausdehnung des Pulpakavums kann mit Hilfe des Röntgenbildes und des zur Eröffnung benutzen Schleifkörpers abgeschätzt werden.

Bei fehlender röntgenologischer Sichtbarkeit des Pulpakavums (Obliteration) kann die Eröffnung in Richtung des größten Kanals erfolgen.

- Kammerdach entfernen, Wände des Kavums nach okklusal leicht konisch begradigen (Batt-Bohrer)
- Kofferdam anlegen, steriles Instrumentarium verwenden

Tips:

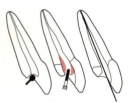
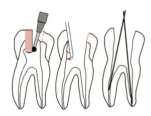

Bei Frontzähnen ist häufig die Entfernung der lingualen Leiste und der Inzisalkante erforderlich.

Bei Seitenzähnen sind die mesialen Wandanteile stärker abzutragen als die distalen. Oft muß auch der mesiobukkale Höcker von Molaren gekürzt werden.

- Pulpakammer vollständig ausräumen

  Cave: Zurückgelassenes Pulpagewebe im Kronenbereich, verursacht durch zu kleine Zugangskavitäten, ist die Hauptursache für postendodontische Kronenverfärbungen

- Kanaleingänge darstellen. Schwierig bei älteren Patienten oder bei dystrophischer Kalzifikation. Hilfe: druckvolles Sondieren des sauber exkavierten Kavumbodens mit einem Spreader. In einem Kanaleingang „bleibt das Instrument stecken"

Endodontische Anatomie.

[Mod. nach Angaben von Stock u. Nehammer 1990, Tronstad 1991, Hülsmann 1993]

● Oberkieferzähne

1er: unproblematisch (MAF 50–90)
2er: unproblematisch (MAF 35–70)
3er: längster Zahn (überlange Feilen bereithalten) (MAF 50–70)
4er: meist 2 Wurzeln, fast immer 2 Kanäle (MAF 35–45)
5er: meist 1 Wurzel (MAF 45–60), aber nicht selten 2 Kanäle (dann wie 4er). Selten: Prämolaren mit 3 Wurzeln und 3 Kanälen!
6er: meist 3 Wurzeln, nicht selten 4 Kanäle. 4. Kanal ist immer in der mb Wurzel (MAF mb 30–45, db 35–45, p 45–60)
7er: meist 3, nicht selten 2 Wurzeln kann 3, 4 oder 2 Kanäle haben (MAF wie 6er). Die Kanaleingänge liegen nicht immer deutlich getrennt (**a**), der db Kanaleingang liegt sehr oft nahe dem mb (**b**), manchmal liegen alle 3 Eingänge quasi in einer Linie (**c**).

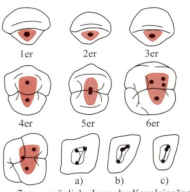

Typischer Umriß der endodontischen Kavität und typische Lage des Kanaleingangs

7er mögliche Lage der Kanaleingänge

● Unterkieferzähne

1er/2er: schwierig, 1 Wurzel, aber viel häufiger, als man meint (40 %), 2 Kanäle! Der 2. Kanal liegt lingual des „regulären"Kanals, Zugangspräparation weit nach zervikal ausdehnen (MAF 30–40)
3er: meist eine, selten 2 Wurzeln, selten 2 Kanäle (MAF 50–70)
4er: 1 Wurzel, aber nicht selten 2 Kanäle, die sich oft erst relativ weit apikal aufzweigen (MAF 35–60)
5er: 1 Wurzel, selten 2, noch seltener 3 Kanäle (MAF 40–60)
6er: 2 Wurzeln (selten 3), 3 Kanäle (2 oder 4 möglich). 4. Kanal liegt immer in der distalen Wurzel. **Cave:** Mesiale Kanäle sind nach distal gekrümmt! (MAF: mesiale Kanäle 30–45, distal 44–60)
7er: 2 (manchmal 1) Wurzeln, meist 3 Kanäle (4, 2 oder 1 möglich), sonst siehe 6er

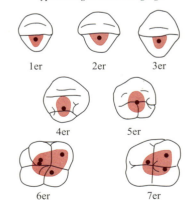

Typischer Umriß der endodontischen Kavität und typische Lage des Kanaleingangs

Erschließen des Kanalsystems

Es beginnt mit einem vorsichtigen „**Katheterisieren**", d.h. Ausführen einer kombinierten Räum- und Feilbewegung mit einer **K-Feile** (oder Reamer). Die Bewegung ist dem „Aufziehen einer Armbanduhr" nicht unähnlich. („watch winding"). Das erste benutzte Instrument muß hinreichend fein sein (**ISO-Größe 08 oder 10**). Ggf. einen **Pathfinder** (Kerr) verwenden; durch die minimale Verjüngung dieses Spezialinstruments wird die Axialkraft auf die ganze Länge des Schafts verteilt. Dies vermindert die Tendenz zur Knickung des Instruments an der Spitze.

Wie lang soll die Wurzelkanalfüllung sein?

Da das Ziel der Kanalaufbereitung die vollständige Reinigung des Wurzelkanalsystems ist, soll sie apikal bis zur **apikalen Konstriktion** reichen; dies ist die engste Stelle des Wurzelkanals, an der häufig (nicht immer) auch das Wurzelzement in das Wurzeldentin, das Pulpagewebe in das apikale Mischgewebe übergeht („Foramen physiologicum"). Röntgenologisch ist jedoch allein die Wurzelspitze (**Apex**) darstellbar, sie liegt im Mittel etwa 0,5 mm vom Foramen apicis dentis entfernt. Dies wiederum hat im Mittel einen Abstand von 0,5 mm zur apikalen Konstriktion. Somit gilt, daß Wurzelkanalaufbereitung und Wurzelfüllung **bis etwa 1 mm vor** die röntgenologisch sichtbare **Wurzelspitze** reichen sollen (**Arbeitslänge**).

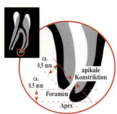

Praktische Längenbestimmung mit Hilfe des Röntgenbilds

1. Abschätzen und Abmessen der Länge anhand des Ausgangsröntgenbilds und/oder nach dem klinischen Bild bei der Erschließung (z.B. apikal deutlicher Stopp).
2. Einführen eines ausreichend großen Instruments (**ISO ≥15**) (Sichtbarkeit der Spitze im Röntgenbild!) mit einem koronalen Silikonstopp in jeden erschlossenen Kanal. Das Instrument muß fest im Kanal stecken.
3. Ausrichten des Silikonstopps an einem **eindeutigen koronalen Referenzpunkt** (Höckerspitzen, Schneidekante oder unveränderte Restaurationsränder). Der Referenzpunkt ist so zu wählen, daß er reproduzierbar wiedergefunden werden kann und **für den Behandler** ohne Anstrengungen auch während der Aufbereitung **sichtbar** ist.

4. Kanäle, die im Strahlengang hintereinander projiziert werden, werden mit unterschiedlichen Instrumententypen (z.B. K-Feile bukkal, Hedström-Feile palatinal) versehen (alternativ: Stahlstopp an ein Instrument).
5. Kofferdam für die Meßaufnahme nicht abnehmen (Klapprahmen nach Sauveur empfehlenswert). Der **Patient hält** den **Film** mit einer **Arterienklemme**.

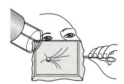

Berechnung der Arbeitslänge

Mittels Lineal und Meßblock werden ermittelt:
- tatsächliche Länge des Instruments (tLI)
- röntgenologische Länge des Zahns (röLZ)
- röntgenologische Länge des Instruments (röLI).

$$\frac{tLZ}{röLZ} = \frac{tLI}{röLI} \Leftrightarrow tLZ = \frac{tLI \cdot röLZ}{röLI}$$

Die gefundenen Werte werden in die obige Gleichung eingesetzt. Es ergibt sich die tatsächliche Länge des Zahns (tLZ). **Die Arbeitslänge beträgt demnach tLZ − 1 mm.**
Bei Differenzen von röLI zu röLZ > 2 mm ist eine 2. Meßaufnahme sinnvoll.

Aufbereitungstechniken

● Step-back-Technik [Weine et al. 1970, Mullaney 1979]

Begriffe:
IAF (initial apical file): erstes Instrument, das auf voller Länge im Kanal Friktion hat
MAF (master apikal file): letztes Instrument das auf die volle Arbeitslänge gebracht wird, 3–4 ISO-Größen über der IAF (mindestens ISO 25)
FF (final file): letztes benutztes Instrument

Vorgehen:
Ausgehend von der IAF wird zunächst die apikale Kanalregion um 3–4 ISO-Größen bis zur MAF erweitert. Jedes sukzessiv nachfolgende Instrument wird um 0,5 mm in geraden bzw. 1 mm in gekrümmten Kanälen weniger tief eingeführt, es entsteht ein sich nach apikal verjüngender Kanal (konische Aufbereitung). Dabei wird immer wieder die volle Länge mit der MAF „rekapituliert", d.h. Dentinspäne entfernt.

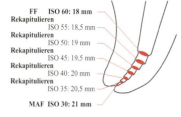

FF   ISO 60: 18 mm
Rekapitulieren
    ISO 55: 18,5 mm
Rekapitulieren
    ISO 50: 19 mm
Rekapitulieren
    ISO 45: 19,5 mm
Rekapitulieren
    ISO 40: 20 mm
Rekapitulieren
    ISO 35: 20,5 mm
MAF ISO 30: 21 mm

● Step-down-Technik [Goerig et al. 1982]

Zunächst Schaffen des **radikulären Zugangs**: Erweiterung des Kanals bis in das mittlere Kanaldrittel mit Hedström-Feilen der Größe 15–25 bis zu einer Tiefe von 16–18 mm (**a**). Anschließend werden mit einem Gates-Bohrer der Größe 2 etwa 14–16 mm (**b**), dann mit einem Gates-Bohrer der Größe 3 etwa 11–13 mm (**c**) des koronalen Kanalanteils erweitert. Dann erst erfolgt die **apikale Instrumentierung**, eine Präparation ähnlich der Step-back-Technik.

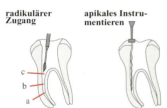

radikulärer Zugang   apikales Instrumentieren

● Balanced-force-Technik [Roane et al. 1985]

Eine spezielle Feile (K-Flex-File, Flex-R-File) wird zunächst im Uhrzeigersinn etwa 1/4 Drehung in den Kanal rotiert. Dann wird das Instrument unter leichtem Fingerdruck 360° gegen den Uhrzeigersinn gedreht (eigentliche Schneidbewegung). Abschließend erfolgt eine passive Rotation im Uhrzeigersinn, um das abgetragene Dentin in die Feilenwindungen zu laden. Die Feile wird entfernt und gereinigt. Diese Technik ermöglicht eine Aufbereitung gekrümmter Kanäle ohne wesentliche Verlagerung des ursprünglichen Kanalverlaufs. Nicht einfach zu erlernen!

● „Circumferential filing"

Das Instrument wird nach Einbringen auf die Arbeitslänge mit Druck gegen die Kanalwand aus dem Lumen herausgezogen, wieder eingeführt, und im Uhrzeigersinn leicht versetzt, erneut mit Druck gegen die Wand wieder herausgezogen. Dies geschieht so oft, bis die ganze Zirkumferenz des Kanals einmal bearbeitet wurde.

● „Anticurvature filing" [Abou-Rass et al. 1980]

Durchführen häufigerer Feilbewegungen in Richtung weg von der inneren Kurvatur einer Wurzel, um die Gefahr einer Perforation der Kanalwand („strip perforation") zu minimieren. Gefährdet sind vor allem die mesiobukkalen Kanäle oberer Molaren und die mesialen Kanäle unterer Molaren (schraffiert: Gefahrenzonen).

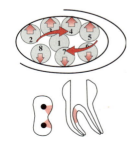

Die letzten beiden Verfahren sollten bei Step-back- und Step-down-Technik berücksichtigt werden.

Gekrümmte Kanäle: Probleme ...

Je größer das Ausmaß einer Krümmung der Wurzel, desto eher sind Probleme bei der Aufbereitung zu erwarten. Bedingt durch die Rückstellkräfte des Aufbereitungsinstruments wird apikal an der äußeren Krümmung mehr Material abgetragen, als an der inneren. Dies führt zum „**Sanduhreffekt**" („**glass hour effect**", Weine et al. 1975), es bilden sich apikal eine trichterartige Aussackung („**zip**"), im mehr koronalen Teil des apikalen Wurzelabschnitts ein Isthmus („**elbow**"). Dies bringt schon Probleme bei der Füllung des Wurzelkanals mit sich, da der Bereich jenseits des elbow schlecht obturiert werden kann. Aus diesem Effekt können jedoch 3 weitere Probleme entstehen, die den Erfolg der WKB gefährden:

elbow
zip

a) **Verlagerung**, Erweiterung des apikalen Foramens („transportation"),
b) **Stufenbildung** mit Verlust der Arbeitslänge („ledging"),
c) **apikale Perforation** der Wurzel („apical perforation").

  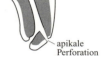

Verlagerung — Stufenbildung — apikale Perforation

... und Hilfen zu deren Vermeidung

1. In jedem Kanal eine Krümmung vermuten.
2. Koronales Kanaldrittel durch Gates-Bohrer „entschärfen" (s. S. 305, Step-down-Technik).
3. **Instrumente vorbiegen** und Silikonstopper mit Richtungsmarkierung einsetzen, um die Ausrichtung des Instruments jederzeit sichtbar zu machen. Gebogene Instrumente niemals rotieren! Nach dem Vorbiegen des Instruments können die zur äußeren Krümmung weisenden Schneiden mit einer diamantierten Nagelfeile gebrochen werden, damit ein Materialabtrag nur an der Innenseite der Kurvatur erfolgt.
4. Oft läßt sich das nächstgrößere Instrument nicht bis zur vollen Arbeitslänge einführen, weil der Unterschied im Durchmesser ($5/100$ mm) zu groß ist. Dies ist ein Problem vor allem bei den kleinen Größen. Abhilfe schaffen „**Zwischengrößen**", die man durch leichtes Kürzen des zuletzt verwendeten Instruments an seiner Spitze selbst herstellen kann. Komfortabler sind spezielle Zusatzinstrumente, deren Nummern in Analogie zur ISO-Norm den Durchmesser ihrer Instrumentenspitze angeben (Golden Mediums, Maillefer, in den Größen 12, 17, 22, 27, 32).

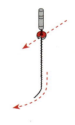

5. Anwendung der **Step-back-Technik in 1-mm-Schritten**. Zu breite apikale Präparation vermeiden.
6. Verwendung spezieller Instrumente mit erhöhter Flexibilität und nicht schneidender Spitze, die auf Grund ihrer Flexibilität und Stärke (K-Typ-Eigenschaften) und ihrer erhöhten Schneideffektivität (H-Typ-Eigenschaften) mit dem aus der Genetik entlehnten Begriff **„hybride Instrumente"** bezeichnet werden. „Urvater" ist die K-Flex-Feile (Kerr) (s. Balanced-force-Technik). Eine Vielzahl von Instrumenten ist auf dem Markt (z.B. Flexicut [VDW], Flexoreamer, Flexofiles [Maillefer]).
Neue Formen weisen nicht schneidende Spitzen, einen kurzen Arbeitsteil und einen sich wieder verjüngenden Schaft auf und werden rotierend eingesetzt (Flexogates[Maillefer], Canal Master [Brassler,USA]).

Spülung des Wurzelkanals

Sie dient der Auflösung nekrotischer Gewebsteile, Entfernung von Dentinabrieb und (idealerweise) „smear layer" aus dem Kanal bzw. von der Kanalwand bei gleichzeitiger antibakterieller Wirksamkeit. Als Mittel eignet sich Natriumhypochlorit (NaOCl) in einer Konzentration zwischen 1–3 % (auch im Wechsel mit 3 %iger H_2O_2-Lösung als „Wechselspülung", niemals mit H_2O_2 beenden). Gespült wird während der gesamten Aufbereitung nach jeder Instrumentengröße mit mehreren Millilitern bei geringem Druck. Es ist eine möglichst dünne Kanüle zu verwenden, die möglichst tief in den Kanal eingeführt werden muß (Wirkung der Spülung endet bereits wenige Millimeter nach Austritt aus der Kanüle!) Die Kanüle darf im Kanal nicht klemmen, um ein Überpressen der Spüllösung in das periapikale Gewebe zu verhindern (cave: Emphyseme!).

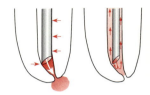

Medikamentöse Einlagen (Med)

Ziele:
- Reduktion der Keimzahl im Kanal
- Verhinderung der Rekontamination zwischen 2 Behandlungsterminen
- Induktion von Hartsubstanzbildung bei Zähnen mit nekrotischer Pulpa und nicht abgeschlossenem Wurzelwachstum („Apexifikation")

Mittel: **Calciumhydroxid** (als Pulver aus der Apotheke mit physiol. NaCl-Lösung anrühren oder als Fertigpräparat (z.B. Calxyl, Calasept, Hypocal)

Indikationen:

- zur zusätzlichen Desinfektion **nach der Aufbereitung devitaler Zähne** („Gangränbehandlung")
- bei Wurzelkanälen mit apikalem Exsudat („nicht zu trocknender Kanal")
- Pulpanekrose und nicht abgeschlossenes Wurzelwachstum (Apexifikation)
- Zähne mit großen periapikalen Veränderungen
- Zähne, die eine Fistel aufweisen
- nach Aufbereitung vitaler Zähne, wenn eine definitive Wurzelfüllung aus Zeitgründen nicht mehr erfolgen kann).

> **Merke:** Nach Möglichkeit sollte die WKB bei vitalen Zähnen in einer Sitzung abgeschlossen werden, um die Gefahr einer Kontamination des Kanalsystems gering zu halten!

Das Calciumhydroxid wird in pastöser Konsistenz angerührt und bis zur Arbeitslänge dicht in den Kanal eingebracht (Lentulo).

Nach einer Med muß der Kanal **bakteriendicht** verschlossen werden. Die Wahl des Verschlußmaterials hängt dabei von der **Größe und Ausdehnung der Kavität**, den zu erwartenden **mechanischen Belastungen** (Kaudruck) und der voraussichtlichen **Liegedauer** ab. Bei großen Defekten bewährt sich daher schon **vor Beginn** der eigentlichen WKB die weitgehende Wiederherstellung des Zahns mittels einer **Aufbaufüllung** (z. B. mittels GIZ). Sie sichert zudem eindeutige Referenzpunkte und erleichtert das Anlegen von Kofferdam. Bei einflächigen Kavitäten hat sich bei kurzer Liegedauer der Verschluß mit pastenförmigen Präparaten (z. B. Cavit, Coltosol) bewährt, bei längerer Liegedauer ist die Anwendung eines **„Double-seal"-Verschlußes** sicherer. Nach dichtem Auffüllen des Kanalsystems mit Calciumhydroxid (ggf. Eingänge mit sterilen Wattepellets abdecken) wird eine Lage Cavit, darüber eine Lage ZOE-Zement (z. B. IRM) eingebracht.
Cave: Wattefasern können, wenn sie über den Kavitätenrand reichen, als Docht wirken und den Erfolg vereiteln!

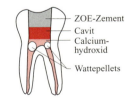

ZOE-Zement
Cavit
Calciumhydroxid
Wattepellets

WURZELFÜLLUNG / LATERALE KONDENSATION

Wurzelkanalfüllung (WF)
Voraussetzungen
Bei **mehrzeitiger WKB** muß die **Kavität** seit der vorangehenden Sitzung **dicht verschlossen** gewesen sein, der **Patient** ist **beschwerdefrei**, der Zahn ist **nicht perkussionsempfindlich**, in der Umschlagfalte findet sich **weder** eine **Schwellung** noch ein **Fistelgang**. Der **Kanal bleibt** nach dem Trocknen mit Papierspitzen **trocken** (dies gilt auch bei einzeitiger WKB).

Material

Guttapercha:
in Verbindung mit einer erhärtenden Füllpaste Standardmaterial, biokompatibel, dimensionsstabil, nicht resorbierbar.

Sealer:
Füllpaste, die die feinen Unebenheiten zwischen Kanalwand und Guttapercha ausgleicht („versiegelt").

Sealer mit medikamentösen Zusätzen (z.B. Antibiotika, Paraformaldehyd, Kortikoide) werden von der wissenschaftlichen Endodontie heutzutage abgelehnt.

Laterale Kondensation
gilt heute als **Standardtechnik** der WF. Benötigt werden Spreader (Spreizinstrumente) und normierte und nichtnormierte Guttaperchaspitzen (accessory cones).

Vorbereitung:
1. Vollständiges Trocknen des Kanals mit sterilen Papierspitzen.
2. Einpassen des **Hauptguttaperchastifts (master cone)**, der die ISO-Größe der MAF hat. Er muß auf volle Arbeitslänge zu bringen sein und **apikal Friktion** haben, d.h. beim Herausnehmen muß ein leichter Widerstand zu überwinden sein (**tug back**). Die Länge sollte koronal am Stift markiert werden (Kerbe). Bei nicht zufriedenstellendem Sitz: Hauptstift mit Hilfe einer Meßlehre für Silber- und Guttaperchastifte überprüfen, ggf. Spitze kürzen.

Durchführung der WF:
1. Eingepaßten Stift dünn mit Sealer beschichten. Bis zur vollen Länge in den Kanal einbringen (**a**).
2. Anpressen des Hauptstiftes an die Kanalwand mit einem Spreader (**b**). Der Spreader muß bis etwa 2 mm vor die Arbeitslänge eingebracht werden, um den apikalen Abschnitt ausreichend zu verdichten.
3. Den Druck des Spreaders einige Sekunden stehen lassen, dann den Spreader langsam unter leichten Drehbewegungen herausziehen. Der entstehende Hohlraum wird mit einem zusätzlichen Guttaperchastift ausgefüllt (**c**).

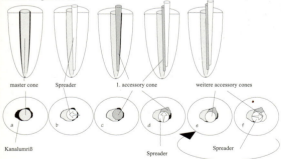

4. Der Spreader wird erneut eingeführt, die Guttapercha gegen die Kanalwand gepreßt (**d**). Mit jedem weiteren Kondensationsvorgang wird die Eindringtiefe von Spreader und accessory cone geringer (**e**).
5. Der Kondensiervorgang wird so lange wiederholt (**e** und **f**), bis der Spreader nur noch 3–4 mm in den Kanaleingang vordringt. Mit einem heißen Heidemann-Spatel wird die überschüssige Guttapercha am Kanaleingang glatt abgeschmolzen (heißes Instrument, rascher „Schnitt") und mit einem kalten Stopfer verdichtet.

VERTIKALE KONDENSATION

Vertikale Kondensation ist zeitaufwendig und nicht einfach zu erlernen, ermöglicht aber qualitativ hervorragende WF. Sie hat ihre Indikation zum Verschluß weitlumiger Kanäle mit irregulärer Konfiguration, nach interner Resorption.

1. Ein Guttaperchastift, der apikal breiter ist als der Kanaldurchmesser, wird im Kanal mit Hilfe eines heißen Spezialinstruments („heat carrier") vom koronalen Ende her abgetrennt und erwärmt (**a**), die verbliebene Guttapercha wird mit einem Stopfinstrument („plugger") nach apikal kondensiert (**b**). Dieser Vorgang wird mehrmals wiederholt, bis der Kanal nur noch im apikalen Bereich gefüllt ist („down-packing phase"). Die erwärmte Guttapercha wird dabei optimal verdichtet. Ein Röntgenkontrollbild wird angefertigt.

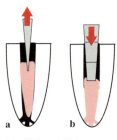

a   b

2. In einem zweiten Arbeitsgang wird nun das koronale Lumen in gleicher Weise mit kleinen, etwa 3–4 mm langen Guttaperchastückchen aufgefüllt („back-packing phase").

Übersicht: weitere Wurzelfüllmethoden

Methode	Durchführung	Risiken/Probleme	Einsatzbereich/Indikation
Pastenfüllung	mit einem Lentulo wird der Kanal mit Wurzelfüllpaste aufgefüllt	Blasen, Längenkontrolle unmöglich, Über-/Unterfüllung u.v.a.	heute nicht mehr zeitgemäß
Zentralstifttechnik	der (idealerweise) exakt zylindrisch präparierte Kanal wird mit Sealer u. **einem** exakt passenden Guttaperchastift gefüllt	ideale Präparation nicht zu erreichen, großer Sealer-Anteil, Wandständigkeit suboptimal	unter Nachschieben von akzessorischen Guttaperchastiften für runde Kanäle akzeptabel
Guttapercha-injektionsverfahren - Obtura (Unitek), - Ultrafil (Hygienic)	Guttapercha wird außerhalb des Kanals erwärmt, verflüssigt u. mit speziellen Druckspritzensystemen in den Kanal injiziert	spezielle Geräte erforderlich, Überfüllung	breites Kanallumen (z. B. Apexifikation), Back-packing-Phase der vertikalen Kondensation
Endotec	mit erhitzbaren Spreizinstrument kann laterale/vertikale Kondensation durchgeführt werden	spezielles Gerät erforderlich, nicht einfach zu erlernen, Überfüllung	wie oben, gute Ergebnisse möglich
Thermafil	Guttaperchaspitze mit Metall-(Kunststoff-)kern wird extraoral erwärmt u. in den Kanal eingebracht	spezielles Gerät erforderlich, nicht einfach zu erlernen, Überfüllung	akzeptable Ergebnisse möglich
thermo-mechanische Kondensation (McSpadden-Methode)	mit rotierendem Instrument (Gutta-condensor) wird eine in den Kanal eingebrachte Guttaperchaspitze plastifiziert	keine Kontrolle, schwierig zu erlernen, Überfüllung, Instrumentenbruch	erfahrener Anwender, Back-packing-Phase bei der vertikalen Kondensation

Memorix

Röntgenbilder und Röntgenkontrollen bei der WKB

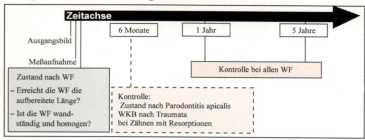

Bewertung einer WKB: Erfolg und Mißerfolg.

[Als Diagramm gestaltet nach dem Konsenspapier der Europäischen Gesellschaft für Endodontologie 1994]

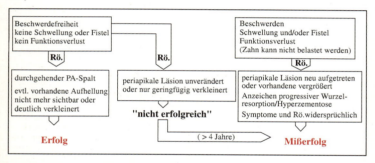

Entscheidungkriterien zur Revision. [Mod. nach Friedman u. Stabholz 1986]

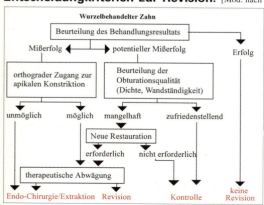

REVISION

Revision: Prinzipien

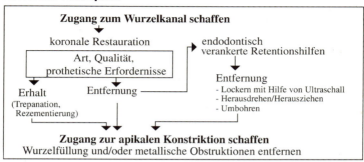

Revision: praktische Tips

● **Pastenfüllungen** sind manchmal weich, blasig, wenig wandständig und mit **herkömmlichen Aufbereitungsinstrumenten unter reichlicher Spülung** in der Regel entfernbar. **Harte Pastenfüllungen (Zementfüllungen)** sind sehr schwierig zu entfernen oder zu penetrieren. Das **Herausbohren** (überlange Rosenbohrer o.ä.) birgt stets ein **extrem hohes Risiko der Wurzelperforation**.

● **Silberstifte** können mittels der **Feilen-Flecht-Technik** mit Hedström-Feilen entfernt werden. Eine oder mehrere Hedström-Feilen (ISO 20–35) werden neben dem Silberstift soweit wie möglich nach apikal eingebracht (**a**) und gegeneinander verdreht (**b**). Dadurch greifen die Kanten der Feilen in das weiche Silber. Dann werden sie herausgezogen.

● **Guttapercha** läßt sich in der Regel gut entfernen. Nicht ausreichend kondensierte WF lassen sich oft mit einer größeren **Hedström-Feile**, die ausnahmsweise wie ein Korkenzieher leicht in die Guttapercha gedreht werden kann, stückweise oder an einem Stück herausziehen. Bei dicht kondensierter WF hilft das **Anlösen** mit Chloroform (Vorsicht!) oder **Eucalyptol**.

● **Instrumentenfragmente** (Reamer, Feilen, Lentulos) sind schwierig zu entfernen. Hier gibt es spezielle Instrumentensätze (Masseran-Kit [Micro-Mega], Endo-Sicherheitssystem [Meisinger]), mit denen man zunächst mittels eines Trepanbohrers das Fragment umbohren (**c**) und dann mit Greifklemmen erfassen und herausziehen kann (**d**).

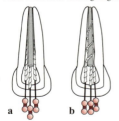
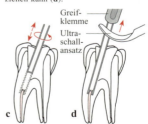

Auch spezielle spitzbranchige Zangen (Stieglitz-Zange, Peet-Splinter-Zange) oder selbst spitz zugeschliffene Arterienklemmen sind bei der Entfernung metallischer Fremdkörper hilfreich. Kann ein Fragment nicht entfernt, aber **umgangen** werden, wird versucht, am Fragment vorbei aufzubereiten und abzufüllen. Der Einsatz spezieller maschineller Aufbereitungshilfen (Canal-Leader-Instrument [SET]) soll das Umgehen erleichtern (cave: Perforation!).

Weiterführende Literatur:
● Gutman J, Dumsha T, Lovdahl P (1991) Problemlösungen in der Endodontie. Hanser, München

Periradikuläre endodontische Chirurgie

Prinzip: Elimination radikulärer Ursachen periapikaler Parodontopathien, die durch konservative Endodontie nicht zu beseitigen sind.

Indikationen:
allgemein wie bei konservativer Endodontie
speziell: nicht vollständig aufbereitbarer Kanal, Überfüllungen, zystische Veränderungen

Kontraindikationen:
allgemein wie bei konservativer Endodontie
speziell: Verletzungsgefahr wichtiger anatomischer Strukturen

Bekannte Schnittführungen:

Bogenschnitt (Partsch)	Zahnfleischrandschnitt	Luebke-Ochsenbein-Flap	Vertikalschnitt (Eskici)

Grundregeln bei der Schnittführung und der Lappenpräparation:
- Um Wundheilungsstörungen und Dehiszenzen zu verhindern, darf der Schnitt nicht über Knochendefekte geführt werden. Im Zweifel größeren Lappen bilden.
- Der Lappen muß an seiner Basis immer breiter sein als der abpräparierte Anteil!
- Mit dem Lappen ist unbedingt schonend umzugehen (sorgfältig abhalten, nicht zerreißen).

Maßnahmen der periradikulären endodontischen Chirurgie:

periradikuläre Kürettage
Entfernung erkrankten Gewebes u./ od. Fremdmaterials aus dem Alveolarknochen. Maßnahme allein nur durchführbar bei zufriedenstellender WF.
Die palatinale Fläche, die mit einem scharfen Löffel nicht erreicht werden kann, kann mit einer Parodontalkürette gereinigt werden.

Wurzelspitzenresektion (WSR)
Entfernung eines Wurzelteils, der nicht mit einer zufriedenstellenden WF obturiert werden konnte (Apikoektomie). Maßnahme allein nur durchführbar bei sonst zufriedenstellender WF; daher oft mit intraoperativer WF mittels Guttapercha oder speziellen Titanstiften. Die Resektionsfläche ist nach vestibulär leicht schräg zu gestalten (Übersichtlichkeit).

WSR mit retrograder Füllung
soll dichten apikalen Verschluß ermöglichen, wenn ein orthograder Zugang unmöglich ist. Nach Resektion eines apikalen Wurzelabschnitts wird am Wurzelende eine Kavität zur Aufnahme eines Füllmaterials präpariert (spezielle Instrumente). Die Form der Kavität richtet sich nach der Form des Kanals (**a** u. **b**). Bei eingeschränktem Zugang kann ein Slot präpariert werden (**c**).

  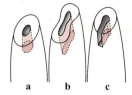

a b c

Korrigierende endodontische Chirurgie

● Wurzelamputation (Wurzelresektion)

Definition:
Entfernung einer oder mehrerer Wurzeln eines mehrwurzeligen Zahns ohne Abtrag der korrespondierenden Kronenanteile.

Indikation:
OK-Molar mit Furkationsbefall Grad 2–3, einzelne, endodontisch nicht behandelbare Wurzel, Wurzelfraktur, Perforation des Pulpabodens.

Kontraindikation:
fusionierte Wurzeln, zu erhaltende Wurzeln ohne adäquates Attachment- und Knochenniveau, erhöhte Zahnmobilität nach Separation.

● Hemi- / Trisektion (Zahnresektion)

Definition:
vollständige Entfernung einer oder mehrerer Wurzeln eines Zahns einschließlich der zugehörigen koronalen Zahnsubstanz.

Indikation:
Furkationsbefall Grad 2–3,
einzelne, endodontisch nicht behandelbare Wurzeln,
Perforation des Pulpakammerbodens.

Kontraindikation:
fusionierte Wurzeln,
zu erhaltende Wurzel ohne adäquates Attachment- und Knochenniveau,
erhöhte Mobilität nach Separation.

● Prämolarisierung

Definition:
Durchtrennen eines UK-Molaren in der Furkation und Belassen beider Zahnhälften.

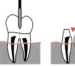

Indikation:
UK-Molaren mit Furkationsbefall Grad 2 und 3 bei weit divergierenden Wurzeln und ausreichendem Attachment- und Knochenniveau beider Wurzeln.

Kontraindikation:
engstehende Wurzeln (enge Furkation).

Weiterführende Literatur:
● Löst C (1985) Hemisektion / Wurzelamputation. Hanser, München

Ergonomie in der Endodontie

Der Traum des Zahnarztes von der schnellen, mühelosen und sicheren **maschinellen Aufbereitung** ist sicher so alt wie die Endodontie. Es stehen heute zahlreiche maschinelle Aufbereitungshilfen zur Verfügung und werden in der Praxis auch sehr häufig eingesetzt. Dabei lassen sich mechanische (konventionelle) Endodontiewinkelstücke (z. B. Giromatic, Racer, Endolift), die mit Hub- und/oder Drehbewegungen arbeiten, von schall- und ultraschallaktivierten Geräten unterscheiden. Die umfangreiche wissenschaftliche Literatur über konventionelle Endodontiewinkelstücke steht aber diesem Typ der Aufbereitungshilfen skeptisch und z. T. ablehnend gegenüber. Im Vergleich zur Handaufbereitung werden folgende **Probleme** hervorgehoben: die **Einbuße der Taktilität** im Wurzelkanal, was mit einer **erhöhten Gefahr von Instrumentenbrüchen und Überinstrumentierung** verbunden ist, **Verlust der Arbeitslänge**, **apikale Perforation**, Auftreten von Kanalbegradigungen bzw. „Sanduhrform" in gekrümmten Kanälen, **schlechtere Reinigungswirkung**, dickere Schmierschicht und – bei adäquat breiter Aufbereitung – fraglicher Zeitgewinn.

Für **ultraschallaktivierte Systeme** wird eine deutliche **Verbesserung der Spülwirkung von NaOCl** beschrieben („acoustic streaming"), so daß der Einsatz solcher Systeme in Kombination mit der manuellen Aufbereitung empfohlen wird.

Für eine effiziente endodontische Behandlung ist eine **systematisch angeordnete Bereitstellung** der erforderlichen Instrumente viel wichtiger. Eine Möglichkeit ist die Zusammenstellung entsprechender **Trays**, die neben dem individuell ausgewählten Kleininstrumentarium (Exstirpationsnadeln, Feilen, Reamer, Gates-Bohrer u.ä.) auch die anderen erforderlichen Instrumente (Spiegel, Sonde, Pinzette, Exkavator, Spreader, Plugger, Arterienklemme, Meßblock u.ä.) und sterile Gaze, Wattepellets und einen sterilen Schaumstoffwürfel zum Ablegen bzw. Reinigen der Instrumente enthalten. Das Tray wird im ganzen autoklaviert.

Industriell angeboten werden **Endoboxen** oder **Endomodule**, die in verschiedenen Anordnungen die erforderlichen Kleininstrumente, sortiert nach Typ und ISO-Größe, bevorraten. Oft ist auch ein Meßblock oder eine Meßlehre integriert. Die Anordung der Instrumente und die Bevorratung sollte immer auf die individuellen Anforderungen des Behandlers zugeschnitten sein und vom Assistenzpersonal verstanden werden können.

Parodontal-endodontale Läsionen („perio-endo lesions")

● Retrograde Parodontitis

Ursache: Pulpanekrose (oder insuffiziente WF) mit Exsudatabfluß über das parodontale Ligament
Symptome: negativer Sensibilitätstest, isolierte, extrem erhöhte Taschensondierungstiefen, häufig Furkationsbefall, oft kaum Konkremente bzw. subgingivale Plaque
Rö.: oft periapikale oder laterale Aufhellung
Therapie: WKB; Heilung abwarten. Nach 4–6 Monaten Kontrolle, ggf. Parodontitistherapie

● Sekundäre Pulpitis

Ursache: Infektion der Pulpa durch das Fortschreiten einer marginalen Parodontitis
Symptome: (primär positiver Sensibilitätstest), generalisierte parodontale Probleme, Attachmentverlust, Taschen mit Konkrementen und subgingivaler Plaque
Rö.: keine periapikale Aufhellung, horizontaler, vertikaler Knochenabbau
Therapie: Parodontitistherapie, bei desensiblen Zähnen WKB

● Kombinierte parodontal-endodontale Läsionen

Ursachen: Pulpanekrose und marginale Parodontitis zeitgleich, aber unabhängig voneinander auftretend
Therapie: WKB und Parodontitistherapie

BEZUGSEBENEN DER OKKLUSION

Wichtige Bezugsebenen und Linien am Schädel

– **Frankfurter Horizontale** (Ohr-Augen-Ebene):
anthropologische Bezugsebene am Schädel, definiert durch den oberen Rand des Porus acusticus externus (Porion) und den tiefsten Punkt des Augenhöhlenrands (Orbitale).
– **Camper-Ebene** (Nasoaurikularebene):
definiert am knöchernen Schädel durch den oberen Rand des Porus acusticus externus und die Spina nasalis anterior, entsprechende Weichteilpunkte sind der Tragusmittelpunkt (Tragion) und der Subnasalpunkt (Subnasale).
Da annähernd parallel zur Okklusionsebene wichtige Bezugslinie bei der Herstellung totalen Zahnersatzes.
– **Okklusionsebene:** definiert durch den approximalen Kontaktpunkt der beiden unteren mittleren Schneidezähne (unterer Inzisalpunkt) und die distobukkalen Höckerspitzen der 2. UK-Molaren.
– **Achs-Orbital-Ebene:** definiert durch Tragusmittelpunkt und äußeren Augenwinkel (Ektokanthion). Wird verwendet zur arbiträren Scharnierachsenbestimmung.

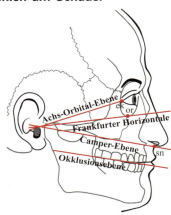

– **Sagittale Kompensationskurve (Spee-Kurve):**
Verbindungslinie der Inzisalkanten der UK-FZ und den Höckerspitzen der UK-SZ in sagittaler Richtung.

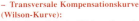

– **Transversale Kompensationskurve (Wilson-Kurve):**
Verbindungslinie der Höckerspitzen der UK-SZ in transversaler Richtung.

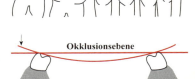

– **Interkondylarachse:**
die durch den geometrischen Mittelpunkt beider Kondylen verlaufende Verbindungslinie.
– **Bonwill-Dreieck:**
gleichseitiges Dreieck zwischen dem unteren Inzisalpunkt und den geometrischen Mittelpunkten beider Kondylen.
Die durchschnittliche Kantenlänge wird mit etwa 10 cm angenommen. Es ist Grundlage zur Modellorientierung im Mittelwertartikulator.
– **Balkwill-Winkel:**
Neigung des Bonwill-Dreiecks gegenüber der Kauebene, etwa 22°. Er hat Bedeutung bei der schädelbezüglichen Orientierung der Modelle in einem Artikulator.

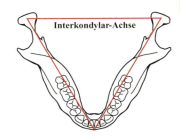

Memorix

Okklusion – Grundbegriffe.

[a Bezeichnet Nomenklaturvorschläge der Arbeitsgemeinschaft für Funktionsdiagnostik innerhalb der DGZMK 1992]

Begriff	Definition
Okklusion[a]	jeder Kontakt zwischen den Zähnen des OK u. UK
statische Okklusion[a]	Zahnkontakte ohne Bewegung des UK
dynamische Okklusion[a]	Zahnkontakte bei Bewegung des UK (früher: Artikulation)
habituelle Okklusion[a]	gewohnheitsmäßig eingenommene statische Okklusion (früher: Schlußbiß)
maximale Interkuspidation[a]	statische Okklusion mit maximalem Vielpunktkontakt
zentrische Kondylenposition[a] (Zentrik)	kranioventrale, nicht seitenverschobene Position beider Kondylen bei physiologischer Kondylus-Diskus-Relation und physiologischer Belastung der beteiligten Gewebe
Scharnierachse[a]	dem UK zugeordnete, ortsfeste Drehachse bei Öffnungs- und Schließbewegung des UK („hinge axis")
zentrische Scharnierachse[a]	in zentrischer Kondylenposition bestimmte Scharnierachse
zentrische Okklusion[a]	maximale Interkuspidation in zentrischer **Kondylenposition** (oft synonym: maximale Interkuspidation in Zentrik, „point centric")
Interkuspidationsposition (IKP)	**Kondylenposition** in habitueller Okklusion
retrale Kontaktposition (RKP)	statische Okklusion in zentrischer Kondylenposition

Schematische Darstellung „Zentrik" – IKP – zentrische Okklusion.

[Nach Lotzmann 1989]

„Zentrik" „Interkuspidationsposition" „zentrische Okklusion"

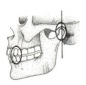 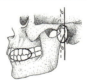 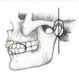

Aus ihrer zentrischen Position (1) sind die Kondylen in habitueller Okklusion häufig verlagert (s. oben). Nach Gerber wird eine unphysiologische Einengung des Gelenkspalts als **Kompression** (2), eine unphysiologische Erweiterung des Gelenkraums als **Distraktion** (3) bezeichnet. Zudem kann eine Verlagerung des Kondylus nach ventrokaudal (4) (Anteriorverlagerung) oder dorsokaudal (5) (Posteriorverlagerung) vorliegen.

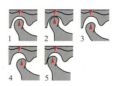

OKKLUSIONSKONTAKTE

Okklusionskonzepte der statischen Okklusion

Begriff	Definition
„Point centric"	zentrische Okklusion
„Long centric"	Gleitmöglichkeit des UK von 0,2–0,5 mm in rein sagittaler Richtung von der RKP in die IKP, ohne daß sich die Bißhöhe (vertikale Relation) ändert
„Wide centric"	Gleitmöglichkeit des UK auch in transversaler Richtung von der RKP in die IKP
„Freedom in centric"	okklusaler Bewegungsspielraum, in dem die Spitzen der tragenden Höcker, unbeeinflußt von den Höckerabhängen, Bewegungen in sagittaler und auch in transversaler Richtung zwischen der RKP und der IKP durchführen können, ohne daß die Bißhöhe sich ändert
„Slide in centric"	Abgleiten des UK von der RKP in die IKP
„Perverted centric"	Auftreten einer Veränderung der Bißhöhe bei sagittaler und/oder transversaler Gleitmöglichkeit von der RKP in die IKP
zentrische Stopps	okklusale Kontakte der OK- und UK-Zähne in maximaler Interkuspidation
zentrischer Vorkontakt	vorzeitiger Kontakt eines Zahns oder einer Zahngruppe, die den UK aus der zentrischen Kondylenposition in eine Zwangsposition führt
zentrischer Höcker	tragender Höcker (Stampfhöcker); im OK die palatinalen Höcker, im UK die bukkalen Höcker der Seitenzähne
nichtzentrischer Höcker	nichttragender Höcker (Scherhöcker); im OK die bukkalen Höcker, im UK die lingualen Höcker
Zahn-zu-Zahn-Okklusion	jeder Seitenzahn okkludiert nur mit einem Antagonisten. Im natürlichen Gebiß höchst selten (singulärer Antagonismus). Merkmal der Aufwachstechnik nach Thomas. Absolute Tripodisierung (s.unten)
Zahn-zu-2-Zahn-Okklusion	jeder Seitenzahn okkludiert mit 2 Antagonisten. Natürliche Verzahnungsform

Zentrische Stopps. [Mod. nach Ash u. Ramfjord 1982]
Die Abbildung zeigt die Lage der zentrischen Stopps in einer „normalen" Okklusion mit einer Zahn-zu-2-Zahn-Beziehung (Angle Klasse I) mit Höcker-Fossa- und Höcker-Randleisten-Kontakten. Die Zahlen bezeichnen die jeweiligen korrespondierenden Kontaktbereiche (rosa). Idealisiert (Restaurationen) entstehen (rot) Dreipunktkontakte auf den konvex geformten Dreieckswülsten nahe der Fossae (Tripodisierung) und Zweipunktkontakte auf den mesialen und distalen Randleisten benachbarter Zähne (Bipodisierung) (entpricht **nicht** exakt der Aufwachstechnik nach Payne).

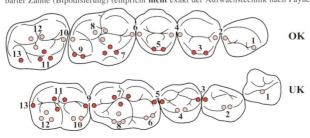

Memorix

Grundbegriffe der UK-Bewegungen in der Horizontalebene

- **Laterotrusionsseite:** Arbeitsseite; Seite des UK, die sich bei einer Lateralbewegung von der Medianebene wegbewegt.
- **Mediotrusionsseite:** Nichtarbeitsseite (Balanceseite); Seite des UK, die sich bei einer Lateralbewegung zur Medianebene hinbewegt.
- **Bennett-Bewegung:** seitliches Versetzen des Laterotrusionskondylus während einer Laterotrusionsbewegung des UK. Sie kann unmittelbar zu Beginn einer Lateralbewegung (**immediate side shift**) erfolgen oder gleichmäßig in die Lateralbewegung eingehen (**progressive side shift**).
- **Bennett-Winkel:** in der Horizontalebene gemessener Winkel, den eine Parallele zur Medianebene mit einer Geraden, die Anfang und Ende der Bahn eines Kondylenpunkts bei der Mediotrusion verbindet (zwischen 10° und 20°)

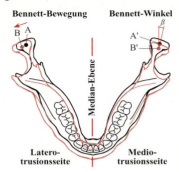

Stützstiftregistrierung – Pfeilwinkel

Zur Aufzeichnung der lateralen und protrusiven Grenzbewegungen des UK in der Horizontalebene wird die sogenannte **intraorale Stützstiftregistrierung** eingesetzt. Dabei wird meist ein herausdrehbarer Schreibstift mit einer OK-Basisplatte verbunden, dem im UK eine Schreibplatte gegenüberliegt. Durch Herausdrehen des Stiftes wird der Biß gerade so weit gesperrt, daß er auf der Schreibplatte ohne Zahnkontakte gleiten kann. Das Registrat wird wegen seiner Form als „Pfeilwinkel" oder auch „gotischer Bogen" (Gothic arch) bezeichnet. Die **Spitze des Pfeilwinkels** markiert idealerweise jene UK-Position, bei der sich die Kondylen in **Zentrik** befinden. Läßt man den Patienten schnell hintereinander den Mund öffnen und schließen, entsteht vor der Pfeilspitze ein Feld naheliegender Punkte, die der IKP entsprechen; wenn die IKP in sagittaler Richtung bis max. 1 mm vor der Pfeilspitze liegt, handelt es sich um eine „long centric"(1). Fällt die IKP mit der Pfeilspitze zusammen, liegt eine „point centric" vor (2).
Auch Hinweise auf Veränderungen im Kiefergelenk (3) oder Bewegungseinschränkungen (4, hier z.B. rechtes Kiefergelenk) können aus dem Registrat gewonnen werden. Eine gerundete Pfeilspitze (5) weist darauf hin, daß der Patient aus einer (habituell) vorgeschobenen Position heraus seine Bewegungen aufgezeichnet hat. Eine Verlängerung der Zeichnung über die eigentliche Pfeilspitze hinaus (6) kann als forcierte Retrusion über die Zentrallage hinaus interpretiert werden.

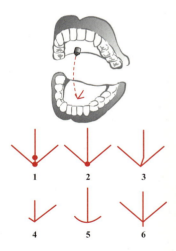

OKKLUSIONSKONZEPTE DYNAMISCHE OKKLUSION

Grundlagen der Bewegungen des UK in der Sagittalebene

Grenzbewegungen des UK-Inzisalpunkts („Posselt-Diagramm")
A: Endpunkt der initialen Rotationsbewegung
mMö: maximale Mundöffnung
Pr: Protrusionsstellung
R: Ruhelage (unbewußte Abstandshaltung vom UK zum OK bei aufrechter Kopf- und Körperhaltung)

Die Strecke IKP-RKP-A-mMÖ entspricht der Öffnungsbewegung, dabei entspricht die Bewegung RKP-A einer Rotation um die Scharnierachse, die von A-mMÖ in eine kombinierte Dreh-Gleit-Bewegung übergeht.
Die gestrichelte Linie entspricht einer normalen Schließbewegung.

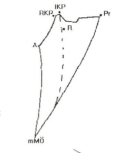

Die sagittale **Kondylenbahn** beschreibt die Bewegung eines Kondyluspunkts in der Sagittalebene, die mittels **extraoraler Registrierung** aufgezeichnet werden kann. Zieht man eine Gerade durch Beginn und Ende der Bahn und bestimmt den Winkel zu einer definierten Schädelbezugsebene, erhält man den **Kondylenbahnneigungswinkel (Gelenkbahnneigung)** (zur Camper-Ebene etwa 33°, zur Frankfurter Horizontalen etwa 40–45°).

Der sog. **Fischer-Winkel** wird in der Sagittalebene durch die Protrusions- und Mediotrusionsbahn des Nichtarbeitskondylus gebildet. Er beträgt im Schnitt 10°.

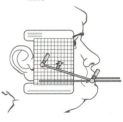

Okklusionskonzepte der dynamischen Okklusion

Frontzahngeschützte Okklusion

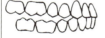

Bei Protrusion und Laterotrusion kommt es nur an OK- und UK-FZ zu dynamischen Okklusionskontakten. Alle übrigen Zähne diskludieren sofort
(synonym: Frontzahnführung, Front-Eckzahn-Führung).

Eckzahngeschützte Okklusion

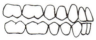

Bei Protrusion und Laterotrusion kommt es nur an den OK- und UK-Eckzähnen zu dynamischen Okklusionskontakten. Alle übrigen Zähne diskludieren sofort
(synonym: Eckzahnführung).

Unilateral balancierte Okklusion

Bei Laterotrusion führen alle Zähne der Arbeitsseite, während alle übrigen Zähne (Schneidezähne, Zähne der Mediotrusionsseite) diskludieren. Die an den Antagonistenpaaren der Arbeitsseite entstehenden dynamischen Okklusionskontakte werden als Gruppenkontakte bezeichnet
(synonym: Gruppenführung)

Bilateral balancierte Okklusion

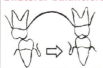

Bei Laterotrusionsbewegungen treten sowohl auf der Laterotrusionsseite als auch auf der Mediotrusionsseite dynamische Okklusionskontakte auf.
Dieses Okklusionskonzept wird typischerweise für Hybrid- und Totalprothesen gewählt, um eine zusätzliche Stabilisierung des Zahnersatzes bei exzentrischen Bewegungen zu erreichen.

Determinanten der okklusalen Morphologie.

[Mod. nach Ash u. Ramfjord 1982]

	Höcker-höhe	Lage der Medio- und Laterotrusionswege OK	Lage der Medio- und Laterotrusionswege UK	Konkavität Palatinalfläche der OK-FZ
Interkondylar-abstand	größer kleiner		mesialer distaler	distaler mesialer	ausgeprägter flacher
Gelenkbahn-neigung	steiler flacher	höher flacher			flacher ausgeprägter
Bennett-bewegung	größer kleiner	flacher höher	distaler mesialer	mesialer distaler	ausgeprägter flacher
Okklusionsebene zu Gelenkbahn	eher parallel eher divergierend	flacher höher			
Spee-Kurve	ausgeprägt flach	flacher höher			
Overjet	größer kleiner	flacher höher			
Overbite	größer kleiner	höher flacher			

Höcker-Fossa-Beziehung

ist in unversehrten natürlichen Gebissen am häufigsten zu finden. Höcker, Höckerabhänge und Randleisten dienen dem Zerkleinern der Nahrung, Fissuren bilden Abflußkanäle für den Nahrungsbrei und „Einflugschneisen" für die tragenden Höcker der Antagonisten. Die Linien zeigen die Laterotrusions- (L), die Mediotrusions- (M) und die Protrusionswege (P) der jeweiligen antagonistischen Höcker.

Die Kontaktpunkte liegen nicht auf den Höckerspitzen, sondern auf den Dreieckswülsten und den Höckerabhängen. Zum Erreichen einer axialen Zahnbelastung muß der B-Kontakt mindestens mit dem A- oder dem C-Kontakt kombiniert sein. Eine Kombination von A- und C-Kontakten führt zu extraaxialen Belastungen.

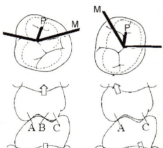

Einschleifregeln   Prinzip: „adjust away from function"

Niemals beschleifen: zentrische Stopps, tragende Höckerspitzen (Erhalt der vertikalen Dimension), Randleisten unter das Niveau der Nachbarrandleiste (Vermeiden food impaction), Schneidekanten

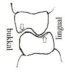   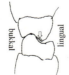   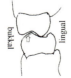

BOLU-Regel:
Interferenzen auf der Laterotrusionsseite werden am **b**ukkalen Höcker im **O**K und am **l**ingualen Höcker im **U**K eliminiert.

Einschleifen der Mediotrusionsseite bei lingual gekippten UK-Molaren: Einschleifen am OK-Zahn

Einschleifen der Mediotrusionsseite bei bukkal gekippten UK-Molaren: Einschleifen am UK-Zahn

ARTIKULATOREN

Artikulatoren

sind mechanische Geräte, mit deren Hilfe anhand montierter Kiefermodelle die Lagebeziehung der Kiefer und die UK-Bewegungen imitiert werden können.

Nach der **Art der Gelenksimulation** lassen sich unterteilen:
- Arcon-Artikulatoren (**Ar**tikulator-**Con**dylen-gerecht) haben ihre „Gelenkgrube" am Artikulatoroberteil (entspricht OK), ihren „Kondylus" am Unterteil (entspricht UK). Wegen dieser „anatomisch richtigeren" Beziehung sind ein Arcon-Artikulator bzw. die an ihm simulierten Bewegungabläufe besser zu begreifen, vor allem bei diagnostischem Einsatz (instrumentelle Funktionsanalyse). Bei einigen Geräten ist das Oberteil vom Unterteil abnehmbar.
Beispiele: SAM, Whip-Mix 8800, Artex AL, Denar Mark II, Panadent.

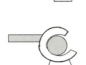

- Non-Arcon-Artikulatoren haben die Gelenkgrube am Artikulatorunterteil, den „Kondylus" am Artikulatoroberteil. Sie sind einteilig (Ober- und Unterteil fest verbunden), daher robuster und sicherer in der Handhabung.
Beispiele: Atomic, Dentatus ARD, Artex N, Hanau H2PR.
- Condylatoren sind von Gerber entwickelte Artikulatoren, die **in sagittaler Richtung** als Non-Arcon-Artikulatoren (der Kondylarkörper stellt den Kondylus dar), in **transversaler Richtung** als Arcon-Artikulatoren betrachtet werden können (der Kondylarkörper stellt die Gelenkgrube dar, die Kondylarblende den Kondylus).

Klinisch bedeutsamer ist die Differenzierung nach **Art der Einstellmöglichkeit** (Justierbarkeit):
- Nicht einstellbare Artikulatoren (**Mittelwertartikulatoren**) erlauben zwar Gleitbewegungen über starre, eingebaute Bahnen, Parameter der Kiefergelenkfunktion (Gelenkbahnneigung, Bennett-Winkel) sind unveränderbar. Sie sind nach statistischen Durchschnittswerten „eingearbeitet". Eine schädelbezügliche Modellmontage mittels Gesichtsbogen ist möglich, aber nicht zwingend.
Beispiele: Antomic, Heilborn.
- Teiljustierbare Artikulatoren erlauben die individuelle Einstellung der sagittalen Gelenkbahnneigung, in der Regel des Bennett-Winkels und der Neigung des Frontzahnführungstellers. Eine schädelbezügliche Modellmontage mittels Gesichtsbogen ist Voraussetzung.
Beispiele: SAM, Dentatus, Artex TS.
- Volljustierbare Artikulatoren erlauben nach vorausgegangener dreidimensionaler Aufzeichnung am Patienten (Pantographie, Axiographie, Stereographie) eine (annähernd) individuelle Wiedergabe der UK-Bewegungen. Die Registriermethoden und die Programmierung sind aufwendig, und wer einen solchen Artikulator verwendet, muß ihn auch beherrschen.
Beispiele: de Pietro, Stuart, TMJ.

Merke:

Kein Artikulator ist in der Lage, **alle** UK-Bewegungen vollständig zu imitieren. Zahnarzt und Zahntechniker sollten sich für ein Artikulatorsystem entscheiden, das sie „verstehen", beherrschen und prinzipiell für alle Indikationen einsetzen können.
Für den Zahnarzt essentiell ist das Beherrschen der Gesichtsbogenübertragung, die eine schädelbezügliche Modellmontage des OK im Artikulator ermöglicht, und die korrekte Zuordnung des UK durch ein Zentrikregistrat („zentrischer Wachsbiß").
Ein in der Praxis benutzter Artikulator sollte also mit dem verwendeten Gesichtsbogen kompatibel sein und eine einfache Modellmontage bzw. eine sichere Verschlüsselung in einem Übertragungsstand im Praxislabor ermöglichen.

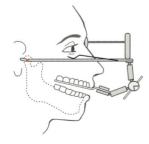

Memorix

Funktionsstörungen: Klassifikation.

[Mod. nach McNeill 1993 in Anlehnung an Strub et al. 1994]
Es gibt eine Vielzahl von Klassifikationen mit dezidierten diagnostischen Kriterien. Die vorgestellte Einteilung ist eine Modifikation der Klassifikation der American Academy of Orofacial Pain (AAOP).

A) Intrakapsuläre Störungen: Arthopathien

Formabweichungen: Unregelmäßigkeiten intrakapsulärer Gelenkanteile

Diagnostische Hinweise/Kriterien: Gelenkmechanik behindert (Knacken, Überwinden eines Widerstands, Deviation),
Gelenkknacken beim Öffnen und Schließen in derselben Konduluspostion
Rö.: ggf. Veränderung von Hartgewebsstrukturen

IKP   Mundöffnung

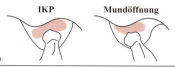

Diskusverlagerungen (DV): unphysiologische Lage des Diskus im Verhältnis zum Kondylus

- **anteriore DV in IKP mit Reposition**
Diagnostische Hinweise/Kriterien:
Gelenkknacken beim Öffnen und Schließen in unterschiedlicher Konduluspostion (reziprokes Knacken), v.a. Öffnungsknacken (ggf. kurzzeitige Deviation), Schmerzen sind möglich

- **totale DV in IKP ohne Reposition (früher: Diskusprolaps) (akut/chronisch)**
Diagnostische Hinweise/Kriterien:
anamnestisch evtl. Gelenkgeräusche bekannt, schlagartig einsetzender Schmerz, deutlich eingeschränkte Mö, kein Knacken, bei Mö Abweichen zur betroffenen Seite

- **posteriore DV bei Translation der Kondylen mit Reposition bei IKP**
Diagnostische Hinweise/Kriterien:
Gelenkknacken v.a. beim Schließen.
Extrem selten!

IKP   Mundöffnung

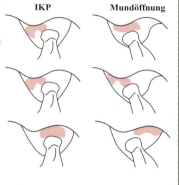

Kondylusluxation: Verlagerung des Kondylus über die Eminentia articularis hinaus nach anterior
Diagnostische Hinweise/Kriterien:
Unfähigkeit des Kieferschlusses, Schmerzen

Arthritiden (Entzündungen): traumatische (Gelenkerguß), infektiöse, rheumatoide (chron. Polyarthritis), metabolische (Gicht), andere (Kollagenosen, M. Reiter, M. Bechterew u.a.m.)
Diagnostische Hinweise/Kriterien:
Schmerzen im (sub-)akutem Zustand: in Ruhe, bei Palpation, Funktion und passiver Bewegung, Gelenkschwellung, Otalgie, Krepitation, eingeschränkte Beweglichkeit (Schmerz)

Arthrose (Osteoarthrose, Arthropathia deformans): degenerative, nichtentzündliche Gelenkerkrankung mit progressivem Verlust von Knorpel und subchondralem Knochen
Diagnostische Hinweise/Kriterien:
Krepitation, eingeschränkte Beweglichkeit, beim Öffnen Abweichen zur erkrankten Seite,
Rö.: verschmälerter Gelenkspalt, Schliffflächen: Abflachung der Eminentia articularis und des Kondylus, subchondrale Sklerosierung der Spongiosa, Randexostosen (Osteophyten)

Ankylosen: Versteifung des Gelenks (fibrös oder knöchern)
Diagnostische Hinweise/Kriterien:
eingeschränke Mö, bei Mö deutliche Abweichung zur betroffenen Seite,
Rö.: ggf. breite Knochenbrücke zwischen Gelenkfortsatz und Schädelbasis

MYOPATHIEN / DIAGNOSTIK

B) Extrakapsuläre Störungen: Myopathien

Myofaszialer Schmerz: empfindliche Bereiche in Muskeln oder Sehnen
Diagnostische Hinweise/Kriterien:
dumpfer Schmerz im Muskel, Spannungsgefühl, lokalisierter Palpationsschmerz, aktive Mö evtl. schmerzbedingt eingeschränkt, weitere passive Öffnung möglich

Reflektorische Muskelschienung: reflexartige Verspannung zur Vermeidung von Schmerz (Schonhaltung)
Diagnostische Hinweise/Kriterien:
Schmerzen bei Bewegung, kein Ruheschmerz, deutlich eingeschränkter Bewegungsumfang, bei passiver Mö Rigidität der Muskulatur

Myositis: Entzündung des Muskelgewebes nach Überbeanspruchung, Trauma, Infektion
Diagnostische Hinweise/Kriterien:
Auftreten nach Überbeanspruchung, Verletzung, Infektion (Anamnese!), akuter Schmerz im betroffenen Muskel (bei Bewegung zunehmend), Palpationsempfindlichkeit, ggf. Schwellung

Myospasmus: Muskelkrampf (Trismus). Selten

Muskelkontraktur: Fibrosierung der Muskelfasern (posttraumatisch oder postinfektiös). Selten

Diagnostik von Funktionsstörungen

Bei Hinweisen auf funktionelle Störungen sollte der orientierende Funktionsbefund (s. S. 271) ergänzt werden. Der „Klinische Funktionsstatus" der DGZMK hat als Formblatt in der Praxis weite Verbreitung gefunden und ermöglicht eine Dokumentation der erhobenen klinischen Befunde. Die manuelle oder instrumentelle Funktionsanalyse ist eine wertvolle diagnostische Ergänzung; sie bedarf unbedingt des Grundlagenstudiums der einschlägigen Literatur. Zwei häufig erwähnte klinische Funktionsteste werden im Folgenden kurz erläutert:

- Provokationstest. [Krough-Poulsen 1980]
Der Patient wird aufgefordert, die kongruenten Schliffflächen in der jeweiligen UK-Position, die während vermuteter parafunktioneller Aktivität eingenommen wird, in flächenhaften Kontakt zu bringen und 15- 45 s zu belasten. Der Provokationstest ist positiv, wenn durch diese Manipulation typische Schmerzsymptome proviziert werden.

- Resilienztest nach Gerber. [Gerber 1971]
Auf der Gegenseite des zu untersuchenden Gelenks wird im Bereich der Prämolaren ein 0,3 mm dicker Zinnfolienstreifen eingelegt, auf der zu untersuchenden Seite zwischen die distalsten Molaren eine Shimstock-Folie. Kann der Patient die Shimstock-Folie zwischen den Zähnen nicht mehr festklemmen, weist das Gelenk eine zu geringe Resilienz auf: Verdacht auf Gelenkkompression.
Kann der Patient hingegen bei einem auf der Gegenseite eingelegten 3 oder mehrfach übereinandergelegten (bis 1,5 mm dicken) Zinnfolienstreifen die Shimstock-Folie zwischen den Zähnen festklemmen, weist das Gelenk eine zu hohe Resilienz auf: Verdacht auf Gelenkdistraktion.

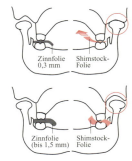

Zinnfolie 0,3 mm — Shimstock-Folie

Zinnfolie (bis 1,5 mm) — Shimstock-Folie

Klinischer Dysfunktionsindex (D_i). [Helkimo 1974]

Um Funktionsstörungen zu objektivieren, wird in epidemiologischen, aber auch in klinischen Studien der klinische Dysfunktionsindex („Helkimo-Index") eingesetzt. Dabei werden 5 typische Symptome funktioneller Störungen untersucht und nach jeweils 3 Kriterien in einem Punktebewertungssystem graduiert. Aus der Summe der Punktbewertungen ergeben sich 4 klinische Dysfunktionsindizes mit 6 klinischen Dysfunktionsgruppen.

Zur Beurteilung des Bewegungsspielraums des UK wird zunächst der Unterkiefermobilitätsindex erhoben:

Unterkiefermobilitätsindex	Punkte
maximale Mundöffnung ≥ 40 mm/maximale Lateralbewegung nach rechts ≥7 mm / maximale Lateralbewegung nach links ≥ 7mm / maximale Vorschubbewegung ≥ 7 mm	0
maximale Mundöffnung 30–39 mm / maximale Lateralbewegung nach rechts 4–6 mm / maximale Lateralbewegung nach links 4–6 mm / maximale Vorschubbewegung 4–6 mm	1
maximale Mundöffnung < 30 mm / maximale Lateralbewegung nach rechts 0–3 mm / maximale Lateralbewegung nach links 0–3 mm / maximale Vorschubbewegung 0–3 mm	5

Symptome und Kriterien des klinischen Dysfunktionsindexes (D_i)	Punkte
1. Symptom: eingeschränkter Bewegungsspielraum des Unterkiefers	
normaler Bewegungsspielraum (Mobilitätsindex: insgesamt 0 Punkte)	0
leicht eingeschränkte Bewegungsfähigkeit (Mobilitätsindex: insgesamt 1–4 Punkte)	1
stark eingeschränkte Bewegungsfähigkeit (Mobilitätsindex: insgesamt 5–25 Punkte)	5
2. Symptom: gestörte Gelenkfunktion	
Bewegung ohne Gelenkgeräusche, Seitabweichung beim Öffnen oder Schließen < 2 mm	0
Gelenkgeräusche und/oder Seitabweichung beim Öffnen oder Schließen ≥ 2 mm	1
Sperre und/oder Luxation des Kiefergelenks	5
3. Symptom: Muskelschmerzen	
keine Druckempfindlichkeit der Kaumuskeln	0
Druckempfindlichkeit an 1–3 Stellen	1
Druckempfindlichkeit an 4 und mehr Stellen	5
4. Symptom: Kiefergelenkschmerzen	
keine Druckempfindlichkeit des Gelenks bei lateraler und posteriorer Palpation	0
Druckempfindlichkeit bei lateraler Palpation	1
Druckempfindlichkeit bei posteriorer Palpation	5
5. Symptom: Schmerzen bei Bewegung des Unterkiefers	
schmerzfreie Bewegung	0
Schmerzen bei einer Bewegung	1
Schmerzen bei zwei und mehr Bewegungen	5

D_i-Punkte	Index	Bemerkung	Dysfunktionsgruppe
0	D_i 0	klinisch symptomfrei	0
1–4	D_i I	geringe Dysfunktion	1
5–9	D_i II	mäßige Dysfunktion	2
10–13	D_i III	schwere Dysfunktion	3
15–17			4
20–25			5

Okklusaler Dysfunktionsindex (D_o). [Helkimo 1974]

Analog dem D_i werden nach einem Punktebewertungssystem okklusale Störungen erfaßt.

Symptome und Kriterien des okklusalen Dysfunktionsindexes (D_o)	Punkte
Anzahl der Zähne	
28–32 Zähne	0
20–27 Zähne	1
< 20 Zähne	5
Anzahl der okkludierenden Zähne	
24–32 okkludierende Zähne	0
16–23 okkludierende Zähne	1
2–15 okkludierende Zähne	5
Okklusale Interferenzen zwischen RKP und IKP	
keine Interferenzen, gerade symmetrische Bewegung von der RKP in die IKP (< 2 mm)	0
geringe Interferenzen, bei einseitigem Kontakt in RKP und bei Gleiten in die IKP (< 2 mm) und/oder lateraler Abweichung des UK < 0,5 mm während des Gleitens von der RKP in die IKP	1
schwere Interferenzen, bei lateraler Abweichung des UK > 0,5 mm während des Gleitens von der RKP in die IKP und/oder Abstand von RKP und IKP > 2 mm	5
Interferenzen bei Artikulationsbewegungen	
keine Interferenzen bei der Artikulation	0
geringe Interferenzen bei der Artikulation bei Interferenzen auf der Laterotrusionsseite distal der Eckzähne und/oder einseitigem Kontakt bei der Protrusionsbewegung	1
schwere Interferenzen bei der Artikulation, Interferenzen auf der Mediotrusionsseite (ein- und/oder beidseitig)	5

D_i-Punkte	Index	Bemerkung
0	O_i 0	keine Störung in Okklusion oder bei Artikulation
1–4	O_i I	mäßige Störung in Okklusion oder bei Artikulation
5–9	O_i II	schwere Störung in Okklusion oder bei Artikulation

Therapiemöglichkeiten symptomatischer Funktionsstörungen

Ziele:
1. Verminderung von Schmerzen und/oder Beschwerden
2. Verringerung seelischer Belastungen oder Spannungen
3. Beseitigung von Disharmonien zwischen Kiefergelenk und Okklusion

physikalische Therapie:
- Kälte (akute Beschwerden)
- Wärme (Kurzwelle, Mikrowelle)
- Massage
- transkutane elektrische Nervenstimulation
- Muskelübungen / Haltungsübungen

Therapie mit Aufbißbehelfen

pharmakologische Therapie:
- nichtsteroidale Antiphlogistika
- Muskelrelaxantien

psychologische Therapie:
- Entspannungstechniken
- Streßbewältigung
- Schmerzbewältigung

psychiatrische Therapie

1. **Information/ Counselling/ Aufklärung**
2. **Selbstbeobachtung**

Kieferorthopädie

okklusale Korrekturen
- Einschleifmaßnahmen
- okklusale Rekonstruktion (prothetische Therapie)

chirurgische Therapie

Aufbißbehelfe

gibt es in großer Zahl; sie werden nach Konstruktionsmerkmalen und Wirkungsmechanismen klassifiziert. In der Praxis dienen Aufbißbehelfe zur Relaxation der Kaumuskulatur, zur Ausschaltung okklusaler Interferenzen und Findung eines neuromuskulären Gleichgewichts durch den Patienten sowie zur Stabilisierung der Okklusion in zentrischer Relation. Eine **Therapie mit Aufbißbehelfen kann nur erfolgreich sein, wenn der Behandler Art und Ursache der Funktionsstörung und Art und Wirkungsweise des Aufbißbehelfs kennt**. Wegen ihres breiten Indikationsbereichs soll im folgenden die Michigan-Schiene kurz vorgestellt werden [Ash u. Ramfjord 1982].

Michigan-Schiene

Charakteristika:
- zentrische Schiene (zentrisches Registrat)
- plangestaltete Okklusalfläche mit nur einem Kontakt pro Zahn, im SZB nur punktförmige Kontakte der bukkalen Höckerspitzen
- Eckzahnführung, die bei Laterotrusion und Protrusion alle anderen Zähne diskludieren läßt
- FZB: kleines Frontplateau, von den zentrischen Kontakten der UK-FZ ausgehend etwa 1 mm nach dorsal ausgedehnt

Michigan-Schiene von okklusal mit zentrischen Stopps und Eckzahnführung (typisches "V")

Indikationen:
- schmerzhafte, verspannte Muskulatur
- okklusale Parafunktionen (Bruxismus)
- Gelenkbeschwerden (anteriore Dv)
- Osteoarthrose (zur Entlastung der Gelenke)

Vorgehen:
1. Abdrucknahme OK und UK (möglichst blasenfreier Alginatabdruck)
2. zentrische (d.h. derzeit mögliche „Zentrik") Wachsbißnahme
3. Gesichtsbogenübertragung
4. Festlegen der nötigen Bißöffnung
   Merke: vertikale Sperrung so groß wie nötig, so gering wie möglich!
5. Herstellung der Schiene im Labor in glasklarem Kunststoff
6. Einpassen: Inspektion der Innenseite (Polymerisationsfehler, Fahnen, Perlen), Überprüfung der Paßgenauigkeit am Patienten (Schiene darf nicht schaukeln!) Bei „Klemmen" der Schiene beim Einsetzen die bukkalen Umfassungen der Zähne etwas zurücknehmen

Punktförmige zentrische Kontakte der unteren bukkalen Höckerspitzen

7. Markierung und Einschleifen von Vorkontakten in der ungeführten „Schienenzentrik"
8. Markierung und Einschleifen von Vorkontakten in der möglichen retralen UK-Position, unterschiedliche Positionen zwischen „aktiver" und „passiver" UK-Stellung sind durch flache Ebenen zu verbinden (Prinzip der „freedom in centric"), Kontrolle Eckzahnführung, Lateralbewegungen, Protrusion, Politur der Schiene
9. Kontrolle der Kontakte, therapeutische Instruktion des Patienten: Schiene (außer in akuten Fällen) nachts tragen für etwa 3 Wochen, erste Kontrolle nach 1 Woche (ggf. früher), Behandlungsdauer bis zur Schmerzfreiheit, bei Besserung schleichendes Absetzen. Falls keine Beschwerdebesserung nach 4–6 Wochen Reevaluation der Symptomatik. Bei Bruxismus sollte die Schiene präventiv dauerhaft nachts getragen werden

Weiterführende Literatur:
- **Lotzmann U (1985) Okklusionsschienen und andere Aufbißbehelfe, 2. Aufl.**
  Neuer Merkur, München
- **Ash M, Ramfjord S (1985) An Introduction to functional occlusion.**
  Saunders, Philadelphia

Zahnärztlicher Notdienst

Im Rahmen seiner Tätigkeit versieht der Zahnarzt in Klinik und Praxis Notdienste. Als typisch **„zahnmedizinische Notfälle"** gelten **akute Schmerzen, Blutungen, pyogene Infektionen** oder **Traumata**. Die Ausführlichkeit der Anamnese und das Ausmaß der Befunderhebung und Therapie richtet sich nach dem für die Beseitigung des akuten Notfalls Erforderlichen. Die **Anamnese** sollte jedoch keinesfalls den **Ausschluß medizinischer Risiken** versäumen, der **Befund** sollte **alle** zu einer sicheren Diagnosefindung **erforderlichen Untersuchungsgänge** (z. B. Röntgenbilder zur periapikalen Kontrolle bei Zahnschmerzen) umfassen und die **Therapie** sollte **im Rahmen der gegebenen Möglichkeiten kausal** sein (z. B. Trepanation und Wurzelkanalaufbereitung bei apikaler Parodontitis statt Schmerztabletten und Antibiotikum).

Unbekannte Patienten sollten sich bei der Aufnahme anhand ihrer Personalpapiere ausweisen. **Angaben zur Dauer der bestehenden Beschwerden** (z. B. „seit einer Stunde unerträgliche Schmerzen" bei einem sicher seit Monaten zerstörten Zahn) und **zu Maßnahmen von Vorbehandlern** (z. B. „hat ihr Kollege ja schon eine Füllung gemacht, aber die ist eine Woche später herausgefallen" bei einem provisorischen Verschluß) sind nicht immer mit den vorliegenden Befunden vereinbar und dann sehr **vorsichtig zu werten**. Nicht wenige „Notdienst-Patienten" suchen nach einer erfolgten Notfall- oder Schmerztherapie den Zahnarzt zur definitiven Versorgung nicht mehr auf. Es ist daher ratsam, sich nicht nur aus kollegialer Rücksichtnahme gegenüber fremden Patienten im Notdienst jeglicher Kommentare über Art oder Qualität der Vorbehandlung zu enthalten und die **eigenen Behandlungsmaßnahmen sorgfältig zu dokumentieren**.

Im Folgenden werden die Verweise auf die im Notdienst relevanten Themen gegeben:

• Schmerzpatient	s. S. 328
• Kind mit Zahnschmerzen	s. S. 117
• Kiefer-, Gesichtsverletzungen	s. S. 238 ff
• Nachblutung	s. S. 226
• Zahnverletzungen	s. S. 244 ff
• Milchzahntraumata	s. S. 120
• Notfallsituationen im Rahmen der KFO-Behandlung	s. S. 151

In den meisten Fällen werden nach der Notfalltherapie weitere therapeutische Maßnahmen erforderlich sein. Neben der **Verhaltensaufklärung des Patienten** ist die **Mitgabe eines kurzen Arztbriefs (Kurzbrief)** an den Hauszahnarzt oder im Falle einer Überweisung an den weiteren Behandler verantwortungsbewußt und sinnvoll. Er sollte einige kurze Angaben zu Anamnese, Befund, Diagnose, den durchgeführten Maßnahmen und verordneten Medikamenten und ggf. auch einen weiteren Therapievorschlag (z. B. adhäsive Wiederbefestigung eines erhaltenen Zahnfragments bei Zahntrauma) enthalten. Die Mitgabe von Röntgenaufnahmen im Original sollte vom Patienten auf der Karteikarte mit Unterschrift bestätigt werden, besser ist die Mitgabe von Kopien, allerdings ist die Möglichkeit der Röntgenbildkopie in der Praxis eher selten gegeben. Die Bevorratung von „Doppelfilmen", die mit einer Belichtung 2 Bilder ergeben, ist eine empfehlenswerte Maßnahme.

Weiterführende Literatur:
- **Maeglin B (1992) Checkliste Notfallsituationen in der zahnärztlichen Praxis.** Thieme, Stuttgart New York
- **Hausamen J-E (1995) Welche Maßnahmen sind im zahnärztlichen Notdienst indiziert?** Stellungnahme 8/95 der DGZMK. Zahnärztl Mitt 85: 1982

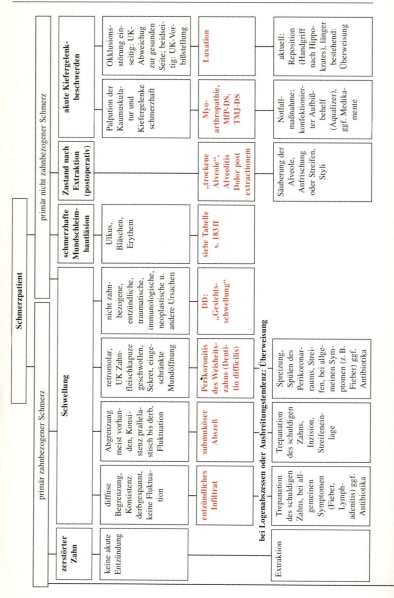

SCHMERZPATIENT

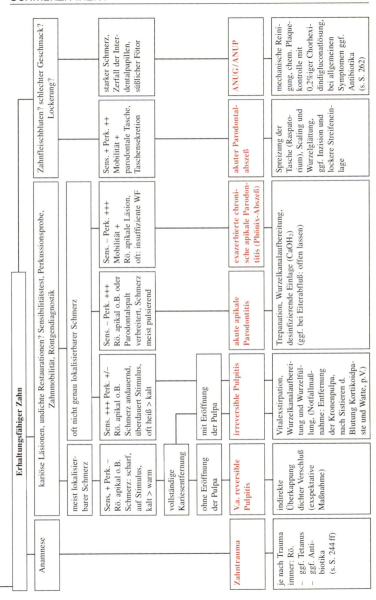

Memorix

ISO-Nummern-System für rotierende Instrumente

informiert im Sinne einer international gültigen Identifikationsnummer über den Werkstoff des Arbeitsteils (A), die Schaftart (B), die Gesamtlänge (C), die Form und Ausführung des Arbeitsteils (D) und die Größe (Durchmesser) des Arbeitsteils (E). Die ISO-Nummer dient meist gleichzeitig auch als Bestellnummer für die rotierenden Instrumente. Das Beispiel zeigt den Aufbau der ISO-Nummer:

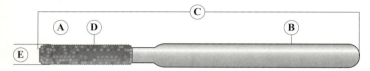

A: Werkstoff des Arbeitsteils Diamant	B und C: Schaftart und Gesamtlänge FG	D: Form und Ausführung zylindrisch, Kanten gerundet, Körnung mittel	E: Nenngröße (ISO 2157) größter ⌀ des Arbeitsteils in $^1/_{10}$ mm
ISO: 806	314	157 524	014

Einige Werkstoffe des Arbeitsteils: 1.–3. Stelle der ISO-Nummer

Diamant	806	Edelkorund, rosa	625
Sinterdiamant	807	Arkansas-Stein (weiß)	635
Stahl	310	Si-Carbid, grün	655
Stahl, rostfrei	330	Si-Carbid, Silikonbindung (Polierer)	658
Hartmetall	500	Oxidkeramik	660

Schaftart: 4.–6. Stelle der ISO-Nummer

Handstück (H) 44 mm Ø 2,35 mm		Winkelstück (W) 22 mm Ø 2,35 mm		Friction grip (FG) 19 mm Ø 1,60 mm	
ISO	Bezeichnung/Länge	ISO	Bezeichnung/Länge	ISO	Bezeichnung/Länge
103	H kurz 34 mm	202	W Min 16 mm	313	FG kurz 16 mm
104	H 44 mm	204	W 22 mm	314	FG 19 mm
105	H L 66 mm	205	W L 26 mm	314	FG L 21 mm
		206	W XL 34 mm	316	FG XL 25 mm

Größe (größter Durchmesser des Arbeitsteils): 13.–15. Stelle der ISO-Nummer (Abbildungsmaßstab 1:1)

005	006	007	008	009	010	011	012	013
°	°	°	○	○	○	○	○	○
014	**015**	**016**	**018**	**020**	**021**	**023**	**025**	**027**
○	○	○	○	○	○	○	○	○
029	**030**	**031**	**033**	**035**	**037**	**040**	**042**	**045**
○	○	○	○	○	○	○	○	○

INSTRUMENTE / KÖRNUNGEN

Auswahl des Instruments	zu berücksichtigender Parameter
– Form und Größe	Präparationsform (s. unten)
– Instrumentenart	zu zerspanendes Material (hartes Material: Schleifinstrumente, weiches Material: Bohr- und Fräsinstrumente)
– Ausführung (Verzahnung/Körnung)	Arbeitsgang (Vorpräparation: grob, Feinfinieren: extrafein)
– Schaftart	Arbeitsgang (Drehzahl), Hand- und Winkelstück

Typische Instrumentenformen und ihre Einsatzbereiche

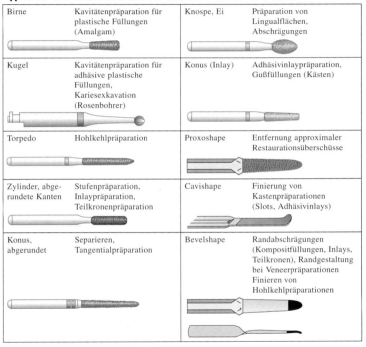

Birne	Kavitätenpräparation für plastische Füllungen (Amalgam)	Knospe, Ei	Präparation von Lingualflächen, Abschrägungen
Kugel	Kavitätenpräparation für adhäsive plastische Füllungen, Kariesexkavation (Rosenbohrer)	Konus (Inlay)	Adhäsivinlaypräparation, Gußfüllungen (Kästen)
Torpedo	Hohlkehlpräparation	Proxoshape	Entfernung approximaler Restaurationsüberschüsse
Zylinder, abgerundete Kanten	Stufenpräparation, Inlaypräparation, Teilkronenpräparation	Cavishape	Finierung von Kastenpräparationen (Slots, Adhäsivinlays)
Konus, abgerundet	Separieren, Tangentialpräparation	Bevelshape	Randabschrägungen (Kompositfüllungen, Inlays, Teilkronen), Randgestaltung bei Veneerpräparationen Finieren von Hohlkehlpräparationen

Körnungsangaben in Deutschland:

Kennzeichnung	⌀ Korngröße
supergrob (schwarzer Ring)	150 µm
grob (grüner Ring)	125 µm
mittel (nicht gekennzeichnet)	100 µm
fein (roter Ring)	30 µm
extrafein (gelber Ring)	15 µm
ultrafein (weißer Ring)	8 µm

Körnungsangaben in der Schweiz:

Kennzeichnung	⌀ Korngröße
extragrob (schwarzer Ring)	(125)-150 µm
grob (grüner Ring)	120–130 µm
mittel (nicht gekennzeichnet)	80 -100 µm
normal (blauer Ring)	80 µm
fein (gelber Ring)	40 µm
extrafein (weißer Ring)	25 µm
superfein (roter Ring)	15 µm

Abformwerkstoffe und typische Anwendungsbereiche

Irreversibel starre Abformwerkstoffe		Reversibel starre Abformwerkstoffe	
Abdruckgips	Verschlüsselung bei intraoraler Registrierung Gipsschlüssel bei Zahnaufstellungen	(thermoplastische) Kompositionsmassen	funktionelle Randgestaltung bei Totalprothesen (Cu-Ring-Abdrücke)
Zinkoxid-Eugenol-Pasten	Zweitabformung für Totalprothesen und Hybridprothesen Unterfütterungen Altered-cast-Verfahren	Guttapercha	Resektionsprothetik/ Obturatoren (Kauabformung)
Kunststoffpasten	Unterfütterungen temporäre Unterfütterung	Wachse	direkte Inlays Bißnahmen, FGP-Technik
Irreversibel elastische Abformwerkstoffe		**Reversibel elastische Abformwerkstoffe**	
Alginate	Erstabformungen, Studienmodelle, Gegenbiß, KFO, Modellgußprothetik	(reversible) Hydrokolloide (Agar-Agar)	Inlays, Kronen-/ Brückenarbeiten, Funktionsanalytik
Elastomere ● Polysulfide ● Silikone – C-Silikone (Siloxane) – A-Silikone (Polyvinylsiloxane) ● Polyäther	je nach Wahl des Produkts und der Konsistenz praktisch für alle Abformungen geeignet (siehe Checkliste Abformmassen)	Konsistenz („Phasen") von Elastomeren – leichtfließende Massen – mittelfließende Massen – schwerfließende Massen – Knetmassen	light bodied regular bodied heavy bodied putty

Prinzipielle Abformmethoden

Normalabformung	Abformmaterial wird mit dem Löffel in den Mund eingebracht; **einzeitige und einphasige Abformung** (typisch: Situationsabformung mit Alginat)
Spritzabformung	Abformmaterial wird mit Hilfe einer Applikationsspritze an bestimmte Bereiche des Abformobjekts (z.B. präparierter Zahn) appliziert, darüber wird der Abformlöffel mit Abformmaterial eingebracht; **einzeitige, ein- oder zweiphasige Abformung** (typisch: Stumpfabformung mit Elastomeren)
Korrekturabformung	hochviskoses Abformmaterial wird mit dem Löffel eingebracht, nach dem Abbinden wird im Bereich des Abformobjekts eine Platzreserve herausgeschnitten, das Abformobjekt mit leichtfließendem Korrekturmaterial beschickt und die Abformung wieder reponiert; beim Abbinden verbindet sich Korrekturmasse mit Löffelmasse; **zweizeitige und zweiphasige Abformung**

Zeitablauf und Zeitbegriffe bei der Abformung

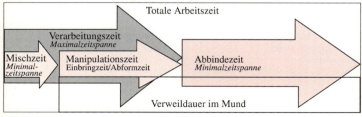

Weiterführende Literatur:

● **Wirz J, Jäger K, Schmidli F (1993) Abformung in der zahnärztlichen Praxis**
 Gustav Fischer, Stuttgart, Jena, New York

Checkliste der in der Praxis verwendeten Abformmaterialien

Abformmaterial	Produkt	Konsistenz, Art	V-Zeit	A-Zeit	Modellherstellung	Bemerkungen
Alginat	Palgaflex (Espe)	normal abbindend	1 min 45 s	3 min 45 s	sofort nach Abformung	kaltes Wasser verwenden
A-Silikon	President (Coltene)	Löffel: regular bodied (blau) Spritze: light bodied (grün)	2 min 2 min	5 min 6 min	frühestens 3 Stunden nach Abformung	dünnfließende Phase mit Vorteil aus Kartusche (President Jet)
Polyäther	Impregum (Espe)	mittelfließend (auch Löffelmaterial für Permadyne)	3 min	6 min	frühestens 3 Stunden nach Abformung	schwierig anzurühren, mit Vorteil maschinell im Pentamix-Mischgerät
Polyäther	Permadyne (Espe)	Spritze: dünn-fließend (blau) Löffel: fest (orange)	3 min 3 min	6 min 6 min	frühestens 3 Stunden nach Abformung	dünnfließende Phase mit Vorteil aus Kartusche (Permadyne Garant)
Zinkoxid-Eugenol-Paste	SS. White (Ubert)	fest		5 min	unmittelbar nach Abformung möglich	
(reversibles) Hydrokolloid	VaR Acculoid (Dentex)	Spritze: Pink Catri-Loids dünnfließend Löffel: mittelfließend	1. Material für Löffel und geladene Spritze 15 min bei 99 °C aufkochen (Bad 1), dann in Lagerbad (Bad 2) mit 65 °C umsetzen (Verweildauer mind. 10 min) 2. Löffelmaterial 5 min vor Abdruck in Temperierbad (Bad 3) mit 45 °C legen 3. Spritze aus Bad 2 entnehmen, Stumpf umspritzen, Assistenz füllt mit Löffelmaterial den Löffel 4. Löffel einsetzen, Wasserkühlung einschalten, 5 min Verweildauer im Mund 5. Abdruck entnehmen, nach Neutralisation in K_2SO_4 (5 min) gleich ausgießen!			

Legende: V-Zeit: Verarbeitungszeit, A-Zeit: Abbindezeit, Leerfelder sind mit anderen selbstverwendeten Materialien auszufüllen.

Kofferdam

seit 1894 bewährtes und einfaches Mittel zur absoluten Trockenlegung und aseptischen Behandlung einzelner Zähne oder Zahngruppen. Mit etwas Übung gelingt die Isolierung eines Einzelzahns (z. B. in der Endodontie) in etwa 1 Minute. Das oft vorgebrachte Argument, Kofferdam bedeute Zeitverlust, gilt nur für den, der ihn nicht verwendet!

Indikationen	Kontraindikationen
• Endodontie (Asepsis, Schutz vor Ingestion oder Aspiration von Instrumenten, Spülflüssigkeiten etc.) • Adhäsivtechnik (Fissurenversiegelung, Füllungen, Adhäsivinlays, Veneers, Klebebrücken) • konservierende Behandlung, v. a. bei Infektionsrisiken (HBV/HIV u.a.) • Goldhämmerfüllung • Office bleaching	• obstruktive Lungenerkrankungen (Asthma) • (Epilepsie) • (Latexallergie; ggf. Kofferdam aus Silikon verwenden)

Kofferdamklammern

es gibt eine Vielzahl von Formen verschiedener Hersteller. Mit den im Handel angebotenen Klammersätzen lassen sich sicher über 90 % aller Behandlungssituationen beherrschen. Durch Beschleifen der Branchen („Individualisieren") läßt sich ein Halt auch in schwierigen Fällen erreichen.

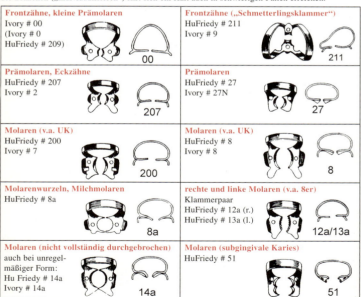

Frontzähne, kleine Prämolaren	Frontzähne („Schmetterlingsklammer")
Ivory # 00 (Ivory # 0 HuFriedy # 209) — 00	HuFriedy # 211 Ivory # 9 — 211
Prämolaren, Eckzähne	Prämolaren
HuFriedy # 207 Ivory # 2 — 207	HuFriedy # 27 Ivory # 27N — 27
Molaren (v.a. UK)	Molaren (v.a. UK)
HuFriedy # 200 Ivory # 7 — 200	HuFriedy # 8 Ivory # 8 — 8
Molarenwurzeln, Milchmolaren	rechte und linke Molaren (v.a. 8er)
HuFriedy # 8a — 8a	Klammerpaar HuFriedy # 12a (r.) HuFriedy # 13a (l.) — 12a/13a
Molaren (nicht vollständig durchgebrochen)	Molaren (subgingivale Karies)
auch bei unregelmäßiger Form: Hu Friedy # 14a Ivory # 14a — 14a	HuFriedy # 51 — 51

Kofferdamhalter (Kofferdamrahmen)

gibt es aus Metall (nach Young) oder Kunststoff („Haifischmaul" nach Nygard-Østby, Starlite Visiframe u.a.). Der Kunststoffrahmen nach Sauveur ist klappbar, deswegen für die Endodontie besonders geeignet.

KOFFERDAM II

Kofferdamgummi

gibt es in verschiedenen Größen, Farben, Stärken und Geschmacksrichtungen. Für die Praxis ist in der Regel die Stärke „medium" (0,008 ≈ 0,20 mm) in einer kontrastierenden Farbe (grün oder blau) nahezu universell verwendbar.

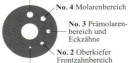

No. 5 Bereits angelegte Klammer im Molarenbereich
No. 4 Molarenbereich
No. 3 Prämolarenbereich und Eckzähne
No. 2 Oberkiefer Frontzahnbereich
No. 1 Unterkiefer Frontzahnbereich

Kofferdamlochzangen

stanzen das Loch für den Zahn in den Gummi. Das Loch darf nicht zu groß gewählt werden, weil sonst der Gummi am Zahnhals nicht dicht anliegt.

Anlegen des Kofferdams

Man kann zuerst die Klammer anlegen, dann den Kofferdam darüberziehen und anspannen, zuerst den Kofferdam über den Zahn ziehen und dann mit der Klammer sichern oder Klammer und Kofferdam gleichzeitig applizieren. Dieses **Vorgehen** wird nachfolgend erläutert.

1. Zu isolierender Zahn wird von Zahnstein befreit, die Approximalkontakte werden mit Zahnseide auf Durchgängigkeit geprüft.
2. Auswahl der geeigneten Klammer, Klammer wird am Zahn „anprobiert".

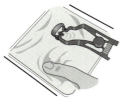
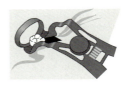

3. Die Flügel der Klammer spreizen das ausgestanzte Loch des auf dem Rahmen nicht zu straff gespannten Gummis. Dann wird die Klammer über den zu isolierenden Zahn geführt und zervikal positioniert. Die Klammerzange wird vorsichtig gelöst.

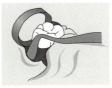
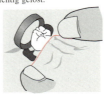

4. Mit einem Spatel wird der Kofferdam über die Flügel gezogen.

5. Mit Zahnseide wird der Kofferdam über den Approximalkontakt geschoben.

Tip:
Bei der Isolierung mehrerer Zähne kann eine zweite Klammer unter Umständen hinderlich sein. Ein Stück Kofferdamgummi wird straff gespannt durch den Approximalkontakt gezogen und dann losgelassen. Der Kofferdam ist fixiert.

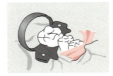

Memorix

ÄSTHETIK UND FARBE

Ästhetik

ist ein heutzutage in der Zahnmedizin häufig verwendeter Begriff mit einer langen philosophischen Tradition. Ästhetik ist nicht objektivierbar, nicht meßbar. Die Beurteilung der ästhetischen Wirkung einer Restauration kann für Zahnarzt und Patient sehr verschieden sein. Die ästhetische Wirkung der Zähne ist im Zusammenhang der Mundpartie und des Gesichts eingebunden. Als Prinzipien ästhetisch vorteilhafter Wirkungen gelten **(dynamische) Symmetrie**, d.h. das Gegenüberstehen zweier sehr ähnlicher, aber nicht völlig spiegelbildlich identischer Hälften, **Harmonie der Proportionen** und **visuelles Gleichgewicht**.

Die ästhetische Wirkung eines Zahns bzw. seiner Restauration wird von 3 Parametern bestimmt: **Zahnform** (einschließlich Größe und Stellung), die **Textur** (Oberflächenstruktur) und die **Zahnfarbe und Transluzenz** [Wild 1950].

Farbordnungssysteme

Das Color-System von Munsell (1966) ist das weltweit bekannteste Farbordnungssystem.
Es teilt Farbe in 3 Dimensionen ein:
- Farbton („Hue"): grundliegende Farbfamilie, z. B. gelb (Wellenlänge)
- Farbsättigung („Chroma"): Intensität bzw. Konzentration des Farbtons
- Farbhelligkeit („Value"): relative Helligkeit einer Farbe (Graustufe)

Farbwirkung des Zahns

Die Farbe eines Zahns wird bestimmt durch das Durchschimmern der **Farbe des Dentins** durch den transparenten und relativ farblosen Schmelz. Je nach Schmelzdicke wird die Dentinfarbe mehr oder weniger geschwächt, der Zahn ist daher **polychromatisch**. Im Bereich des Zahnhalses wirkt er dunkler, exakter sagt man: er hat stärkeres Chroma. Der Inzisalrand ist häufig etwas grauer, hat weniger Value. Die inzisale Transluzenz ist bedingt durch das Fehlen der Dentinschicht, die dunkle Mundhöhle schimmert durch.

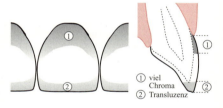

① viel Chroma
② Transluzenz

Farbauswahl und Farbgebung

sind abhängig vom Betrachter, vom Zahn selbst und vom Material des Farbbestimmungssystems. Die Farbauswahl ist für Kompositfüllungen oder laborgefertigte Restaurationen im Prinzip gleich.
Der **Betrachter** ist in seiner Farbwahrnehmung im wesentlichen abhängig von
- **den Lichtverhältnissen**

Farbauswahl immer unter natürlichen und künstlichen Lichtverhältnissen, günstig: **Tageslicht** bei leicht bewölktem Himmel (bzw. Nordfenster) etwa zwischen 10–11 Uhr und zwischen 14–15 Uhr; bei Metamerismus (Veränderung der Farbempfindung bei unterschiedlichen Beleuchtungsverhältnissen) ist die für den Patienten relevanteste Beleuchtungsbedingung zu wählen
- **von Farben des Umfelds (räumlicher Kontrast)**

Vermeidung der Kontrastverstärkung durch Ausschluß intensiver farblicher Einflüsse der Umgebung (mit Patienten vereinbaren: zur Farbbestimmung kein grelles Make-up, kein Lippenstift, keine „poppige" Kleidung)
- **von vorher wahrgenommenen Farbreizen (zeitlicher Kontrast)**

Vermeidung der Farbadaptation: Fixierung der Zähne nur kurz (< 5 s) und betrachten eines blauen Gegenstands zwischen den Beobachtungsperioden (z. B. blaue Pappe)
- **Form und Textur des Gegenstands**

Eine rauhe Oberfläche hat weniger Chroma als eine glänzende (polierte oder feuchte).
Anfeuchten von Zahn und Farbmuster zum Angleich der Oberflächenstrukturen

FARBBESTIMMUNG

Der **Zahn** sollte
- vor der Farbauswahl eine **gereinigte Oberfläche** aufweisen;
- **nicht** durch Behandlungsmaßnahmen (Trockenlegung, Kofferdam) **ausgetrocknet** sein;
- mit seinen regionalen Unterschieden und **Charakteristika** (Schmelzflecke u.ä.) erfaßt werden.

Farbbestimmungssysteme („Farbringe") können bei **Kompositmaterialien** produktspezifisch sein, d.h. sie bestehen aus ungefülltem Kunststoff und treffen die Kompositfarbe nicht sehr genau. Sie liegen in der Regel den Materialpackungen kostenlos bei. **Produktidentische** Farbringe sind aus originalem Komposit hergestellt. Sie sind als Zubehör erhältlich, können aber auch in der Praxis selbst hergestellt werden (schmales, dünn auslaufendes Stäbchen, das geglättet wird).

Mittlerweile werden jedoch Kompositmaterialien wie auch keramische Massen auf dieselben Farbbestimmungssysteme (**„universelle Farbschlüssel"**) abgestimmt. Die Farbmuster der gebräuchlichsten 3 Systeme sind nach Farbtongruppen („Hue") geordnet, die beim **Biodent-Farbring** (De Trey-Dentsply, Dreieich) durch 5 Symbole, beim **Chromascop-Farbring** (Ivoclar, Schaan) in 5 Blöcken und beim **Vita-Farbring** nach den Buchstaben A-D (Vita-Zahnfabrik, Bad Säckingen) gekennzeichnet sind.

Farbauswahl braucht Erfahrung! Idealerweise sollte die **Farbbestimmung** bei Keramikrestaurationen **vom Zahntechniker** durchgeführt werden. Ist dies unmöglich, müssen dem Techniker alle erforderlichen Informationen zugänglich gemacht werden. Es empfiehlt sich eine entsprechende, detaillierte Skizze anzufertigen.

Vorgehen:

1. **Bestimmung der Farbtongruppe**
   (gelblich, gräulich, rötlich)
2. **Bestimmung der Farbintensität**
   nur noch Farbmuster einer Farbtongruppe benutzen!
3. **Transparenzverlauf der Schneidekante**
4. **Besonderheiten der Zahnhalsfarbe**
5. **Bemerkungen über eventuelle Effekte**
   Risse, Flecken, Einschlüsse, Füllungen

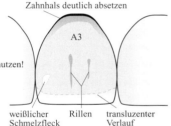

Ästhetische Korrekturen

von Zahnverfärbungen (in Kombination mit Bleichung), Abweichungen der Zahnform (z. B. Aufbau von Zapfenzähnen) oder der Zahnstellung (z. B. Schluß eines Diastemas) **sind oft mit Kompositen gut durchführbar**. Vor umfangreichen Überkronungen sollte daher geprüft werden, ob die erwünschte Wirkung nicht auch durch eine innovative, weniger invasive (substanzschonendere) und mit verhältnismäßig geringem finanziellen und technischen Aufwand herzustellende Restauration (Kompositaufbau, Veneer) erzielt werden kann.

Weiterführende Literatur:
- **Roeters J, de Kloet H (1992) Kosmetische Zahnheilkunde mit Hilfe von Komposit.**
  Quintessenz, Berlin
- **Preston JD (1985) Current status of shade selection and color matching.**
  Quintessence Int 16: 47

Kavitätenklassen nach Black

Klasse I: zentrale Kavitäten im Bereich von Fissuren und Grübchen der Prämolaren und Molaren 	Klasse II: approximale Kavitäten an Prämolaren und Molaren 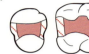

Klasse III: approximale Kavitäten an FZ ohne Einbeziehung der Schneidekante 	Klasse IV: Kavitäten der FZ unter Einbeziehung der Schneidekante	Klasse V: Zahnhalskavitäten

Indikationen: Seitenzahnrestaurationen. [Mod. nach Klaiber et al. 1992]

- in Abhängigkeit von der okklusalen Defektausdehnung (interkuspidaler Abstand):

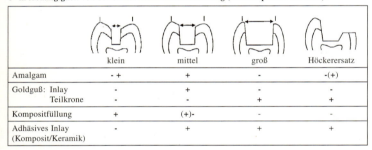

	klein	mittel	groß	Höckerersatz
Amalgam	-+	+	-	-(+)
Goldguß: Inlay	-	+	-	-
Teilkrone	-	-	+	+
Kompositfüllung	+	(+)-	-	-
Adhäsives Inlay (Komposit/Keramik)	-	+	+	+

- in Abhängigkeit von der zervikalen/approximalen Defektausdehnung:

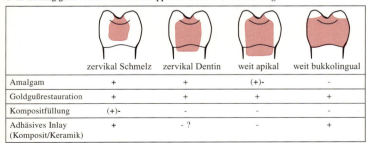

	zervikal Schmelz	zervikal Dentin	weit apikal	weit bukkolingual
Amalgam	+	+	(+)-	-
Goldgußrestauration	+	+	+	+
Kompositfüllung	(+)-	-	-	-
Adhäsives Inlay (Komposit/Keramik)	+	- ?	-	+

+ geeignet, – ungeeignet, ( ) bedingt geeignet,
? möglicherweise mit besonders wirksamen Dentinhaftmitteln geeignet

FRONTZAHNRESTAURATIONEN

Indikationen: Frontzahnrestaurationen (Klasse III und IV)

Kavitätenausdehnung/ Lage des Füllungsrands	Schmelz		Schmelz-Dentin		Schmelz-Dentin-Wurzeldentin	
GIZ	-	-	(+)	-	+	(-)
Hybridkomposit	+		+		-	?
Veneer	-	(+)	-		-	
Krone	-		-		(+)	+

+ geeignet, – ungeeignet, ( ) bedingt geeignet,
? möglicherweise mit besonders wirksamen Dentinhaftmitteln geeignet

Indikationen: Zahnhalsrestaurationen (Klasse V)

Kavitätenausdehnung/ Lage des Füllungsrands	Schmelz	Schmelz-Wurzeldentin	Wurzeldentin
Amalgam	-[1]	-[1]	-[1]
GIZ	(+)	+	+
Hybridkomposit	+	(-) ?	-
Kompositinlay und Dentinadhäsiv	+	+	+
Goldhämmerfüllung	+[2]	+[2]	+[2]

+ geeignet, – ungeeignet, ( )bedingt geeignet, ? möglicherweise mit besonders wirksamen Dentinhaftmitteln geeignet
[1] Nach Anwendungsepfehlung des BfArM; [2] abhängig von der Kavitätengröße.

Zur Wahl von Restaurationsmaterialien und -techniken

Die **Qualität** einer Restauration beruht auf der **indikationsgerechten Materialwahl**, der **materialangepaßten Präparation** und der **adäquaten Verarbeitung**. Diese Parameter sind grundlegende Bestandteile der zahnärztlichen Kunst und müssen bei jeder Restauration beachtet werden. Die **Wahl des Restaurationsmaterials** beruht **primär auf der Indikation**. Da Indikationen nicht beliebig austauschbar sind, sind auch Restaurationsmaterialien nicht beliebig austauschbar. Die Indikationsbereiche eines Materials sind in seinem Beipackzettel angegeben und sollten vor Anwendung genau studiert werden. Die Verwendung eines Materials (z.B. Kompomere für definitive Klasse-II-Füllungen) für nicht angegebene Indikationsbereiche führt dazu, daß das Haftungsrisiko voll auf den Zahnarzt übergeht.

Alternative Restaurationen können einem Patienten nur angeboten werden, wenn sie prinzipiell indiziert sind. Die Entscheidung über ein Restaurationsmaterial muß der Patient **nach Aufklärung über mögliche Risiken und Alternativen** durch den Zahnarzt treffen. Dabei sind Vor- und Nachteile von Material und Restaurationstechnik darzustellen (z.B. Amalgam: Haltbarkeit versus Quecksilberfreisetzung mit möglicher systemischer Wirkung; Kompositfüllung: Farbe, Ästhetik versus erhöhten Aufwand und möglicherweise geringere Haltbarkeit; Inlaytechnik: Haltbarkeit, Stabilität versus vermehrte Opferung von Zahnsubstanz bei der Präparation und höhere Kosten). Die Einwilligung des Patienten ist in der Karteikarte zu dokumentieren.

Adhäsivtechnik

kann definiert werden als spaltfreie mikromechanische Verankerung von Kunststoffmaterialien (Kompositen) am durch Ätzung mit Phosphorsäure vorbehandelten Zahnschmelz oder mit speziellen Agenzien (Dentinhaftmitteln) vorbehandelten Dentin. Kennzeichnend ist
1. die **Adhäsivpräparation,** die zahnsubstanzschonend kariöse Läsionen eröffnet, nicht unterstützten Schmelz nach Möglichkeit beläßt, die Schmelzränder anschrägt und auf makromechanische Retentionselemente (Schwalbenschwanz, Rillen, Parapulpärstifte) verzichtet;
2. die **Schmelzätzung** mittels 35–40 %iger Phosphorsäure, die auf quer geschnittenen Schmelzprismen ein retentives Mikrorelief mit einer Rauhtiefe von 10–30 µm erzeugt;
3. die **Verwendung eines Haftvermittlers** („bonding agent", Bonding), der in die Rauhigkeiten penetriert;
4. die **Verwendung geeigneter Kompositmaterialien** (heute für Füllungen vorwiegend lichthärtende Feinstpartikelhybridkomposite, die röntgensichtbar und polierbar sind).

Zur Anwendung der Adhäsivtechnik gehört die **Reinigung** des Zahns mit fluoridfreier Paste vor dem Eingriff, die **absolute Trockenlegung** des Operationsfeldes (Kofferdam, s. S. 334), die Verwendung von **leistungsstarken Polymerisationslampen** und die **Fluoridierung** des Zahns **nach** dem **Ausarbeiten.**

Klassifikation der Kompositmaterialien. [Mod. nach Lutz et al. 1983]

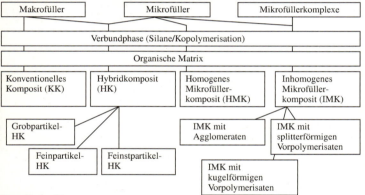

Dentinhaftung. [Nach Haller 1993]

beruht ähnlich wie die Schmelzhaftung auf einer mikromechanischen Verankerung:

- bei Erhalt der Schmierschicht:
Haftung am Dentin über die kunststoffimprägnierte Schmierschicht
(Beispiele: Prisma Universal Bond 3, XR Bonding System)

- bei Auflösung der Schmierschicht:
Haftung am Dentin über intratubuläre Kunststoffzotten („Tags") und eine Kunststoff-Dentin-Hybridschicht
(Beispiele: Syntac, Gluma, Scotchbond 2)

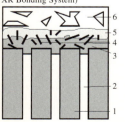 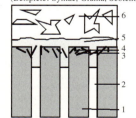

1 Dentin, 2 Dentinkanälchen, 3 Schmierschicht, 4 Primermonomere, 5 Bonding , 6 Komposit

Kompositfüllungen im FZB: Präparationsformen

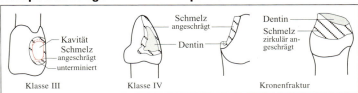

Klasse III — Kavität, Schmelz angeschrägt, unterminiert
Klasse IV — Schmelz angeschrägt, Dentin
Kronenfraktur — Dentin, Schmelz zirkulär angeschrägt

Probleme und Fehler bei Kompositrestaurationen im FZB

- **Trockenlegung/Trockenhaltung**   Problemlösung: Kofferdam (s. S. 334)

- **„Glanzlinie"** [Lutz et al. 1976]
entsteht bei der Ausarbeitung einer Kompositfüllung, wenn der Rand der Schmelzschrägung als Kante freigelegt wird.
Vermeidbar durch Brechen der äußeren Kante der Schmelzabschrägung (verlaufender Übergang)

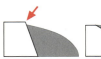

Schmelz Komposit   Schmelz Komposit

- **Formgebung benachbarter Kavitäten:**
Vor Präparation Vorverkeilen. Bei der Restauration muß zuerst die Fläche mit der größeren Rundung wiederhergestellt werden. Dann wird die gewünschte Kontur hergestellt. Erst jetzt wird die 2. Restauration hergestellt.

- **Transluzenz und Opazität**
Bei Verwendung eines einzigen transparenten Mikrofüllerkomposits wird das einfallende Licht im Bereich der Restauration nicht reflektiert, die dunkle Mundhöhle scheint durch. Durch Anwendung der Schichttechnik mit einem „Dentinkern" aus einem opakeren Komposit und einer „Schmelzschicht" aus transparenterem Komposit läßt sich eine Tiefenwirkung erreichen. Schneidekanten können mit sehr transparenten Kompositmassen (Inzisalmasse) sehr realistisch aufgebaut werden.
(Vorsicht: weniger ist oft mehr!)

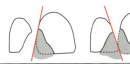

Problematik der Transluzenz — Pulpa, Dentin, Schmelz
einfallendes Licht — transparentes Komposit

Schichttechnik
diffuse Reflektion = Tiefenwirkung — Pulpa, Dentin, Schmelz, opakes Komposit, transparentes Komposit

- **Farbveränderungen**
Rauhigkeiten führen zur exogenen Verfärbung bzw. zur Plaqueakkumulation. Mangelhafte Polymerisation führt in der Regel zu späterer Aufhellung der Füllung.

Vermeidbar durch adäquate Politur und angemessene Durchhärtungszeiten mit leistungsstarker und gut gewarteter Polymerisationslampe.

Weiterführende Literatur:
- **Jordan R-E (1992) Esthetic composite bonding, 2nd ed.**
  B.C. Decker Inc., Burlington Philadelphia

Adhäsive Restaurationen: SZB
Erweiterte Fissurenversiegelung. [Simonsen 1978],
Präventive Klasse-I-Restauration. [Surmont et al. 1990]

Prinzip:
- defektbezogene Minimalpräparation

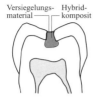

Versiegelungsmaterial — Hybridkomposit

Indikationen:
- sondierbare/sichtbare Fissurenkaries, kleine okklusale Läsionen

Vorgehen:
- Schmelzpräparation: kleinste Instrumente (ISO ∅ 008), Darstellung der Karies, keine Extension in Fissuren
- Kariesentfernung, (Unterfüllung: selten nötig, Dentinadhäsiv nach Ätzung)
- Schmelzätzung: Kavität und Fissuren
- Kavität: Bonding, Füllen mit Komposit, Lichthärtung
- Fissurensystem: Versiegelungsmaterial (auch über Kavität), Lichthärtung

Klasse-I-Kompositrestauration

Prinzip:
- defektbezogene Präparation mit Beschränkung auf das für die vollständige Kariesentfernung erforderliche Maß

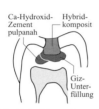

Ca-Hydroxid-Zement pulpanah — Hybridkomposit

Giz-Unterfüllung

Indikationen:
- Primärversorgung kleiner okklusaler Läsionen

Vorgehen:
- Präparation: so klein wie möglich, Belassung von unterminiertem Schmelz, Erhalt von Querleisten
- Kariesentfernung
- aufbauende Unterfüllung (GIZ): Reduktion des Kompositvolumens und damit der Schrumpfung
- Schmelzätzung
- Applikation von Bonding und schichtweise Applikation von Hybridkomposit und Lichthärtung

Klasse-II-Kompositrestauration

Prinzip:
- defektbezogene Präparation mit Beschränkung auf das für die vollständige Kariesentfernung erforderliche Maß

Indikationen:
- Primärversorgung kleiner approximaler kariöser Läsionen
- „Slots" (keine makromechanische Retention erforderlich)
Mehrflächige Kavitäten (z. B. nach Entfernung einer Amalgamfüllung) sind eigentlich für eine direkte Versorgung ungeeignet.

Vorgehen:
- Vorverkeilen: Schutz vor zervikaler Überextension und Verletzung des Nachbarzahns, Approximalkontakt
- Präparation: s. oben, ggf. Randabschrägung mit diamantierten Feilen (Bevelshape) im EVA-Kopf (61L, 0,4 mm Hub)
- ggf. Unterfüllung
- Schmelzätzung und Applikation von Dentinadhäsiv zur Vermeidung postoperativer Sensibilität
- Applikation von Bonding und schichtweise Applikation von Hybridkomposit und Lichthärtung
- Ausarbeitung mittels feinstkörnigen Diamanten, Polierscheiben und Polierstreifen; okklusal auch spezieller Kompositpolierer

ADHÄSIVINLAYS

Adhäsivinlay (Komposit-/Keramikinlay)

Prinzip:
- metallfreie, ästhetisch perfekte Restauration bei Schonung gesunder Zahnsubstanz durch Verzicht auf makromechanische Retentionselemente und Stabilisierung der Restzahnsubstanz (Höckerstabilisierung) durch adhäsive Befestigung

Indikationen:
- schmelzbegrenzte, mittelgroße bis große Kavitäten (auch mit Höckerersatz)
- (schmelzbegrenzte) postendodontische Restaurationen

Klassifikation [Nach Krejci et al. 1992] :
- Sofortinlays (1 Sitzung)
- kein Abdruck: direktes Inlay (Komposit)
- Abdruck: indirektes Inlay (Komposit, Keramik über optischen Abdruck: Cerec-Inlay)

- Laborgefertigte Inlays (2 Sitzungen)
  Abdruck: indirektes Inlay:
  Komposit(z. B. Charisma),
  Keramik (z. B. Empress)

Vorgehen bei laborgefertigten Inlays:

1. Sitzung
- Präparation:
okklusal: leicht divergierend kastenförmig, scharf geschnittene Ränder ohne Anschrägung (**cave: „Federränder"!**), okklusale Schichtstärke mind. 2 mm, dünne Außenwände werden nicht überkuppelt, präventive Extension in Fissuren nicht erforderlich
approximal: leicht divergierend kastenförmig, scharf geschnittene Ränder ohne Anschrägung, unterschnittsfrei in approximalen Randbereichen, keine Makroretentionen, Lösung des Approximalkontakts (Abformung), approximaler Übergang Kavitätenwand-Zahnoberfläche > 60°
- Kariesentfernung
- Unterfüllung: GIZ (Schichtdicke des Inlays beachten!), Ausblocken untersichgehender Stellen, Finieren
- Abformung
- provisorische Versorgung, oft lichthärtendes Material (Clip, Fermit) ausreichend, kein Zement erforderlich

2. Sitzung:
- Entfernung des Provisoriums, Kofferdam, Kavitätenreinigung
- Einprobe der Restauration, dünnfließendes Silikon (Bite Checker) zur Suche nach Klemmstellen
- Vorbehandlung des Inlays:
  - **Keramik**: Ätzung der Inlayunterfläche mit 5 %iger Flußsäure für 2 min, Absprühen, Trocknen, Silanisieren (z. B. Monobond S)
  - **Komposit**: Reinigung der Inlayunterfläche, Aktivierung mit Inlay-Primer oder Silanlösung
- Vorbehandlung des Zahns: Schmelzätzung mit 35–40 %igem Phosphorsäuregel 30–60 s, Absprühen, Trocknen, Dentinbehandlung mit Dentinadhäsiv (ggf. Bonding)
- Einsetzen des Inlays mit Ultraschalltechnik ohne Matrize: hochviskoses dualhärtendes Befestigungskomposit wird in die Kavität eingebracht, das Inlay wird aufgesetzt; durch Übertragung von Ultraschallschwingungen auf das Inlay mit einem speziellen Ansatzstück wird die Viskosität des Befestigungskomposits herabgesetzt, das Inlay gleitet in die Kavität. Nach Wegnahme des Ultraschallansatzes ist das Komposit wieder viskös, es erfolgt Überschußentfernung vor Lichthärtung
- Applikation von Glyceringel und Lichthärtung
- Okklusionskontrolle, Einschleifen (feinstkörnige Diamanten)
- Ausarbeitung und Politur der Ränder (feinstkörnige Diamanten, Polierscheiben, Polierstreifen)
- Fluoridierung

Gußfüllungen (Inlay und Teilkrone)

Als **Inlay** wird eine Gußfüllung bezeichnet, die die **Kaufläche** des Zahns **nicht** vollständig **bedeckt**. Kein Bestandteil der vertragszahnärztlichen Versorgung (Privatleistung, GOZ-Nr. 215–217). Bei einer **Teilkrone** besteht die gesamte **Kaufläche aus Metall**, wobei zudem zumindest die **zentrischen Höcker** mit einem Außenschliff oder einer abgeschrägten Stufe **überkuppelt** sind. Die Scherhöcker sind mit Metall abgedeckt oder ebenfalls überkuppelt. Vertragszahnärztliche Leistung (BEMA 20c).

Indikationen

Gegossenes Inlay
- mittelgroße Defekte im Okklusalbereich
- größere Defekte im Approximalbereich
- Allergie gegen Bestandteile von plastischen Füllungsmaterialien (Komposit, Amalgam)
- Vermeidung oraler galvanischer Phänomene (Nachbarzahn mit Goldgußrestauration)
- (• Brückenanker, v. a. bei geteilter Brücke)

Teilkrone
- ausgedehnte Defekte im Okklusal- und Approximalbereich ohne zervikale Schmelzbegrenzung, die mit anderen Techniken nicht dauerhaft zu restaurieren sind (Alternative zur Vollkrone)
- Neugestaltung des Kauflächenbereichs
- Brückenanker

Kontraindikationen für gegossene Inlays und Teilkronen:

- kleine Defekte
- Zerstörungsgrad, der adäquate Retention nicht zuläßt
- kurze klinische Krone ohne ausreichende Verankerungsmöglichkeit approximal
- zirkuläre Läsionen im Zahnhalsbereich
- ausgedehnte Metallflächen im sichtbaren Bereich (v.a. OK-Prämolaren)
- hohes Kariesrisiko
- für Inlays: postendodontische Restauration

Checkliste: Anprobe Gußfüllungen
- Retention: Gußfüllung soll sich reibungsfrei bis zur Endposition aufsetzen lassen und erst in dieser Lage haften
- Stabilität: Bei zentraler Belastung der Gußfüllung darf kein Federn, bei exzentrischer Belastung keine Bewegung feststellbar sein
- Randschluß
- funktionsgerechte Gestaltung der Kau- und Approximalflächen

Checkliste: Approximalkontakte

Lage: oberes Drittel der Approximalfläche, knapp unterhalb der Randleiste
Form: jüngeres Lebensalter, nicht reduzierte Interdentalpapille: eher punktförmig
älteres Lebensalter, reduzierte Interdentalpapille: kleiner flächiger Kontakt

Größe der Kontaktfläche wird bestimmt
- in okklusozervikaler Richtung vom interdentalen Abstand bzw. dem interdentalen Trigonum. Je spitzwinkliger das Dreieck, d.h. je kleiner der Zahnzwischenraum, desto größer ist die Approximalfläche;

- in bukkolingualer Richtung von Form und Stellung der Zähne und der Konkavität der Approximalflächen. Nischenbildung ist unbedingt dadurch zu vermeiden, daß die Flächen außerhalb des Kontaktbereichs deutlich separiert werden.

Weiterführende Literatur:
- **Klaiber B (1992) Metallinlay und Metallteilkrone.** In: Ketterl W (Hrsg) Praxis der Zahnheilkunde, Band 2. Zahnerhaltung I, 3. Auflage. Urban & Schwarzenberg, München

„BLEACHING"

Bleichen von Zähnen

gehört mittlerweile zu den Grundtechniken der ästhetischen Zahnmedizin („esthetic dentistry"). Alle Bleichverfahren benutzen **Oxidanzien,** die auf die Zahnhartsubstanz einwirken. Bei jeder Bleichung kann es zum Rezidiv kommen (Reduktion); ein gewisses Überbleichen (stärkeres Bleichen als für akzeptablen Farbangleich erforderlich) ist zu empfehlen. Vor jeder Bleichung steht die sorgfältige Zahnreinigung und Politur der betreffenden Zähne (Ursachen für Zahnverfärbungen s. S. 78).

Walking-bleach-Technik (synonym: interne Bleichung)
Indikation: verfärbter devitaler Zahn (v.a. bei nur kleinen vorhandenen Füllungen), vorangehend einer Veneer-Versorgung bei stark verfärbten Zähnen
Mögliche Risiken: Wurzelresorptionen/Frakturgefahr, unzureichender Bleicheffekt
Bleichmittel: Natriumperborat, H_2O_2 (30 %-ig)
Vorgehen:
1. Entfernen kariösen und stark verfärbten Dentins aus dem Bereich des Kronencavums
2. Zurücknehmen des WF-Materials bis etwa 1 mm apikal des Kanaleingangs, sorgfältiges Abdecken der WF und des Cavumbodens mit Phosphatzement (**cave: zervikale Wurzelresorptionen**!)
3. Anlegen von Kofferdam
4. Anmischen einer Paste aus Natriumperborat und 30 %igem H_2O_2
5. Einbringen der Paste in die Kavität, dichter provisorischer Verschluß
6. Kontrolle nach 1 Woche: Erneuerung der Bleicheinlage bis akzeptable Farbe erreicht ist
7. Definitiver Verschluß: nach gründlicher Kavitätenreinigung Anätzen des Kavitäteninneren, Bondingauftrag, schichtweiser Verschluß mit einem lichthärtenden Komposit (empfehlenswert: helleres, opakes Material)

Home-bleaching-Technik
Indikation: Zahnverfärbungen bei vitalen Zähnen (ästhetisches Anliegen des Patienten)
Mögliche Risiken: Irritation der Pulpa: Schmerzen, Hypersensibilität (**cave: undichte Füllung!**)
Irritationen der Gingiva, mögliche systemische Toxizität, unzureichender Bleicheffekt
Bleichmittel: Carbamidperoxid in Glyceringel (z.B. Opalescence-Gel u.a.)
Vorgehen:
1. Information und Aufklärung des Patienten
2. Alginatabformung zur Herstellung einer flexiblenTiefziehfolie; der Raum für das Bleichmittel muß auf dem Modell ausgeblockt werden
3. Eingliedern der Tiefziehfolie, Mitgabe des Bleichmittels
4. Kontrolle in regelmäßigen Abständen, erneute Mitgabe des Bleichmittels

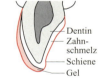

Dentin
Zahnschmelz
Schiene
Gel

Office-bleaching-Techniken
Indikation: Zahnverfärbungen bei vitalen und devitalen Zähnen
Mögliche Risiken:
vitaler Zahn: Irritation der Pulpa: Schmerzen, Hypersensibilität (**cave: undichte Füllung!**), Irritationen der Gingiva, unzureichender Bleicheffekt
devitaler Zahn: Wurzelresorptionen (v. a. bei Anwendung von Hitze!), unzureichender Bleicheffekt
Bleichmittel: diverse, im wesentlichen H_2O_2, dazu auch Säuren
Vorgehen:
unterschiedlich, z. T. mit Schmelzätzung, Anwendung mikroabrasiver Techniken (Säure + Bimsmehl), Hitze (thermokatalytische Bleichung).
Anwendung in der Praxis etwa 5- bis 6mal für je 30 min
Unter Abwägung der Praktikabilität und der möglichen Risiken nicht empfohlen !

Veneers (Verblendschalen, Laminates)

zählen zu den innovativen, adhäsiven Restaurationen („keramische Frontzahnteilkronen") und gewinnen zunehmend im Rahmen ästhetischer Frontzahnversorgungen an Bedeutung und Interesse. In ersten Studien wird in der Literatur für Keramikveneers eine Erfolgsquote von über 90 % über 5 Jahre angegeben [Meyenberg u. Gebhard 1995].

Indikationen:	Kontraindikationen:
1. anatomische Fehlbildungen 2. kleinere unkomplizierte Kronenfrakturen 3. Schneidekantenverlängerung 4. Zahnverfärbungen (ggf. nach Bleichung) 5. Ersatz defekter bzw. ästhetisch unbefriedigender Frontzahnrestaurationen 6. Schmelzhypoplasien bei insgesamt noch ausreichendem Schmelzangebot 7. Zahnfehlstellungen 8. Diastemata 9. ausgedehnte Pulpa (jugendlicher Patient)	1. unzureichendes Schmelzangebot bei ausgedehnten kariösen Läsionen (a), bestehenden ausgedehnten oder multiplen Füllungen (b), ausgedehnten Schmelzhypolpasien(c), größeren Kronenfrakturen(d) 2. schwierige okklusale Verhältnisse, Bruxismus, frontaler Kopfbiß 3. orale Habits (z.B. Bleistiftkauen) 4. extreme Zahnverfärbungen 5. großflächige Dentinfreilegung 6. apikal der Schmelz-Zement-Grenze liegende Ränder (Wurzelexposition) 7. extreme Zahnfehlstellungen

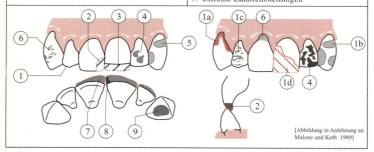

[Abbildung in Anlehnung an Malone und Koth 1989]

Präparationsformen für Veneers

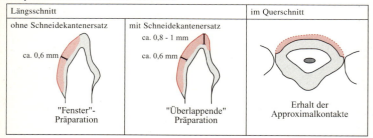

Verwendetes Schalenmaterial ist heute meist **Keramik** auf Grund der gegenüber dem Kunststoff überlegenen Ästhetik. Die Herstellung erfolgt indirekt im Labor oder mit dem Cerec-System direkt in der Praxis.

Veneer-Versorgung: Step-by-step

Behandlungsschritte	praktische Durchführung
1. Sitzung	
Vorbereitende Maßnahmen	• ggf. Situationsmodelle • ggf. Silikonschlüssel zur Kontrolle des gleichmäßigen Abtrages während der Präparation • bei verfärbten Zähnen vorher Bleichung durchführen
Präparation	• Schmelzreduktion von etwa 0,5 mm (0,3–0,7 mm): Tiefenmarkierung: Rillenschleifer mit 0,3 bzw. 0,5 mm Einebnung: konisch-torpedoförmige Diamantschleifer, ggf. Zweikorn-Diamantschleifer; Erhalt der Approximalkontakte • Randfinish: ideales Instrument: Bevelshape-Feile! ggf. Zahnfleisch verdrängen; Ziel: isomarginale Hohlkehle; Überextension nach zervikal vermeiden! • evtl. inzisale Reduktion
Abformung	
Farbauswahl	geeigneten Farbring verwenden (z. B. für Empress-Glaskeramik Chromaskop Farbring, Stumpffarbe mit IPS Empress Stumpfmaterialschlüssel)
prov. Versorgung	• Komposit-Provisorium, auf 2 kleine angeätzte Punkte mit einem Tropfen Bonding aufkleben
2. Sitzung	
Vorbereitende Maßnahmen	• Entfernung des Provisoriums, Reinigung des Zahns mit fluoridfreier Paste
Einprobe Cave:	• Beurteilung von Randschluß, Form, Farbe • Lagefixierung, z. B. mit Glyceringel **Farbe des Befestigungskomposites kann Farbwirkung verändern!** • bei mehreren Veneers: einzeln anprobieren, dann gemeinsam, um die Reihenfolge der problemlosen Befestigung festzulegen.
Vorbehandlung Veneer-Innenfläche	• Reinigung, Abätzen mit Flußsäure und Silanisieren
Vorbehandlung Zahn	• Kofferdam • Schutz der Nachbarzähne mit Transparentmatritze • Anätzen der Schmelzoberfläche • Absprühen und Trocknen • Dentinadhäsiv aufbringen
Adhäsives Befestigen	• Applikation von Bonding auf Schale und Schmelz • Applikation (dualhärtendes) Befestigungskomposit auf Veneer-Innenfläche • vorsichtiges Andrücken, Positionieren • Kontrolle der Position, inzisal mit schmalem Lichtleiter kurz fixieren • vorsichtige Reduzierung der Kompositüberschüsse • Abdeckung der Ränder mit Glyceringel • Lichthärtung
Ausarbeiten	• geeignet: sichelförmiges Skalpell (Nr.12), Finierstreifen, Polierscheiben, diamantierte Feilen
Okklusionskontrolle	• Protrusions- und Lateralbewegungen
Fluoridierung	

Postendodontische Restauration

Prinzip:
Sicherung des Erfolgs der endodontischen Therapie durch Schutz der vorhandenen koronalen Zahnhartsubstanz vor Frakturen (Höckerstabilisierung) bzw. Aufbau verlorener Zahnsubstanz und/oder Vorbereitung zur Überkronung des Zahns zur Wiederherstellung der vollen Funktionsfähigkeit.

Arten der Versorgung:
Die Art der postendodontischen Versorgung ist abhängig von der Lokalisation des behandelten Zahns und dem Ausmaß des koronalen Hartsubstanzverlustes.

	Ausmaß koronaler Hartsubstanzverlust	Restauration
FZB	geringer Substanzverlust	Kompositfüllung
	ausgedehnterer Substanzverlust (große approximale Läsionen, Verlust von Ecken)	gegossener Stiftaufbau und Krone
SZB	Substanzverlust mit Erhalt der Höcker und allseitiger Schmelzbegrenzung	Adhäsivinlay (adhäsive Höckerstabilisierung)
	Substanzverlust bei erhaltener bukkaler und oraler Wand	Teilkrone (mechanische Höckerstabilisierung)
	ausgedehnterer Substanzverlust, v. a. bei Molaren	im Wurzelkanal verankertes Retentionselement (Schraube, Stift) in Kombination mit plastischem Aufbaumaterial
	nahezu völliger Verlust der koronalen Zahnsubstanz	gegossener Stiftaufbau (bei divergierenden Wurzelkanälen geteilt) und Krone

Retentionselement mit plastischem Aufbaumaterial
(z. B. Wirz-Aufbauschraube, Radix-Anker-System, Cytco-Anker, Kurer-Anker u. a.)

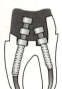

Vorteile:
+ Retention
+ einzeitig
+ schnell durchzuführen
+ relativ kostengünstig

typischer Einsatzbereich:
v. a. devitale Molaren mit noch teilweise vorhandenem Dentin, das zusätzliche Retention für das Aufbaumaterial bietet

Nachteile:
- Risiko der Wurzelfraktur
- Perforationsrisiko (v. a. bei zylindrischen Systemen)
- Dimensionierung

Kontraindikationen:
insuffiziente Wurzelfüllung, Zähne, deren Wurzelkanalbreite die des Retentionselements übersteigt

Vorgehen:
1. Auswahl der geeigneten Größe des Retentionselements anhand des Rö.-Bildes (neuere Systeme haben eine entsprechende Schablone, die über Rö.-Bild gelegt werden kann)
2. Kanaleingang darstellen (Gates-Bohrer) und initial erweitern
3. Kanalerweiterung mit normiertem Vorbohrer
4. Präparation einer Dentinauflage (Anschlag) und Aufbereitung bzw. Gewindeschneiden mit entsprechend kalibrierten Präzisionsbohrern
5. Kontrolle der Aufbereitung mittels Meßlehre
6. Zementierung des Retentionselements mit Hilfe eines Steckschlüssels
7. Stumpfaufbau mit plastischem Material (Herstellerempfehlungen beachten)

Merke: Bei der Auswahl der Schraubensysteme sind ausschließlich korrosionsfeste Materialien zu verwenden (Titan). Amalgam soll als Aufbaumaterial nach Anwendungsempfehlung des BIAM nicht mehr verwendet werden.

GEGOSSENE AUFBAUTEN

Gegossene Aufbauten:

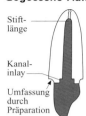

Stiftlänge

Kanalinlay

Umfassung durch Präparation

Vorteile:
+ Retention
+ Stabilität
+ auch bei breiten Kanälen durchführbar
+ individuelle Gestaltung möglich (Stellungskorrektur)

typischer Einsatzbereich:
v.a. FZ und Prämolaren bei ausgeprägtem koronalen Substanzverlust

Nachteile:
− Risiko der Wurzelfraktur
− Perforationsrisiko (v.a. bei zylindrischen Systemen)
− aufwendige Herstellung
− Lunkerbildung beim Guß möglich
− höhere Kosten

Kontraindikationen:
insuffiziente Wurzelfüllung

Einige wissenswerte, allgemeingültige Fakten:
Die **Retention** eines gegossenen Stiftaufbaus **ist** primär **abhängig** von seiner **Form** (zylindrisch > zylindrokonisch > konisch) und seiner **Oberfläche** (glatt < rauh < gerillt < geschraubt). Zylindrische Stifte entsprechen aber nicht der Wurzelkanalanatomie, was ein hohes Risiko einer Perforation und starken apikalen Substanzverlust bedingt. Geschraubte Stifte können zu Frakturen im Dentin führen. Meist werden konische Stifte empfohlen (z.B. Hofmann-System, Fa. Brasseler).
Die **Retention** eines gegossenen Stiftaufbaus ist ferner **abhängig** von seiner **Länge** im Wurzelkanal (Funktionslänge), nicht von seinem Durchmesser. Eine Vergrößerung des Durchmessers resultiert nicht in einer höheren Retention, sondern nur in einer stärkeren Schwächung der Wurzel (Frakturgefahr!). Das **Risiko einer Wurzelfraktur** ist **bei** einem **kürzeren Stift größer** als bei einem langen (Hebelgesetz). Der Stift sollte daher im Kanal so lang wie möglich sein (ohne den apikalen Verschluß zu verletzen), als Faustregel gilt: Stiftlänge = 2/3 der Wurzellänge.
Um eine Hebelwirkung auszuschalten, wird der Stiftaufbau **auf der Wurzeloberfläche abgestützt** und zugleich mit dem **Kanalinlay gegen Torsion** gesichert.

Vorgehen: Es gibt prinzipiell 4 Möglichkeiten einen gegossenen Stiftaufbau herzustellen:
1. Der Kanal und das Kanalinlay werden präpariert und isoliert. Stift und Aufbau werden im Munde modelliert und in einem Stück gegossen (**direkter, individuell hergestellter Stiftaufbau**). Als Modellationsmaterial können Inlaywachs bzw. Modellierkunststoff verwendet werden.
2. Wird in den präparierten Kanal ein ausbrennbarer Plastikstift eingebracht, kann durch eine Abformung des Kanals und des Stumpfes die Modellation des Aufbaus am Modell in Wachs im Labor erfolgen (**indirekter, individuell hergestellter Stiftaufbau**).
3. Der Kanal wird mit einem kalibrierten Präzisionsbohrer erweitert, der exakt mit einem konfektionierten angußfähigen Stift formkongruent ist. Der Stift muß ohne Spiel sitzen. Nach Präparation des Kanalinlays wird dieses isoliert, der Stift in den Kanal eingebracht und der Aufbau aus Modellierkunststoff modelliert. Nach Aushärtung kann der Aufbau präpariert, dann entnommen und gegossen werden (**direkter, halbkonfektionierter Stiftaufbau**).
4. Auch mit dem angußfähigem Stift kann ein Abdruck genommen und der Aufbau im Labor am Modell hergestellt werden (**indirekter, halbkonfektionierter Stiftaufbau**).

Direkte Aufbauten sind indiziert bei einem einzelnen Stiftaufbau an einem gut erreichbarem Zahn, Übereinstimmung der Kronen- und Wurzelachse und kleiner Verankerungslänge. Sie benötigen längere Praxiszeiten.
Indirekte Aufbauten sind indiziert bei starker Abweichung von Kronen- und Wurzelachse (Stellungskorrekturen), bei großem Kanallumen, bei gegossenen Aufbauten an Molaren, wenn geteilte Aufbauten oder mehrere parallele Stiftaufbauten erforderlich sind. Zudem können sie auch anstelle direkter Aufbauten eingesetzt werden. Sie benötigen wesentlich kürzere Praxiszeiten.

Weiterführende Literatur:
● Radke RA, Eissmann HF (1991) Postendodontic restoration.
In Cohen S, Burns R (Eds.) Pathways of the pulp. 5th ed. Mosby, St. Louis

Wurzelkaries (WK)

Definition: verfärbte Läsionen, die an der Schmelz-Zement-Grenze oder vollständig im Wurzelbereich lokalisiert sind und deren Oberfläche erweicht sein kann

Ätiologie: kariogene Plaque; beachtenswert: **kritischer pH bereits bei 6,7**, damit sind auch höherwertige Kohlenhydrate für WK-Entstehung verantwortlich. Zudem wird bei Kohlenhydrataufnahme der kritische pH über eine längere Zeit aufrechterhalten.

Risikofaktoren: hohes Lebensalter, marginale Parodontopathien, Allgemeinerkrankungen (Diabetes), reduzierter Speichelfluß, reduzierter Speichel-pH-Wert, reduzierte Pufferkapazität, falsche Ernährung, insuffiziente Mundhygiene, ungünstige Morphologie der Schmelz-Zement-Grenze

Klinische Klassifikation und Therapie der WK.
[Nach Billings 1986 und Hickel 1992]

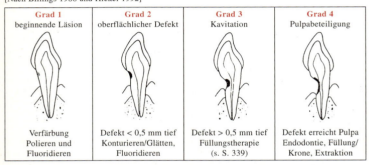

Grad 1	Grad 2	Grad 3	Grad 4
beginnende Läsion	oberflächlicher Defekt	Kavitation	Pulpabeteiligung
Verfärbung Polieren und Fluoridieren	Defekt < 0,5 mm tief Konturieren/Glätten, Fluoridieren	Defekt > 0,5 mm tief Füllungstherapie (s. S. 339)	Defekt erreicht Pulpa Endodontie, Füllung/ Krone, Extraktion

Bestrahlung im Kiefer-Gesichts-Bereich: „Strahlenkaries"

Zu den Nebenwirkungen einer Strahlentherapie im Kiefer-Gesichtsbereich gehört eine **Xerostomie**, die wiederum eine erheblich **erhöhte Kariesanfälligkeit** („Strahlenkaries") zur Folge hat. Bei dann gleichzeitig erhöhtem **Osteoradionekroserisiko** besteht daher das **Ziel** der zahnärztlichen Therapie im Erreichen eines Zustands, der nach Möglichkeit eine Extraktion innerhalb von etwa 3 Jahren nach Radiatio unnötig macht und dem Erhalt eines Restzahnbestands, der die Eingliederung eines parodontal-gingival gelagerten Zahnersatzes ermöglicht.

In Abstimmung mit der Strahlentherapie bzw. MKG-Chirurgie ist folgendes Vorgehen sinnvoll:

1. Extraktionsplan: rechtzeitig vor Radiatio Extraktion aller Zähne mit fraglicher Prognose
2. Zahnreinigung, Motivation und Instruktion zur Mundhygiene (essentiell), ggf. Füllungstherapie
3. Abformung für Fluoridierungsschienen
4. Eingliedern der Fluoridierungsschienen, Instruktion des Patienten, Verordnung von Fluorigel und Chlorhexidingel, regelmäßige Kontrolle alle 3 Monate

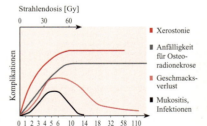

Nebenwirkungen der Strahlentherapie: Auftreten und Dauer.
[Mod. nach Maxymiw u. Wood 1989]

- Xerostomie
- Anfälligkeit für Osteoradionekrose
- Geschmacksverlust
- Mukositis, Infektionen

PROTHETISCHE PLANUNG

Prothetische Planung

hat das Ziel, einem Patienten **seinen individuellen Bedarf an Ästhetik und Kaufunktion wiederherzustellen. Eine prothetische Planung braucht Zeit.**

Planungsunterlagen:
- ausführliche Anamnese (s. S. 45)
- ausführlicher Befund (dentaler, parodontaler, endodontaler und Funktionsbefund)
- Röntgenunterlagen (Zahnfilm, OPG, Status)
- ggf. Fotodokumentation (v. a. bei ästhetischen Rekonstruktionen)
- Modellanalyse (Montage mit Gesichtsbogen und zentrischem Wachsbiß im Artikulator):
  - indirekte Funktionsanalyse (Vorkontakte, Einschleifplan)
  - Bißhöhe beurteilen (ggf. bei Veränderung der vertikalen Relation mit Schiene austesten)
  - Frontzahnführung fixieren (individueller Frontzahnführungsteller)
  - Probepräparationen (ggf. bei schwierigen Präparationen)
  - diagnostisches Aufwachsen („Wax-up") (Beurteilung der Ästhetik, Ausmaß erforderlicher Präparation, Anfertigung von Silikonschlüsseln, Vorlage für adäquate Provisorien)
  - diagnostisches Auf- und Umstellen von Zähnen („Set-up") (Beurteilung der Erfordernis kieferorthopädischer oder chirurgischer Vorbehandlung)

Prinzipien:
- Zahnerhalt ist wichtiger als Zahnersatz.
- Jeder Pfeilerzahn wird nach parodontalem Zustand, endodontalem Zustand, vorhandener Zahnsubstanz und kaufunktionellen Aspekten prognostiziert. Die **Prognose** klassifiziert den Pfeiler als **sicher, zweifelhaft** oder **nicht erhaltungswürdig**. Die Erhaltungswürdigkeit eines Zahns wird wesentlich durch seine **strategische Wichtigkeit** als Pfeiler, aber auch durch das Verhältnis von erforderlichem Behandlungsaufwand und voraussichtlich erzielbarem Resultat bestimmt.
- Im Rahmen der Vorbehandlung erfolgt die Extraktion aller nicht erhaltungswürdigen Zähne, die erforderliche konservierende und endodontische Versorgung und die Parodontalbehandlung. Nach Abschluß der Vorbehandlung erfolgt eine Reevaluation.
- Nicht jeder fehlende Zahn muß unbedingt ersetzt werden. Die **subjektive Kaufähigkeit** des Patienten ist entscheidend. Oft ist eine Prämolarenokklusion befriedigend.
- Rekonstruktionen dürfen die Möglichkeiten einer optimalen Mundhygiene nicht behindern, (ausgedehnte) Verblockungen sind zu vermeiden. Retentionsprobleme sind keine Indikation zur Verblockung von Kronen.
- Festsitzende Versorgungen sind bei guter Mundhygiene herausnehmbaren vorzuziehen. Extensionsbrücken sind oft Alternativen zur Teilprothese.
- Es gibt (fast) immer mehrere mögliche Lösungen eines prothetischen Problems. Bewährt hat sich die Planung einer „Optimallösung" sowie von „Alternativlösungen". Stets sollte auch eine einfache Lösung („soziale Mindestlösung") erarbeitet werden (Aufklärung über alternative Therapien).
- Überbehandlung („Overtreatment") muß vermieden werden (z.B. zusätzliche Überkronungen und Verblockungen aus „Stabilitätsgründen" oder einfacherer ästhetischer Gestaltung, Überkonstruktionen partieller Prothesen, nicht erforderliche Verblendungen).
- Unterbehandlung („Undertreatment") muß vermieden werden (z.B. Eingliederung prothetischer Rekonstruktionen auf parodontal oder endodontal nicht adäquat vorbehandelte Pfeiler, kein Recall-Angebot).
- Wesentlicher Planungsparameter ist der **Patient**. Es sind zu berücksichtigen:
  - seine **Wünsche** (Hauptanliegen, Ästhetik, festsitzende/herausnehmbare Lösung)
  - seine Einstellung zur oralen Gesundheit, Mundhygienebewußtsein („dental IQ"), Ausmaß der zu erwartenden Mitarbeit.
    Merke: je unkooperativer ein Patient, desto einfacher die Konstruktion.
  - **finanzielle Aspekte** (Eigenanteile, außervertragliche Leistungen, Abdingungen). In der Praxis ist der finanzielle Aspekt oft der entscheidende! Mögliche Alternativplanungen helfen oft die für den Patienten wirklich essentiellen Aspekte zu klären (z.B. Klammer versus Geschiebe).

Prinzipielle Präparationsformen für Kronenpräparationen

Präparationsform	Vorteile/Nachteile	Bemerkungen
Tangentialpräparation	+ maximal zahnsubstanzschonend + einfach durchzuführen + bei Paßungenauigkeit oder Zementierungsfehler kleiner Zementspalt − schwer erkennbare Präparationsgrenze − Überkonturierung	wirtschaftlichste Präparationsform für Vollgußkronen im Rahmen des BEMA, nicht geeignet für Verblendkronen, nicht geeignet für Vollkeramikkronen
Hohlkehlpräparation	+ deutliche Präparationsgrenze + gutes Fließen der Abform-, Modell-, Befestigungsmaterialien + relativ zahnsubstanzschonend − nicht einfach durchzuführen − Retentionsprobleme bei kurzer klinischer Krone	vorgeschriebene Präparationsform für Verblendkronen im Rahmen des BEMA, aber ausgeprägte Hohlkehle zur Vermeidung der Überkonturierung erforderlich, nicht geeignet für Vollkeramikkronen
Stufenpräparation	+ eindeutige Präparationsgrenze + durch Platzangebot optimale Ästhetik möglich + geringe Gefahr zervikaler Überkonturierung − hoher Zahnsubstanzverlust − Gefahr der Pulpaschädigung − bei Paßungenauigkeit oder Zementierungsfehler großer Zementspalt	im Rahmen des BEMA nur für Mantel- und Teilkronen anwendbar, Päparationsform für Vollkeramikkronen, geeignet für Metallkeramikkronen mit aufgebrannter Keramikschulter
Stufenpräparation mit Abschrägung	+ eindeutige Präparationsgrenze + geringe Gefahr zervikaler Überkonturierung + bei Paßungenauigkeit oder Zementierungsfehler kleiner Zementspalt − schwierig durchzuführen − Zahnsubstanzverlust − zervikal sichtbarer Goldrand	im Rahmen des BEMA nicht vorgesehene Präparationsform, geeignet für Verblendkronen an Zähnen, die zervikal nicht sichtbar sind (UK-Prämolaren, Molaren)

„Biologische Breite"

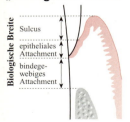

Die **biologische Breite** bezeichnet die durchschnittliche Summe der Sulcustiefe, der Länge des epithelialen und des bindegewebigen Attachments (2,73 mm) [Gargiulo 1961]. Die Verletzung der biologischen Breite durch restaurative Maßnahmen führt zu einer apikalen Verschiebung der dentogingivalen Verbindung, was zu Rezessionen (FZ) oder zur Formierung von Knochentaschen (SZ) führt. Beide Vorgänge führen zu Attachmentverlusten. Daher wird für die Präparation von Kronen gefordert, einen Abstand von mindestens 3 mm zwischen Kronenrand und der Crista alveolaris einzuhalten. Ggf. wird dieses Ziel nur durch eine „Kronenverlängerung" (apikaler Verschiebelappen mit Ostektomie/Osteoplastik, s. S. 284) erreicht.

Lage des Präparationsrandes: supragingival !

Eine Verlegung von Restaurationsrändern „in den Schutz der Zahnfleischtasche" hat erwiesenermaßen **keinen kariesprophylaktischen Effekt, erhöht** aber das **Risiko parodontaler Attachmentverluste** dramatisch [klassische Langzeituntersuchung: Valderhaug u. Birkeland 1976, Valderhaug 1981]. Eine supragingivale Lage des Präparationsrandes vereinfacht zudem die Abformung und erlaubt eine bessere Kontrolle des Randschlusses der Restauration. Bei kurzen klinischen Kronen ist eine Präparation von Retentionsrillen möglich, subgingivale Karies kann durch eine „Kronenverlängerung" in den supragingivalen Bereich verlagert werden. Im Bereich sichtbarer Kronenränder (OK-FZ und Prämolaren) gilt eine geringfügig subgingivale (isogingivale) Lage der Präparationsgrenze als akzeptabel, wenn die biologische Breite durch sie nicht verletzt wird. Der Einsatz vollkeramischer Kronen oder die Anfertigung einer keramischen Schulter ermöglichen aber auch hier oft eine supragingivale Präparation.

Checkliste Kontrolle Kronenpräparation

• Reduktion der Zahnsubstanz okklusal (statische/dynamische Okklusion)? bei FZ: inzisal	Vollguß: etwa 1–1,5 mm Keramik: etwa 1,5–2 mm 2 mm
• Reduktion der Zahnsubstanz axial? (Silikonschlüssel s.unten)	wichtig im OK-FZB bei Stufenpräparation: Reduktion etwa 1,2–1,5 mm 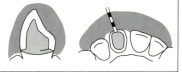
Kontrolle der Axialreduktion: Von der Ausgangssituation oder vom diagnostischen Wax-up wird ein Silikonschlüssel hergestellt. Dieser kann, längs oder quer geschnitten, das Ausmaß der erfolgten Reduktion sichtbar machen.	
• Präparationswinkel/untersichgehende Stellen? **Kontrolle des Präparationswinkels:** Die Beurteilung erfolgt optisch durch die Betrachtung mit nur einem Auge aus einer Distanz von etwa 30 cm. Die Präparationsgrenze muß überall sichtbar sein. Auch in indirekter Sicht (Spiegel) muß die Präparationsgrenze ungehindert überall sichtbar sein.	Konvergenz gegenüberliegender axialer Zahnflächen zur Zahnachse < 10° (ideal 6°). 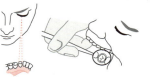
• Mindestretentionshöhe?	3 mm
• Verlauf des Präparationsrandes?	deutlich sichtbar, gleichmäßig, glatt, Abstand zum Alveolarknochen 3 mm
• Oberfläche des Stumpfes?	keine Riefen, scharfe Kanten, Ecken
• bei Brückenpfeilern: Einschubrichtung	identische Eingliederungswege der Kronen aller Pfeiler
Einschubrichtung bei Brückenpfeilern: 1. Pfeiler wird im Spiegel zentriert, die gesamte Präparationsgrenze muß bei Betrachtung mit einem Auge sichtbar sein. Dann wird der Spiegel ohne Neigungsveränderung verschoben, bis der 2. Pfeiler zentriert ist. Muß der Spiegel in seiner Neigung verändert werden, um die Präparationsgrenze des 2. Pfeilers zu sehen, stimmt die Einschubrichtung nicht.	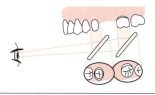

Temporäre Gingivaretraktion

Ziel ist die deutliche Freilegung der Präparationsgrenze und die Ermöglichung einer **Abformung, die über die Präparationsgrenze hinausreicht**. Nach Trockenlegung werden Retraktionsfäden in den Sulcus eingelegt, die mit lokal hämostyptischen (Al- oder Fe-Salze) bzw. sympathomimetisch wirkenden Zusätzen (Epinephrin, Xylometazolin) imprägniert sein oder imprägniert werden können. Zu beachten ist bei letzteren eine mögliche systemische Wirkung (Tachykardie), vor allem wenn mehrere Pfeiler abgeformt werden.

Vorgehen:
Das zum Fadenlegen benutzte Instrument (spezielle Stopfer, Heidemann-Spatel) wird schräg auf den bereits eingelegten Faden angesetzt und leicht in Wurzelrichtung angewinkelt.

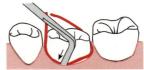

Zum Herausziehen werden etwa 2 mm Faden außerhalb des Sulcus belassen. Nach dem Fadenlegen muß die gesamte Präparationsgrenze von okklusal her sichtbar sein.

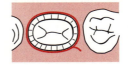

Merke: Nur was zu sehen ist, wird abgeformt.

Provisorische Versorgung bei festsitzendem Zahnersatz

Direkte Provisorienherstellung
- Verwendung einer vor der Präparation hergestellten Situationsabformung (Silikon)
- Verwendung von auf Situationsmodellen hergestellten Tiefziehfolien
- Umarbeitung alter Kronen/Brücken
- Verwendung von Silikonschlüsseln eines im Labor hergestellten Wax-up

Vorteile:
+ geringer Aufwand, geringere Kosten

Nachteile:
− ästhetisch schlechter
− längere Praxiszeiten

Indirekte Provisorienherstellung
- Herstellung von Schalenprovisorien im Labor (Unterfütterung am Patienten)
- Herstellung von Provisorien auf einem Zweitausguß des Präparationsmodells
- Langzeitprovisorien (Polymethylmethacrylat mit/ohne NEM-Gerüst, sog. „Biodent-Krone")

Vorteile:
+ individuelle Farbgestaltung möglich (Ästhetik)
+ bessere Paßgenauigkeit, höhere Stabilität
+ reduzierte Praxiszeiten

Nachteile:
− höherer Aufwand, höhere Kosten

Praktische Tips:
1. Verwendung von Silikonschlüsseln eines additiven Wax-up ermöglicht in der Praxis die Herstellung befriedigender Provisorien ohne allzu hohen Aufwand.
2. Der Sulcusbereich der Pfeilerzähne sollte mit einer scharfen Fräse aus dem Silikonschlüssel herausgefräst werden, um einen spannungsfreien Sitz des Provisoriums im Bereich der Präparationsgrenze zu ermöglichen („Löffeleffekt").
3. Ein geeignetes Kaltpolymerisat ist zu verwenden, eine möglichst passende Farbe sollte ausgesucht werden. Das Anrühren und die Verarbeitung erfolgt nach Vorschrift des Herstellers.
4. Nach Übergang in die zähplastische Phase wird der Schlüssel mit dem Provisorium vom Pfeiler genommen und in heißem Wasser endgehärtet.
5. Das Provisorium wird ausgearbeitet. Interdentalbereiche (verblockte Kronen) werden mit einer dickeren Trennscheibe separiert. Der Kunststoffüberschuß am Rand wird vorsichtig zurückgeschliffen.
6. Das Provisorium wird einprobiert, dann poliert und mit provisorischem Zement (z.B. Nogenol, auch Dycal möglich) eingesetzt. Zementüberschüsse sind sauber zu entfernen!

GERÜSTEINPROBE / ROHBRANDEINPROBE

Checkliste Gerüsteinprobe
Vorgehen:
- Entfernen der Provisorien, behutsame Reinigung der Stümpfe von Zementresten (Chlorhexidin)
- Überprüfen der statischen und dynamischen Okklusionskontakte ohne einzugliedernde Restauration mit Okklusionsfolie
- desinfiziertes Gerüst vorwärmen (warmes Wasser) und einprobieren
- Kontrolle der Approximalkontakte: Spannungsgefühl beim Patienten? Überprüfung mit Zahnseide: Widerstand wie bei natürlicher Bezahnung?; ggf. vorsichtige Reduktion (Restauration wird approximal mit ungiftigem Faserstift bemalt, dort, wo beim Eingliedern das Metall klemmt, wird die Farbe weggewischt)
- Kontrolle Paßgenauigkeit, Randlänge und Randdicke:
  - Kontrolle der Kroneninnenseiten, Lokalisation von Klemmstellen mit Silikonmassen (z.B. Fit checker)
  - Sondierung mit feiner Sonde: zu lange Ränder können gekürzt werden, zu kurze oder abstehende Ränder bedingen eine Neuanfertigung. Zu dicke Ränder sind auszudünnen (Überkonturierung!)
- Kontrolle der Interdentalraumgestaltung: Lage des Approximalkontakts, Hygienefähigkeit
- Kontrolle der Okklusion mit Okklusionsfolie (andere Farben verwenden!). Kontakte mit und ohne Restauration sollten identisch sein
- Überprüfen der Platzverhältnisse für die Verblendung
- bei Brücken: bei unzureichender Gesamtpassung des Gerüsts erfolgt eine Trennung. Bei Paßgenauigkeit der einzelnen Teile erfolgt eine Verblockung im Mund mittels Autopolymerisat
- bei Brücken: Kontrolle der Zwischengliedunterfläche

Checkliste Rohbrandeinprobe. [Belser 1980]

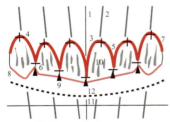

1 Mittellinie/Symmetrieachse
2 Zahnachse
3 Zahnfleischverlauf
4 Zenith des Gingivalsaumes
5 Interdentales Trigonum
6 Interdentaler Kontakt
7 Zahnform
8 Inzisalkante
9 Interinzisalwinkel
10 Furchen/Rillen
11 Lachlinie (Unterlippenverlauf)
12 Inzisalkantenverlauf

Aus praktischen Überlegungen empfiehlt sich bei keramischen Restaurationen (v.a. größeren Umfangs bzw. im FZB) eine Rohbrandeinprobe; hierbei kann die Rekonstruktion vor der definitiven Fertigstellung perfektioniert werden.
Neben funktionellen Kriterien wie Approximalkontakte, Zwischengliedauflage, Okklusion, Übergänge Metall – Keramik, wird v.a. die Ästhetik beurteilt. Die „klassische" Checkliste der Rohbrandeinprobe von Belser beurteilt dazu 12 morphologische Prüfkriterien und als 13. Punkt den Grundton der Zahnfarbe.
Die Punkte 3 und 4 der Checkliste können zahntechnisch nicht korrigiert werden. Sie müssen als Kompromiß in Kauf genommen werden, wenn nicht die Nachpräparation und Neuanfertigung vorgezogen wird.
Zahnform, Inzisalkanten (Abrasionsflächen bei älteren Patienten), Textur (Furchen/Rillen) und Inzisalkantenverlauf (Seagull-Design) können oft durch Schleifkorrekturen vom Zahnarzt korrigiert werden. Fehlendes Verblendmaterial kann der Zahnarzt durch das Auftragen von weißem Wachs markieren.

Adhäsivbrücken: Begriffe in Stichworten

Begriff	Definition
Adhäsivbrücke (Klebebrücke) (SZB: Maryland-Brücke)	festsitzende Brücke mit einem Metallgerüst, die mittels Kompositkunststoff an die säuregeätzten Schmelzoberflächen von Pfeilerzähnen geklebt wird
Kleben (nach DIN 16920)	Fügen von Werkstoffen unter Verwendung eines nichtmetallischen Stoffes (Klebstoff), der Fügeteile durch Flächenhaftung und innere Festigkeit (Adhäsion und Kohäsion) verbinden kann
Oberflächenkonditionierung	Vorbehandlung der Metalloberfläche zur Erzielung eines Kunststoff-Metall-Verbundes; es werden makromechanische, mikromechanische und mechanochemische Verankerungsverfahren (heute die wichtigsten; Silikatisierung, Verzinnung) unterschieden
Silikatisierung	Aufbringen einer glaskeramischen SiO_x-Schicht auf Metall mittels Flammenpyrolyse (Silicoater), Einbrennen (Silicoater MD) oder Sandstrahlen (Rocatec). Anschließend erfolgt das Aufbringen eines Haftsilans
Verzinnung	elektrolytisches Aufbringen von Zinn auf die Metalloberfläche; die Zinnoberfläche wird oxidiert und damit chemisch reaktionsfähig

Merke:
Die Adhäsivbrückentechnik ist – obgleich sie in der Praxis bisher keine breite Anwendung gefunden hat – heute eine **wissenschaftlich anerkannte Behandlungsmethode**. Sie ist bei gegebener Indikation vor allem bei jugendlichen Patienten eine sinnvolle und adäquate Versorgungsmöglichkeit, **über die** im Rahmen der prothetischen Planung der Patient **aufzuklären ist**. Sie ist keine vertragszahnärztliche Leistung, sondern kann über die GOZ-Positionen 515, 516 privat abgerechnet werden.

Parameter	Indikation	Kontraindikation
Pfeilerzähne	kariesfrei, keine Abrasionen, ausreichendes Schmelzangebot (quantitativ und qualitativ)	ausgedehnte kariöse Läsionen, unzureichendes Schmelzangebot, kurze klinische Kronen, Zahnfehlstellungen, Kippungen, Elongationen, unterschiedliche Zahnmobilität
Größe der Lücke	Spanne: 1 OK-FZ, 2–4 UK-FZ, 1 SZ, Lückenbreite = Breite des zu ersetzenden Zahns	erforderliche Spanne zu groß, Lückenbreite > oder < Breite des zu ersetzenden Zahns (Ästhetik!), Freiendbrücken
Okklusion		tiefer Biß, Parafunktionen (Schlifffacetten an Pfeilern)
Zeitpunkt der Therapie	jedes Alter nach abgeschlossenem Durchbruch der Zähne der Stützzone und abgeschlossenem Wachstum des Alveolarfortsatzes, ggf. KFO-Retention mind. 8 Wochen	vor Durchbruch der Zähne der Stützzone, während KFO-Behandlung
Compliance	kooperativer Patient, gute Mundhygiene, Bereitschaft zum Recall	unkooperativer Patient Patienten, die Kontaktsportarten ausüben

Weiterführende Literatur:
- **Kerschbaum T (Hrg) (1995) Adhäsivprothetik.**
  Urban & Schwarzenberg, München Wien Baltimore
- **Holste T, Kerschbaum T (1994) Konsensus-Papier „Klebebrücken".** Dtsch Zahnärztl Z 49: 213

CHECKLISTE BEHANDLUNGSABLAUF

Präparation

Prinzip:
minimal invasive, auf Zahnschmelz beschränkte Anlage von parallelen Retentionsflächen, Rillen, Auflagen, Zapfen mit feinkörnigen Diamanten.

Vorgehen:
1. diagnostische Präparation am Studienmodell; der Einsatz eines Mundparallelometers (Parallel-A-Prep) ist vorteilhaft und wird empfohlen
2. Anfärben der Pfeilerzahnflächen mit wasserfester, ungiftiger Farbe
3. Markieren aller Okklusionskontakte mit Okklusionsfolie
4. Montage des Mundparallelometers
5. Parallelisierung der approximalen und evtl. oralen Zahnflächen mit feinkörnigen zylindrischen Diamanten
6. Anlegen der approximalen Retentionsrillen mit feinkörnigem, leicht konischen Separierdiamanten
7. FZ: Anlegen des Retentionszapfens mit der Spitze des konischen Separierdiamanten
8. SZ: Anlegen der okklusalen Auflagen mit feinstem Kugeldiamanten

Elemente der adhäsivprothetischen Präparation:

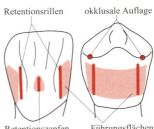

Retentionsrillen — okklusale Auflage
Retentionszapfen — Führungsflächen

Eingliederung

ist abhängig vom verwendeten Befestigungskomposit. Die jeweiligen Gebrauchsanweisungen sind genau zu befolgen.
Obligatorisch ist die Verwendung von **Kofferdam**, der allseitig die Präparationsgrenzen freigibt (Ligaturen) und im Bereich des Zwischengliedes nicht spannt bzw. absteht.

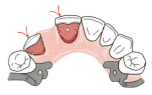

Checkliste: Behandlungsablauf Adhäsivbrücke

Praxis	Labor
Planung: diagnostische Präparation	
Präparation der Pfeilerzähne, Abformung, Gesichtsbogenübertragung, Kieferrelationsbestimmung	
	Herstellung des Arbeitsmodells, Herstellung des Klebebrückengerüstes
Einprobe des Gerüstes, Farbauswahl	
	Verblendung (Rohbrand)
Rohbrandeinprobe	
	Fertigstellung
Gesamteinprobe	
	Konditionierung des Metallgerüstes
Kofferdam, Konditionierung der Pfeilerzähne, adhäsives Befestigen (Einkleben), Kontrolle und definitives Ausarbeiten der Ränder	
Nachsorge	

Memorix

Lückengebiß: Kennedy-Klassifikation. [Kennedy 1932]

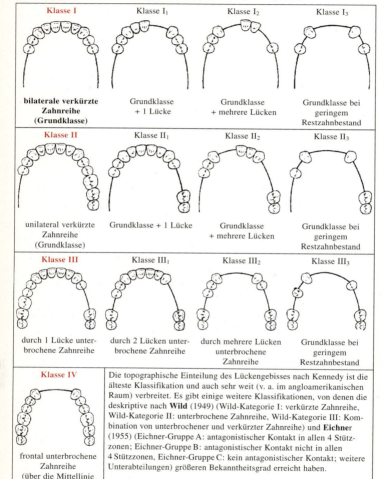

Klasse I	Klasse I₁	Klasse I₂	Klasse I₃
bilaterale verkürzte Zahnreihe (Grundklasse)	Grundklasse + 1 Lücke	Grundklasse + mehrere Lücken	Grundklasse bei geringem Restzahnbestand
Klasse II	Klasse II₁	Klasse II₂	Klasse II₃
unilateral verkürzte Zahnreihe (Grundklasse)	Grundklasse + 1 Lücke	Grundklasse + mehrere Lücken	Grundklasse bei geringem Restzahnbestand
Klasse III	Klasse III₁	Klasse III₂	Klasse III₃
durch 1 Lücke unterbrochene Zahnreihe	durch 2 Lücken unterbrochene Zahnreihe	durch mehrere Lücken unterbrochene Zahnreihe	Grundklasse bei geringem Restzahnbestand

Klasse IV

frontal unterbrochene Zahnreihe (über die Mittellinie reichend)

Die topographische Einteilung des Lückengebisses nach Kennedy ist die älteste Klassifikation und auch sehr weit (v. a. im angloamerikanischen Raum) verbreitet. Es gibt einige weitere Klassifikationen, von denen die deskriptive nach **Wild** (1949) (Wild-Kategorie I: verkürzte Zahnreihe, Wild-Kategorie II: unterbrochene Zahnreihe, Wild-Kategorie III: Kombination von unterbrochener und verkürzter Zahnreihe) und **Eichner** (1955) (Eichner-Gruppe A: antagonistischer Kontakt in allen 4 Stützzonen; Eichner-Gruppe B: antagonistischer Kontakt nicht in allen 4 Stützzonen, Eichner-Gruppe C: kein antagonistischer Kontakt; weitere Unterabteilungen) größeren Bekanntheitsgrad erreicht haben.

MODELLGUSSPROTHETIK

Modellgußprothetik: Begriffe in Stichworten

Begriff	Definition
Verankerungselemente	dienen der lösbaren Verankerung der Prothesen an Pfeilerzähnen (Geschiebe, Gelenke, Schlösser/Riegel, Gußklammern)
Gußklammer	Verankerungselement der Modellgußprothese, umfaßt den Pfeilerzahn körperlich (270°)
prothetischer Äquator (Klammerführungslinie)	der größte Umfang einer Zahnkrone bezogen auf die gemeinsame Einschubrichtung aller Klammern
Suprawölbung	Regionen des Zahnes koronal des prothetischen Äquators
Infrawölbung	Regionen des Zahnes apikal des prothetischen Äquators (retentive Regionen)
Führungsarm (starrer Klammerarm, Stabilisierungsarm)	ist starr, liegt in seiner Endlage immer koronal des prothetischen Äquators, bildet gegenüber dem Retentionsarm ein Widerlager, wenn dieser beim Einsetzen und Herausnehmen der Prothese den größten Umfang des Zahnes überwinden muß, stabilisiert den Prothesenkörper gegen horizontale Translation
Retentionsarm (elastischer Klammerarm, Federarm)	ist elastisch, liegt in seiner Endlage mit seinem elastischen Ende in den untersichgehenden Bezirken der Zahnkrone (Infrawölbung) an und bewirkt den Halt gegenüber Zugkräften (Retention)
Klammerschulter	verbindet Retentions- und Stabilisierungsarm, stabilisiert die Klammer gegen horizontale und vertikale Krafteinwirkungen
Auflage	okklusaler Teil der Schulter, sichert die parodontale Abstützung der Prothese durch Ableitung des auf den Prothesenkörper wirkenden Kaudrucks und eine präzise Arretierung der Klammer in ihrer Endlage
kleiner Verbinder (Klammerstiel)	verbindet Prothesenkörper und Klammer, überträgt die auf den Prothesenkörper wirkende Kräfte auf die Klammer
Prothesensattel	der Schleimhaut aufliegende Teil des Prothesenkörpers besteht aus unterfütterbarer Retention, künstlichen Zähnen und dem Kunststoff der Prothesenbasis
großer Verbinder	Stabilisierungs- und Versteifungselement, welches die Prothesensättel und die Verankerungselemente verbindet. Im OK typischerweise das Palatinalband, im UK der (Sub-)Lingualbügel

Elemente der Teilprothese

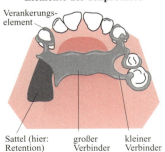

Gußklammern und ihre Elemente am Beispiel der E-Klammer

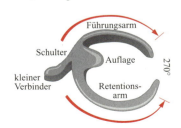

● Klammern im SZB

E-Klammer (Akers-Klammer)
klassische Gußklammerform, häufigst verwendete Klammer

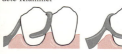

typische Anwendung
sattelwärts offen: sattelwärts geschlossen:
bei Freiendprothesen   bei Schaltprothesen

Bonwill-Klammer

hoher Retentionswert, aber oft ausgedehnte Einschleifmaßnahmen erforderlich

typische Anwendung bei Kennedy-Klasse II (Gegenseite), bei Kennedy-Klasse IV

Back-action-Klammer

sattelferne Auflage und sattelferner Verbinder vergrößern den funktionellen Prothesensattel
typische Anwendung bei Kennedy-Klasse I und II

Ringklammer

geringer Retentionswert

typische Anwendung: bei gekippten Molaren

Okklusale Auflagen
Die **okklusalen Auflagen** werden mit einem Kugeldiamanten angelegt und sind löffelförmig in mesiodistaler und bukkolingualer Richtung etwa 2 mm breit und etwa 1,5 mm tief. Sie sollten im Schmelz oder ausschließlich in einer Füllung liegen.

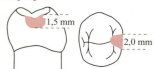

Führungsflächen
Um das harmonische Eingleiten des Führungsarms zu ermöglichen, müssen starke Wölbungen abgetragen werden (**Führungsflächen**). Häufig ist dies lingual im UK erforderlich.

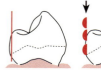

● Klammern im FZB
sind ästhetisch problematisch.
Meist werden **E-Klammern** verwendet.
Die Auflagen werden mit einem zylindrischen Diamanten muldenförmig im Bereich der Inzisalkante („Kralle", „Anschlag"), oder balkonartik im Bereich des Tuberculums angelegt.
Klammerformen wie Gabel- oder Greiferklammer sowie die verschiedenen Typen der Roach-Klammern haben geringe Retentionswerte, sind parodontalprophylaktisch ungünstig und sollten daher nur in Ausnahmefällen Anwendung finden.

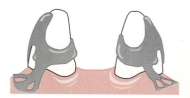

GERÜSTPLANUNG

Gerüstplanung in Stichworten

Begriff	Definition
Stütz(klammer)linie	verbindet die okklusalen Auflagen eines Kiefersegments
Unterstützungspolygon (parodontales Stützfeld)	Fläche, die durch die Verbindung aller Stützlinien gebildet wird
Belastungslinie	Verbindung aller zentrischen Stopps eines Kiefersegments, soll möglichst auf oder oral der Stützlinie liegen, um ein Abheben der Prothese auf der Gegenseite zu verhindern
Rotationsachse	Stützlinie, um die sich bei Belastung außerhalb des Unterstützungspolygons die Prothese drehen kann

Merke: Abhängig vom Restzahnbestand befinden sich bestimmte okklusale Belastungsabschnitte immer außerhalb des Abstützungspolygons. Dies ist der Fall bei der Kennedy-Klasse I, II und IV.

Vermeidung von Rotationen durch Konstruktionsplanung am Beispiel der Kennedy-Klasse I

Problem: Rotationen um transversale Achse (R)

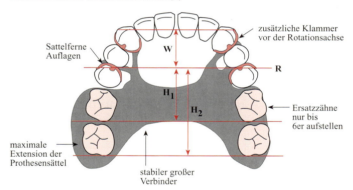

Bei Belastung der Ersatzzähne außerhalb des Abstützungspolygons kommt es entlang des Hebelarms (H) zu Rotation um die Rotationsachse, wenn nicht ein entsprechend langer Widerstandsarm (W) dies verhindert. Eine Verkürzung des Hebelarms läßt sich durch das **Aufstellen nur der unbedingt notwendigen Ersatzzähne** wesentlich beeinflußen (H_2 mit 7er, H_1 ohne 7er). **Sattelferne Auflagen (Back-action-Klammer, sattelwärts offene E-Klammer)** vermindern die distale Auslenkung der Pfeiler und vergrößern funktionell den Prothesensattel. Zusätzliche **Klammern vor der Rotationsachse** führen zu einer Verlängerung des Widerstandsarms (Verbindungslinie der mesialen Retentionsarmendpunkte). Die **maximale Extension der Prothesensättel** („Schneeschuh-Prinzip") helfen axiale Kräfte zu kompensieren. Zusätzlich kann durch eine **Kompressionsabformung im Bereich der Prothesensättel** die Resilienz der Schleimhaut berücksichtigt werden (Altered-cast-Methode, s. S. 364).

Weiterführende Literatur:
- Brunner Th, Kundert M (1988) Gerüstprothetik. 2. Auflage. Karger, Basel München

Einige Tips zur Konstruktionsplanung

Grundsätzlich	– **Überkonstruktionen vermeiden!** – immer eine Konstruktionszeichnung anfertigen
Schaltlücke	– großes Abstützungspolygon – retentive Klammern auf der Gegenseite verwenden – sattelnahe Auflage – ersten Ersatzzahn brückengliedartig gestalten („Pontic"), bei kleinen Schaltlücken wie ein Zwischenglied; dann den großen Verbinder direkt aus dem Zwischenglied herausführen
Unilaterale Freiendsituation	– auf der bezahnten Seite lange sagittale Stützlinie (großes Abstützungspolygon) und retentive Klammer anterior – auf der Freiendseite sattelferne Abstützung (Back-action-Klammer) – maximale Extension des Prothesensattels – nur unbedingt nötige Anzahl Ersatzzähne aufstellen
Kleine Verbinder	– so wenige wie möglich – geradlinig zum großen Verbinder (mind. 5 mm Länge) – Mindestabstand voneinander 5 mm (Speisefänger!) – interdental vom Gingivalrand abstehend
Lingualbügel	– Profil: tropfenförmig oder einseitig abgeflacht, eiförmigen Querschnitt („halbierte Birne") – Abstand vom Gingivalrand: normal 5 mm, bei flachem Mundboden minimal 3 mm – Anordnung: bei ausreichend tiefem Mundboden aufrecht, bei flachem Mundboden schräg bis horizontal (siehe Abbildung) – Abstand zwischen Bügel und Schleimhaut: 0,2 bis maximal 0,7 mm

Checkliste: Behandlungsablauf Modellgußprothese

Praxis	Labor
Planung (Modellanalyse im Parallelometer): Auswahl der Pfeilerzähne, Lage der Auflagen, Klammerformen, Ausdehnung Gerüst	
Präparation der Auflagen, Schleifkorrekturen der Führungsflächen, Politur, Abformung (Alginat), Fluoridierung, Zahnauswahl/Zahnfarbe	
	Herstellung der Arbeitsmodelle, Herstellung von Registrierschablonen
(Gesichtsbogenübertragung) Kieferrelationsbestimmung	
	Gerüstherstellung
Gerüsteinprobe (ggf. Kompressionsabformung der Sättel)	
	(ggf. Altered-cast-Modell herstellen) Aufstellung der Prothesenzähne in Wachs
Gesamteinprobe	
	Fertigstellung
Endeinprobe, Eingliederung	
Nachsorge	

Geschiebeprothetik: Begriffe in Stichworten

Begriff	Definition
Geschiebe	starres, lösbares Verankerungselement mit nur einer Einschubrichtung, besteht aus einem äußeren, umschließenden Teil (Matrize) und einem inneren, geometrisch formanalogen umschlossenen Teil (Patrize)
Primärteil	mit dem Pfeilerzahn fest verbundener Geschiebeteil
Sekundärteil	mit dem abnehmbaren Zahnersatz verbundener Geschiebeteil
Friktion	Haftreibung bei ineinandergreifenden parallelwandigen Körpern
Verkeilung	Haftreibung bei ineinandergreifenden konischen Körpern
Klemmung	Preßpassung durch partielle Überdimensionierung ineinandergreifender Körper
Retention	aktiver Widerstand gegen Dislokation durch Federkraft
Hülsengeschiebe	Doppelkronensysteme (Konuskrone, Teleskopkrone, s. S. 365)
Teilhülsengeschiebe	Sekundärteil umfaßt Primärteil nur partiell (Rillen-Schulter-Geschiebe, Rillen-Schulter-Stift-Geschiebe)
Semipräzisionsgeschiebe	fabrikmäßig konfektioniertes Halteelement aus ausbrennbaren Kunststoff, wird mit der Krone in derselben Legierung gegossen
Präzisionsgeschiebe	fabrikmäßig konfektioniertes Halteelement aus angußfähiger Legierung
Steg	Metallstab mit rundem, ovalen o. rechteckigem Querschnitt, welcher 2 oder mehrere Pfeiler miteinander verblockt, Primärteil des Steggeschiebes

Merke: Im Unterschied zu Modellgußprothesen stellen Geschiebeprothesen in Hinsicht auf **Ästhetik** und **Komfort** meist die **„Optimallösung" für den Patienten** dar. Hinsichtlich der Lebensdauer zeigen Langzeituntersuchungen keine wesentlichen Unterschiede.

Geschiebe kommen sinnvoll dann zum Einsatz, wenn Pfeilerzähne und deren Nachbarn ohnehin einer Überkronung bedürfen. Eine **typische Einsatzsituation** ist die **beidseitige Freiendsituation mit einem frontalen Restgebiß**, das überkronungsbedürftig ist. Die möglichen Alternativen und deren unzählige Varianten in Hinsicht auf Verankerungselemente und Gerüstdesign (Schubverteilungsarme, Fräsungen etc.) sollten ggf. gemeinsam mit dem Zahntechniker geplant werden.

Anforderungen für Geschiebeprothetik [in Anlehnung an Graber 1986]	Konsequenzen für den Behandler
1. einwandfrei saniertes Kauorgan, konsequente Mundhygiene	Vorbehandlung (konservierend, endodontisch, parodontal, funktionell) abgeschlossen
2. parodontal günstige Anordnung aller Elemente, präzise okklusale Einordnung aller Prothesenanteile in die individuellen neuromuskulären Funktionsmuster	Modellanalyse im Artikulator nach Gesichtsbogenübertragung und Kieferrelationsbestimmung, ggf. individueller Frontzahnführungsteller (bei Präparation aller FZ)
3. günstige Verteilung aller Verankerungselemente nach statischen und biodynamischen Aspekten, gleiche, definierte Einschubrichtung mit simultaner terminaler Arretierung, Formstabilität der ganzen Konstruktion	Modellanalyse im Parallelometer, sorgfältige Konstruktionsplanung und -zeichnung
4. gleicher Friktions- bzw. Retentionsgrad und gleiche Bewegungsfreiheitsgrade aller Verankerungselemente, Aktivierbarkeit oder Erneuerbarkeit aller frikativen oder retentiven Teile	überlegte Kombination der verwendeten Verankerungselemente (z.B. keine retentiven Gußklammern mit frikativen Geschieben kombinieren)
5. Möglichkeit der Abänderung der Konstruktion bei Verlust von Zähnen (Erweiterbarkeit)	

Checkliste: Behandlungsablauf Geschiebeprothese

Praxis	Labor
Planung (s. vorherige Seite)	
Zahnfarbe auswählen, Präparation der Pfeilerzähne, Abformung, provisorische Versorgung der Pfeiler	
	Herstellung des Arbeitsmodells (Sägemodell), Herstellung von Registrierschablonen
(Gesichtsbogenübertragung) Kieferrelationsbestimmung	
	Herstellung der Kronen und daran befindlicher Geschiebeteile (Primärteile)
Einprobe der Primärteile, Fixationsabformung (individueller Löffel)	
	Modellherstellung, Herstellung von Registrierschablonen
(Gesichtsbogenübertragung) Kieferrelationsbestimmung	
	Herstellung des Modellgußgerüstes mit Sekundärteilen, Verblendung der Primärteile
Einprobe der verblendeten Primärteile und des Modellgußgerüstes (bei Kennedy-Klasse I u. II ggf. Kompressionsabformung der Sättel)	
	(ggf. Altered-cast-Modell herstellen) Aufstellung der Prothesenzähne in Wachs
Gesamteinprobe	
	Fertigstellung
Endeinprobe, Eingliederung	
Nachsorge	

Altered-cast-Verfahren

ist eine spezielle Sekundärabformung der Sättel bei Kennedy-Klasse I und II, durch die der Sattelanteil des Meistermodells optimiert wird („altered cast": verändertes Modell).

Vorgehen:
1. Nach erfolgter Gerüsteinprobe werden die Gerüstretentionen für den Sattel mit Kunststofflöffelmaterial zu einem individuellen Löffel für den Sattelbereich ausgestaltet.
2. Die Anteile der Freiendsättel werden aus dem Meistermodell herausgesägt.
3. Mit dem Gerüst wird am Patienten dann nach funktioneller Randgestaltung eine Kompressionsabformung (Zinkoxid-Eugenol-Paste) durchgeführt.
4. Die Sekundärabformung wird auf das um die Sattelanteile verkleinerte Meistermodell reponiert. Das Meistermodell wird gewässert und mit Retentionsrillen versehen, die Sattelbereiche des Gerüstes werden mit einer Wachsmanschette versehen und mit Gips aufgefüllt.
5. Nach dem Abbinden des Gipses werden Wachsmanschette und Gerüst entfernt, das Gerüst wird vom Löffelmaterial befreit. Ergebnis ist das Sekundärmodell, der „altered cast", der die Weichteilverhältnisse in leicht komprimiertem Zustand optimal wiedergibt.

Weiterführende Literatur:
- **Marinello C (1987) Die Altered-Cast Methode.** Schweiz Monatsschr Zahmed 97: 465

Doppelkronensysteme („Teleskoparbeiten")

bestehen prinzipiell aus einer inneren Krone (Innenteleskop, Innenkonus), die auf dem Pfeilerzahn festzementiert wird (Primärteil), und einer äußeren Krone (Außenteleskop, Außenkonus), an der der abnehmbare Teil des Zahnersatzes befestigt wird (Sekundärteil). Sie gehören didaktisch in den Bereich der Geschiebeprothesen (Hülsengeschiebe). Die bekanntesten Formen sind die parallelwandigen Teleskope (a) und die konischen Konuskronen (b). Zusätzliche retentive Elemente (federnde Bolzen u.ä.) können in Doppelkronen (auch nachträglich) eingebaut werden, um zusätzliche Retention zu erreichen (c).

a b c

In der Praxis wird der Begriff „Teleskop" oft synonym für alle Doppelkronensysteme benutzt. Als typische Indikation der Konuskronen gelten **vitale Zähne** mit langen klinischen Kronen und reduziertem Attachmentniveau, während Teleskope bei vitalen Zähnen mit kurzen klinischen Kronen empfohlen werden. Gegenüber Gußklammern und vielen Präzisionsgeschieben ist die absolut körperliche Fassung des Pfeilerzahns und die integrierte Stütz-, Halte-, Führungs-, Schubverteilungsfunktion sicher vorteilhaft. Unbefriedigend bleibt oft die Ästhetik, auf Grund kaum vermeidbarer Überkonturierung der Kronen und der Verblendung der Außenteleskope in Kunststoff.

Checkliste: Behandlungsablauf „Teleskoparbeit"

Praxis	Labor
Planung	
Zahnfarbe auswählen, Präparation der Pfeilerzähne, Abformung, provisorische Versorgung der Pfeiler	
	Herstellung des Arbeitsmodells (Sägemodell), Herstellung der Innenkronen
Einprobe der Innenkronen, Fixationsabformung (individueller Löffel)	
	Modellherstellung, Herstellung von Registrierschablonen
(Gesichtsbogenübertragung) Kieferrelationsbestimmung	
	Zahnaufstellung in Wachs (ggf. Wax-up der Außenkronen)
Anprobe der Aufstellung in Wachs	
	Herstellung der Außenkronen und des Modellgußgerüstes, Verlöten der Außenkronen mit dem Modellgußgerüst, Verblendung der Außenkronen, Übertragung der Wachsaufstellung auf die Gerüstkonstruktion
Gesamteinprobe (Außenkronen, Gerüst und Wachsaufstellung zusammen)	
	Fertigstellung
Endeinprobe, Eingliederung	
Nachsorge	

Weiterführende Literatur:

- **Körber K H (1988) Konuskronen: Das rationelle Teleskopsystem.** Hüthig, Heidelberg

Hybridprothetik – Begriffe in Stichworten

Begriff	Definition
Hybridprothese	eine auf Zahnwurzeln abgestützte und/oder an verdeckten Halteelementen auf Wurzelkappen verankerte Totalprothese
Stützelement	rein der Abstützung der Prothese dienende Abdeckung der Zahnwurzel
Retentionselement	auf der Zahnwurzel befestigte Halteelemente, bestehend aus Primär- und Sekundärteil

Vorteile
– Erhalt des Kieferkammprofils („Kammprophylaxe"), Resorption v.a. im UK-FZB mehr als 8mal geringer als bei Totalprothesenträgern [„klassische Studie" von Crum u. Rooney 1978]
– gesteigerter Halt des Zahnersatzes
– erhöhte Kaukräfte und Kaueffizienz
– verbesserter funktioneller Komfort

Nachteile
– Kostenaufwand
– Zeitaufwand (intensives Recall erforderlich)
– Zahn muß devitalisiert werden
– relativ frakturanfällige Retentionselemente

Memo: Wurzelstiftkappe

– Kürzen des Pfeilerzahnes (bis etwa 2 mm über Gingivaniveau)
– Setzen des Stifts (genormtes Stiftset)
– zirkuläre Hohlkehlpräparation parallel zur Stiftachse (Stift im Kanal!)
– Glätten der Kanten, Kürzen des Pfeilers auf seine endgültige Länge
– Stift entfernen, Präparation okklusales Inlay (Rotationsschutz), Restwandschichtdicke > 1 mm!
– Reposition des Stifts. Stift zur Abformung koronal mit Kunststoffretention versehen
– Abformung mit (individuellem) Teillöffel
– Provisorium: Kanalinlay und Präparation mit lichthärtendem Inlayprovisorienmaterial schützen (Fermit, Fa. Vivadent, Clip, Fa. Voco). Vorteil: muß nicht zementiert werden, läßt sich problemlos entfernen!

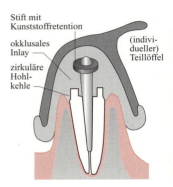

Basisgestaltung

– folgt den Prinzipien der Totalprothetik, bis auf den Bereich der Pfeilerzähne: hier ist der Kamm nicht resorbiert und darf nach vestibulär nicht von der Basis überdeckt werden (offene Basisgestaltung). Dadurch wird der Prothesenkörper an dieser Stelle geschwächt (Bruchgefahr!): Deshalb sollte eine Hybridprothese mit einem **Gerüst** verstärkt werden. Im Bereich des Pfeilers wird eine gegossene Rückenplatte und eine Retentionsfläche für die Kunststofffacette angelegt, die die Matrize des Konstruktionselements aber nicht berühren dürfen. Es muß genug Raum zum Einpolymerisieren des Sekundärteils bleiben.

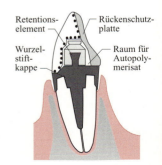

Checkliste: Behandlungsablauf Hybridprothese

Praxis	Labor
Planung	
Zahnfarbe/Zahnform auswählen, Präparation der Pfeilerzähne, Abformung, provisorische Versorgung	
	Herstellung der Wurzelstiftkappen
Einprobe der Wurzelstiftkappen, zweizeitige Gesamtabformung: Abformung der Weichgewebe (Zinkoxid-Eugenol-Paste), dann Fixationsabformung der Wurzelstiftkappen (Kunststoffretentionen) (Polyäther-Masse), mit speziellem individuellen Löffel	
	Herstellung Meistermodelle, Herstellung von Registrierschablonen
(Gesichtsbogenübertragung) Kieferrelationsbestimmung	
	Zahnaufstellung in Wachs
Anprobe der Aufstellung in Wachs	
	Verschlüsseln der Zahnaufstellung, Auswahl der Retentionselemente, Herstellung des Gerüstes, Übertragung der Wachsaufstellung auf die Gerüstkonstruktion
Gesamteinprobe (Gerüst und Wachsaufstellung zusammen)	
	Fertigstellung
Endeinprobe, Zementieren der Wurzelstiftkappen, Einpolymerisieren der Sekundärteile, Eingliederung	
Nachsorge	

Weiterführende Literatur:
- **Geering A, Kundert M (1992) Total- und Hybridprothetik.**
  Farbatlanten der Zahnmedizin, Band 3, 2. Aufl. Thieme, Stuttgart
- **Kundert M, Geering A (1989) Wurzelkappen in der Hybridprothetik. Vorschläge zu Konstruktion und Gestaltung der Wurzelkappe für hybride Prothesen.**
  Schweiz Monatsschr Zahmed 99: 1284

Totalprothese

In der Totalprothetik gibt es viele **unterschiedliche Konzepte**, die sich in Prinzipien der Abformung, der Kieferrelationsbestimmung, der Zahnauswahl, der Zahnaufstellung und ihrer ästhetischen Gestaltung unterscheiden. Im Rahmen seiner klinischen Ausbildung wird jeder Kollege an mindestens ein solches Konzept herangeführt. Daher werden im folgenden nur einige allgemeingültige Hinweise gegeben, auch die Checkliste zum Behandlungsablauf ist bewußt möglichst allgemeingültig gehalten.

Richtwerte der durchschnittlichen Höhe der Wachswälle in OK- und UK:

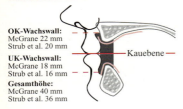

OK-Wachswall:
McGrane 22 mm
Strub et al. 20 mm

UK-Wachswall:
McGrane 18 mm
Strub et al. 16 mm

Gesamthöhe:
McGrane 40 mm
Strub et al. 36 mm

Die klassischen Werte von McGrane (1949) gelten für den nordamerikanischen, die von Strub et al. (1994) angegebenen Werte für den mitteleuropäischen Durchschnitt.
Individuell kann die Länge des OK-Wachswalls mit dem Papillameter (Fa. Candylor) (Oberlippenlänge minus 2 mm) bestimmt werden.
Der UK-Wachswall wird so hoch aufgebaut, daß die gesamte Bißhöhe 36 mm beträgt.

Ausrichten des OK-Wachswalls

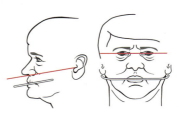

OK-Wachswall:
- parallel zur Camper-Ebene und Bipupillarlinie
- okklusal plan (Wachswallformer hilfreich)
- Länge: OK-Wall = Länge OK-FZ
- Wangenkontakt
- Lippenstütze

UK-Wachswall
- parallel zu OK-Wachswall
- vertikale Dimension bestimmt durch Distanz zur Ruhelage (2–4 mm) und Sprechabstand („Z"-Laute, von 50–60 zählen lassen, 1–2 mm)

Gebräuchliche Hilfslinien in den Wachswällen und Übertragung auf das Modell

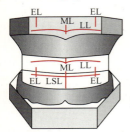

ML Mittellinie (Verlängerung Gesichtsmitte)
EL Eckzahnlinie (senkrechte Verlängerung des Nasenflügelrandes)
LL Lachlinie (unterer Rand der Oberlippe beim Lachen, nicht zu breit lachen!)
LSL Lippenschlußlinie

Auswahl der Frontzahngarnitur

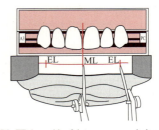

Die FZ-Auswahl erfolgt zusammen mit dem Patienten (Farbe, Form). Die Nasenbasisbreite entspricht dabei dem Abstand der Höckerspitzen der Eckzähne (± 2 mm) [Lee 1962].
Anhalt für die Breite der Garnitur ist daher die Distanz zwischen Mittel- und Eckzahnlinie, die der Distanz von der Mesialfläche des 1ers zur Spitze des 3ers entsprechen sollte.

BEHANDLUNGSABLAUF TOTALPROTHESE

Zahnauswahl und Zahnfarbe müssen unbedingt zusammen mit dem Patienten erfolgen. Ästhetische Vorstellungen des Behandlers (Ästhetik = maximale Natürlichkeit = individuelle Aufstellung, Farbgebung) differieren oft von den Vorstellungen der Patienten (Ästhetik = schöne, weiße, gerade Zähne). Die Aufstellung sollte ggf. mehrfach anprobiert werden, bis sie dem Patienten absolut gefällt. Eine Dokumentation des Einverständnisses des Patienten mit der Aufstellung in der Behandlungskarte (unterscheiben lassen) schützt häufig vor unliebsamen Diskussionen nach der Fertigstellung.

Merke: Nur eine Prothese, die gefällt, hält!

Checkliste: Behandlungsablauf Totalprothese

Praxis	Labor
Erstabdruck	
	Herstellung Situationsmodelle, Herstellung individueller Löffel
Einprobe der individuellen Löffel, funktionelle Randgestaltung, Zweitabformung („Funktionsabformung")	
	Herstellung Meistermodelle, Herstellung von Registrierschablonen mit Wachswällen
Vertikale Kieferrelationsbestimmung: Ausrichten der Wachswälle, Kieferrelationsbestimmung, Verschlüsselung	
	Provisorisches Einartikulieren, Montage Registrierbehelfe für Stützstiftregistrierung (s. S. 318)
Extraorale Registrierung: arbiträre Scharnierachsenbestimmung, Aufzeichnung sagittale Kondylenbahn Intraorale Registrierung: Stützstiftregistrierung (horizontale Kieferrelationsbestimmung), FZ-Auswahl (Zahnform, Zahnfarbe)	Einartikulieren UK-Meistermodell
	Einartikulieren OK-Meistermodell, FZ-Aufstellung in Wachs
Einprobe FZ-Aufstellung	
	SZ-Aufstellung in Wachs
Gesamteinprobe in Wachs (Form, vertikale Dimension, Basisgestaltung, Randlänge, Bandpassagen, Lippenstütze, Wangenkontakt, Okklusion, A-Linie u. Torus palatinus markieren)	
	Radieren dorsale Abdämmung, Fertigstellung
Endeinprobe, Randkorrektur, Instruktion des Patienten: Handhabung und Pflege	
Kontrolle: Druckstellenentfernung, ggf. nach etwa 14 Tagen: Nachregistrierung	
	Remontage, Einschleifen
Wiedereingliederung	
Nachsorge: alle 6 Monate Kontrolle, ggf. Unterfütterung	

Weiterführende Literatur:

- **Horn R, Stuck J (1987) Zahnaufstellung in der Totalprothetik, 2. Aufl.**
  Quintessenz, Berlin

Begriffserläuterungen

AEV	Verband der Arbeiter-Ersatzkassen e.V.
BG	Berufsgenossenschaft
BKK	Betriebskrankenkassen
BMV-Z	Bundesmantelvertrag-Zahnärzte
BEMA	Einheitlicher Bewertungsmaßstab für zahnärztliche Leistungen
BUGO-Ä (-Z)	Bundesgebührenordnung für Ärzte (für Zahnärzte)
GKV	Gesetzliche Krankenversicherung
GOÄ	Gebührenordnung für Ärzte
GOZ	Gebührenordnung für Zahnärzte
KVK	Krankenversichertenkarte
KZBV	Kassenzahnärztliche Bundesvereinigung (Merke: KZVB KZV Bayern)
KZV	Kassenzahnärztliche Vereinigung
PKV	Private Krankenversicherung
RVO	Reichsversicherungsordnung
SGB	Sozialgesetzbuch
VdAK	Verband der Angestelltenkrankenkassen e.V.
Abdingung	privatrechtlicher Vertrag zwischen Patient und Zahnarzt zur Vereinbarung einer Vergütung von Leistungen, die über das Maß der von der GKV getragenen Versorgung hinausgehen (Rechtsgrundlage § 30 Abs. 4 SGB V), bzw. einer Vergütung, die von der amtlichen GOZ abweicht.
Analogberechnung, Analogziffer	Berechnung einer Leistung, die nicht in der GOZ enthalten ist, nach einer nach Art, Kosten- u. Zeitaufwand gleichwertigen Leistung der GOZ.
Privatleistung	nicht im Bema enthaltene Leistung (z. B. Einlagefüllung).
Punktwert	DM-Betrag, der durch die Multiplikation mit der Bewertungszahl (Punkte) das Honorar für eine Leistung ergibt.
Muster 1	Abdingung der im Rahmen der prothetischen Versorgung nicht im Bema enthaltenen Leistungen bzw. von Leistungen, die über die zweckmäßige, wirtschaftliche und ausreichende Versorgung hinausgehen.
Muster 2	Abdingung einer prothetischen Versorgung nach abweichender gutachterlicher Stellungnahme.
Muster 3	Abdingung einer gesamten prothetischen Versorgung.
Schwellenwert	Gebührensatz der GOZ, bei dem eine Begründung (Schwierigkeit, Zeitaufwand, Umstände der Ausführung) für die Bemessungskriterien erforderlich ist (Überschreiten des 2,3fachen bis maximal zum 3,5fachen Gebührensatzes bei ärztlichen, des 1,8fachen bis maximal zum 2,5fachen bei Röntgen- und labordiagnostischen Leistungen).

Honorar und Vergütung in der GKV

Zahnärztliche Leistungen werden bei Patienten der PKV nach der GOZ berechnet. Patienten der GKV können zu Lasten ihrer Krankenkasse nur von Vertragszahnärzten behandelt werden. Dort werden konservierende und chirurgische Leistungen nach Vorlage der KVK über den Abrechnungsschein quartalsweise mit der jeweiligen KZV abgerechnet. Für die Abrechnung anderer Leistungen (KFO, Parodontologie und Kieferbruch) gibt es spezielle Antrags- und Abrechnungsvorschriften. Das Schema erläutert die wesentlichen Zusammenhänge von Leistungs- und Honorarfluß in der GKV.

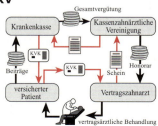

KOSTENTRÄGER / PUNKTWERTE

GKV: Kostenträger

Primärkassen	Ersatzkassen
Allgemeine Ortskrankenkassen (AOK) **Betriebskrankenkassen (BKK)** **Innungskrankenkassen (IKK)** **Landwirtschaftliche Krankenkassen (LKK)** (einschl.: Krankenkasse für den Gartenbau) **Überbereichliche Betriebskrankenkassen:** BKK Siemens BKK Allianz **Bundesverwaltungsskassen:** BKK Bundespost BKK Bundesbahn BKK Bundesverkehrsministerium	**Verband der Angestelltenkrankenkassen e.V. (VdAK):** Barmer Ersatzkasse (BEK) Deutsche Angestellten-Krankenkasse (DAK) Hamburg-Münchener-Ersatzkasse (HME) Handelskrankenkasse Hanseatische Ersatzkasse Kaufmännische Krankenkasse Halle (KKH) Techniker-Krankenkasse (TK) **Verband der Arbeiter-Ersatzkassen e.V. (AEV):** Braunschweiger Kasse Buchdrucker-Krankenkasse Gärtner-Krankenkasse Hamburgische Zimmerer-Krankenkasse (HZK) Neptun-Krankenkasse Krankenkasse Eintracht **Schwäbisch-Gmünder Ersatzkasse (GEK)**
Sonstige Kostenträger	
Versorgungsämter (Bundesversorgungsgesetz/Kriegsopferversorgung [KOV]), Sozialhilfeträger (Bundessozialhilfegesetz [BSHG], zwischenstaatliche Abkommen), Bundesknappschaft, Bereitschaftspolizei, Bundesgrenzschutz, Bundeswehr, Zivildienst	

Punktwerttabelle

Die jeweils geltenden Punktwerte bitte selbst mit Bleistift eintragen!

Kostenträger	Quartal			Quartal		
	Kon/Kb/Pa	IP	KFO/ZE	Kon/Kb/Pa	IP	KFO/ZE
Primärkassen						
BKK Siemens/Allianz						
Bundesverwaltungskassen						
Bundesknappschaft						
VdAK						
AEV						
GEK						

Sonstige Kostenträger

Die jeweiligen Primärkassen-Punktwerte gelten auch für Anspruchsberechtigte nach dem Bundesversorgungsgesetz (BVG) (Versichertenstatuserweiterung „6"), Anspruchsberechtigte nach dem zwischenstaatlichen Krankenversicherungsrecht (KVR) (Versichertenstatuserweiterung „7"), Anspruchsberechtigte nach dem Bundesentschädigungsgesetz (BEG) (Versichertenstatuserweiterung „8").
Die VdAK-Punktwerte gelten auch für Bereitschaftspolizei, Bundesgrenzschutz, Bundeswehr, Zivildienst.

MARKETING ALS ZAHNARZT?

„Unternehmen" Zahnarztpraxis

Betriebswirtschaftlich gesehen kann eine **Zahnarztpraxis** als ein **mittelständisches, inhabergeführtes, personalintensives Dienstleistungsunternehmen** im System der sozialen Marktwirtschaft definiert werden. **Marketing ist das aktive, planvolle Einwirken auf den Markt.**
In den letzten Jahren ist diese betriebswirtschaftliche Betrachtungsweise der (zahn-)ärztlichen Tätigkeit auch unter der Kollegenschaft sehr populär geworden. Zahlreiche Veranstaltungen und Fortbildungen befassen sich ausschließlich mit betriebswirtschaftlichen Aspekten der „Unternehmensführung Zahnarztpraxis". Ein Vorteil dieser Entwicklung liegt in einem Nachdenken über wirtschaftliche Grundlagen der Praxisgründung und der Praxisführung. Ein **Nachteil** besteht in der **Herabwürdigung des Zahnarztes** zum Dienstleistungserbringer **und des Patienten** zum Kunden. Eine Beratung über möglichen Zahnersatz ist mehr als ein Verkaufsgespräch, eine Investition in der Praxis sollte mehr nach dem medizinischen Nutzen als nach einem möglichen Marketingeffekt beurteilt werden. Aus der Diskussion und der „Marktforschung" sind aber zahlreiche wertvolle Anregungen für eine **verbesserte Kommunikation zwischen Zahnarzt und Patient** hervorgegangen, die für die tägliche Arbeit sehr nützlich sein können.

Kriterien, nach denen ein Patient die Praxis aussucht	Mögliche **Praxisserviceleistungen**, die auf diese Kriterien eingehen
1. Nähe zur Praxis/Erreichbarkeit	kostenlose Patientenparkplätze, Information über Anbindung an öffentliche Verkehrsmittel
2. Praxisöffnungszeiten	Abend-, Frühsprechstunden, Vereinbarungssprechstunden
3. Ruf des Zahnarztes (kein Qualitätsurteil)	
4. Freundlichkeit des Personals	Mitarbeiterschulung
5. Wartezeiten	Bestellsystem, VIP-Wartebereiche, Termin auf Abruf, Erfrischungen während der Wartezeiten
6. Atmosphäre	praxisspezifisches Informationsmaterial,
7. Gestaltung und Ausstattung	Recall-System, beruhigende Musik im Wartezimmer und (auf Wunsch) während der Behandlung, Informationsvideos, Betreuung mitgebrachter Kinder

Ablauf Verkaufsgespräch	Ablauf zahnärztliches Beratungsgespräch
1. Information	1. Selbstbestimmungsaufklärung
2. vom Nutzen überzeugen	2. Planung, Alternativplanungen erläutern
3. Frage nach dem Preis beantworten	3. Vermögensinteressenaufklärung: Heil-und Kostenplan erstellen, Eigenanteile benennen
4. zum Abschluß kommen	4. Einwilligung des Patienten einholen, Aufklärung vor Behandlungsablehnung

Die Vermarktung einer zahnmedizinischen Dienstleistung und das zahnärztliche Beratungsgespräch verbindet eine gemeinsame Problematik:
  Die zahnmedizinische Leistung ist eine **erklärungspflichtige, im voraus nicht vorzeigbare Leistung**, für die nur eine **unvollkommene Nutzeneinschätzung** besteht.

Hilfsmittel können den Nutzen visualisieren. Preiswerte Hilfsmittel sind: Info-Ordner (Bilder: vorher/nachher), Videos, Modelle (Vertragsleistung/Privatleistung), teurere: intraorale Kamera oder Geräte zum „dental imaging" (Computersimulation der geplanten Behandlung am eigenen Bild).

Preistabelle (Privatleistungen/Eigenanteile)

Bitte für die angegebene Leistung die in der Praxis üblichen Preise selbst eintragen. Bei den kombinierten Arbeiten können Standardsituationen (z. B. UK-4er und 5er Kronen und Geschiebe) definiert werden. Die Angaben sollen als „Zirca-Preise" zur ersten Information des Patienten dienen (der Zahnarzt sollte sein Honorar in etwa kennen!). Dabei empfiehlt sich, immer einen Schätzaufschlag zu berechnen; eine Rechnung, die niedriger ausfällt als der Kostenvoranschlag, wird um so lieber bezahlt.

Leistung	Anmerkungen/Laborkosten/ Nebenleistungen	Kosten/Eigenanteil PKV-Patient	Kosten/Eigenanteil GKV-Patient
Kunststofffüllung, SZB (F1, F2, F3, F4)			
Inlay, Gold (F1, F2, F3, F4)			
Inlay, Komposit (F1, F2, F3, F4)			
Inlay, Keramik (F1, F2, F3, F4)			
Veneer			
Teilkrone			
Vollgußkrone			
Verblendkrone, Kunststoff			
Verblendkrone, Keramik (Verblendbereich)			
Verblendkrone, Keramik (außerhalb Verblendbereich)			
Vollkeramikkrone			
Brücke, Vollguß	pro Pfeiler: pro Spanne:		
Brücke, Keramikverblendung (Verblendbereich)	pro Pfeiler: pro Spanne:		
Brücke, Keramikverblendung (außerhalb Verblendbereich)	pro Pfeiler: pro Spanne:		
partielle Prothese			
totale Prothese			
Hybridprothese			
kombinierte Arbeiten: Geschiebearbeit			
Teleskoparbeit			
funktionsanalytische Leistungen			

Grundzüge der Arzneiverordnung

Ein Rezept soll sein:
- **leserlich** mit dokumentenechtem Schreibgerät ausstellen!
- **eindeutig** Arzneimittel und -form, Dosierung, Menge, Stückzahl, Packungsgröße angeben!
- **wirtschaftlich** adäquate Arzneimittel und Packungsgrößen verschreiben!

Beispiele für Privatrezepte:

Dr.med.dent. **Siegfried Scaler** **Zahnarzt** **Am Sulcus 1** **12345 Bad Zahnstein** ☎ **(0123/4567**	*Inscriptio* Name Berufsbezeichnung Anschrift	**Dr.med.dent.** **Friedrich Füller** **Zahnarzt** **Kavitätsplatz 19** **98765 Schmelztal** ☎ **(0123/4567**
01. 04. 1995 **Rp.** Isocillin® 1,2 Mega Filmtabletten 1 OP, N 1 S. 1 Std. vor der Mahlzeit 3mal täglich 1 Tabl. einnehmen. Für Herrn Phillip Tonsilla Mandelstraße 3 12345 Bad Zahnstein Beispiel: Fertigarzneimittel	Datum *Invocatio* *Ordinatio* Arzneimittel *Subscriptio* Arzneiform abgeteilte Menge Stückzahl *Signatura* Anweisung für den Patienten *Nomen aegroti* Name und Anschrift des Patienten *Nomen medici* Unterschrift	01.04.95 **Rp.** Salicylsäure 300 mg Vanillin 10 mg Alkohol 96 % 5 ml in Wasser Sorbitlösung 20 ml Aqua dest. ad 100 ml M. f. sol. D. S. Mit einem Teelöffel unverdünnter Lsg. 2mal tgl. nach den Mahlzeiten Mund spülen! Nicht schlucken! Für Frau Maria Mandibula Atrophieweg 12 98765 Schmelztal Beispiel: Rezeptur

Beispiel für ein Kassenrezept

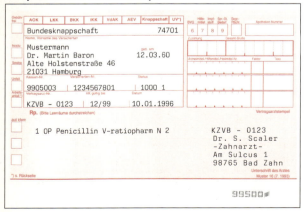

REZEPTIEREN

Gebräuchliche Abkürzungen auf Rezepten (lateinisch und deutsch)

aa	ana partes aequales	zu gleichen Teilen
ad man. med.	ad manum medici	zu Händen des Arztes
ad us. propr.	ad usum proprium	zu eigenem Gebrauch
ad vitr. gutt.	ad vitrum guttatum	in eine Tropfflasche
aut simil./aut idem	**aut simile/aut idem** ①	oder ähnliches/oder dasselbe
cito	**cito** ②	schnell
D		Abk. f. homöopathische Dezimalpotenz
D. *oder* d.	da (detur)	gib (es möge gegeben werden)
D. tal. dos. Nr.	da tales doses numero	gib (Anzahl) solcher Dosen
div. in part. aeq.	divide in partes aequales	teile in gleiche Teile
gtt.	gutta	Tropfen
mass. pil	massa pilularum	Pillenmasse
M. f.	misce fiat	misch, so daß ....entsteht
noctu	**noctu** ②	nachts
Nr.	numero	Anzahl (lateinisches Zahlensymbol)
OP		Originalpackung
q. s.	quantum satis	soviel wie notwendig ist, um
p. d.	pro die	täglich
pro com.	pro communitate	Sprechstundenbedarf
pro ord.	pro ordinatione	für die Praxis
pulv.	pulvis	Pulver
Rp.	recipe	nimm (Einleitungsformel)
reit. *oder* rep.	reiteretur *oder* repetatur	es darf wiederholt werden
S.	signa	bezeichne
s. conf.	**sine confectione** ③	ohne Verpackung
sol.	solutio	Lösung
Spir.	Spiritus	Ethylalkohol 90 Vol%
Spir. dil.	Spiritus dilutus	Ethylalkohol 70 Vol%
supp.	suppositorium	Zäpfchen
ungt.	unguentum	Salbe

① Ermöglicht Substitution durch ein gleichwertiges Arzneimittel; ② ermöglicht Vergütung der Nachttaxe durch die Krankenkasse; ③ verteuert; ist nur in begründeten Fällen gerechtfertigt.

Packungsgrößen (Zuzahlung GKV gem. 2. NOG vom 1. 7. 1997)

	Packungsgröße	Empfohlene Anwendung	Zuzahlung in der GKV
N1	kleinste	Test der Verträglichkeit; Behandlung von Krankheiten mit erfahrungsgemäß kurzer Dauer	9 DM
N2	zweitkleinste	Behandlung von Krankheiten mit mittlerer Verlaufsdauer	11 DM
N3	drittkleinste	Dauertherapie	13 DM

Merke: Rechtliche Randbemerkungen zur Verschreibung von Arzneimitteln
Der Zahnarzt darf Arzneimittel bei gegebener Indikation **berufsmäßig** nur verschreiben, wenn die Verschreibung **im Zusammenhang mit einer zu behandelnden Zahn-, Mund- und Kieferkrankheit** steht. Verschreibt er Arzneimittel, die nur zur Behandlung in der allgemeinen Heilkunde dienen, verstößt er gegen § 5 des Heilpraktikergesetzes (Ausübung der Heilkunde, ohne als Arzt approbiert oder mit Erlaubnis als Heilpraktiker versehen zu sein).
Für **den persönlichen Gebrauch** darf er jedoch auch solche Arzneimittel verschreiben.

Memorix

Wichtige Mikroorganismen und Krankheiten
[Nach Droste u. v.Planta 1989]

	Erreger	Hauptkrankheiten	Inkubationszeiten
Grampositive Kokken	Staphylokokken (Haufen)	Hautinfekte, Arthritis, Osteomyelitis, Sepsis, Endokarditis bei Drogensüchtigen, Toxin: Lebensmittelintoxikation	1–3 Tage
	Streptokokken (Ketten)	Angina, Scharlach, Erysipel Spätkrankheiten: rheumatisches Fieber, rheumatische Endokarditis, Glomerulonephritis	2–5 Tage 2–3 Wochen
	– Peptostreptokokken (anaerob)	Abszeßbildung	
	– Pneumokokken (Diplokokken)	Pneumonie, obere Luftwegsinfektionen	1–Tage
Gramnegative Kokken	– Meningokokken ⎱ Diplokokken – Gonokoken ⎰	Meningitis Gonorrhö, Arthritis, Pharyngitis	2–3 Tage 3–5 Tage
Grampositive Stäbchen	– Korynebakterien	Diphtherie	2–5 Tage
	– Listerien	Listeriose	
	– Erysipelothrix	Erysipeloid	2–3 Tage
	– Bacillus anthrax	Milzbrand	1–7 Tage
	– Clostridium tetani	Tetanus	6–14 Tage
	– Clostridium botulinum	Botulismus	
	– Clostridium perfringens	Gasbrand	1–3 Tage
Gramnegative Stäbchen	– Enterobakterien	Abdominalinfetionen	
	E. coli	Harnwegsinfekte	
	Klebsiellen	Harnwegsinfekte	
	Salmonellen	Typhus, Lebensmittelintoxikationen	2 Wochen
	Shigellen	Bakterielle Ruhr (Dysenrie)	2–7 Tage
	Proteus	Harnwegsinfekte	
	Enterobacter	Harnwegsinfekte	
	Serratia		
	– Pseudomonas	Harnwegsinfekte	
	– Hämophilus	Meningitis, Epiglottitis	
	– Vibrio cholerae	Cholera	1–2 Tage
	– Campylobacter	Diarrhö, Gastroenteritis	
	– Brucellen	Bang, Maltafieber	6–20 Tage
	– Pasteurellen	Pest	1–3 Tage
	– Yersinien	Enterokolitis	
	– Legionellen	Pneumonie	2–10 Tage
	– Bacteroides, Fusobakterium (anaerob)	Abszeßbildung	
Mykobakterien	– Mycobacterium tuberculosis – Mycobacterium leprae (Ziehl-Neelsen-Färbung)	Tuberkulose Lepra	6–8 Wochen Monate bis Jahre
Spirochäten	Treponema pallidum Leptospiren Borrelia recurrentis Borrelia vincenti (Dunkelfelduntersuchung)	Lues M. Weil Rückfallfieber Angina Plaut-Vincenti	3–4 Wochen 1 Woche 1 Woche
Rickettsien	R. rickettsi R. prowazeki R. mooseri R. burneti	Rocky Mountains spotted fever Fleckfieber (epidemischer Typhus) Endemischer muriner Typhus Q-Fieber	10 Tage 1–2 Wochen 10–14 Tage
Höhere Bakterien	Nocardia Actinomyces	Nocardiose Aktinomykose	
Varia	Mykoplasmen Chlamydien	Pneumonie Geschlechtskrankheiten	3 Tage bis 3 Wochen
	Chlamydia psittaci	Trachom Pneumonie	1–2 Wochen 1–2 Wochen

ANTIBIOTIKA: EINSATZ

Empfehlungen für den Antibiotikaeinsatz in der Praxis

1. Kritische Indikationsstellung	Keine Routineanwendung, prophylaktische Gabe nur bei entsprechender Indikation!
2. Auswahl des adäquaten Mittels – Art der (vermutlich verantwortlichen) Erreger – geringstmögliche Belastung des Patienten	Wähle das **Spektrum so breit wie nötig** und **so schmal wie möglich**! Eloquente Pharmaberater bieten gerne die „neuesten" Substanzen an, die meist nur bei nichtzahnheilkundlichen Spezialindikationen Vorteile bieten. Meide „Panzerschrankantibiotika" (Gyrasehemmer, Cephalosporine der neuesten Generation)!
3. Adäquate Dosierung	Hüte Dich vor der „kleinen" Dosis bei „relativ leichter" Infektion: Sie führt zu Resistenzentwicklung oder Infektionswechsel!
4. adäquate Dauer	Medikation grundsätzlich über 2 - 3 Tage nach Abklingen der Infektionssymptome fortführen, **Mut auch zur Verschreibung der „N 2"-Packung!** Setze Antibiotika nicht zu schnell um, auch ein potentes Mittel braucht eine gewisse Zeit!

Einsatz von Antibiotika zur Infektionstherapie

bei lokaler Infektion mit Zeichen einer Generalisierung (Lymphadenitis, Fieber)

Indikation	Typische Erreger	Antibiotikum
dentogen-pyogene Weichteilinfektion (entzündliches Infiltrat, Abszeß nach chirurgischer Intervention, bei Ausbreitungstendenz)	Streptokokken, geringe Einsaat gramnegativer Keime (Bacteroides, Fusobakterium) (Mischinfektionen)	1. Oralpenicillin 2. Makrolide 3. Clindamycin
Sinusitis maxillaris	Streptokokken, Pneumokokken, Staphylokokken, Corynebakterium, Haemophilus influenzae, anaerobe Keime (Propionibakterium, Bacteroides) (Mischinfektionen)	1. Aminopenicilline 2. Doxycyclin 3. Makrolide 4. Clindamycin
bakterielle Sialadenitis	Staphylokokken, Streptokokken, anaerobe Keime	1. Clindamycin 2. Makrolide
ANUG / ANUP	vorwiegend Anaerobier	1. Metronidazol

Einsatz von Antibiotika zur Infektionsprophylaxe

Allgemeine Indikation:	Antibiotikum
• Endokarditisprophylaxe (s. S. 49) • Gefahr der Exazerbation einer Allgemeinerkrankung („Streuschutz" bei Hämatopathien, Diabetes, Malignomen) • Eingeschränkte Infektabwehr (z.B. bei Patienten unter Zytostatika-, Immunsuppressiva- oder systemischer Kortikoidtherapie oder Radiatio im Kieferbereich) • Versorgung von Verletzungen im Kiefer-Gesichts-Bereich, wenn bis zur chirurgischen Versorgung einige Zeit vergehen wird	1. Aminopenicilline 2. Clindamycin

Operative Indikation:	Antibiotikum
• akzidentell eröffnete Kieferhöhle (Extraktion, WSR) • Operation im infizierten Gebiet • Knochendefektfüllungen • ausgedehnte Osteotomien	1. Aminopenicilline 2. Clindamycin 3. Makrolide

PENICILLINE

Oralpenicilline

Penicillin V, Propicillin

Bevorzugtes eigenes Präparat:

Indikation:	bakterielle Infektion mit vorwiegend grampositiven Keimen bei nur geringer Einsaat gramnegativer Erreger (**Mittel der 1. Wahl** bei bakteriellen Infektionen **in der zahnärztlichen Praxis**) (Endokarditisprophylaxe)
Spektrum:	**wirksam gegen:** grampositive Kokken (Ausnahmen →) / gramnegative Kokken / grampositive Stäbchen / Spirochäten **nicht wirksam gegen:** Enterokokken / penicillinasebildende Staphylokokken (30->70 % Resistenzen) / gramnegative Stäbchen / Nocardia
Gegenanzeigen:	Penicillinüberempfindlichkeit, Allergie auf β-Lactam-Antibiotika, Vorsicht bei allergischer Disposition! bei Dialysepatienen Absprache mit dem Dialysezentrum
Nebenwirkungen:	gastrointestinale Störungen (Übelkeit, Durchfall), pseudomembranöse Kolitis Überempfindlichkeitsreaktionen (Hautausschläge, Juckreiz)
Dosierung:	Erwachsene: 3–4 Mill. IE (Mega) pro Tag auf 3–4 Einzeldosen Kinder (6–12 Jahre): 500.000 bis 600.000 IE pro Tag auf 3–4 Einzeldosen

Aminopenicilline

Ampicillin, Amoxicillin

Bevorzugtes eigenes Präparat:

Indikation:	bakterielle Infektion bei Verdacht auf stärkere Einsaat gramnegativer Erreger (**„Breitspektrumpenicillin"**) Endokarditisprophylaxe (s. S. 49)
Spektrum:	**wirksam gegen:** wie oben, zusätzlich Enterokokken / gramnegative Stäbchen (Ausnahmen →) **nicht wirksam gegen:** penicillinasebildende Staphylokokken (30->70 % Resistenzen) / Enterobacter, Klebsiella, Proteus, Pseudomonas aeruginosa
Gegenanzeigen:	**Penicillinüberempfindlichkeit**, Allergie auf β-Lactam-Antibiotika, Vorsicht bei allergischer Disposition! bei viralen Erkrankungen (Mononukleose) erhöhtes Exanthemrisiko bei Dialysepatienen Absprache mit dem Dialysezentrum
Nebenwirkungen:	gastrointestinale Störungen (Übelkeit, Durchfall), pseudomembranöse Kolitis Überempfindlichkeitsreaktionen (Hautausschläge, Juckreiz)
Dosierung Ampicillin: Amoxicillin:	Erwachsene: 2–4 g pro Tag auf 3–4 Einzeldosen Kinder (6–12 Jahre): 40–80 mg /kg KG auf 2–4 Einzeldosen Erwachsene: 1,5–3 g pro Tag auf 3–4 Einzeldosen Kinder (6–12 Jahre): 30–60 mg /kg KG auf 2–4 Einzeldosen
Info:	Durch Clavulansäure kann die Penicillinase gebunden und damit für die Penicillininaktivierung unwirksam gemacht werden. Zur oralen Anwendung gibt es ein Kombinationspräparat mit Amoxicillin (Augmentan). Dies kann eingesetzt werden in Kombination mit mechanischer Therapie bei der refraktären Parodontitis (250 mg 3mal täglich für 2 Wochen).

penicillinasestabile Penicilline

Oxacillin, Flucloxacillin

Indikation: **Merke:**	Infektion mit penicillinasebildenden Staphylokokken Laut Arzneimittelkommission Zahnärzte der Bundeszahnärztekammer besteht für diese Präparate **in der zahnärztlichen Praxis keine Indikation** !

CEPHALOSPORINE / MAKROLIDE

Orale Cephalosporine	Cefaclor, Cefadroxil Cefalexin, Cefradin, Cefuroxim	**Bevorzugtes eigenes Präparat:**
Indikation:		zur Behandlung von Infektionen im Bereich der Zahn-, Mund- und Kieferheilkunde nach Möglichkeit nur nach Antibiogramm
Spektrum	**wirksam gegen:** grampositive Kokken (Ausnahmen →) gramnegative Kokken (Ausnahme →) grampositive Bacilli Klebsiella, Providencia Escherichia coli Salmonella Proteus mirabilis Haemophilus	**nicht wirksam gegen:** Enterokokken Acinetobacter Listeria Enterobacter, Citrobacter, Serratia indolpositive Proteusspecies Clostridium difficile Pseudomonas, Campylobacter, Bacteroides Legionella
Gegenanzeigen:		Überempfindlichkeit auf Cephalosporine, Überempfindlichkeit gegen β-Lactam-Antibiotika, Vorsicht bei allergischer Disposition! bei Dialysepatienen Absprache mit dem Dialysezentrum
Nebenwirkungen:		**Nephrotoxizität** (v.a. in Kombination mit Aminoglykosiden) Überempfindlichkeitsreaktionen (Hautausschläge, Juckreiz) gastrointestinale Störungen (Übelkeit, Durchfall) pseudomembranöse Kolitis transitorische Erhöhung der Transaminasen (SGOT und SGPT, AP) Blutbildveränderungen (Leukopenien, Thrombopenien, selten, reversibel)
Dosierung:		selbst eintragen je nach ausgewähltem Präparat::

Makrolide	Erythromycin Josamycin, Roxithromycin	**Bevorzugtes eigenes Präparat:**
Indikation:		in der zahnärztlichen Praxis Alternativpräparate, wenn Oralpenicilline nicht eingesetzt werden können. (Mittel der Wahl bei Infektionen durch Mycoplasma, Legionella, Bordetella pertussis und Corynebacterium diphteriae)
Spektrum	**wirksam gegen:** grampositive Erreger (Resistenzen bei Staph. aureus, Strep. faecalis) gramnegative Kokken Bordetella pertussis, Listeria, Haemophilus (Resistenzen), Legionella, Yersinia, Mycoplasma, Chlamydia	**nicht wirksam gegen:** Enterobacteriaceae (z.B. Enterobacter, Serratia, Proteus, Klebsiella, E. coli) Pseudomonas Nocardia Bacteroides fragilis
Gegenanzeigen:		Überempfindlichkeit auf Makrolide, gleichzeitige Gabe von ergotamin- und dihydroergotaminhaltigen Präparaten, Schwangerschaft, Stillzeit, Leberschaden (Erythromycinestolat)
Nebenwirkungen:		gastrointestinale Störungen (Übelkeit, Durchfall) Überempfindlichkeitsreaktionen (Hautausschläge, Juckreiz, selten) transitorische Erhöhung der Transaminasen (SGOT und SGPT, AP), allergisch bedingte intrahepatische Cholestase
Dosierung Erythromycin: Roxithromycin:		Erwachsene und Kinder über 10 Jahre: 1,5–2 g pro Tag auf 2–3 Einzeldosen Erwachsene und Kinder > 40 kg KG: 300 mg pro Tag auf 2 Einzeldosen

LINCOMYCINE / TETRACYCLINE

Lincomycine	Lincomycin Clindamycin	**Bevorzugtes eigenes Präparat:**
Indikation:	\multicolumn{2}{l|}{in der zahnärztlichen Praxis Alternativpräparate, wenn Oralpenicilline nicht eingesetzt werden können (v.a. Clindamycin). Endokarditisprophylaxe bei Penicillinallergie (Clindamycin) (Mittel der Wahl bei Infektionen der Knochen und Gelenke, hohe Penetration in Knochen- und Knorpelgewebe: Clindamycin))}	
Spektrum (Clindamycin)	**wirksam gegen:** grampositive Kokken (auch Lactamasebildner) Corynebacterium diphteriae anaerobe Bakterien: Bacteroides, Fusobacterium, Clostridium Mycoplasma pneumoniae Chlamydia trachomatis	**nicht wirksam gegen:** Enterokokken Enterobacteriaceae (z.B. Enterobacter, Serratia, Proteus, Klebsiella, E. coli) Haemophilus influenzae Neisseria Ureaplasma urealyticum
Kontraindikationen:	Überempfindlichkeit auf Lincomycine, virusbedingte akute Infektionen des oberen Respirationstrakts, Schwangerschaft, Stillzeit	
Nebenwirkungen:	gastrointestinale Störungen (Übelkeit, Durchfall), pseudomembranöse Enterokolitis (selten, bedrohlich) Überempfindlichkeitsreaktionen (Hautausschläge, Juckreiz, selten) transitorische Erhöhung der Transaminasen (SGOT und SGPT), neuromuskuläre Störungen	
Dosierung Clindamycin:	Erwachsene: (0,6) – 1,2 g pro Tag auf 3–4 Einzeldosen Kinder (6–14 Jahre): 300 mg pro Tag auf 4 Einzeldosen	

Tetracycline	Tetracyclin, Minocyclin, Doxycyclin	**Bevorzugtes eigenes Präparat:**
Indikation:	in der zahnärztlichen Praxis Alternativpräparate, wenn bei Verdacht auf stärkere Einsaat gramnegativer Erreger Aminopenicilline nicht eingesetzt werden können. (Tetracyclin: unterstützende Therapie der juvenilen Parodontitis) (Mittel der Wahl bei seltenen Infektionen wie Cholera, Pest, Tularämie)	
Spektrum	**wirksam gegen:** außerordentlich breit! grampositive und gramnegative Erreger (Resistenzen bei E. coli, Enterobacter, Klebsiella, Salmonellen, Shigellen, Enterokokken, Bacteroides, Clostridium, anaeroben Streptokokken) Mycoplasma, Chlamydia, Rickettsia	**nicht wirksam gegen:** Proteus Pseudomonas aeruginosa Providencia Serratia
Kontraindikationen:	Überempfindlichkeit auf Tetracycline, schwere Leber- und Nierenfunktionsstörungen, Schwangerschaft, Stillzeit, Kinder < 8 Jahren (Zahnschäden) Myasthenia gravis (bei Mg^{2+}-haltigen Zubereitungen)	
Nebenwirkungen:	gastrointestinale Störungen (Übelkeit, Durchfall), **Phototoxizität**, Überempfindlichkeitsreaktionen (Hautausschläge, Juckreiz), Ösophagitis, Leberschädigung (Überdosierung oder Kumulation), Zähne: Verfärbungen, Hypoplasie bei Gabe während der Mineralisation, Anstieg des intrakraniellen Drucks; Minocyclin: reversible Störungen des Vestibularapparates	
Dosierung Tetracyclin: Doxycyclin: Minocyclin:	bei juven. Parodontits: 1 g in 4 Einzeldosen von 250 mg pro Tag für 3 Wochen Erwachsene: initial 200 mg pro Tag auf 2 Einzeldosen in 12 h ab dem 2. Tag 100 mg in einer einmaligen Tagesdosis Erwachsene: initial 200 mg pro Tag, dann 100 mg alle 12 h	

METRONIDAZOL / ANTIMYKOTIKA

Antibakteriell wirksame Synthetika	Metronidazol	**Bevorzugtes eigenes Präparat:**
Indikation:	in der zahnärztlichen Praxis bei berechtigtem Verdacht auf Infektion durch Anaerobier, besser noch nach Antibiogramm (unterstützend zur Therapie der ANUG/ANUP, HIV-Gingivitis/HIV-Parodontitis oder in Kombination mit Amoxicillin zur Therapie der refraktären Parodontitis) (Mittel der Wahl bei Infektionen mit Trichomonas und Amoeben)	
Spektrum	**wirksam gegen:** anaerobe Erreger (z.B. Bacteroides, Fusobakterium, Clostridium) Trichomonas Amoeba	**nicht wirksam gegen:** aerobe Erreger Candida
Kontraindikationen:	Überempfindlichkeit gegen Nitroimidazole, Vorsicht bei schweren Leberschäden, Störungen der Hämatopoese, Erkrankungen des zentralen und peripheren Nervensystems! Schwangerschaft, Stillzeit	
Nebenwirkungen:	gastrointestinale Störungen (Übelkeit, Durchfall), Überempfindlichkeitsreaktionen (Hautausschläge, Juckreiz), zentralnervöse Störungen (Schwindel, Verwirrtheit, Kopfschmerz), schwere Unverträglichkeitsreaktionen im Zusammenwirken mit Alkohol (Antabussyndrom). Mutagenes/kanzerogenes Risiko im Tierversuch: Anwendung nicht länger als 10 Tage!	
Dosierung:	Erwachsene: 1–1,5 g pro Tag auf 2–3 Einzeldosen für 8 Tage bei Parodontitiden 0,75–1 g pro Tag auf 3 Einzeldosen für 7 Tage	

Orale Antimykotika	Amphotericin B Miconazol Nystatin	**Bevorzugtes eigenes Präparat:**
Indikation:	in der zahnärztlichen Praxis bei Candidiasis **Merke:** Candidiasis, die nicht im Zusammenhang mit einer Antibiotikatherapie zu bringen ist, ist ein Hinweis auf eine Immunschwäche. **Die Zusammenarbeit mit dem Hausarzt ist zu suchen!**	
Spektrum	**wirksam gegen:** menschen- und tierpathogene Pilze, v.a. Hefen und Schimmelpilze: Candida Aspergillus fumigatus	**nicht wirksam gegen:** Bakterien, Viren, Rickettsien Dermatophyten
Kontraindikationen:	Überempfindlichkeit gegen die Antimykotika bzw. Inhaltsstoffe der Zubereitung (Parabene in Suspensionen) (Miconazol: Schwangerschaft strenge Indikation!)	
Nebenwirkungen:	gelegentlich Übelkeit, selten auch Durchfall, sehr selten Überempfindlichkeitsreaktionen (Hautausschläge, Juckreiz)	

Dosierung:

Amphotericin B:	4mal tgl. (nach d. Mahlzeit) 1 ml Suspension (4mal 0,1 g) in den Mund träufeln 4mal tgl. 1 Lutschtablette (4mal 10 mg) langsam im Mund zergehen lassen
Nystatin:	4mal tgl. 2–6 ml Suspension (4mal 200–600 IE) in den Mund tropfen
Miconazol:	Erwachsene: 4mal 1 Tbl. (4mal 250 mg) v. d. Mahlzeit im Mund zergehen lassen
topisch als Gel:	Erwachsene: 4mal tägl. 1 Meßlöffel (4mal 100 mg) , Kinder bis 14 Jahre: 4mal tgl $^{1}/_{2}$–$^{1}/_{2}$ Meßlöffel (4mal 50 mg) nach d. Mahlzeit möglichst lange im Munde behalten

Schwach wirksame Analgetika

Analgetikum Dosis	Applikation	Bemerkungen / unerwünschte Nebenwirkungen / mögliche Gefahren bzw Risiken	Kontraindikationen
Acetylsalicylsäure ED: 500–1000 mg Dosisintervall: 4–6 h TMD: 3000 mg	oral	verschreibungsfrei, analgetisch, antipyretisch, antiphlogistisch **Vorsicht bei:** – allergischer Diathese: Gefahr allergischer oder pseudoallergischer Reaktionen (Analgetikaintoleranz) – Asthma bronchiale – nachgewiesenem Glukose-6-Phosphat-Dehydrogenase-Mangel; Gefahr gastraler und duodenaler Ulzerationen; herabgesetzte Gerinnungsfähigkeit des Blutes; bei Überdosierungen Ohrensausen, Kopfschmerzen, Hepato- und Nephrotoxizität Wechselwirkungen s. S. 390	– bekannte Überempfindlichkeit – hämorrhagische Diathese – Magen-Darm-Ulzera – letztes Trimenon der Schwangerschaft – Stillzeit, – Kinder < 12 Jahren
Ibuprofen ED: 200–400 mg Dosisintervall: 4–6 h TMD: 800 mg (bis 1200 mg)	oral, rektal	verschreibungsfrei, analgetisch, antipyretisch, antiphlogistisch **Vorsicht bei:** – allergischer Diathese: Gefahr allergischer oder pseudoallergischer Reaktionen (Analgetikaintoleranz) – nachgewiesenem Glukose-6-Phosphat-Dehydrogenase-Mangel; – gleichzeitiger Diuretikatherapie/Niereninsuffizienz; – bestehendem Leberschaden Gastrale und/oder duodenale Unverträglichkeiten (Magendrücken, Schmerz, Übelkeit); Einschränkung der Nierenfunktion bei langdauernder und hochdosierter Anwendung; Symptomatik einer abakteriellen Meningitis; herabgesetzte Gerinnungsfähigkeit des Blutes Wechselwirkungen s. S. 390	– bekannte Überempfindlichkeit – Blutbildungsstörungen – hämorrhagische Diathese – Magen-Darm-Ulcera – system. Lupus erythematodes (SLE) und Mischkollagenosen; – 3. Trimenon der Schwangerschaft (strenge Indikationsstellung im 1. und 2. Trimenon und Stillzeit) – Kinder < 6 Jahre
Paracetamol ED: 500 mg Dosisintervall: 3–4 h TMD: 3000 mg	oral, rektal	verschreibungsfrei, analgetisch, antipyretisch **Vorsicht bei:** – bestehendem Leberschaden – Niereninsuffizienz Überdosierung: Hepatotoxizität/Nephrotoxizität (?), hohe akute Toxizität: ED von 10 g kann tödlich sein Euphorie – kann Anlaß zu Mißbrauch werden; Überempfindlichkeitsreaktionen sehr selten, gelegentliche Einnahme in der Schwangerschaft möglich Wechselwirkungen s. S. 390	– bekannte Überempfindlichkeit – Glukose-6-Phosphat-Dehydrogenase Mangel

ANALGETIKA II

Stärker wirksame Analgetika

Analgetikum Dosis	Appli-kation	Bemerkungen / unerwünschte Nebenwirkungen / mögliche Gefahren bzw. Risiken	Kontraindikationen
Metamizol ED: 500–1000 mg Dosisintervall: 4–6 h TMD: 3000 mg (oral)	oral, i.m., i.v.	verschreibungspflichtig, analgetisch, antipyretisch, antiphlogistisch **Vorsicht bei:** – allergischer Diathese: Gefahr allergischer oder pseudoallergischer Reaktionen (Analgetikaintoleranz) – Asthma bronchiale Überempfindlichkeitsreaktionen: Hautreaktionen, Schock(fragmente), anaphylaktoide Reaktionen (sehr selten) Störungen der Hämatopoese (Agranulozytose) (selten) **Merke:** Es wird empfohlen, die Anwendung von Metamizol nur auf schwere Schmerzzustände zu beschränken, die mit anderen Mitteln (außer morphinartig wirkenden Analgetika) nicht zu bekämpfen sind. **Wechselwirkungen** s. S. 390 (Pyrazolon-Derivate)	– akute hepatische Porphyrien – bekannte Überempfindlichkeit – Pyrazolallergie (Pyrazolone, Phenylbutazone) – Glukose-6-Phosphat-Dehydrogenase Mangel – 1. und letztes Trimenon der Schwangerschaft
Nefopam ED: 60 mg Dosisintervall: 6–8 h TMD: 180 mg (oral)	oral, rektal, i.m., i.v.	verschreibungspflichtig, analgetisch **Vorsicht bei:** – Leberschäden – Glaukom, Prostatahypertrophie, Herzinfarkt. Eingeschränkte Verkehrstauglichkeit! Übelkeit, Erbrechen, Schweißausbrüche, Verwirrtheitszustände, Steigerung des Blutdrucks und der Herzfrequenz, keine Atemdepression, Mundtrockenheit, Schwindel, bisher keine Suchtfälle beobachtet. **Wechselwirkungen:** Paracetamol (erhöhte Lebertoxizität!), MAO-Hemmer, trizyklische Antidepressiva	– epileptiforme Erkrankungen – Kombination mit MAO-Hemmern
Tramadol ED: 50 mg Dosisintervall: 4–6 h TMD: 400 mg	oral, rektal, i.m., i.v.	verschreibungspflichtig, analgetisch **Vorsicht bei:** – Abhängigkeit von Opioiden (auch in der Anamnese) (Opiatentzugssyndrom) – Störungen der Atemfunktion (Atemdepression) Mundtrockenheit, Übelkeit, Erbrechen, Schwitzen, orthostatische Regulationsstörungen, Schwindel, Sedierung, eingeschränkte Verkehrstauglichkeit! Wirkung kann durch Opiumantagonisten aufgehoben werden, noch keine Suchtfälle bekannt. **Wechselwirkungen:** Opioidagonisten, zentraldämpfende Pharmaka, Alkohol	– akute Alkohol-, Analgetika-, Psychopharmaka- und Schlafmittelintoxikation – Schwangerschaft – Stillzeit

Lokalanästhetika
Kurzinformation

Wirkungsmechanismus:
- reversible Blockade der Erregungsleitung in Nervenendigungen bzw. peripheren Nerven
- Verhinderung der Depolarisation durch Blockade des Na-Einstroms (Schwellenpotential wird nicht mehr erreicht)

Chemische Klassifizierung der Lokalanästhetika

Ester-Typ			Säureamid-Typ		
Aromat. Rest (lipophil)	Zwischenkette	Amino-Gruppe (hydrophil)	Aromat. Rest (lipophil)	Zwischenkette	Aminogruppe (hydrophil)
$H_2N-\langle\bigcirc\rangle-C(=O)-O-CH_2-CH_2-N(C_2H_5)_2$			$\langle\bigcirc\rangle(CH_3)_2-N-C(H)-C(=O)-CH_2-N(C_2H_5)_2$		
z.B. Procain (Tetracain)			z.B. Lidocain (Prilocain, Mepivacain, Bupivacain, Articain)		
Hauptabbauweg: enzymatische Hydrolyse im **Plasma** (Cholinesterase) kürzere Halbwertszeiten Metabolit: p-Aminobenzoesäure (cave: Paragruppenallergie)			Hauptabbauweg: enzymatische Desalkylierung und Hydrolyse im endoplasmatischen Retikulum der **Leber**zelle längere Halbwertszeiten Metabolite: bei Lidocain z.T. noch antiarrhythmisch und emetisch wirksam bei Prilocain: Methämoglobinbildner		

Lokale Faktoren zur Wirksamkeit von Lokalanästhetika.
[Mod. nach Knoll-Köhler 1988]

Beeinflussungsfaktoren	Effekt
• physikalisch-chemische Eigenschaften des Anästhetikums: Lipophilie ⇧ Rezeptoraffinität (Proteinbindung) ⇧ pk_a-Wert ⇧ • Dosis ⇧	anästhetische Potenz ⇧ Wirkungsdauer ⇧ Wirkungseintritt ⇩ Wirkungseintritt ⇧ Wirkungsdauer ⇧ Anästhesietiefe ⇧
• Gewebe-pH ⇩ (z.B. Entzündung)	Wirkungseintritt ⇩
• Struktur und Aktivitätszustand der Nervenfaser: Faserdicke/Myelinisationsgrad ⇧: differenzierte Blockade: 1. B-Fasern, 2. C-Fasern, Aδ-Fasern, 3. andere A-Fasern • Stimulationsfrequenz ⇧	Wirkungseintritt ⇩ differenzierte Blockade: 1. Gefäßdilatation 2. Temperatur, Schmerz 3. Berührung, Druck, Motorik Anästhesietiefe ⇩
• Diffusionsstrecke zwischen Applikations- und Wirkort ⇧ (z.B. falsche Kanülenlage)	Wirkungseintritt ⇩
• Vaskularisations-/ Durchblutungsrate am Applikationsort ⇧ (z.B. Entzündung)	Wirkungseintritt ⇩ Wirkungsdauer ⇩

GRENZDOSEN

„Grenzdosen" der Lokalanästhetika (LA)

- **Empfohlene Grenzdosen lokalanästhetischer Substanzen bei einmaliger Infiltration.**
  [Nach Empfehlungen der Arzneimittelkommission der deutschen Ärzteschaft 1985]

Substanz	ohne Vasokonstriktor		mit Vasokonstriktor**	
	mg/70 kg KG	mg/kg KG	mg/70 kg KG	mg/kg KG
Articain	300	4,0	500	7,0
Bupivacain	150	2,0	150	2,0
Lidocain	300	4,0	500	7,0
Mepivacain	300	4,0	500	7,0
Prilocain	400	6,0	600	8,0

Zusätzliche Empfehlung: Bei Anwendung von mehr als 25 % der o.g. Grenzdosis (d.h. etwa 125–150 mg der in der Zahnheilkunde üblichen LA mit Vasokonstringens) **Legen eines venösen Zugangs**, um evtl. Intoxikationen beherrschen zu können.
** **Cave**: bei einem Katecholaminzusatz > 1 : 100.000 wird die Grenzdosis in der Regel durch den Vasokonstriktor bestimmt!

- **Empfohlene Applikationsmenge an LA bei enoraler Injektion bei einem gesunden Erwachsenen.** [Nach Arzneimittelkommission Zahnärzte BDZ/KZBV 1994]

180–200 mg / Tag	≅ 5 ml einer 4%igen Lösung ≅ 6 ml einer 3%igen Lösung ≅ 10 ml einer 2%igen Lösung

- **Gesamtdosisbegrenzung von Vasokonstringenzien.** [Nach Empfehlungen aus der Literatur]

Epinephrin	0,2–0,25 mg
Norepinephrin	0,25–0,34 mg
Felypressin	0,3 IE

Umrechnungstabelle: Lokalanästhetika- und Vasokonstriktoren-Konzentrationen

Lokalanästhetika	%	mg/ml	Konzentration	
Articain	4	40	1 : 25	
Mepivacain, Prilocain	3	30	1 : 33	
Lidocain	2	20	1 : 50	
	1	10	1 : 100	
Bupivacain	0,5	5	1 : 200	
Bupivacain	0,25	2,5	1 : 400	
	0,1	1	1 : 1.000	Adrenalinstammlösung
	0,01	0,1	1 : 10.000	Notfallinjektions-Lsg.
	0,004	0,04	1 : 25.000	Zusatz von Norepinephrin
	0,0025	0,025	1 : 40.000	
	0,002	0,02	1 : 50.000	
	0,0015	0,015	1 : 66.666	
	0,00125	0,0125	1 : 80.000	
	0,0012	0,012	1 : 83.333	
	0,001	0,01	1 : 100.000	empfohlener Zusatz von Epinephrin
	0,0006	0,006	1 : 166.666	
	0,0005	0,005	1 : 200.000	
	%	mg/ml	Konzentration	Vasokonstriktor

Übersicht: Lokalanästhetika in der zahnärztlichen Praxis. [Mod. nach Tabellen von Nolte 1977 und Günther 1982]

Freiname	Handelsname	Konzentration	Vasokonstringens	H-Form	Empf. TD[1]	Grenzdosis[2]	Med. relevante Zusätze	Gegenanzeigen / Wechselwirkungen
Procain[a] **AP: 1 TX: 1**	Novocain[a]	1 % = 10 mg/ml 2 % = 20 mg/ml		A/F A/F		50 ml 0,6 ml/kg KG 25 ml 0,3 ml/kg KG		A⊃ Procain, Benzoesäure, Sulfonamide (**Paragruppenallergie**), Mangel an Pseudocholinesterase, ⇔ Sulfonamide, Cholinesterasehemmer
Lidocain AP: 4 TX: 2	Anaesthesol	2 % = 20 mg/ml	E 0,02 mg + N 0,02 mg	Zyl-A		6,25 ml* 0,09 ml/kg KG	Na-Sulfit	♥, hochgradige Bradykardie, AV-Block, ⊖, ⊘ [A ⊃ Lidocain]
	Nor-Anaesthesol	2 % = 20 mg/ml	N 0,04 mg	Zyl-A		6,25 ml* 0,12 ml/kg KG	Na-Sulfit	s. oben
	Xylestesin – A	2 % = 20 mg/ml	E 0,015 mg	Zyl-A	10 ml	13 ml * 0,18 ml/kg KG	Na-Sulfit	s. oben
	Xylestesin cento	2 % = 20 mg/ml	E 0,012 mg	Zyl-A	10 ml	16,6 ml* 0,24 ml/kg KG	Na-Sulfit	s. oben
	Xylestesin	2 % = 20 mg/ml	N 0,04 mg	Zyl-A		6,25 ml * 0,12 ml/kg KG	Na-Sulfit	s. oben
	Xylestesin-F „forte"	3 % = 30 mg/ml	N 0,04 mg	Zyl-A		6,25 ml * 0,12 ml/kg KG	Na-Sulfit	s. oben
	Xylestesin-S „spezial"	2 % = 20 mg/ml	E 0,02 mg + N 0,02 mg		10 ml	10 ml * 0,09 ml/kg Kg	Na-Sulfit	s. oben
	Xylocain für die ZHK	2 % = 20 mg/ml	E 0,01 mg	A /F/ Zyl-A	10 ml	20 ml * 0,29 ml/kg KG	Na-Disulfit F: Methyl-4-Hydroxybenzoat	s. oben aus F: A⊃Paragruppenallergie
	Xylocain für die ZHK „spezial"	2 % =20 mg/ml	E 0,02 mg	A/ Zyl-A	10 ml	10 ml* 0,14 ml/kg Kg	Na-Disulfit	s. oben
Prilocain AP: 4 TX: 1,8	Xylonest 3 % mit Octapressin	3 % = 30 mg/ml	F 0,03 I.E.	Zyl-A	6 ml	20 ml 0,29 ml/kg KG		♥, A⊃ Prilocain, Mangel an NADH-Diaphorase, Anämien, ⊕ Methämoglobinbildenden Substanzen (z. B. org. Nitrate) (Schwangerschaft)

LOKALANÄSTHETIKA

Frei-name	Handelsname	Konzentration	Vasokon-stringens	H-Form	Empf. TD[1]	Grenzdosis[2]	Med. relevante Zusätze	Gegenanzeigen/ Wechselwirkungen
Mepi-vacain AP: 4 TX: 2	Meaverin „A"	2 % = 20 mg/ml	E 0,015 mg	A/F/ Zyl-A	10 ml	13 ml* 0,19 ml/kg KG	Na-Disulfit F/Zyl-A : Methyl-4- Hydroxybenzoat	▼, A ⊖ Anästhetika v. Amid-Typ, kardiogener und hypovolämischer Schock ⊕ tri-/tetrazykl. Antidepressiva Thyreotoxikose, ⊙, ⊘ (aus F/Zyl-A: A⊖Paragruppenallergie)
	Meaverin „N 3"	3 % = 30 mg/ml	N 0,025 mg	A/F/ Zyl-A	6 ml	10 ml * 0,19 ml/kg KG	s. oben	s. oben
	Meaverin „N"	2 % = 20 mg/ml	N 0,04 mg	A/F/ Zyl-A	-	6,25 ml* 0,24 ml/kg KG	s. oben	s. oben
	Meaverin 3 % ohne gefäßver-engenden Zusatz	3 % = 30 g/ml		A/F/ Zyl-A	6 ml	10 ml 0,14 ml/kg KG	F: Methyl-4- Hydroxybenzoat	▼, A⊖ Anästhetika v. Amid-Typ, kardiogener u. hypovolämischer Schock (aus F: A⊖ Paragruppenallergie)
	Mepivastesin	3 % = 30 mg/ml		Zyl-A	6 ml	10 ml 0,14 ml/kg KG		▼, [A⊖ Mepivacain]
	Mepivastesin forte	3 % = 30 mg/ml	E 0,012 mg	Zyl-A	6 ml	16,6 ml 0,24 ml/kg KG	Na-Sulfit	▼, ⊙, ⊘ [A⊖ Mepivacain]
	Scandicain 3 %	3 % = 30 mg/ml		A/ Zyl-A	6 ml	16,6 ml 0,24 ml/kg KG		▼, [A⊖ Mepivacain]

Legende:
[a] Procain nur Referenzgröße, keine Anwendung in der Zahnheilkunde.

AP analgetische Potenz
TX Toxizität (bezogen auf Procain)
TD[1] Tagesdosis entspr. Empfehlung Arzneimittelkommission Zahnärzte BZÄK/KZVB 1994

KG Körpergewicht
H-Form Handelsform
A Ampulle
F Injektionslösung in Flasche
Zyl-A Zylinder-Ampulle
[2] Grenzdosen entspr. Empfehlung Arzneimittelkommission der deutschen Ärzteschaft 1985

* Maximaldosis durch Vasokonstringens vorgegeben.
E Epinephrin
N Norepinephrin
Fp Felypressin

Gegenanzeigen (Herstellerangaben/Rote Liste)
A⊖ Allergie/Überempfindlichkeit gegen
⊕ Kombination mit
▼ schwere Überleitungsstörungen, akut dekompensierte Herzinsuffizienz
⊙ Asthmatiker mit Sulfitüberempfindlichkeit
⊘ Engwinkelglaukom (unbehandelt), paroxysmale Tachykardie, hochfrequente absolute Arrhythmie, Anästhesie im End-strombereich (Vasokonstringens!)
⇔ Wechselwirkung mit

Übersicht: Lokalanästhetika in der zahnärztlichen Praxis II. [Mod. nach Tabellen von Nolte 1977 und Günther 1982]

Freiname	Handelsname	Konzentration	Vasokon-stringens	H-Form	Empf. TD[1]	Grenzdosis[2]	Med. relevante Zusätze	Gegenanzeigen/ Wechselwirkungen
Articain	Ubistesin	4 % = 40 mg/ml	E 0,006 mg	Zyl-A	**5 ml**	12,5 ml 0,18 ml/kg KG	Na-Sulfit	▼, ⊖ [A ⊕ Articain]
AP: 4	Ubistesin forte	4 % = 40 mg/ml	E 0,012 mg	Zyl-A	**5 ml**	12,5 ml 0,18 ml/kg KG	s. oben	
TX: 1,5	Ultracain D-S	4 % = 40 mg/ml	E 0,006 mg	A/F/ Zyl-A	**5 ml**	12,5 ml 0,18 ml/kg KG	Na-Disulfit F: Methyl-4-Hydroxybenzoat	▼, ⊖, ⊕ [A ⊕ Articain] (aus F: A ⊕ Paragruppenallergie)
	Ultracain D-S forte	4 % = 40 mg/ml	E 0,012 mg	A/F/ Zyl-A	**5 ml**	12,5 ml 018 ml/kg KG	s. oben	
Bupi-vacain AP: 16	Bupivacain 0,25 %	0,25 % = 2,5 mg/ml	E 0,005 mg	A	-	60 ml 0,86 ml/kg KG	Na-Disulfit	▼, ⊖, ⊕, A ⊕ Anästhetika v. Amid-Typ, kardiogener/ hypovolämischer Schock ⊕ tri-/tetrazykl. Antidepressiva, Thyreotoxikose
TX: 8	Bupivacain 0,5 %	0,5 % = 5 mg/ml	E 0,005 mg	A	-	30 ml 0,43 ml/kg KG	Na-Disulfit	
	Carbostesin 0,25 %	0,25 % = 2,5 mg/ml	E 0,005 mg	A	-	60 ml 0,86 ml/kg KG	Na-Disulfit	▼, ⊖, ⊖ [A ⊕ Bupivacain]
	Carbostesin 0,5 %	0,5 % = 5 mg/ml	E 0,005 mg	A	-	30 ml 0,43 ml/kg KG	Na-Disulfit	

Legende:

[a] Procain nur Referenzgröße, keine Anwendung in der ZHK
AP analgetische Potenz
TX Toxizität (bezogen auf Procain)
TD[1] Tagesdosis entspr. Empfehlung Arzneimittelkommission Zahnärzte BZÄK/KZVB 1994

KG Körpergewicht
H-Form Handelsform
A Ampulle
F Injektionslösung in Flasche
Zyl-A Zylinder-Ampulle
[2] Grenzdosen entspr. Empfehlung Arzneimittelkommission der deutschen Ärzteschaft 1985

* Maximaldosis durch Vasokonstringens vorgegeben.
E Epinephrin
N Norepinephrin
Fp Felypressin

Gegenanzeigen (Herstellerangaben/Rote Liste)
A ⊕ Allergie / Überempfindlichkeit gegen
⊕ Kombination mit
▼ schwere Überleitungsstörungen, akut dekompensierte Herzinsuffizienz.
⊖ Asthmatiker mit Sulfitüberempfindlichkeit
⊖ Engwinkelglaukom (unbehandelt), paroxysmale Tachykardie, hochfrequente absolute Arrhythmie, Anästhesie im Endstrombereich (Vasokonstringens!)

OBERFLÄCHENANÄSTHETIKA

Übersichtstabelle über lokalanästhetische Externa (Oberflächenanästhetika).

[Mod. auf der Grundlage von Tabellen nach Nolte 1977 und Günther 1982]

Freiname	Handelsname	Konzentration Packungsgröße	Handelsform	Medizinisch relevante Zusätze	Anwendung	Gegenanzeigen Wechselwirkungen Warnhinweise
Tetracain** AP: 10 TX: 10	Gingicain M	16 mg/g (0,7 mg/Sprühstoß) 65 g	Spray	Benzalkoniumchlorid Ethanol	Oberflächenanästhesie und Desinfektion der Einstichstelle	A ⊃ Paragruppenallergie [⇔ Sulfonamide]
Lidocain AP: 4 TX: 2	Dynexan A Gel	20 mg/g 10 g/30 g 1,7 g	Gel Zylinder-Ampulle	Benzalkoniumchlorid	schmerzhafte Erkrankungen der Mundschleimhaut, des Zahnfleisches und der Lippen, Zahnungsbeschwerden, Fremdkörpergefühl (Prothesen), Oberflächenanästhesie bei Einstichen und Zahnsteinentfernung	[A ⊃ Lidocain]
	Xylocain Pumpspray	100 mg/g (10 mg/Sprühstoß) 50 ml	Spray	Ethanol	Schleimhautanästhesie	[A ⊃ Lidocain]
	Xylocain Salbe 5 %	50 mg/g 20 g	Salbe		Oberflächenanästhesie von Haut und Schleimhaut	[A ⊃ Lidocain]
	Xylestesin Pumpspray	168 mg/g (10 mg/Sprühstoß) 27 g	Spray	Cetrimoniumbromid	Oberflächenanästhesie mit bakterizider Wirkung	[A ⊃ Lidocain]
Mepivacain AP: 4 TX: 2	Meaverin Gel	15 mg/g 20 ml / 100 ml	Gel	Polidocanol Methyl-4-hydroxybenzoat	Schleimhautanästhesie, Gleitmittel bei Intubation	▼, A ⊃ Paragruppenallergie

Gegenanzeigen (Herstellerangaben/Rote Liste)
A ⊃ Allergie/Überempfindlichkeit gegen
⇔ Wechselwirkung mit
▼ schwere Überleitungsstörungen, akut dekompensierte Herzinsuffizienz

Legende:
AP analgetische Potenz
TX Toxizität
(bezogen auf Procain)
** **Maximaldosis für Tetracain: 20 mg**

ARZNEIMITTEL-WECHSELWIRKUNGEN

[Idee basierend auf einer Tabelle nach Stockley]

Hinweise zur Benutzung:

Eine Wechselwirkung zwischen 2 Substanzen wird durch ein Symbol bezeichnet, wo sich die vertikalen und horizontalen Säulen überschneiden, z.B. Diuretika und Antidiabetika. Das Symbol bezeichnet die Art der Wechselwirkung, die Richtung des Pfeils die entsprechend beeinflußte Substanz. Medikamente, die in der Zahnheilkunde verwendet werden, sind rot unterlegt.

Zeichenerklärung:
- ↑ Wirkungsverstärkung der Substanz bzw. Erhöhung des Plasmaspiegels in Pfeilrichtung
- ↓ Wirkungsverminderung der Substanz bzw. Erniedrigung des Plasmaspiegels in Pfeilrichtung
- ⇔ gegenseitige Wirkungsverstärkung
- ☠ toxische Reaktionen
- O andere Wechselwirkungen
- ? mögliche/fragliche/vereinzelte Wechselwirkungen
- SPMM: Sympathomimetika

Substanzen (diagonal angeordnet):

1. Acetylsalicylsäure und Derivate
2. Amoxycillin, Ampicillin
3. Antidepressiva, tri-/tetrazyklische
4. Antidiabetika
5. Antihypertonika
6. Antikoagulanzien, orale
7. Antiphlogistika, nichtsteroidale (Diclofenac, Ibuprofen)
8. Barbiturate
9. Benzodiazepine
10. Carbamazepin
11. Cyclosporin
12. Diuretika
13. H_2-Rezeptorenblocker (Cimetidin)
14. Herzglykoside
15. Kontrazeptiva, orale
16. Kortikoide
17. Lidocain
18. Makrolidantibiotika
19. Methotrexat
20. Monoaminoxidasehemmer
21. Neuroleptika (Phenothiazine)
22. organische Nitrate
23. Paracetamol
24. Penicilline
25. Phenytoin
26. Prilocain
27. Pyrazolonderivate
28. Sulfonamide
29. SPMM in LA
30. Tetracycline
31. Urikosurika

NOTFÄLLE / NOTFALLORGANISATION

Notfälle in der Zahnarztpraxis/Notfallorganisation

Von einem Zahnarzt als einer „approbierten Heilperson" wird von der Rechtssprechung inzwischen weit über Laienhilfsmaßnahmen hinaus qualifizierte Ersthilfe bei medizinischen Notfallsituationen verlangt. Die exakte Diagnosestellung bei einem Notfall ohne entsprechende diagnostische Hilfsmittel ist jedoch – nicht nur für einen Zahnarzt – sehr schwierig, wenn nicht unmöglich, symptomorientiertes Handeln ist gefordert. **Grundsatz** sollte daher sein, **durch** eine **adäquate Notfallorganisation und** entsprechend trainierte **notfallmedizinische Basismaßnahmen ein** u.U. lebensbedrohliches „**therapiefreies Intervall" bis zum Eintreffen des Notarztes/Rettungsdienstes zu vermeiden.**

Die nachfolgenden Checklisten setzen eine intensive Auseinandersetzung mit der für den Zahnarzt relevanten Notfallmaterie voraus. Sie können nur Leitfaden und Erinnerungsstütze im aktuellen Fall sein und sollen zur Repetition und zur weiteren Vertiefung anhalten. Die **Techniken der Notfallmaßnahmen sollten in speziellen Kursen vom zahnärztlichen Team praktisch erlernt** und immer wieder trainiert **werden.**

Bei Auftreten eines Notfalls ist das **koordinierte** und **zielgerichtete Verhalten** des gesamten Praxisteams von entscheidender Bedeutung. Die Rollen der einzelnen Mitarbeiter im Notfallgeschehen müssen bereits zuvor definiert worden sein, der Ablauf der erforderlichen Maßnahmen sollte regelmäßig besprochen und geübt werden.

Zahnarzt	Assistenz am Stuhl	Springer
• trägt die Verantwortung • **Notfalluntersuchung** • **erste Notfalltherapie** • **bleibt beim Patienten bis zum Eintreffen von Arzt o. Notarzt** bzw. bis lebensbedrohliche Situation abgewendet ist • Dokumentation der durchgeführten Maßnahmen	• **Unterstützung der ersten medizinischen Hilfe** (z. B. Hilfe bei Reanimation) • bleibt beim Patienten • verläßt den Raum nur auf Anweisung des Zahnarztes	• Holen und Vorbereiten der Notfallausstattung • **Notruf absetzen** • Organisation des weiteren Praxisablaufs (ggf. Absage bzw. Verlegung von Terminen etc.)

Notfallrufnummern (selbst eintragen !)
zusätzlich gut sichtbar in der Praxis anbringen:

örtlicher Notarztruf

nächster Arzt Dr. ....

nächstes Krankenhaus

Krankentransport

nächste Apotheke

Taxizentrale

Notfallmeldung: festes Meldeschema neben dem Telefon!

Wer meldet ?	ruhig, langsam und deutlich sprechen
Was ist passiert ?	Beschreibung des Notfalls, typische Symptome oder Verletzungen
Wo ist der Notfallort ?	Name der Praxis, Ort, Straße, Hausnummer, ggf. Stockwerk
Wieviele Geschädigte oder Verletzte ?	ein oder mehrere Notfallpatient(en)? Kinder betroffen?
Warten auf Rückfragen der Rettungsleitstelle !	Vermeidung von Übermittlungsfehlern, ggf. Geben zusätzlicher Informationen

Memorix

Notfallausstattung für die Zahnarztpraxis:

→ zweckmäßige, übersichtliche Aufbewahrung in einem stabilen, leicht zu handhabenden **Notfallkoffer**
→ regelmäßige Orientierung bzw. Einweisung des Personals
→ regelmäßige Prüfung (Checkliste anlegen):
  - Verfallsdatum der Medikamente und Lösungen
  - Funktion der Geräte (z. B. Zustand der Batterien, Ablauf des Eichsiegels)

Es werden industriell verschiedene Notfallkoffer mit unterschiedlichem Inhalt angeboten

Diagnostik:

Stethoskop		Taschenlampe	❏
Blutdruckmeßgerät	❏	BZ-Sticks	❏

Atmung:

Absaugkatheter	Einmalkatheter mit Endöffnungen, Größe Charr 12 und 18, die an Speichelzieher bzw. Suktor anschließbar sein müssen	jeweils 2mal, evtl. Adapter	❏
Oropharyngealtuben (Guedel-Tuben)	Größe 1, 3 und 5	jeweils 1mal	❏
Nasopharyngealtuben (Wendl-Tuben)	Größe 24, 28 und 32	jeweils 1mal	❏
Mundkeil			❏
Beatmungsbeutel	mit Atemmaske für Erwachsene und Kinder		❏
Sauerstoffgerät			❏
Sauerstoffnasensonden		jeweils 5mal	❏
Intubationsset	Laryngoskop mit Ersatzbatterien, Klemme, Führungsmandrin, Blockerspritze, Orotrachealtuben diverse Größen		❏

Kreislauf:

Stauschlauch			❏
Hautdesinfektionsmittel			❏
Ampullensägen	verteilen	mehrere	❏
Infusionsbestecke		jeweils 3mal	❏
Venenverweilkanülen aus Kunststoff	verschiedene Größen	jeweils 4mal	❏
Einmalkanülen	Gr. 1 und 12	jeweils 5mal	❏
Spritzen	für 2, 5 und 10 ml	jeweils 5mal	❏
Infusionslösungen	NaCl 0,9 %, Ringer-Lactat Polypeptidlösung HAES-steril 3 %	jeweils 1mal à 500 ml	❏
Tupfer	diverse		❏
Pflaster	diverse		❏
Schere			❏

NOTFALLMEDIKAMENTE

Notfallmedikamente: Beispiel eines Vorrats

Notfallmedikamente sind in der Regel **intravenös** zu verabreichen. Vor Anwendung ist ein **sicherer venöser Zugang** zu schaffen (peripherer venöser Zugang s. S. 6).
Verfallsdaten beachten! Regelmäßige Überprüfung erforderlich!

Präparatebeispiel „generic name"	Notfallindikation	Art / Inhalt /Vorrat
Adalat **Nifedipin**	Hypertensive Krise	Kapsel, 10 mg; 1 Pckg. 30 Kps.
Akrinor **Theodrenalin**	Vagovasale Synkope	Ampulle, 2 ml $\cong$ 10 mg; 1 Pckg. 5 Amp.
Aspirin Direkt **Acetylsalicylsäure**	Angina pectoris Myokardinfarkt	Kautablette, 500 mg; 1 Pckg. 10 Kautabletten
Atosil Tropfen **Promethazin**	Erregungszustände	Flasche, 10 ml; 1 ml $\cong$ 20 mg (1 Flasche)
Atropinsulfat MIN-I-JET	Vagovasale Synkope Sinusbradykardie	Fertigspritze, 10 ml, 1 ml $\cong$ 0,1mg
Berodual **Fenoterol + Ipratropiumbromid**	Asthma bronchiale	Dosieraerosol, 15 ml mit Mundrohr; 1 Pckg.
Diazepam Desitin **Diazepam** *oder* Valium **Diazepam**	Krampfanfälle	Tube, 2,5 ml $\cong$ 10 mg; 5 Mikroklistiere Ampulle, 2 ml $\cong$ 10 mg; 1 Pckg. 5 Amp.
Euphyllin 0,2 g **Theophyllin-Ethylendiamin**	Asthma bronchiale	Ampulle, 10 ml $\cong$ 0,2 g; 1 Pckg. 5 Amp.
Glucose-Lösung 40% Glucose-Lösung 20%	Hypoglykämischer Schock	10 ml $\cong$ 4 g; 1 Pckg. 5 Amp. 10 ml $\cong$ 2 g; 1 Pckg. 5 Amp.
Lasix **Furosemid**	Lungenödem	Ampulle, 4 ml $\cong$ 40 mg; 1 Pckg. 5 Amp.
Liquemin N **Heparin 10000 I.E.**	Lungenembolie	Ampulle, 1 ml $\cong$ 10000 I.E.; 1 Pckg. 5 Amp.
Nitrolingual **Nitroglycerin**	Angina pectoris	Spray, 0,4 mg/Hub; 1Pckg. Kapseln, 0,8 mg/Kps.; 1 Pckg. 30 Kps.
Suprarenin **Epinephrin** *oder* MIN-I-JET Adrenalin 1 : 10000	Anaphylaktischer Schock Kreislaufstillstand	Ampulle, 1 ml $\cong$ 1mg; 1 Pckg. 10 Amp. Fertigspritze 10 ml, 1 ml $\cong$ 0,1 mg; 3 Fertigspritzen
Tagamet **Cimetidin**	Allergische Reaktion Grad I und Grad II	Ampulle, 2 ml $\cong$ 200 mg; 1 Pckg. 10 Amp.
Tavegil **Clemastin**	Allergische Reaktion Grad I und Grad II	Ampulle, 5 ml $\cong$ 2 mg; 1 Pckg. 5 Amp.
Tramal **Tramadol**	Schmerzzustände Herzinfarkt	Ampulle, 2 ml $\cong$ 100 mg; 1 Pckg. 5 Amp.
Urbason solubile forte **Prednisolon**	Status asthmaticus Allergische Reaktion Grad II und Grad III	Trockenampulle 250 mg + Amp. 5 ml Aqua ad inject.; 1 Pckg. 5 Amp.

Kardiopulmonale Reanimation: Basismaßnahmen

Bei **insuffizienter oder fehlender Spontanatmung und Kreislaufstillstand** sollten die Basismaßnahmen der Herz-Lungen-Wiederbelebung vom Zahnarzt und seinem Team beherrscht werden. Regelmäßige Fortbildungskurse für das Team sind empfehlenswert.

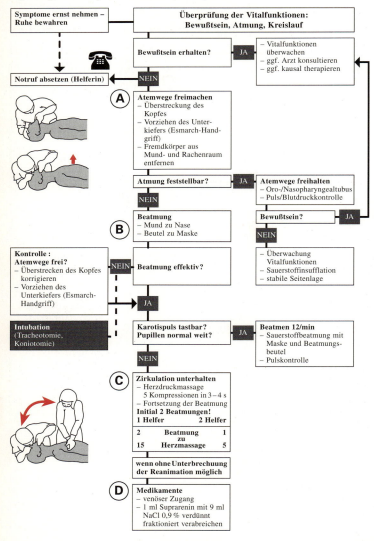

BEATMUNG

Beatmungstechniken

• Mund-zu-Nase-Beatmung

Methode der Wahl bei der Atemspende, wenn Maske und Beatmungsbeutel nicht verfügbar.

Technik. [Nach Müller 1991]

Der Helfer **kniet seitlich neben dem Kopf des Patienten.**
Die eine Hand faßt den Kopf des Patienten an der **Stirn-Haar-Grenze**, die andere **unter dem Kinn.**

Der Kopf des Patienten wird **überstreckt**, der Unterkiefer vorgezogen, der Mund durch Druck mit dem Daumen auf den Bereich zwischen Unterlippe und Kinnspitze geschoben.
Der Helfer atmet nun ein, öffnet seinen Mund und setzt ihn über den Nasenöffnungen so auf, daß seine Lippen rund um die Nase des Patienten fest abschließen.

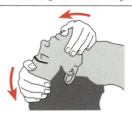

Die Ausatemluft wird eingeblasen, als Erfolgskontrolle sollte dabei beobachtet werden, ob sich der Thorax hebt. Abschließend wir der Mund wieder abgehoben und mittels einer leichten Seitwärtsdrehung zum Thorax des Patienten hin Luft geholt.

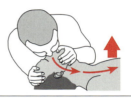

• Beutel-zu-Masken-Beatmung

Beatmungsbeutel und Maske sollten in der zahnärztlichen Notfallausrüstung vorhanden sein.
Der **Zahnarzt sollte die Anwendung beherrschen.**

Technik. [Nach Müller 1991]

Auswahl der passenden Maske.

Der Helfer kniet oder steht hinter dem Patienten.
Der **Kopf des Patienten muß überstreckt werden**.

Mit einer (normalerweise der linken) Hand wird die Maske aufgesetzt.
Dazu umfassen Klein-, Ring- und Mittelfinger das Kinn und ziehen es nach vorne. Mit Daumen und Zeigefinger derselben Hand wird die Maske im sog. „**C-Griff**" fest über Mund- und Nasenöffnung des Patienten gedrückt.

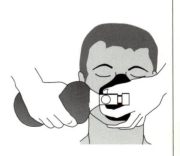

Mit der anderen (normalerweise der rechten) Hand wird der Beatmungsbeutel bedient.
Zwischen den Inspirationen ist darauf zu achten, daß **genügend Zeit für die passive Ausatmung des Patienten bleibt**.

Akute allergische Reaktionen
(Typ I-/ Sofort-Typ-Reaktionen)

Symptomenkomplex als Folge einer Freisetzung von präformierten (Histamine, lysosomale Enzyme) oder neugebildeten (Leukotriene, thrombozytenaggregierender Faktor, Prostaglandin D2) Mediatoren

Anaphylaxie	Anaphylaktoidie
(ana: daneben, fehlgeleitet, phylaxis: Schutz) immunologische, IgE- bzw. komplementvermittelte Reaktion	direkte Pharmakawirkung bzw. alternative, nicht immunologisch ausgelöste Aktivierung des Komplementsystems

Gefährdete Patientengruppen:

- Atopiker (deutlich erhöhtes Risiko)
- Patienten unter β-Blocker-Medikation
    - schwere Verlaufsform (medikamenteninduzierter, intrazellulärer c-AMP-Mangel)
    - Wirkung therapeutisch eingesetzter Katecholamine ↓

Zahnmedizinisch bedeutsame Ursachen:
- Lokalanästhetika, auch auf enthaltene Konservierungsmittel
  (Sulfite, Para-Hydroxybenzoesäureester, z. B. Methyl-4-hydroxybenzoat,
  Cave: Paragruppenallergie)
- Penizilline (auch Tetrazykline, Sulfonamide)
- Acetylsalicylsäure und nichtsteroidale Antiphlogistika

Symptome	Therapie	z.B.
Schweregrad I Hautreaktionen Flush, Urtikaria, Juckreiz Schwindel, Kopfschmerz, Unruhe	• Abbrechen der Injektion • Atmung sichern, O_2-Gabe • Sicherer venöser Zugang • H_1-Rezeptorenblocker, H_2-Rezeptorenblocker	• 4 l/min • Tavegil (2–4 mg) 1–2 Amp. i. v. u. Tagamet (2–4 mg) 1–2 Amp. i. v.
Schweregrad II Generalisierte Urtikaria, **Tachykardie und Blutdruckabfall,** (Puls ↑, RR syst.↓) Übelkeit, Erbrechen, Leibschmerzen	• Schocklagerung • Volumensubstitution • H_1-Rezeptorenblocker, H_2-Rezeptorenblocker • Kortikosteroide	• Vollelektrolytlösung, Infusion 1000 ml • s. oben • Urbason solubile forte, 250 mg i. v. ♪ Notarzt

ALLERGISCHE REAKTIONEN II

Symptom	Therapie	z.B.

Schweregrad III
 	
Schock,
(Puls ↑↑,
RR syst. ↓↓)
Schockindex nach
ALLGÖWER:
 	
$\rightarrow \dfrac{\text{Puls}}{\text{RRsyst.}} \rangle 1$
 	
**Bronchialspasmus
mit Atemnot**
Glottisödem,
Bewußtseinstrübung
Krämpfe
	• Hochlagerung der
	  Beine
	
	• Volumensubstitution
	• Adrenalin
	  verdünnen 1 : 9,
	  davon 1–2 ml i. v. in
	  fraktionierten Gaben
	  oder
	• Fertigspritze
	• H$_1$-Rezeptorenblocker,
	  H$_2$-Rezeptorenblocker
	• β-Sympathiko-
	  mimetikum
	• Theophyllin
	
	• Kortikosteroide
		☏ Notarzt
		
		• s. oben
		
		• Suprarenin 1 ml
		  + NaCl 0,9 % 9 ml,
		  davon 1–2 ml i. v. (= 0,1–0,2 mg)
		
		• 1–2 ml i. v.
		  s. oben
		
		• Berodual Dosieraerosol, 1–2 Hübe
		
		• Euphyllin 1–2 Amp. i. v.
		  (= 0,2–0,4 mg)
		• Urbason solubile forte
		  bis 1000 mg i. v.

Schweregrad IV **Kreislaufstillstand Atemstillstand**	**Kardiopulmonale Reanimation**	☏ Notarzt

Anaphylaxiesets

individuell zusammengestellt oder kommerziell angeboten, können z. B. enthalten:
- **Infusionssets** mit Infusionslösung, Infusionsgerät und Venenverweilkanüle,
  Kanülenpflaster, Mandrins, Desinfektionsmaterial, evtl. mit Stauschlauch
- **Fertigspritzensysteme** mit gebrauchsfertiger Adrenalinlösung (**1 : 10000**)
  mit Luer-Lock-Ansatz für Venenverweilsystem oder Kanüle.

Verfallsdaten beachten! Regelmäßige Überprüfung erforderlich!

Angina-pectoris-Anfall

Schmerzen, verursacht durch Einengung oder Verschluß von Herzkranzgefäßen im Rahmen einer koronaren Herzkrankheit

Symptome	Therapie	z.B.
Plötzlich auftretendes **Enge- und Beklemmungsgefühl** im Brustkorb, evtl. **Retrosternalschmerz**, Ausstrahlung in den linken Arm, Dauer: wenige Sekunden bis maximal 20 min, Angstgefühl	• Lagerung: Oberkörper erhöht • bei RR syst. > 100 mmHg Nitroglycerin, 0,8 mg sublingual, ggf. nach 5–10 min wiederholen • Acetylsalicylsäure, schnell löslich per os • Puls- und Blutdruckkontrolle • O_2-Gabe über Nasensonde • Beruhigen des Patienten • Sicherer venöser Zugang empfehlenswert • Wenn keine Besserung nach Nitrogabe (V. a. Herzinfarkt)	• Nitrolingual-Spray, 1–2 Hübe *oder* • Nitrolingual- Kapsel, 1 Kps. • Aspirin Direkt • 4–6 l/min 🕒 Notarzt

Lokalisation und Ausstrahlung der Schmerzen bei Koronarinsuffizienz [Mod. nach Himbert et al. 1970]

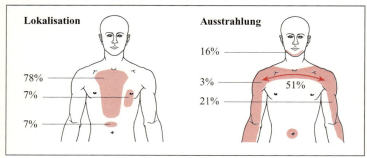

Apoplektischer Insult

(„Schlaganfall", „Hirnschlag")
Akut auftretende neurologische Ausfallserscheinung, die durch eine Durchblutungsstörung des Gehirns verursacht ist.

⇒ **Hirninfarkt** (ischämischer Insult)
  Folge eines thromboembolischen Verschlusses einer arteriosklerotisch vorgeschädigten Hirnarterie

⇒ **TIA (transitorische ischämische Attacke)**
  kurzfristiges Auftreten neurologischer Ausfälle, die sich innerhalb von 24 h vollständig rückbilden

⇒ **Hirnblutung** (hämorrhagischer Insult)
  Ruptur einer Hirnarterie (z. B. Aneurysma, hypertensive Krise)

Symptome	Therapie

Plötzlich auftretende, einseitige Bewegungsstörung, schlaffe Lähmung einer Körperhälfte (Hemiparese), hängender Mundwinkel, Sprachstörungen (Aphasie), evtl. Bewußtseinsstörungen
 	
Bei ischämischem Insult:
Gesicht blaß, Atmung normal
 	
Bei TIA:
kurzzeitiger Visusverlust (amaurosis fugax), Sprachstörungen (Aphasie), blitzartiges Hinstürzen mit oder ohne Bewußseinsverlust (drop attacks)
 	
Bei hämorrhagischem Insult:
Gesicht rot-zyanotisch, schnarchende Atmung
	Notarzt
	● Puls-, Blutdruck- und Pupillenkontrolle
	
	● Lagerung nach Zustand:
	– RR ↓ Flachlagerung
	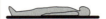
	
	– RR ↑ Oberkörper leicht erhöht
	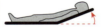
	
	Bei RR syst. > 180 mmHg :
	  1 Kps. Adalat zerbeißen lassen
	
	– Bei Bewußtlosigkeit (Atmung o.k.):
	  stabile Seitenlage
	
	● O₂-Gabe über Nasensonde, 4 l/min
	● Venösen Zugang legen auf nicht betroffener Seite

Aspiration

Zutritt von Fremdkörpern bzw. Flüssigkeiten ins Tracheobronchialsystem, bedingt durch das Durchbrechen des reflektorischen Glottisschlusses bei Inspiration (z. B. „Verschlucken", Lokalanästhesie von Rachenbezirken).

a) Aspiration eines Bolus (Fremdkörperasphyxie) (Tupfer, Zahnersatz)

Symptome	Therapie
Plötzliche Atemnot, **„Erstickungsanfall"**, Zyanose, Tachykardie, RR ↓, motorische Unruhe, Angstgefühl, evtl. inverse Atmung (inspiratorische Einziehung und exspiratorische Vorwölbung des Abdomens)	• Versuch der manuellen bzw. instrumentellen Fremdkörperentfernung (Magill-Zange); • wenn erfolglos, bei nach unten hängendem Kopf (z.B. bäuchlings über Armlehne des Behandlungsstuhls) dem Patienten kräftig zwischen die Schulterblätter schlagen; • ggf. Heimlich-Manöver ◑ Notarzt

b) Aspiration von Kleinmaterialien (Füllungsteile, Inlays, ungesicherte Instrumente)

Symptome	Therapie
Hustenreiz, Würgen, Atemnot, Fremdkörpergefühl im Hals, evtl. inspiratorischer Stridor	• Bei nach unten hängendem Kopf (z.B. bäuchlings über Armlehne des Behandlungsstuhls) dem Patienten kräftig zwischen die Schulterblätter schlagen; • ggf. Heimlich- Manöver • bei Verdacht auf Aspiration und nicht sicherer Entfernung auch bei Nachlassen von Hustenreiz und Atemnot Klinikeinweisung;

c) Aspiration von Flüssigkeiten

Symptome	Therapie
Atemnot, Zyanose, motorische Unruhe, Tachykardie, RR ↓	• Freimachen/Freihalten der Atemwege, • Oberkörperhochlagerung, • O$_2$–Gabe, ggf. Intubation, bei Bewußtseinsverlust und Spontanatmung stabile Seitenlage ◑ Notarzt

Hinweis: Fehlender Hustenanfall weist eher auf Ingestion (Verschlucken) des Fremdkörpers hin. Sicherheitshalber sollte auch bei einer Ingestion von Fremdkörpern eine Überweisung zur radiologischen Kontrolle erfolgen.

ASTHMAANFALL / ERREGUNGSZUSTAND

Asthma-bronchiale-Anfall

Anfallsartige, exspiratorische Atemnot infolge eines Spasmus der Bronchialmuskulatur, allergisch und/oder psychogen ausgelöst, bedingt durch Streßsituation.

Symptome	Therapie	z. B.
Plötzliche, exspiratorische Atemnot (Patient wird „Luft nicht los"), pfeifende, giemende Atemnebengeräusche (Stridor), Unruhe, Angstgefühl, Zyanose, prallgefüllte Halsvenen, Schwitzen	• Lagerung: Oberkörper hoch Prästadium: • β-Sympathomimetikum Anfall: • Bronchospasmolytikum • Kortikosteroide	• Berodual Dosieraerosol, 2 Hübe Sanasthmax, 2 Hübe • Euphyllin, 1 Amp. i. v. ggf. Infusion 500 ml NaCl mit 2 Amp. Euphyllin • Urbason solubile forte bis 1000 mg i. v. Notarzt

Erregungszustand, akut

Psychiatrischen Erkrankungen, Medikamenteneinwirkung, Suchtmittel (Alkohol, Drogen).

Symptome	Therapie	z. B.
Unruhe, „Tobsucht", evtl. Euphorie, Verwirrtheit, Pupillen- sowie Sprachveränderungen, Tachykardie, RR ↑	• Beruhigung, Ablenkung („talking down") • Kontrolle von Puls, Atmung, Blutdruck • evtl. BZ-Bestimmung • evtl. venöser Zugang, bei Hypoglykämie Glukosegabe (bis 20 g) • ggf. Sedierung	• BZ-Sticks • bis 50 ml der 40%igen Glukoselösung • Atosil, Tropfen per os Notarzt

Generalisierter Krampfanfall

(„epileptischer Anfall")
Zerebral bedingter, plötzlich auftretender Bewußtseinsverlust mit Krampfzuständen der Muskulatur.
Anamnestisch meist bekannt, evtl. Hydantoinhyperplasie der Gingiva oder Narben am Zungenrand.

Symptome	Therapie
Initial „Aura": Unruhe, Angst, optische/ akustische Halluzinationen „Konvulsive Phase": plötzlicher Bewußtseinsverlust, Streckkrämpfe der Extremitäten, weite, lichtstarre Pupillen, Atemstillstand mit Zyanose, Hypersalivation, dann: Zuckungen, Zungenbiß, evtl. Einnässen „Postkonvulsive Phase": Benommenheit, Desorientiertheit, Schlaf	• Schutz vor Verletzungen: Patienten sicher auf Boden legen, Mundkeil als Beißschutz für die Zunge • Freimachen/Freihalten der Atemwege • Atem-, Puls- und Blutdruckkontrolle • Bei Bewußtlosigkeit und Spontanatmung stabile Seitenlagerung • Bei anhaltenden Krämpfen: Diazepam rectal tube, 10 mg per anum ☎ Notarzt

Herzinfarkt (Myokardinfarkt)

Ischämische Myokardnekrose, meist basierend auf einer koronaren Herzkrankheit. Es besteht die
Gefahr eines kardiogenen Schocks bzw. des Auftretens lebensbedrohlicher Rhythmusstörungen
(Kammerflimmern) mit einer Frühletalität von bis zu 40%.

Symptome	Therapie	z. B.
Plötzlich auftretende starke **Schmerzen, retrosternal**, Ausstrahlung in Arme, Bauch, Hals, Unterkiefer Atemnot, Übelkeit, Unruhe, Todesangst, „Vernichtungsgefühl" Dauer: anhaltend (> 30 min), keine Schmerzbeseitigung durch Nitroglyceringabe, evtl. Zyanose, gestaute Halsvenen, Tachykardie und/oder Arrhythmie, RR ↓	☎ Notarzt • Lagerung: Oberkörper erhöht • Beruhigende Zusprache • Blutdruck- u. Pulskontrolle • Acetylsalicylsäure • O₂-Gabe über Nasensonde • Venöser Zugang, Schmerzbekämpfung	• Aspirin, 500 mg per os • 2–4 l/min • Tramal, fraktioniert (2mal 50 mg) = 2mal 1/2 Amp. i. v.

HYPERTENSIVE KRISE / HYPERVENTILATION

Hypertensive Krise

Symptome	Therapie	z.B.
Kopfschmerz, Sehstörungen, Schwindel, Ohrensausen, Übelkeit, Herzklopfen, Unruhe, Bewußtseinsstörung bis -verlust, Kopf gerötet, **RR systol. > 200 mmHg**	• Lagerung: bei Bewußtsein: Oberkörper erhöht	
	• Kalziumantagonisten	• 1–2 Zerbeißkapseln Adalat (= 10–20 mg) anstechen und unter der Zunge ausdrücken, ggf. nach 20 min wiederholen
	• Bei Bewußtlosigkeit und Spontanatmung: stabile Seitenlage • O_2-Gabe • Blutdruck- u. Pulskontrolle	• 4 l/min
	• Venöser Zugang	• ggf. 1 Amp. Lasix ☏ Notarzt

Hyperventilationstetanie

Krampfzustände, ausgelöst durch zu starkes Abatmen von CO_2 infolge von Angst und Erregung. Betroffen sind vorwiegend psychisch labile, jüngere Patienten.

Symptome	Therapie	z.B.
Parästhesien perioral und in den Händen („eingeschlafene Hände"), Atemnot, Tachypnoe, Angst, Unruhe, schmerzhafte tonische Krämpfe: perioral („Karpfenmund"), Hände („Geburtshelferhand"), Arme („Pfötchenstellung")	• Lagerung: Oberkörper leicht erhöht • Beruhigen • CO_2-Rückatmung mit Plastiktüte • evtl. Sedierung	• Atosil, Tropfen p. o.

Hypoglykämischer Schock

Bewußtseinsstörungen durch Absinken des Blutzuckerspiegels unter 40 mg/dl. Meist bei insulinpflichtigen Diabetikern oder Alkoholikern.

Symptome	Therapie	z.B.
Hungergefühl, Bauch- und Kopfschmerzen, motorische Unruhe, Tremor, Schweißausbruch, Reizbarkeit, Aggressivität Bewußtseinsstörung bis -verlust,	• Beruhigung • BZ-Sticks • Venöser Zugang, Glucose • Bei Bewußlosigkeit und Spontanatmung: stabile Seitenlage	• Infusion + 30–50 ml Glucose 40% langsam i. v. ☏ Notarzt

Memorix

Intoxikation durch Lokalanästhetika (LA)
Ursachen systemtoxischer Wirkungen. [Nach Knoll-Köhler 1988]

1. absolute Überdosierung
2. relative Überdosierung
   2.1. versehentliche schnelle i. v. Applikation von mehr als 25 % der Grenzdosis
   2.2. Eliminations- und/oder Verteilungsstörungen durch pathophysiologische Prozesse und/oder Zusatzmedikation

Symptomatik der Lokalanästhetika-Intoxikation. [Nach Knoll-Köhler 1988]

Leichte Intoxikation	• vermehrter Rededrang, Unruhe Angst, Schwindel
	• Taubheit von Zunge und Mundgegend
	• metallischer Geschmack
	• Seh- und Hörstörungen
	• RR ↑, HF ↑, fibrilläre Zuckungen
Mittelschwere Intoxikation	• Krampfanfälle
	• Bewußtlosigkeit
Schwere Intoxikation	• Koma
	• Atemfrequenzabfall bis Atemstillstand
	• Puls- und Blutdruckabfall bis Herz-Kreislauf-Stillstand

Merke: ZNS-Toxizität ist abhängig vom Säure-Basen-Status:
- CO_2-Druck ↑   toxische Schwellenkonzentration ↓
- arter. pH-Wert ↑   toxische Schwellenkonzentration ↓

⇒ Basistherapie:
bei Auftreten von Intoxikationserscheinungen **primär Sauerstoffbeatmung** einleiten

Symptome	Therapie	z.B.
	symptomatisch, da kein wirksames Antidot vorhanden	☾ Notarzt
Krämpfe	• Sauerstoffbeatmung	
Kreislaufversagen, Schock	• Schocklagerung	
	• Volumensubstitution • Adrenalin, verdünnen 1 : 9, 1–2 ml i.v. in fraktionierten Gaben	• Vollelektrolytlösung, Infusion 500–1000 ml • Suprarenin, 1 ml + NaCl 0,9 % 9 ml, davon 1–2 ml i. v.
Kreislaufstillstand, Atemstillstand	• Kardiopulmonale Reanimation	

LA-INTOXIKATION / LUNGENEMBOLIE

Systemische Effekte vasoaktiver Zusätze. [Nach Knoll-Köhler 1988]

Kardiovaskuläre Reaktionen sind zu erwarten in Abhängigkeit von der
- applizierten Dosis (Überdosierung)
- Schnelligkeit des Konzentrationsanstiegs in der systemischen Zirkulation (versehentliche i. v. Applikation).

Sie werden moduliert durch die
- endogene Katecholaminkonzentration (**Angst, Streß**)
- Dichte u./o. Sensitivität der Adrenorezeptoren (Hyperthyreose, best. Medikation)
- Katecholamin-Clearance-Rate (Antidepressiva)
- kardiovaskuläre Plastizität

Symptome	Basistherapie
Leichte Reaktion: Anstieg der Herzfrequenz, Herzklopfen, Schweißausbruch, Beklemmungsgefühl	Injektion abbrechen, Flachlagern, beruhigen, Sauerstoffinsufflation, Überwachung von Blutdruck und Herzfrequenz
Schwere Reaktion: wachsartige Blässe, starke Erregung, Tremor, Blutdruckanstieg, Arrhythmien	Sauerstoffbeatmung, sicherer venöser Zugang empfehlenswert ☏ Notarzt

Lungenembolie

Unterbrechung des Blutstroms in der arteriellen Lungenstrombahn durch eingeschwemmte Hindernisse (Thromben). Bei Zahnarzt nach dem Aufstehen aus dem Behandlungsstuhl, v.a. bei längerer Behandlungszeit und bei älteren Patienten mit prädisponierenden Faktoren (z.B. tiefe Beinvenenthrombose, Herzklappenfehler, absolute Arrhythmie)

Symptome	Therapie	z.B.
Dyspnoe, Pleuraschmerz, Unruhe, Angst, Tachypnoe, Bluthusten, Tachykardie, Blutdruckabfall, gestaute Halsvenen kardiogener Schock	• Lagerung: Oberkörper hoch, bei Schock: stabile Seitenlage • Venöser Zugang • Heparinbolus • O_2-Gabe über Nasensonde • Kardiopulmonale	☏ Notarzt • Heparin, 10000 I.E i. v. • 3–4 l/min
Bei Kreislaufstillstand	Reanimation	

Lungenödem

Austritt von Flüssigkeit aus der Lungenstrombahn ins Lungengewebe bzw. die Alveolen, meist als Folge einer dekompensierten Linksherzinsuffizienz (hypertensive Krise, Herzinfarkt, Kardiomyopathie).

Symptome	Therapie	z.B.
Zunehmende Atemnot, Orthopnoe, Zyanose, Unruhe, kalter Schweiß, Lungengeräusche: Brodeln, Rasseln (auf Distanz zu hören), Tachykardie, Blutdruckabfall bis zum Schock	• Lagerung: Oberkörper hoch, Beine tief • O_2-Gabe • Nitroglycerin 0,8–1,6mg • evtl. „unblutiger Aderlaß" • Venöser Zugang • Furosemid	Notarzt • 4–6 l/min • Nitrolingual Spray, 1–2 Hübe • Staubinde oder Blutdruckmanschette um beide Oberschenkel anlegen • Lasix (bis 40 mg) = 1 Amp. i. v.

Vagovasale Synkope („Ohnmacht")

Durch akute Abnahme des arteriellen Mitteldrucks durch übersteigerten Vagusreflex bedingte kurzzeitige Bewußtlosigkeit, ausgelöst durch Angst, Schreck, Schmerz, Ekel. Meist bei jungen Patientinnen. Begünstigend wirken Hitze oder schlechte Luft.

Symptome	Therapie	z.B.
Prämonitorische Zeichen: Hautblässe, Übelkeit, Standunsicherheit, „Schwarzwerden" vor den Augen, „Weichwerden" in den Knien; dann: plötzlicher Bewußtseinsverlust, Bradykardie, Blutdruckabfall	• Lagerung: Kopf tief, Beine hochheben • Beruhigung • Frischluftzufuhr • evtl. O_2-Gabe • Puls- und Blutdruckkontrollen Meist Medikamente nicht erforderlich, ggf.: • venöser Zugang • bei extremer Bradykardie: • wenn nach 3–4 min keine Besserung: Theodrenalin	• 2–3 l/min • Ringer-Lactat-Lsg. 500 ml • Atropin (0,5–1 mg) $^{1}/_{2}$ – 1 Ampulle i .v. • Akrinor (5 mg) $^{1}/_{2}$ Ampulle i. v. Notarzt

Der **orthostatische Kollaps** ist durch ein Versagen des venösen Rückstroms beim plötzlichen Aufstehen oder bei langem Stillstehen bedingt. Die Symptomatik ist ähnlich. Nach Flachlagerung i.d. Regel schnelle Besserung. Prophylaktisch sollte abruptes Aufstehen aus dem Behandlungsstuhl, v. a. nach längerer Behandlungsdauer im Liegen, vermieden werden.

Mindestaufbewahrungsfristen zahnärztlicher Unterlagen

Art der Unterlagen	Vertrag / Verordnung	Frist (Jahre)*
Krankenblätter (Karteikarten) und sonstige **Behandlungsunterlagen**	BMV-Z § 5 Abs. 2 EKV-Z § 4 Abs. 2	3
	Berufsordnung verschiedener Länderzahnärztekammern[1] entspr. MuBO-Ä. § 11 Abs. 2	10
Planungsmodelle und ggf. Photographien, Analysen, HNO-Befunde bei **KFO-Behandlung**	BMV-Z § 5 Abs. 2 EKV-Z § 4 Abs. 2	3
Prothetische Planungsmodelle nach Nr. 6 u. 7	GV-Z § 7 Abs. 2	1/2
Planungsmodelle nach Nr. 7 zur **PA-Behandlung**	KZVB-Hinweise	1
Röntgenaufnahmen und **Aufzeichnungen über Röntgenuntersuchungen** (Röntgen-Buch)	Röntgenverordnung § 28 Abs. 4 (2)	10
Aufzeichnungen über Belehrungen gem. RÖV § 36 Abs.1	Röntgenverordnung § 36 Abs. 3	5
Durchschriften der **Arbeitsunfähigkeitsbescheinigungen**	BMV-Z § 12 Abs. 2	1
Erstellte Gutachten nach Anlage 13b BMV-Z		3
Teil III der ausgefertigten **Betäubungsmittelrezepte**	BtMVV § 5 Abs. 5	3
Nachweise zum Verbleib von BTM (BTM-Karteikarten oder BTM-Buch)	BtMVV § 9 Abs. 3 (4)	3
Kontoauszug der KZV als Steuerbeleg	Abgabenordnung § 147	6
Bücher, Inventare, Bilanzen		10

* Frist: Zeitraum nach Abschluß der Behandlung.
[1] Die jeweils längere Frist ist ausschlaggebend.

Bei **Praxisaufgabe** sind die Aufbewahrungsfristen ebenfalls zu beachten.

Bei **Praxisübergabe** ist zu vereinbaren, daß der Praxisnachfolger (Übernehmer) die aufbewahrungspflichtigen Praxisunterlagen für den Abgeber aufbewahrt. Die Unterlagen dürfen nicht „verkauft" werden!

Wichtige Vorschriften der Röntgenverordnung (RöV). [BLZK 1993]

Anzeige zur Inbetriebnahme einer Röntgeneinrichtung nach § 4 RöV beim **zuständigen Gewerbeaufsichtsamt (GAA)** und bei der **Zahnärztlichen Stelle (ZST)** der zuständigen Zahnärztekammer.

Einzureichende Unterlagen
an GAA:
- Zulassungsschein § 4 (1) RöV der Röntgeneinrichtung
- Strahlenschutzfachkundenachweis/Approbation (§ 3 (2) RöV)
- Abnahmeprüfung § 16 (1) RöV durch Hersteller, Lieferant
- Bestätigung der Abnahmeprüfung/Strahlenschutzbescheinigung (§ 4 RöV) durch Sachverständigen

an ZST: RöV, Fachkundenachweis

Strahlenschutzverantwortlicher	Betreiber der Röntgeneinrichtung, Staatsexamen, „Strahlenschutzkurs", Fachkundenachweis.
Strahlenschutzbeauftragter	für vorschriftsmäßigen Röntgenbetrieb bei Abwesenheit des Betreibers verantwortlicher Assistent oder Vertreter, Benennung mit Fachkundenachweis bzw. bei Ausscheiden an zuständiges GAA.
Röntgenverordnung, RöV	**Mitarbeiterbelehrung, RöV**
!	zur Einsichtnahme auslegen!
⇒	2m jährlich Aufzeichnungen über Belehrungen,
⇒	5 Jahre aufbewahren.
Patientenschutz	**Fragen des Betreibers vor dem Röntgen**
	Besteht eine Schwangerschaft?
⇒	Aufzeichnungen über Befragung der Patienten 10 Jahre aufbewahren (Karteikarte).
	Frühere Anwendung von Röntgenstrahlen, soweit sie den Zahn- und Kieferbereich betreffen?
	Im Rahmen des Möglichen durch Anforderung bereits anderweitig angefertigter Röntgenaufnahmen unnötige Exposition des Patienten vermeiden.
	Röntgennachweisheft
	Datum und untersuchte Region eintragen.
	Direkter Schutz
	Bleischürze oder Kinnschild bei intraoralen Aufnahmen.
	Aufzeichnungspflicht
	Aufnahmedaten aufzeichnen:
	Karteikarte: Datum/untersuchte Region.
	Standarddaten am Gerät: feste Spannung/feste Ströme, objektbezogene Belichtungszeiten.
⇒	Röntgenaufnahmen 10 Jahre aufbewahren. Überlassung an Nachbehandler nur zur Einsicht gegen Rückgabe. Patient kann auf Wunsch Kopien erhalten.

PRAXISMANAGEMENT: RÖV

Röntgenanlagenbuch zur Aufbewahrung aller Unterlagen	**Strahlenschutzprüfung** durch behördlich benannten Sachverständigen (Anlage 3)

⇒ Strahlenschutzprüfung durch behördlich benannten Sachverständigen (Anlage 3)
- Erstprüfung vor Aufnahme des Röntgenbetriebs
- Wiederholungsprüfung alle 5 Jahre bzw. nach Änderungen am Gerät, auch bei Betreiberwechsel.

Zulassungsschein des Herstellers muß vorliegen. Prüfbericht und Sachverständigenbescheinigung aufbewahren.

Abnahmeprüfung
durch Fachkundigen (Lieferant oder Hersteller)
- vor Inbetriebnahme eines neuen Röntgengeräts
- nach wesentlichen Änderungen am Gerät
- bei Wechsel des Filmmaterials (Empfindlichkeit)
- bei Änderung der Entwicklungseinrichtung

⇒ Anfertigung einer Referenzaufnahme mit Prüfkörper, Protokoll der Abnahmeprüfung 10 Jahre aufbewahren. Begutachtung durch Sachverständigen (Anlage 3).

Konstanzprüfung
durch den Zahnarzt bzw. fachkundige Zahnarzthelferin (Röntgenkurs):
⇒ - wöchentliche Überprüfung der Filmverarbeitung mit einer Aufnahme vom Prüfkörper;
⇒ - monatliche Überprüfung aller Röntgengeräte mit einer Aufnahme vom Prüfkörper unter den Bedingungen der Abnahmeprüfung (Entwicklerwechsel);
⇒ - tabellarische Aufzeichnung 2 Jahre aufbewahren. Aufbewahrung/Eintragung ins Röntgenanlagebuch.

Zahnärztliche Stelle (ZST) bei der Zahnärztekammer
vom zuständigen Ministerium bestimmte Behörde nach § 16 (3) RöV zur Qualitätssicherung:
- Überwachung der Konstanzprüfung durch Anforderung und Begutachtung von Aufnahmen, auch von Patienten-Röntgenaufnahmen.
  Telefonische Auskunft an die Praxis jeweils nach Vorliegen der Ergebnisse.

Weiterführende Literatur:
- **Röntgenverordnung** (Verordnung über den Schutz vor Schäden durch Röntgenstrahlung) vom 08. 01. 1987. Textausgabe, Deutscher Ärzteverlag, Köln

Vorschriften der Medizingeräteverordnung (MedGV). [BLZK 1993]

Klassifizierung der medizintechnischen Geräte in Gefahrenklassen der Gruppen 1–4 (siehe Anlage 4). Die wichtigsten Paragraphen der MedGV sind in einer Anlage 5 zusammengefaßt.

Gruppe 1 u. 3	Bestandsverzeichnis erforderlich (Formular aus Anlage 6)
Gruppe 1	zusätzlich Gerätebuch erforderlich (Beispiel siehe Anlage 7) (Bauartzulassung des Herstellers muß vorliegen)
Gruppe 2	ist in der Zahnarztpraxis nicht relevant
Gruppe 4	umfaßt alle sonstigen medizinischen Geräte

Geräte der Gruppe 3:
- Behandlungseinheiten als Ganzes (Patientenstuhl, OP-Leuchte, Mikromotor, Turbine, Wasser-/Luftbläser)
- Absauganlagen
- Kompressoren
- Ultraschall-Zahnsteinentfernungsgeräte
- Polymerisationsgeräte für die Füllungstechnik
- Kaltlichtleuchten
- Wurzelkanallängenmeßgeräte
- Bestrahlungsgeräte, Mikrowelle
- Röntgengeräte

Geräte der Gruppe 1:
- Hochfrequenzchirurgiegeräte
- Lasertherapiegeräte
- Inhalationsnarkosegeräte
- elektrische Pulpaprüfer, Elektrotome

Ist eines der Geräte in eine Behandlungseinheit integriert, wird diese als Ganzes der Gruppe 1 zugeordnet.

Geräte der Gruppe 4: alle sonstigen medizinisch-technischen Geräte:
in diese Gruppe gehören sämtliche Handinstrumente, d.h. chirurgische Zangen, Hebel, Skalpelle, Spritzen, Kanülen usw.;
konservierende Modellierinstrumente, Stopfinstrumente usw.;
endodontisches Instrumentarium; Registrierplatten und -stifte;
Materialien für Füllungen und Abformungen unterliegen nicht der MedGV

Bestandsverzeichnis:
- Name oder Firma des Herstellers
- Gerätetyp, Fabriknummer und Anschaffungsjahr
- Standort des Geräts

verantwortlich in der Praxis:_____

Gerätebuch:
- vor Inbetriebnahme des Gerätes: Funktionsprüfung (Lieferant), Funktionseinweisung des Betreibers (Lieferant), Einweisung des Personals (Lieferant oder Betreiber)
- Bauartzulassung aufbewahren
- Gebrauchsanweisung aufbewahren bzw. auslegen
- sicherheitstechnische Kontrollen laut Bauartzulassung des Herstellers (B 5/11 MedGV) bzw. den Inspektions-Herstellerempfehlungen (§ 22 (1), (2) MedGV): durch TÜV, DEKRA, durch IHK bestätigte Sachverständige
- Mängel- oder Unfallanzeigen dem Gewerbeaufsichtsamt melden

Vorschriften der Druckbehälterverordnung (DruckBehV).
[BLZK 1993]

Die Zuordnung eines Druckbehälters zu einer Prüfgruppe ist abhängig von seinem Rauminhalt und dem zulässigen Betriebsüberdruck.

Druckinhaltsprodukt = Rauminhalt (Liter) x Betriebsüberdruck (bar)

Prüfgruppe II:
Druckinhaltsprodukt ≤ 200
- Autoklaven
- Chemiklaven
- Dampfdruck-Desinfektoren

Inbetriebnahme: es müssen vorliegen:
- Herstellerbescheinigung über ordnungsgemäße Herstellung
- Werks-Sachkundigen-Bescheinigung über Abnahmeprüfung (Druck-/Dichtigkeitsprüfung)
  Sachkundigenbescheinigung des Lieferanten über Prüfung der ordnungsgemäßen Aufstellung

Wiederkehrende Prüfungen
⇒ alle 5–7 Jahre
  - Sachkundigenbescheinigung über die Wiederholungsprüfung: TÜV, DEKRA, Selbst. Sachverständige (IHK)

Prüfgruppe III:
Druckinhaltsprodukt ≤ 1000
- Kompressoren

Inbetriebnahme: es müssen vorliegen
- Herstellerbescheinigung über ordnungsgemäße Herstellung
- Bescheinigung über Baumusterprüfung
- Sachverständigenbescheinigung (TÜV) über Abnahmeprüfung (Druck-/Dichtigkeitsprüfung)
- Sachkundigenbescheinigung des Lieferanten über Prüfung der ordnungsgemäßen Aufstellung

Wiederkehrende Prüfungen
⇒ alle 5–7 Jahre
  - Sachkundigen-Bescheinigung über die Wiederholungsprüfung: TÜV, DEKRA, Selbst. Sachverständige (IHK)

Prüfgruppe IV:
Druckinhaltsprodukt >1000
- Kompressoren

Inbetriebnahme: es müssen vorliegen
- Herstellerbescheinigung über ordnungsgemäße Herstellung
- Bescheinigung über Baumusterprüfung
- Sachverständigenbescheinigung (TÜV) über Abnahmeprüfung (Druck-/Dichtigkeitsprüfung)
- Sachkundigenbescheinigung des Lieferanten über Prüfung der ordnungsgemäßen Aufstellung
- ein Prüfbuch

Wiederkehrende Prüfungen
⇒ Innere Prüfung (nach 5 Jahren)
  - Bescheinigung über innere Prüfung durch Sachverständigen: z. B. TÜV Bayern Sachsen e.V., Westendstraße 199, 80686 München. Tel. (0 89)5791–0
⇒ Druckprüfung (nach 10 Jahren)
  - Bescheinigung über Druckprüfung durch Sachverständigen (TÜV)

Vorschriften der Gefahrstoffverordnung (GefStoffV). [BLZK 1993]

Aufgrund § 20 Gefahrstoffverordnung besteht für den Zahnarzt als Arbeitgeber die Verpflichtung, Betriebsanweisungen für den Umgang mit Gefahrstoffen zu erstellen.

Gefahrstoffe sind alle Stoffe und Zubereitungen, die mit den auf der nächsten Seite abgebildeten Gefahrensymbolen gekennzeichnet sind.

Im folgenden als Beispiel eine **Betriebsanweisung über den Umgang mit Quecksilber.** Diese ist auszulegen und von den Mitarbeitern nach Belehrung zu unterschreiben.

Gefahrstoffbezeichnung	metallisches Quecksilber (auch als Bestandteil zahnärztlicher Amalgame).
Gefahren für Mensch und Umwelt	metallisches Quecksilber verdampft schon bei Zimmertemperatur und ist sehr giftig beim Einatmen, Verschlucken und bei Berührung mit der Haut. Es besteht die Gefahr kumulativer Wirkung in den Nieren und im Zentralnervensystem.
Schutzmaßnahmen und Verhaltensregeln	Wassergefährdend! Darf nicht dem Abwasser zugeführt werden. Nur bei unsachgemäßer Verarbeitung können sich Quecksilberdämpfe in der Luft bilden! Behälter mit Quecksilber- oder Amalgamresten dicht geschlossen halten und vor Wärme schützen. Quecksilberflaschen fern von Nahrungsmitteln oder Getränken lagern. Bei der Arbeit nicht essen, trinken, rauchen. Hautkontakt vermeiden. Amalgam nicht manuell zubereiten, das angemischte Amalgam nicht mit ungeschützten Fingern berühren. Herstellerangaben zum Mischverhältnis einhalten. Räume, in denen Amalgam verarbeitet wird, gut und häufig lüften. Polieren oder Entfernen von Amalgamfüllungen nur unter Spraykühlung und Absaugung.
Verhalten im Gefahrfall	nach Verschütten von Quecksilber die Tröpfchen zusammenbringen und mittels Einwegspritze oder Zinnfolie aufnehmen (nicht mit der Absauganlage!). Verstreuen von Adsorptionsmitteln, z.B. Zinkstaub, Schwefelpulver, Jodkohle (Apotheke).
Erste Hilfe	falls Quecksilber ins Auge gerät, gründlich mit Wasser ausspülen und einen Arzt konsultieren. Beschmutzte, durchtränkte Kleidung sofort ausziehen, benetzte Haut intensiv waschen. Nach Verschlucken: Milch trinken lassen und Erbrechen auslösen. Arzt konsultieren. Bei Verdacht einer chronischen Quecksilbervergiftung ärztlichen Rat einholen (BAT-Wert).
Sachgerechte Entsorgung	Quecksilber oder Amalgam nicht in die Kanalisation gelangen lassen. Überschußamalgam (Knetreste) und leere Amalgamkapseln in Gefäßen unter Luftabschluß sammeln. Knetreste unter Glyzerin (Apotheke) oder verbrauchtem Röntgenfixierer aufbewahren. Amalgamkapseln vor Entsorgung wieder verschließen. Abgabe an Scheideanstalten (Knetreste), Hersteller (Kapseln) oder Entsorgungsbetrieb.

Bedeutung der Kennzeichnungssymbole. [BLZK 1993]

Gefahren-bezeichnung	Symbol	Art der Gefahren	Produktbeispiele	Vorbeugende Schutzmaßnahmen
sehr giftig (T+) giftig (T) / mindergiftig (Xn)	☠ / ✖	– Sehr giftige, giftige und mindergiftige Substanzen und Zubereitungen können schon in kleinen Mengen gesundheitsgefährdend sein. – Als „giftig" gekennzeichnete Stoffe können auch krebserzeugend, erbgutverändernd und fruchtschädigend sein. – Vergiftungen können durch Einatmen, Verschlucken oder durch die Aufnahme über die Haut entstehen.	• Quecksilber, Methanol, Lösungsmittel, Formaldehyd • Abdruckkunststoffe, Instrumentendesinfektionsmittel, Reinigungsmittel, Paraformaldehyd	• Berührung mit der Haut vermeiden. Deshalb Schutzhandschuhe und gegebenenfalls Gesichtsschutz sowie Schutzanzug benutzen. • Nur in durchlüfteten Bereichen verwenden. • Auf persönliche Hygiene achten: Hände waschen und bei der Arbeit nicht essen und nicht rauchen. • Aerosole, Stäube und Dämpfe nicht einatmen.
hoch-entzündlich (F+) leichtentzündlich (F)	🔥	– (F+) hochentzündliche Produkte können bereits bei Temperaturen unter 0°C brennen. – (F) leicht entzündliche Produkte können bei Raumtemperatur in Brand geraten.	• Kunststoffe für Abdrücke, Kronen, Bißschablonen • Desinfektionsmittel • Lösungsmittel	• Erzeugnisse nur an gut belüftetem Ort aufbewahren. • Vor Hitze, offenem Feuer und Funken schützen und von anderen Zündquellen fernhalten. • Rauchen verboten! • Keine Nylonkleidung tragen. • Auch in Zahnarztpraxen müssen Feuerlöscher vorhanden sein. • Entzündliche Stoffe stets entfernt von brandfördernden Stoffen aufbewahren.
brandfördernd (O)	🔥	– Für den Brennvorgang muß eine Zündquelle vorhanden sein. Wenn ein brandfördernder Stoff (mit hohem Sauerstoffanteil) vorhanden ist, wird der Brandvorgang erheblich beschleunigt.	• Peroxide (z.B. H_2O_2)	
ätzend (C)		– Ätzende Substanzen verursachen schwere Schäden an am lebenden Gewebe und greifen auch andere Stoffe an. Reaktion kann auf vorhandene Feuchtigkeit der Nässe zurückzuführen sein.	• Rohrreiniger, Entkalker • Wasserstoffperoxid (30 %) • Reinigungsmittel für Geschirrspülmaschinen • Abdruckkunststoffe • Desinfektionsmittel • Röntgenfilmentwickler und -fixierer	• Produkte nur im Originalbehälter aufbewahren (Behälter dicht geschlossen halten: Sicherungsverschluß) • Auf sichere räumliche Aufbewahrung achten, nie auf Fensterbrüstungen usw. abstellen (Gefahr des Herabstürzens!). • Augen, Haut usw. gegen Spritzer schützen. Vorsicht beim Ausgießen und beim Versprühen. Stets Schutzhandschuhe und -brille tragen. • Persönliche Hygiene ist von größter Wichtigkeit: Nach der Arbeit Gesicht und Hände gründlich waschen. • Ätzende Stoffe als Aerosole und Stäube sind besonders gefährlich!
reizend (Xi)	✖	– Wiederholte Berührung mit Reizstoffen führt zu Haut- und Schleimhautreizungen.		

Memorix

Checkliste: Unterlagen. [BLZK 1993]

RöV	Röntgen- anlagenbuch ⇒ ⇒ ⇒	– Zulassungsschein des Röntgenstrahlers – Sachverständigenbescheinigung über Strahlenschutzprüfung – Prüfprotokoll der Abnahmeprüfung (10 Jahre) – bei Abnahmeprüfung hergestellte Referenzaufnahme – Sachverständigenprüfbericht über Ergebnis der Abnahmeprüfung – Ergebnisse der Konstanzprüfung (2 Jahre)

Fachkunde- nachweise	Strahlenschutzverantwortlicher:	Approbation, Strahlenschutzkurs
	Strahlenschutzbeauftragter:	Approbation, Strahlenschutzkurs
Kenntnisse im Strahlenschutz	Zahnmedizinische Assistentin: (Zahnarzthelferin)	Helferinnenbrief, Strahlenschutz- kurs

⇒ **Aufzeichnungen über halbjährliche Mitarbeiterbelehrungen** (5 Jahre)
⇒ **Aufzeichnungen über Befragung der Patienten**
bez. Gravidität/frühere Röntgenaufnahmen (10 Jahre)
Standarddaten am Gerät
⇒ **Aufbewahrung der Röntgenaufnahmen** (10 Jahre)

MedGV
    Bestandsverzeichnis (Gruppe 1 und 3)
    Gerätebuch (Gruppe 1):
– Nachweis der Funktionsprüfung vor Inbetriebnahme
– Nachweis der Funktionseinweisung des Betreibers vor Inbetrieb-
  nahme
– Nachweis der Einweisung des Personals vor Inbetriebnahme
– Gebrauchsanweisung
– Bauartzulassung
– sicherheitstechnische Kontrollen
– Mängel- bzw. Unfallanzeigen

Hochfrequenzgeräte   **Prüfungsurkunden und Genehmigungsurkunden der Bundespost**

DruckBehV
Herstellerbescheinigung	(Prüfgruppe II, III, IV)
Baumusterprüfungsbescheinigung	(Prüfgruppe III, IV)
Werks-Sachverständigenbescheinigung über Abnahmeprüfung	(Prüfgruppe II)
Sachverständigenbescheinigung über Abnahmeprüfung	(Prüfgruppe III, IV)
Sachkundigenbescheinigung über ordnungsgemäße Aufstellung	(Prüfgruppe II, III, IV)
Prüfbuch	(Prüfgruppe IV)
Sachkundigenbescheinigung über Wiederholungsprüfungen	(Prüfgruppe II, III)
Sachverständigenbescheinigung über wiederkehrende Prüfungen	(Prüfgruppe IV)

Sterilisatoren   **Prüfberichte** über die Funktionsprüfung: Autoklaven, Chemiklaven,
                     Heißluftsterilisatoren
              ⇒ (mindestens 1 Jahr aufbewahren)

Entsorgung   **Abfallnachweisbuch:**
Begleitscheine bzw. Übernahmeschein des Entsorgungsbetriebs für
– Fixierer	(Abfallschlüssel-Nr. 52707)
– Entwickler	(Abfallschlüssel-Nr. 52723)
– quecksilberhaltige Abfälle	(Abfallschlüssel-Nr. 35326)

Genehmigung nach der Indirekteinleiterverordnung
(Laufzeit der Genehmigung beachten!)

CHECKLISTE: UNTERLAGEN

Entsorgung	**Amalgamabscheider**
	– Prüfzeichen des Instituts für Bautechnik Berlin
	– Wartungsbuch: Nachweis über jährliche Prüfung der Funktion der Anzeigeelemente
	– Nachweis über Entleerung des Amalgamabscheiders und Verbleib des Abscheidegutes
	– Fachkundigenbescheinigung über regelmäßige Wartung des
⇒	Abscheiders (Aufbewahrungsfrist 5 Jahre)
Unfallverhütungs-vorschriften (UVV)	schriftliche Aufstellung eines **Hygieneplans** (Muster kann von Fachfirmen, wie z.B. Schülke & Mayr, über Dentaldepot bezogen werden)
	Aufzeichnungen über Belehrung des Personals über Unfallverhütungsvorschriften (VBG 103, VBG 1)
	Aufzeichnungen über Annahme/Ablehnung angebotener Immunisierungsmaßnahmen (Hepatitis B)
	Gesundheitsdatei
⇒	Verbandbuch (bis 5 Jahre nach letzter Eintragung aufbewahren)
GefStoffV	schriftliche Betriebsanweisung über den Umgang mit Quecksilber und Amalgam
	Aufzeichnungen über Belehrung des Personals anhand der Betriebsanweisung
VBG 4	Bescheinigung eines Elektroinstallateurs über den ordnungsgemäßen Zustand elektrischer Anlagen
Auslegepflichtige Praxisvorschriften	! Unfallverhütungsvorschrift VBG 103 „Gesundheitsdienst,
	! Röntgenverordnung (RöV)
	! Hygieneplan
	! Betriebsanweisung gemäß GefStoffV
	! Jugendarbeitsschutzgesetz (JArbSchG):
	– Verzeichnis über beschäftigte Jugendliche (§§ 49 JArbSchG)
	– Arbeitszeitaushang (§§ 48 JArbSchG)
	! Mutterschutzgesetz (MuSchG)

Weiterführende Literatur:

- **Jäger H (1993) Praxisorganisation professionell:**
  die kleinen Schritte zur erfolgreichen Freiberuflichkeit. Quintessenz, Berlin

Checkliste: Termine. [BLZK 1993]

Prüfsituation			Frist	Wann/Wer
nach RöV	Abnahmeprüfung		a) vor Inbetriebnahme b) nach Änderungen (Gerät/Filmmaterial/ Entwicklung)	
	Strahlenschutzprüfung (Sachverständigenprüfung)	⇒	a) vor Inbetriebnahme b) Wiederholungsprüfung alle 5 Jahre, bei Änderungen (Gerät/Standort/Betreiber)	
	Konstanzprüfung – Filmverarbeitung – Röntgengerät	⇒ ⇒	wöchentlich monatlich	
nach MedGV	sicherheitstechnische Kontrollen Geräte der Prüfgruppe I:	⇒	jährlich, bzw. nach Reparaturen	
	Mängel-/Unfallanzeigen an Staatl. GWAA (Anlage 2)			
nach DruckBehV	wiederkehrende Prüfungen Geräte der Prüfgruppe III:	⇒	5–7 Jahre, vom Betreiber festzulegen	
	Geräte der Prüfgruppe IV:	⇒ ⇒	innere Prüfung: 5 Jahre Druckprüfung: 10 Jahre	
	Geräte der Prüfgruppe III:	⇒	5–7 Jahre, vom Betreiber festzulegen	
Feuerlöscher	regelmäßige Überprüfung und Wartung	⇒	2 Jahre	
Gasbehälter	Überprüfung durch TÜV		Frist siehe Behälterhals	
Sterilisatoren	periodische Überprüfungen – Autoklaven – Heißluftsterilisatoren – Chemiklaven		halbjährlich, mindestens aber nach 400 Chargen	
	fakultative Überprüfungen		vor Inbetriebnahme, nach Reparaturen, nach Betriebspausen, nach Standortwechsel	
Resterilisation	Lagerfrist verpackter und sterilisierter Instrumente a) bei ungeschützter Lagerung (offen) b) bei geschützter Lagerung (Schrank, Schublade) – einfach verpackte Instrumente (z.B. Klarsicht-Sterilisier- verpackungen, Container) – zweifachverpackte Instrumente (Container und Tuch, Papier)	⇒ ⇒ ⇒	nach 24h unsteril resterilisieren nach 6 Wochen resterilisieren nach 6 Monaten	vgl. Datum Ver- pak- kung bzw. Indi- kator- band
nach VBG	ordnungsgemäßer Zustand elektrischer Anlagen und Betriebsmittel	⇒	regelmäßig, alle 4 Jahre	

CHECKLISTE: TERMINE

Prüfsituation		Frist	Wann/Wer
Erste Hilfe	**Verbandskasten / Notfallkoffer** auf Vollständigkeit prüfen **Medikamente/ Notfallmedikamente** auf Verfallsdatum prüfen **Batterien** (z.B. Diagnoselampen, Laryngoskope) testen **Blutdruckmeßgeräte** Eichung kontrollieren lassen	⇒ regelmäßig, z.B. halbjährlich siehe Eichplakette	
nach VBG 100	**arbeitsmedizinische Vorsorge** Fristen für Nachuntersuchungen/ Anti-HB-Titer-Kontrollen **fakultative Nachuntersuchungen**	12–36 Monate bei Verletzungen, Infektionsverdacht	
Belehrungen	**nach RöV** **nach Unfallverhütungsvorschriften** (VBG 103, VBG 1, VBG 100) **nach Gefahrstoffverordnung** – persönliche Hygiene, Händesdesinfektion, Arbeitsplatzhygiene – Infektionsgefahren, Schutzkleidung, Immunisierungsmaßnahmen – Umgang mit Desinfektionsmitteln und Gefahrstoffen, Entsorgung – Instrumentenaufbereitung, -sterilisierung und -lagerung – Desinfektion von Geräten/Flächen, Absauganlagen, Abdrücken/ZE – Verhalten bei Arbeitsunfällen und Notfallsituationen – Behandeln von Risikopatienten	⇒ halbjährlich (aktenkundig) ⇒ mindestens einmal jährlich Auszubildende/Jugendliche ⇒ u.U. auch halbjährlich	
Praxisentsorgung	**Sammlung getrennt nach Abfallarten** **Wechsel von Röntgenchemikalien** – Fixierer – Entwickler **Überprüfung von Amalgamabscheidern** – Prüfung der Funktion der Anzeigeelemente – regelmäßige technische Überprüfung (Wartung)	Bedarfsentsorgung ⇒ jährlich/nach Reparaturen ⇒ alle 5 Jahre	

Literaturverzeichnis

AAP, The American Academy of Periodontology (1989) Proccedings of the world workshop in clinical periodontology. The American Academy of Periodontology, Chicago

AAP, The American Academy of Periodontology (1992) Periodontal screening and recording – an early detection system. AAP News 27

Abou-Rass M, Frank AL, Glick DH (1980) The anticurvature method to prepare the curved root canal. J Am Dent Assoc 101: 792

Aderholt L (1988) Notfälle in der Zahnheilkunde. Hüthig, Heidelberg

Ainamo J, Bay I (1975) Problems and proposals for recording gingivitis and plaque. Int Dent J 25: 229

Ainamo J, Barmes D, Beagrie G, Cutress T, Sardo-Infirri, J (1982) Development of the World Health Organization (WHO) Community Periodontal Index of Treatment Needs (CPITN). Int Dent J 32: 281

Andreasen FM, Andreasen JO (1990) Treatment of traumatic dental injuries. Shift in strategy. Intl J Of Technology Assesment In Health Care 6: 588

Andreasen JO (1981) Traumatic injuries of the teeth. 2nd. edition. Munksgaard, Copenhagen

Andreasen JO, Andreasen FM (1990) Essentials of traumatic injuries to the teeth. Munksgaard, Copenhagen

Andreasen JO, Hjørting-Hansen E (1967) Intraalveolar root fractures: radiographic and histologic study of 50 cases. J Oral Surg 25: 414

Arbeitsgemeinschaft für Funktionsdiagnostik (AGF) in der DGZMK (1992) Nomenklaturvorschläge der Arbeitsgemeinschaft für Funktionsdiagnostik innerhalb der DGZMK. Dtsch Zahnärztl Z 47: 347

Ariaudo AA, Tyrell H (1960) Elimination of pockets extending to or beyond the mucogingival junction. Dent Clin North Am 4: 67

Arzneimittelkommission der deutschen Ärzteschaft (1985) Lokalanästhetika: Bei Anwendung in der Praxis beachten! Dtsch Ärztebl 82: 100

Arzneimittelkommision Zahnärzte der Bundeszahnärztekammer und der Kassenzahnärztlichen Bundesvereinigung (1994) Informationen über Zahnärztliche Arzneimittel. 9. Aufl. BZÄK/KZVB, Köln

Asanami S, Kasazaki Y (1990) Expert third molar extraktions. Quintessence, Tokyo

Ash M, Ramfjord S (1982) An introduction to functional occlusion. Saunders, Philadelphia

Aukhil I, Iglhaut J (1988) Periodontal ligament cell kinetics following experimental regenerative procedures. J Clin Periodontol 15: 374

Axelsson P (1990) Methode zur Bestimmung des Kariesrisikos. Phillip J 7: 181

Bass CC (1954) An effective method of personal oral hygiene. Part II. J LA Med Soc 106: 100

Baugut G (1983) Tabellen für die Praxis der Kieferorthopädie. Hanser, München

Behringwerke AG (1994) Simultanprophylaxe im Verletzungsfall mit Td-Impfstoff und Tetagam N. Fachinformationen Behringwerke

Bernimuolin JP, Luscher B, Muglemann HR (1975) Coronally repositioned periodontal flap. J Clin Periodontol 2: 1

Belser U (1980) Ästhetik Checkliste für den festsitzenden Zahnersatz. 2.Teil: Rohbrandeinprobe. In: Schärer P, Rinn L, Kopp F (Hrsg.) Ästhetische Richtlinien für die rekonstruktive Zahnheilkunde. Quintessenz, Berlin

Beyer D, Herzog M, Zanella F, Bohndorf K, Walter E, Hüls A (1987) Röntgendiagnostik von Zahn- und Kiefererkrankungen. Ein klinisch radiologisches Konzept. Springer, Berlin

BfArM, Bundesinstitut für Arzneimittel und Medizinprodukte (1995) BfArM ordnet weitere Einschränkungen in der Amalgam-Anwendung an. Pressedienst des Bundesinstituts für Arzneimittel und Medizinprodukte

BGA, Bundesgesundheitsamt (1992) bga-Informationsschrift „Amalgame in der zahnärztlichen Praxis". Pressedienst des Bundesgesundheitsamtes

Billings R (1986) Restoration of carious lesions of the root. Gerodontology 5 (1): 43

Björk A (1972) Timing of interceptive orthodontic measures based on stages of maturation. Trans Europ Orthod Soc 61

BLZK, Bayerische Landeszahnärztekammer (1993) Verordnungen, Vorschriften und Checklisten für den Praxisablauf. BLZK, München

Bolton WA (1958) Disharmony in tooth size and its relation to the analysis and treatment of malocclusion. Angle Orthodont 28: 113

Brauer J, Holt T (1965) Tongue thrust classification. Angle Orthodont 35: 106

Broadbent BH (1937) Angle Orthodont 1: 183. Zitiert nach Finn SB (1974)

Brunner T, Kundert M (1988) Gerüstprothetik. 2. Aufl. Karger, Basel

LITERATUR

Buchheidt D (1996) Hämatologie, Immunologie und Onkologie. In: Von Planta M (Hrsg.) Memorix Innere Medizin, Chapman & Hall, Weinheim

Carlsson J (1984) The microbiology of plaque. In: Lindhe J (Hrsg.) Textbook of clinical Periodontology. Munksgaard, Copenhagen

Carranza FA (1984) Glickman's clinical periodontology. 6th ed. Saunders, Philadelphia

Center for Disease Control (CDC) (1986) CDC outlines classification system for viruses associated with aids. Oncology Times 14

Charters W (1929) Immunizing both hard and soft mouth tissue to infection by correct stimulation with the toothbrush. J Amer dent Ass 15: 87

Clark W, Elder D, van Horn M (1986) The biologic forms of malignant melanoma. Human Pathol 17: 434

Cohen E (1994) Atlas of cosmetic and reconstructive periodontal surgery, 2nd ed. Lea & Febiger, Philadelphia

Cohen S (1991) Diagnostic procedures. In: Cohen S, Burns R (Eds.) Pathways of the pulp. 5th ed. Mosby, St. Louis

Corning HK (1931) Lehrbuch der topographischen Anatomie für Studierende und Ärzte. Bergmann, München

Crawford J (1986) Clinical asepsis in dentistry. 3rd. edition. Kolstad, Mesquite

Crum R, Rooney G (1978) Alveolar bone loss in overdentures: A 5 year study. J Prosthet Dent 40: 610

Curilovic Z, Saxer UP, Marthaler TM (1983) Radiologische Kariesläsionen im Schmelz – füllen oder abwarten? Schweiz Monatsschr Zahheilk 93: 930

Dawson CR, Simon JF, Taylor PP (1981) Use of amalgam and stainless steel restorations for primary molars. J Dent Child 48: 420

Deutsche Gesellschaft für Parodontologie (DGP) (1987) Neue verbesserte Nomenklatur für die Parodontopathien. Dtsch Zahnärztl Z 42: 851

Deutsche Krebshilfe (Hrsg.) (1991) Früherkennung von Neubildungen im Kiefer-Gesichtsbereich durch den praktizierenden Zahnarzt. Deutsche Krebshilfe, Bonn

Deutscher Arbeitskreis für Hygiene in der Zahnarztpraxis (DAHZ) (1992) Hygieneleitfaden. 2. Aufl.

Devine KD (1975) The patient has a lump in the neck. Postgrad Med 57: 131

Droste C, von Planta M (1989) Memorix. 2., korrigierte Aufl. VCH, Weinheim

Düker J (1992) Röntgendiagnostik mit der Panoramaschichtaufnahme. Hüthig, Heidelberg

Eccles J (1982) Tooth loss from abrasion, attrition and erosion. Dental Update 9: 373

Edlan A, Mejchar B (1963) Plastic surgery of the vestibulum in periodontal therapy. Int Dent J 13: 593

Ehrl PA (1978) Die Mund-Antrum-Verbindung. Med. Diss. Frankfurt

Eichner K (1955) Über eine Gruppeneinteilung der Lückengebisse für die Prothetik. Dtsch Zahnärztl Z 10: 1831

Einwag J (1991) Endodontie im Milchgebiß. Zahnärztl Mitt 81: 878

Einwag J (1993) Man muß die Möglichkeiten Nutzen! Zahnärztl Mitt 83: 38

Einwag J (1994) Möglichkeiten und Grenzen häuslicher Prophylaxe. In: Professionelle Prävention in der Zahnarztpraxis (Fortschritte der Zahmedizin 1). Urban & Schwarzenberg, München

Eschler J, Rakosi T, Witt E (1971) Kieferorthopädie für den praktischen Zahnarzt. Eine Einführung. Banaschewski, München

Esser E (1992) Der internistische Risikopatient in der zahnärztlichen Praxis. Dtsch Zahnärztl Z 47: 11

European Society of Endodontology (1994) Consensus report of the European Society of Endodontology for endodontic treatment. Int Endod J 27: 115

Fédération Dentaire Internationale (FDI) (1971) Two-digit system of designatig teeth. Int Dent J 21: 104

Finn SB (1974) Clinical Pedodontics. 4th ed. WB Saunders, Philadelphia

Flaitz CM (1988) Oral pathologic conditions and soft tissue anomalities in children. In: Pinkham JR (Ed.) Pediatric dentistry. Infancy through adolescence. Saunders, Philadelphia

Flemmig TF (1993) Parodontologie. Ein Kompendium. Thieme, Stuttgart

Fones AC (1934) Mouth hygiene. Lea & Febiger, Philadelphia

Forrester D, Wagner M, Fleming J (1981) Restorative procedures. In: Sheldon P (Hrsg.) Pediatric Dental Medicine. Lea & Febiger, Philadelphia

Forsberg C-M, Tedestam G (1990) Traumatic injuries to teeth in swedish children living in an urban area. Swed Dent J 14: 115

Friedman N (1962) Mucogingival surgery: The apically repositioned flap. J Periodontol 33: 328

Friedman S, Stabholz A (1986) Endodontic retreatment: case selection and technique. I. Criteria for case selection. J Endodont 12: 28

Frisch J, Jones RA, Baskar SN (1967) Conservation of maxillary anterior esthetics: A modified surgical approach. J Periodontol 38: 11

Gargiulo AW (1961) Dimensions and relations of the dentogingival junction in humans. J Periodontol 32: 261

Gehring F (1986) Zuckerfreie Süßwaren – ein Beitrag zur Verhütung von Karies und Parodontopathien. Oral Prophyl 8: 139

Gerber A (1971) Kiefergelenk und Zahnokklusion. Dtsch Zahnärztl Z 26: 119

Gerberding JL (1995) Management of occupational exposures to blood borne viruses. New Engl J Med (7) 444

Goerig AC, Michelich RJ, Schultz HH (1982) Instrumentation of root canals in molars using the step-down technique. J Endodont 8: 550

Goldman HM, Cohen DW (1979) Periodontal therapy. 6th ed. Mosby, St. Louis

Goldsworthy NE, Sullivan HR, Haries R, Spies HC, Gilham J, Lennon D, Clementis FW, Benson WN (1958) The biology of the children of Hopewood House, BOWRAL. II. Observations extending over five years. Austr Dent J 3: 309

Graber G (1986) Partielle Prothetik. In: Rateitschak KH, Wolf HF (Hrsg.) Farbatlanten der Zahnmedizin (Bd.3). Thieme, Stuttgart

Graber G (1992) Partielle Prothetik. In: Rateitschak KH, Wolf HF (Hrsg.) Farbatlanten der Zahnmedizin (Bd.3). 2. Aufl. Thieme, Stuttgart

Graber TM (1972) Orthodontics. Principles and Practice. Saunders, Philadelphia

Graf H (1969) Telemetrie des des pH der Interdentalplaque. Schweiz Mschr Zahnheilk 79: 146

Grave KC, Brown T (1976) Skeletal ossification and the adolescent growth spurt. Am J Orthodod. 69: 611

Greene JC, Vermillon JR (1960) Oral hygiene index: a method for classifing oral hygiene status. J Amer dent Ass 15: 15

Greulich WW, Pyle SJ (1959) Radiographic atlas of skeletal development of the hand and wrist. 2nd.edition. Stanford University Press, Stanford

Grötz KA, Menstell S, Weber L (1991) Diagnostisches Vorgehen bei Speicheldrüsenerkrankungen. Zahnärztl Mitt 81: 2482

Grupe HE, Warren RF (1956) Repair of gingival defects by sliding flap operation. J Periodontol 27: 92

Günther H (1982) Zahnarzt, Recht und Risiko. Hanser, München

Günther H, Pfeifer G (1966) Gesichtsverletzungen, Kieferbrüche, Zahnschäden. In: Kompendium der prä- und postoperativen Therapie. Thieme, Stuttgart

Gustafsson B, Quensel C, Lanke L, Lundquist C, Grahnen H, Bonow B, Krasse B (1953) The Vipeholm dental caries study. The effect of different levels of carbohydrate intake on caries activity in 436 individuals observed for five years. Acta Odonto Scand 11: 232

Haller N, Bischoff H (1993) Metallfreie Restaurationen aus Presskeramik. Quintessenz, Berlin

Ham AW (1974) Histology. 7.th ed. Lippincott, Philadelphia

Hammarström L, Pierce A, Blomlöf L, Feiglin B, Lindskog S (1986) Tooth avulsion and replantation. A review. Endod Dent Traumatol 2: 1

Hamp SE, Nyman S, Lindhe J (1975) Periodontal treatment of multirooted teeth. Results after 5 years. J Clin Periodontol 2: 126

Heintze S, Busse H, Roulet J-F (1991) Evaluation of different caries predictors in a multifactorial model. Proceedings of the Third World Congress on Preventive Dentistry, Fukuoka

Heintze S, Finke C, Jost-Brinkmann P-G, Miethke R-R (1992) Individualprophylaxe in der Kieferorthopädie. Quintessenz, Berlin

Helkimo M (1974) Studies on function and dysfunction of the masticatory system. II. Index for anamnestic and clinical dysfunction and occlusal state. Swed Dent J 67: 101

Hiatt WH, Schallhorn RG (1973) Intraoral transplants of cancellous bone marrow in periodontal lesions. J Periodontol 44: 194

Hickel R (1989) Schmelzschäden durch Säureeinwirkung. Zahnärztl Mitt 79: 1298

Hickel R (1992) Der kariöse Zahnhals. Dtsch Zahnärztl Z 47: 654

Hileman AC (1960) Surgical repositioning of the vestibule and frenums in periodontal surgery. Dent Clin North Am 4: 55

LITERATUR

Himbert J, Gay J, Paraiso N, Lenègre J (1970) Les insuffisances cardiaques apparemment primitives d'origine ischémique. Eléments du diagnostic clinique. Arch Mal Coeur 63: 324

Horstkotte D (1991) Endokarditisprophylaxe bei zahnärztlichen Eingriffen. Zahnärztl Mitt 81: 2390

Hotz PR (1990) Zahnunfälle. Schweiz Monatsschr Zahnmed 100: 849

Hotz R (1980) Orthodontie in der täglichen Praxis. 5. Aufl. Huber, Bern

Hotz R, Mühlemann H (1952) Die Funktion in der Beurteilung und Therapie von Bißanomalien. Schweiz Mschr Zahnheilk 62: 592

Huch R (1988) Die schwangere Patientin in der zahnärztlichen Praxis. Schweiz Monatsschr Zahnmed 98: 1237

Hülsmann M (1993) Endodontie. Thieme, Stuttgart

Jenni M, Schürch E, Geering AH (1988) Schnellerfassung von Funktionsstörungen. Schweiz Monatsschr Zahnmed 98: 1251

Jensen B. Bratthall D (1989) A new method for the estimation of Mutans Streptococcci in human saliva. J Dent Res 68: 468

Kennedy E (1942) Partial Dental Construction. Kimpton, New York

Kerekes K, Tronstad L (1979) Long-term results of endodontic treatment performed with a standadized technique. J Endodont 5: 83

Kessler S (1991) Memorix Spezial Labordiagnostik. VCH, Weinheim

Keyes PH (1962) Recent advances in dental caries research bacteriology. Bacteriological findings and biological implications. Int Dent J 12: 443

Kirschner H (1989) Chirurgische Behandlung des unfallverletzten Zahnes und Alveolarfortsatzes. Zahnärztl Mitt 79: 2606

Klaiber B, Haller B, Hofmann N (1992) CEREC-Restaurationen im Vergleich zu Amalgamfüllungen und direkt bzw. indirekt hergestellten Restaurationen aus Komposit und Keramik. Phillip J 9: 285

Klein H, Palmer CE, Knutson JW (1938) Studies in dental caries. I. Dental Status and dental needs of elementary school children. Public Health Rep 53: 751

Klock B, Krasse B (1979) A comparison between different methods for prediction of caries activity. Scand J Dent Res 87: 129

Knoll-Köhler E (1988) Sicherheit bei der Lokalanästhesie. I. Pharmakologie lokalanästhetischer Substanzen. Phillip J 5: 33

Knoll-Köhler E (1988) Sicherheit bei der Lokalanästhesie. II. Pharmakologie vasokonstriktorischer Zusätze. Phillip J 5: 79

König KG (1974) Karies und Kariesprophylaxe. 2. Aufl. Goldmann, München

Körber KH (1988) Konuskronen: Das rationelle Teleskopsystem. Hüthig, Heidelberg

Korkhaus G (1939) Gebiß-, Kiefer- und Gesichtsorthopädie. In: Bruhn H (Hrsg.) Handbuch der Zahnheilkunde. Bd. IV. Bergmann, München

Krejci I, Lutz F, Füllemann J (1992) Zahnfarbene Inlays/Overlays. Schweiz Monatsschr Zahnmed 102: 73

Krough-Poulsen W (1980) Orthofunktion und Pathofunktion des mastikatorischen Systems unter Berücksichtigung der beteiligten Muskelgruppen. In: Drüke W, Klemt B (Hrsg.) Kiefergelenk und Okklusion, Quintessenz, Berlin

Lang NP (1988) Checkliste zahnärztliche Behandlungsplanung. 2. Aufl. Thieme, Stuttgart

Lange DE (1986) Parodontologie in der täglichen Praxis. 3. Aufl. Quintessenz, Berlin

Lange DE (1994) Die primäre parodontale Untersuchung (PPU) – eine Schnellerkennungsmethode der Parodontopathien in der Zahnärztlichen Praxis. Quintessenz 45: 419

Langer B, Langer L (1985) Subepithelial connective tissue graft technique for root coverage. J Periodontol 56: 715

Larmas M (1975) A new dip-slide method for the counting of salivary lactobacilli. Proc Finn Dent Soc 71: 31

Larmas M (1985) Simple tests for caries susceptibility. Int Dent J 35: 104

Lee JH (1962) Dental esthetics. Wright, Bristol

Lehmann R (1991) Ökologie der Mundhöhle. Thieme, Stuttgart

Leisebach T, Hotz PR (1987) Endodontie im Milchgebiß und Frühstadium der bleibenden Dentition. In: Guldener PHA, Langeland K Endodontologie. 2. Aufl. Thieme, Stuttgart

Lindhe J (1983) Textbook of clinical periodontology. Munksgaard, Kopenhagen

Lindhe J (1986) Klinische Parodontologie. Thieme, Stuttgart

Little JW, Falace DA (1984) Therapeutic considerations in special patients. Dent Clin North Am 28: 455

Little JW, Falace DA (1988) Dental management of the medically compromised patient. Mosby, St. Louis

Löe H, Silness J (1963) Periodontal disease in pregnancy. Prevalence and severity. Acta Odonto Scand 21: 532

Loesche W J (1982) Dental caries: a treatable infection. Charles C. Thomas-Publisher, Springfield

Logan WHG, Kronfeld R (1933) Development of the human jaws and surrounding structures from birth to the age of fifteen years. J Am Dent Assoc 20: 379

Lotzmann U (1981) Prinzipien der Okklusion. Neuer Merkur, München

Lotzmann U (1985) Okklusionsschienen und andere Aufbißbehelfe. Grundlagen zu Theorie und Praxis. Neuer Merkur, München

Lundström A (1954) Intermaxillary toothwidth ratio and tooth alignement and occlusion. Acta Odonto Scand 12: 265

Lutz F, Lüscher B, Ochsenbein H, Mühlemann H (1976) Adhesive Zahnheilkunde. Juris, Zürich

Lutz F, Phillips RW (1983) A classification and evaluation of composite resin systems. J Prosthet Dent 50: 480

Maeglin B (1992 a) Prophylaxe der bakteriellen Endokarditis. Schweiz Monatsschr Zahnmed 102: 335

Maeglin B (1992 b) Checkliste: Notfallsituationen in der zahnärztlichen Praxis. Thieme, Stuttgart

Malone W, Koth D (Eds.) (1989) Tylman's theory and practice of fixed prosthodontics. Ishiyaku EuroAmerica, St.Louis

Marthaler TM (1966) A standardized system of recording dental conditions. Helv Odont Acta 10: 1

Marthaler TM (1994) Präventive Kariologie und Parodontologie. In: Stöckli PW, Ben Zur E (Hrsg.) Zahnmedizin bei Kindern und Jugendlichen. 3. Aufl. Thieme, Stuttgart

Martin R, Saller K (1957) Lehrbuch der Antropologie. Fischer, Stuttgart

Maasler M, Schour I, Poncher HG (1941) Developmental pattern of the child as reflected in the calcification pattern of the teeth. Am J Dis Child 62: 33

Maxymiw W, Wood R (1989) The role of dentistry in head and neck radiation therapy. J Can Dent Assoc 55: 193

McGrane HF (1949) Five basic principles of the McGrane full denture procedures. Florida State Dent J 20: 5.

McNeill C (Ed.) (1993) American Academy of Orofacial Pain (AAOP): Temporomandibular disorders. Guidelines for classification, assesment and management. 2nd. ed. Quintessence, Chicago

Melcher AH (1976) On the repair potential of periodontal tissues. J Periodontol 47: 256

Melcher AH, Dreyer CJ (1962) Protection of the blood clot in healing circumscribed bone defects. J Bone Joint Surg 44B: 424

Meyenberg K, Gebhard W (1995) Verblendschalen. In: Kerschbaum T (Hrsg.) Adhäsivprothetik. Urban & Schwarzenberg, München

Meyer J (1951) Lehrbuch der normalen Histologie und Entwicklungsgeschichte der Zähne des Menschen. 2. Aufl. München, Hanser

Miller PD (1985) A classification of marginal tissue recession. Int J Periodont Rest Dent 2: 9

Mittermayer C (1993) Oralpathologie. Erkrankungen der Mundregion. 3., erweiterte Aufl. Schattauer, Stuttgart

Moyers RE (1973) Handbook of orthodontics. 3rd ed. Yearbook, Chicago

Mühlemann H, Son S (1971) Gingival sulcus bleeding – a leading symptom in initial gingivitis. Helv Odont Acta 15: 107

Müller W (1981) Zahnentfernung. In: Schwenzer N, Grimm G (Hrsg.) Zahn-Mund-Kiefer-Heilkunde. Bd. 2. Spezielle Chirurgie. Thieme, Stuttgart

Müller S (1991) Memorix Spezial Notfallmedizin. VCH, Weinheim

Müller-Vahl H, Schliak H (1985) Techniken intramuskulärer Injektion mit geringem Risiko für Nerven- oder Gefäßschädigung. Dtsch Ärztebl 37 : 2626

Mullaney TP (1979) Instrumentierung of finely curved canals. Dent Clin North Am 23: 575

Munsell AH (1966) Munsell book of color. Macbeth Division of Colmorgen Corp., Baltimore

Nawrath K (1968) Eine neue Tabelle zur Breitenbestimmung seitlicher Ersatzzähne. Zahnärztl Welt 69: 395

Nield JS, Houseman GA (1988) Fundamentals of dental hygiene instrumentation. 2nd ed. Lea & Febinger, Philadelphia

Nisengard RJ, Newman MG, Zambon JJ (1994) Periodontal disease. In: Nisengard RJ, Newman MG (Eds.) Oral microbiology and immunology. 2nd edition. Saunders, Philadelphia

LITERATUR

Nolte H (1977) Die Lokalanästhesie. In: Lehrbuch der Anästhesiologie, Reanimation und Intensivtherapie. 4. Aufl. Springer, Berlin

Ochsenbein C (1958) Osseous resection in periodontal therapy. J Periodontol 29: 15

Oelschläger W, Feyler L, Schenkel H, Moser E, Seidel E (1982) Das Nahrungsfluor in toxikologischer Hinsicht. Staub Reinhalt Luft 42: 383

Oikarinen K (1987) Functional fixation for traumatically luxated teeth. Endod Dent Traumatol 3: 224

O'Leary TJ, Drake RB, Naylor JE (1972) The plaque control record. J Periodont 43: 38

Orban BJ (1957) Oral histology and embryology. 4th ed. Mosby, St. Louis

Panagiotidis G, Witt E (1977) Der individualisierte ANB-Winkel. Fortschr Kieferorthop 38: 408

Pattison GL, Pattison AM (1979) Periodontal instrumentation. A clinical manual. Reston Publishing Company, Reston

Rahn R (1989) Zahnärztliche Radiologie. Eine Einführung für Studenten. Hanser, München

Rakosi T, Jonas I (1989) Kieferorthopädie – Diagnostik. In: Rateitschak KH, Wolf HF (Hrsg.) Farbatlanten der Zahnmedizin (Bd. 8). Thieme, Stuttgart

Ramfjord SP (1959) Indices for prevalence and incidence of periodontal disease. J Periodontol 30: 51

Ramfjord SP, Nissle RR (1974) The modified Widman flap. J Periodontol 45: 601

Rateitschak KH, Rateitschak EM, Wolf HF (1984) Parodontologie. In: Rateitschak KH, Wolf HF (Hrsg.) Farbatlanten der Zahnmedizin (Bd.1). Thieme, Stuttgart

Rateitschak KH, Rateitschak EM, Wolf HF (1989) Parodontologie. 2. Aufl. In: Rateitschak KH, Wolf HF (Hrsg.) Farbatlanten der Zahnmedizin (Bd.1). Thieme, Stuttgart

Rathburn WE (1994) Sterilization and asepsis. In: Nisengard RJ, Newman MG (Eds.) Oral microbiology and immunology. 2nd ed. Saunders, Philadelphia

Roane JB, Sabala CL, Duncanson MG (1985) The „Balanced Force" concept for the instrumentation of curved canals. J Endodont 11: 203

Robinson RE (1966) The distal wedge operation. Periodontics 2 : 79

Robinson RE (1969) Osseous coagulum for bone induction. J Periodontol 40: 503

Roed-Petersen B, Renstrup G (1969) A topographical classification of the oral mucosa suitable for electronic data processing. Its application to 560 leukoplakias. Acta Odontol Scand 27: 681

Roos W (1973) Degenerations- und Regenerationsphänomene bei Verletzungen peripherer Nerven. Therapiewoche 4: 214

Rothwell BR, Gregory CE, Sheller B (1987) The pregnant patient: considerations in dental care. Spec Care Dent 7: 124

Sanz M, Newman MG (1994) Dental Plaque and calculus. In: Nisengard RJ, Newman MG (Eds.) Oral microbiology and immunology. 2nd ed. Saunders, Philadelphia

Sauerwein E (1981) Kariologie mit kurzgefaßter Histologie und Histopathologie des Zahnes. 2. Aufl. Thieme, Stuttgart

Saxer UP, Mühlemann R (1975) Motivation und Aufklärung. Schweiz Mschr Zahnheilk 85: 905

Scheinin A, Mäkinen K (1975) Turku sugar studies V-XIV and XVIII-XX. Acta Odonto Scand 33, Suppl. 70: 1

Schmid RF (1992) Memorix Spezial Physiologie. VCH, Weinheim

Schmid-Meier E (1994) Pathologie und Therapie der Mund- und Kieferkrankheiten. In: Stöckli PW, Ben Zur E (Hrsg.) Zahnmedizin bei Kindern und Jugendlichen. 3. Aufl. Thieme, Stuttgart

Schopf P (1991) Curriculum Kieferorthopädie. Quintessenz, Berlin

Schour I (1962) Noyes'Oral Histology and Embryology. 8th ed. Lea & Febinger, Philadelphia

Schour I, Massler M (1941) The development of the human dentition. J Am Dent Assoc 28: 1153

Schröder H (1987) Orale Strukturbiologie. 3. Aufl. Thieme, Stuttgart

Schröder H (1991) Pathobiologie oraler Strukturen: Zähne, Pulpa, Parodont. 2. Aufl. Karger, Basel

Schubert MM (1991) Oral manifestations of viral infections in immunocompromised patients. Current Opinion in Dentistry 1: 384

Schüffel W, von Uexküll T (1976) Anamneseerhebung im klinischen Unterricht. Beschreibung der Funktionen der Anamnese und Darstellung von Lernzielen. Institut für medizinische und pharmazeutische Prüfungsfragen, Mainz

Schulte W (1986) Der Periotest-Parodontalstatus. Zahnärztl Mitt 76: 1409

Schwarz AM (1961) Lehrbuch der Gebißregelung. Bd.1. Urban & Schwarzenberg, München

Scully C, Flint S (1989) An atlas of stomatology. Oral diseases and Manifestations of systemic diseases. Dunitz, London

Seppä L, Hausen H (1988) Frequency of initial caries lesions as predictor of future caries increment in children. Scand J Dent Res 96: 9

Shields ED (1973) A new classification of heritable human enamel defects and a discussion of dentin defects. Birth defects 19: 107

Shields ED, Bixler D, El-Kafrawy AM (1973) A proposed classification for heritable human dentine defects with a description of a new entity. Arch Oral Biol 18: 543

Shore NA (1959) Occlusal equilibration and temporomandibular joint dysfunction. Lippincott, Philadelphia

Silness J, Löe H (1964) Periodontal disease in pregnancy. II. Correlation between oral hygiene and periodontal condition. Acta Odonto Scand 22: 121

Silverman S (1985) Oral Cancer. 2nd. Ed. The American Cancer Society, New York

Simonsen RJ (1978) Clinical applications of the acid etch technique. Quintessence, Chicago

Simonsen RJ (1982) Restoration of a fractured central incisor using original tooth fragment. J Am Dent Assoc 105 : 648

Smulson MH (1976) Referred pulpal pain. In: Weine FS (Ed.) Endodontic therapy. 2nd. edition. Mosby, St. Louis

Spiekermann H (1994) Implantologie. In: Rateitschak KH, Wolf HF (Hrsg.) Farbatlanten der Zahnmedizin (Bd.10). Thieme, Stuttgart

Spiessl B, Beahrs OH, Hermanek P, Hutter RVP, Scheibe O, Sobin LH, Wagner G (UIC: Union Internationale Contre le Cancer, International Union Against Cancer) (1992) TNM-Atlas: Illustrated guide to the TNM/pTNM classifications of malignant Tumors. 3. Aufl. Springer, Berlin

Steiner CC (1953) Cephalometrics for you and me. Am J Orthod 39: 729

Stephan R, Miller B (1943) A quantitative method for evaluating physical and chemical agents wich modify production of acids in bacterial plaques on human teeth. J Dent Res 22: 45

Steward RE, Prescott GH (1976) Oral facial genetics. Mosby, St. Louis

Stewart T (1978) Dilacerated unerupted maxillary central incisors. Brit Dent J 145: 229

Stillman PR (1933) The toothbrush. J Amer Dent Hyg Ass 7: 3

Stock CJR, Nehammer CF (1990) Endodontics in practice. BDJ, London

Strub JR, Türp JC, Witkowski S, Hürzeler MB, Kern M (1994) Curriculum Prothetik. Bd. 1–3. Quintesssenz, Berlin

Suhonen J, Tenovuo J (1989) Neue Wege in der Kariesprävention. Phillip J 5: 279

Sullivan HC, Atkins JH (1969) Free autogenous gingival grafts. III. Utilization of grafts in the treatment of gingival recession. Periodontics 6: 152

Surmont P, Martens L, D'Hauwers R (1990) A decision tree for the treatment of caries in posterior teeth. Quintess Int 21: 239

Takei HH, Han TJ, Carranza FA, Kenney EB, Lekovic V (1985) Flap technique for periodontal bone implants. Papilla Preservation technique. J Periodontol 56: 204

Tannenbaum KA, Alling EE (1963) Anomalous tooth development. Oral Surg 16: 883

Tarnow DP (1986) Semilunar coronally positioned flap. J Clin Periodontol 13: 182

Tarnow DP, Fletcher P (1984) Classification of the vertikal component of furcation involvement. J Periodontol 55: 283

Ten Cate AR (1985) Oral histology. Mosby, St. Louis

Thomas JG (1971) A study of dens in dente. Oral Surg Oral Path Oral Med 32: 81

Tonn P (1937) Über die mesiodistalen Zahnbreitenrelationen der Zähne des Oberkiefers zu den entsprechenden des Unterkiefers bei normaler und anormaler Okklusion. Med.Diss, Berlin

Tronstad L (1991) Clinical Endodontics. A Textbook. Thieme, Stuttgart

Turesky S, Gilmore ND, Glickmann I (1972) Reduced plaque formation by the chloromethyl analogue of Victamine C. J Periodont 43: 41

Valderhaug J (1980) Periodontal conditions and carious lesions following the insertion of fixed prostheses: A 10-year follow up study. Int Dent J 39: 296

Valderhaug J, Birkeland JM (1976) Periodontal conditions in patients 5 years following insertion of fixed prostheses. J Oral Rehabil 3: 237

van Waes H, Ben-Zur E (1989) Stahlkronen in der Kinderzahnmedizin. Schweiz Monatsschr Zahnmed 99: 795

LITERATUR

Waggoner WF (1988) Restorative dentistry for the the primary dention. In: Pinkham JR (Ed.) Pediatric dentistry. Infancy through adolescence. Saunders, Philadelphia

Weine FS, Healey HG, Gerstein H, Evanson L (1970) Precurved files and incremental instrumentation for root canal enlargement. J Can Dent Assoc 36: 155

Weine FS, Kelly RF, Lio PJ (1975) The effect of preparation procedures on original canal shape and apical foramen shape. J Endodont 1: 255

Whitford GM (1990) The physiological and toxicological characteristics of fluoride. J dent Res 69: 539

World Health Organisation (WHO) (1995) Application of the international classification of diseases to dentistry and stomatology (ICD-DA) 3rd. ed. WHO, Geneva

Wild W (1950) Funktionelle Prothetik. Schwabe, Basel

Wilson TG, Kornman KS, Newman MG (1992) Advances in periodontics. Quintessence, Chicago

Winkler J, Grassi M, Murray P (1988) Clinical description and etiology of HIV-associated periodontal diseases. In: Robertson PB, Greenspan JS (Eds.) Perspektives on oral manifestations of AIDS. PSC-Publishing, Littleton

Winter GB (1926) Principles of exodontia as applied to the impacted mandibular third molar. American Medical Book Co., St.Louis

Witt E (1973) Die rechtzeitige kieferorthopädische Behandlung. In: Eschler J, Rakosi T, Witt E Kieferorthopädie für den praktischen Zahnarzt. Eine Einführung. Banaschewski, München

Wörner H (1990) Röntgen beim Zahnarzt. 2. Aufl. Deutscher Ärzte Verlag, Köln

Zickert I, Emilson C-G, Krasse B (1982) Effect of caries preventive measures in children highly infected with the bacterium Streptococcus mutans. Arch Oral Biol 27: 861

Die im Text angegebene weiterführende Literatur ist nicht nochmals im Literaturverzeichnis berücksichtigt.

SACHVERZEICHNIS

A

A-Kontakt 320
A-Punkt 135
ABCD-Regel (Melanom) 194
Abdingung 370
Abformmaterialien (Checkliste) 333
Abformmethoden 332
Abformwerkstoffe 332
Abnahmeprüfung (RÖV) 409, 416
Abrasion 44, 78
Abstandsquadratgesetz 168
Abszeß 186, 227ff
Abt-Letterer-Siwe-Syndrom 22
Acetylsalicylsäure (ASS) 4, 48, 52, 56, 382
acoustic streaming 313
Achs-Orbital-Ebene 315
Actinobacillus actinomycetem comitans 25, 264ff
Adamsklammer 147
Additionseffekt, erosiv-abrasiver 44
Adhäsivbrücke 356f
Adhäsivinlay 343
Adhäsivpräparation 340
Adhäsivtechnik 109, 340ff
– adhäsives Wiederbefestigen Kronenfragment 247
Adrenalin 50f, 393, 397
Äquator, prothetischer 359
Aerosol 195
Ästhetik 336
Ästhetiklinie 140
Äthylenoxid-Sterilisation 200
Agranulozytose 2, 47, 73, 185, 187, 263, 383
Akromegalie 178, 189
Akrozephalosyndaktylie 22
Aktinomykose 71, 188, 376
Aktivator 149
Alastics 149
Albright-Syndrom 22
Allergien, Klassifikation 47
Allergische Reaktionen 396f
Allodynie 63
Altered-cast 364
Alveolaratrophie 261, 290
Alveolarfortsatzfraktur 257, 259
Amalgam 338
– Anwendungsempfehlungen 53, 58, 106
– Indikation 338

Amalgamabscheider 415
Amalgamtätowierung 182
Ameloblastom 164, 169, 171
Amelogenesis imperfecta 78, 96, 98
Ammoniumverbindungen, quartäre 34
Amnesie 238
Amylase 4
Anämie 2, 53
Anästhesie 63
– intraligamentäre 105, 212
– selektive 296
Anästhesietechniken 212
Analgesie 62
Analgetika 382f
Analogberechnung 370
Anamnese 45, 60f, 64
– dentale 60
– medizinische Risiken 46ff
– Verletzungen 238
Anaphylaktoidie 396
Anaphylaxie 396
Anaphylaxieset 397
Anatomie 12, 16–21
– endodontische 303
– parodontale 260
– Milchzahn 104
– Zahn 12
ANB-Winkel 138
Andenoviren 195
Angina 376
– agranulocytotica 185
– pectoris 50, 398
– Plaut-Vincenti 73, 75, 190, 376
– spezifica 184
Angiosarkom 174
Angle-Klassifikation 128f
Angst 69, 90f
– Hierarchie 91
Ankyloglossie 189
Ankylose
– Kiefergelenk 322
– Zahn 96, 216, 254, 258
Anodontie 96f
– partielle 97
Antibiotika 47, 59, 227, 231, 255, 328f, 377f
Anticurvature filing 305
Antimykotika 381
Antisepsis 196
ANUG 62, 75, 265, 329
Apert-Syndrom 22
Apex 304
Apexifikation 246, 307
Aphthe 11, 22, 73, 119, 184

Apikoektomie 312
Apoplektischer Insult 399
Approximalkontakt 344
Arbeitslänge 304
Arnd-Zeichen 188
Arteriitis temporalis 62
Arthritis 322, 376
Arthropathien 322
Arthrose 322
Articulare 135
Artikulatoren 320
Arzneimittel-Wechselwirkungen 390
Arzneiverordnung 374
Arztbrief 327
Asepsis 196
Aspergillus 179
Aspergillose 165, 179
Aspiration 400
Asthma bronchiale 52, 401
Attachment 279
Attachmentverlust 86, 269
Attrition 44, 78
Audioanalgesie 91
Aufbau, gegossener 349
Aufbereitung, Wurzelkanal 305
– konische 305
– maschinelle 313
– Techniken 305
Aufbewahrungsfristen 407
Aufbißaufnahme 158, 160
Aufbißbehelfe 326
Aufbißtest 296
Aufhellungen 154, 159, 164
Aufklärungsbogen 295
Auflage 359f
Auriculotemporalisneuralgie 62
Außenteleskop 365
Autoklav 200
Avulsion 120, 244, 254ff, 259
Axonotmesis 221

B

B-Kontakt 320
B-Punkt 135
Back-Action-Klammer 360
Balanced force Technik 305
Balkwill-Winkel 315
Basaliom 69, 194
Basis, apikale 126
Basiseinheiten 1
Basiswinkel 136
Beatmungstechniken 395
Befund 66f

SACHVERZEICHNIS

- dentaler 76
- Dokumentation 76, 271
- Befunderhebung 76, 268
- Befundbogen
  - dentaler 77
  - Mundschleimhaut 74
  - Verletzung 239
- Belastungslinie 361
- Bell-Phänomen 18f, 22
- BEMA 370
  - Status 271–273
- Bennett-Bewegung 318, 320
  - Winkel 318, 320
- Betreuungsindex 89
- Bewegungselemente 147
- Bezugsebenen 124, 315
- Bindegewebstransplantat, subepitheliales 291
- Binder-Syndrom 22
- Bing-Horton-Syndrom 62
- Bionator 149
- Bipodisierung 317
- Bißflügelaufnahme 80, 155, 160
- Bißlage 128, 129
- Björk-Winkel 136
- Bleichung 345
- Bleisaum 182
- Blendenring 162
- Blutbild 3
- Blutdruck(RR) 51, 396ff
- Blutgerinnung 4
- Blutstillung 226
- Blutung 48, 226
- Blutungs-Index 84
- Blutungsneigung 49, 53ff
- Blutungszeit 4, 48, 53
- Blutzucker 4
- Bogenschnitt 312
- Bolton-Analyse 143
- BOLU-Regel 320
- Bonwill-Dreieck 315
- Bonwill-Klammer 360
- Bourneville-Pringle-Syndrom 22
- Bracket 150
- Breite, biologische 352
- Bridging 246
- Bronchitis 52
- buccal object rule 158
- Bulla 10f
- Burst-Hypothese 266

C

- C-Klammer 147
- C-Kontakt 320

Cafe-au-lait-Flecken 22f
Camper-Ebene 315
Candida albicans 179
Candidiasis 73, 118, 179, 180, 186
Care-Index 89
Cephalosporine 379
Charlin-Neuralgie 62
Chediak-Higashi-Syndrom 22, 55, 263
Cheilitis 186
Chemiklav 200
Chemotherapie 55
Chirurgie, periradikuläre 312
Chlorhexidin 34, 329
Chondrosarkom 175
Cicatrix 11
Cingulum basale 110
circumferential filing 305
Claudicatio masticatoria 62
Clavulansäure 378
Clindamycin 377, 380
Clusterkopfschmerz 62
Col 260
Columella-Tangente 140
Common-System 4
Condylator 321
Condylion 135
Condylomata lata 184
Coxsackie-Virus 119
CPI-TN 86
Cri-du-Chat-Syndrom 22
Crouzon-Syndrom 22
Crusta 10f

D

D-H-S-System 179
Dampfsterilisation 200
Daumenlutschen 131
Deckbiß 124f, 129
Deflexion 79
Dehnplatte 146
Demastikation 44
Demineralisation 28
Dens evaginatus 103
Dens in dente 103
Dens invaginatus 103
dental imaging 372
Dentes concreti 102
Dentin 12, 14
- Dysplasie 101
- Haftung 340
- Liquor 14
Dentinogenesis imperfecta 96, 101
Dentitio difficilis 218

Dermatitis herpetiformis Duhring 183
Dermatophyten 179
Desinfektion 196
- Abformung 205
- Hände 197
- Instrumente 201ff
- Werkstücke 205
Desmodont 12
Deviation 63
Devitalisationspulpotomie 115
Dextrose 38
Diabetes mellitus 4, 56, 69, 190, 263, 377
Diagnose 67
- endodontische 217
- Mundschleimhautveränderungen 118f, 180–185
- parodontale 261
- Röntgen 169–178
Diaphanoskopie 296
Diaskopie 11
Differentialblutbild 2
Differentialdiagnose
- Aufhellungen 159, 164
- Dentinanomalien 101
- Gaumenveränderungen 186
- Gingivaveränderungen 187
- Lippenveränderungen 186
- Mundschleimhautveränderungen 118f, 180–185
- Parodontitiden 264f
- Pulpaerkrankungen 297
- Röntgendiagnostik 169–178
- Verschattungen 159, 165
- Zungenveränderungen 187f
Dilazeration 96, 103, 120
Diphterie 75, 376
Disaccharide 38
Diskusverlagerung 322
Distalbiß 124, 128
Distalstand 124
Distomolar 97
Distraktion 316
DMF-Index 88
Dolor 61
- post extractionem 217
Doppelkronensysteme 365
Doppelzahnbildung 102
Dosisbelastung 168
Double-seal-Verschluß 307
Down-Syndrom 22, 73

SACHVERZEICHNIS

Drehstand 124
Dreiecksklammer 147
Dreikantholz 33
Druckbehälterverordnung 411
Druckfedern 150
Durchbruchsverzögerung 94
Durchbruchszyste 89
Dysästhesie 63
Dysfunktionsindex 324f
Dyskeratosis follicularis 180
Dyskinesien 122, 130
Dysostosis 22
Dysplasia oculoauricularis 22
Dysplasie, fibröse 22, 173

E

E-Klammer 360
Ebner-Linie 14
Eckzahnführung 319
Eckzahnlinie 368
Edgewise-Technik 151
Ehlers-Danlos-Syndrom 22, 48
Eichner-Klassifikation 358
Einbüschelbürste 33
Einlage, medikamentöse 307
Einschleifregeln 320
Einschubrichtung 353
Ekchymosen 11
Ektoderm 14
Ektokanthion 315
Elastics 150
elbow 306
Elektrolyte 3
Emphysem 52
Enanthem 11
Endodontie 293ff
– Anatomie 303
– Aufklärungsbogen 295
– Behandlungsablauf 296
– Chirurgie 312f
– Diagnostik 296f
– Dokumentationsbogen 296
– Erfolgsquoten 294
– Instrumente 299ff
– Kavität 302
– Milchgebiß 112
Endokarditisprophylaxe 49
Endokarditisrisiko 49
Endotec 309
Engstand 124, 126
Entzündungen, dentogene 227ff
Entzündungsresorption 252, 254, 256, 258

Eosinophiles Granulom 159, 174
Epidermolysis bullosa 119
Epidermomykosen 179
Epithelansatz 12
Epulis 261, 263
Ernährungsberatung 39
Ernst-Ligaturen 242
Erosion 44
Erregerspektrum 227
Erregungszustand 401
Ersatzkassen 371
Ersatzresorption 252, 254, 258
Erste Hilfe 417
Eruptionszyste 94
Erysipel 69, 376
Erythema exsudativum multiforme 75, 119, 186
Eucalyptol 311
Euryon 132
Evagination 96, 103
Ewing-Sarkom 175
Exanthem 11
Exfoliatio arreata linguae 73
Exfoliation 94f
Exophthalmus 69
Expositionsverdacht 9
Exstirpationsnadel 299
Extraktion 120, 213ff, 249, 294
– Komplikationen 216
– Risiken 213
– Wechselgebiß 121
Extraktionszangen 210
Extrinsic-System 4
Extrusion 120, 244, 251, 253, 259

F

Facies adenoidea 131
– leontina 177
– rubra 69
Farbauswahl 336
Farbbestimmung 337
Farbe 336
Farbordnungssysteme 336
Fazialisparese 19
Feilen 300
Feilen-Flecht-Technik 311
Fernröntgenseitbild (FRS) 134
Fibrom 173
Fibromatosis gingivae 263
Fibrosarkom 175
filing action 301

final file 305
Finger Spreader 301
Fingerfeder 147
Fischer-Winkel 319
Fissurenversiegelung 40
– erweiterte 342
Fixation 192
Flächendesinfektion 204
Flachfront 124, 128
Fluorid 32, 34ff
Fluorose 78, 96, 99
Foetor ex ore 75
Folgeflora 24
Foramen apicale 12
Formokresoltechnik 112, 114f
Frakturen 240ff
Frakturverläufe 241
Frakturzeichen 240f
Franceschetti-Syndrom 22
Frankfurter Horizontale 315
freedom in centric 317
Freies Schleimhauttransplantat (FST) 279, 288f
Fremdfaserzement 14
Friktion 363
Front-Eckzahn-Führung 319
Frontzahnführung 319
Frontzahnrestaurationen 339
Frontzahntrauma 257f
Fructose 38
Führungsarm 359
Führungsflächen 360
Füllungsindex 89
Funktionskieferorthopädie 149
Funktionsregler 149
Funktionsstörung 79, 322, 325
Furkationsbefall 270
Furkationsbefund 271
Furkationssonde 270

G

Galaktose 38
Gardener-Syndrom 22, 170
Gassterilisation 200
Gates-Bohrer 299
Gaumenveränderungen 186
Gebißformer 149
Gefahrensymbole 413
Gefahrstoffverordnung 412f
Gelenkknacken 322
Gelenkwinkel 136
Gemination 96, 102
Gerätebuch 410, 414
Gerinnungsfaktorenmangel 4, 48

SACHVERZEICHNIS

Gerüsteinprobe 355
Gerüstplanung 363f
Geschiebeprothetik 363f
Gesicht 69
Gesichts
- bogen 320
- höhenverhältnis 136
- index 132
- rötung 69
- schmerz 62
- schwellung 69
Gesundheitsfragebogen 46
Geweberegeneration, gesteuerte (GTR) 279, 286f
ghost teeth 100
Gicht 3
Gichttophi 69
Gingiva 12, 260
- Index 84
- Hyperplasie 73, 261, 263
- Retraktion 354
- Rezessionsgrade 290
- Veränderungen 187
Gingival-bleeding-Index 84
Gingivitis 75, 187, 261ff
- desquamativa (Gingivosis) 183, 187
Gingivostomatitis herpetica 75, 119, 187
Glabella 132
Glandula
- lacrimalis 21
- parotis 21
- sublingualis 12, 21
- submandibularis 21
Glanzlinie 341
Glaspateldruck 11
Glossitis 188
- Hunter-Möller 73, 188
- interstitialis luica 188
- rhombica mediana 73, 188
Glossopharyngeusneuralgie 62
Glucose 38
Gnathion 132, 135
Goldenhar-Syndrom 22, 171f
Gonion 135
Gore-Tex-Membran 287
Gorham-Stout-Syndrom 174
Gorlin-Goltz-Syndrom 22
Gorlin-Zyste 171
Gracey-Kürette 276
Grading 193
Granuloma gangraenescens 185
Grenzdosis 385
Gruppenführung 319

Gumma 184
Gummizug 150
Gußfüllung 344
Gußklammer 359
Guttapercha 308f

H

Haarleukoplakie 73, 181
Haarzunge, schwarze 188
Habits 44, 60, 122, 130
Hämangioendotheliom 174
Hämangiom 48, 173, 186
Hämodialyse 53
Hämophilie 4, 48
Hämorrhagische Diathesen 48, 186
Händehygiene 196f
Halbwinkeltechnik 158
Halitosis 75
Halsvenenstauung 69
Halszyste 71
Halteelemente 147
Hand-Fuß-Mund-Krankheit 119
Hand-Schüller-Christian-Syndrom 22, 174
Handröntgenbild 144f
Handschuhe 198f
Hautefloreszenzen 10f
Hautnasion 135
Headgear 152
Hebel (Wurzelheber) 210
Hedstroem-Feile 300
Heerfordt-Syndrom 69
Hemiatrophia faciei 23
Hemisektion 313
Henkeltopfaufnahme 166
Heparin 4, 53
Hepatitis 3, 9, 53, 54, 195
Hepatitis B (HBV) 9, 53, 54
Herpangina 73, 119
Herpes 54, 183, 186
- labialis 183, 195
- mucosae oris 183
- zoster 69, 183
Herzrhythmusstörungen 50
Herzschrittmacher 51
Himbeerzunge 73, 187
Hirnblutung 399
Hirninfarkt 399
Histiocytosis X 22, 164, 174
Hitzesterilisation 200
HIV (Infektion) 54f, 73, 195
- assoziierte Erkrankungen 55
- Expositionsverdacht 9

- Gingivitis 187, 263
- orale Manifestationen 55
Höcker
- nicht zentrischer 317
- zentrischer 317
Höcker-Fossa-Beziehung 320
Hohlkehlpräparation 352
Holdaway-Linie 140
Holdaway-Ratio 139
Home-bleaching-Technik 345
Honorar 370
Hopewood-House-Studie 38
Hülsengeschiebe 363, 365
Hunt-Neuralgie 62
Hutchinson-Trias 22, 99
Hutchinson-Zähne 23, 96, 99
Hybridprothetik 366f
Hydroxylapatit 25
Hygiene 195ff
Hygiene-Index 82
Hyoidbogen 15
Hypästhesie 63
Hypalgesie 63
Hyperämie, reaktive 226
Hyperästhesie 63
Hyperalgesie 63
Hyperodontie 97
Hyperparathyreoidismus 177
Hypertensive Krise 403
Hyperthyreose 57, 69
Hypertonie 50f, 56, 69
Hyperventilationstetanie 403
Hyperzementose 158, 170
Hypodontie 96f
Hypoglykämischer Schock 403
Hypokalzifikation 96, 98
Hypomaturation 96, 98
Hypoparathyreoidismus 177
Hypoplasie (Zahn) 96, 98
Hyposphagma 69
Hypothyreose 59
Hypotonie 51
Hypotrichose 69

I

Ibuprofen 382
Ikterus 69
immediate side shift 318
Immunschwäche 55
Impfungen
- Hepatitis 9
- Tetanus 8
Implantate, enossale 237
Implantologie 237
Incision 125

SACHVERZEICHNIS

Index 81ff
Individualprophylaxe 41
Induration 192
Infektion
- Ausbreitung 228
- odontogene 69, 227, 229
- Erkrankungen 54, 376
- Prophylaxe 377
- Schutz 196
- Therapie 377
Infiltrationsanästhesie 105, 212
Infradentale 135
Infrawölbung 359
Infusion 5
initial apical file (IAF) 305
Initialkaries 26
Initialtherapie 275
Injektion 5, 7
- intramuskuläre
Injektionszone 6
Inklinationswinkel 138
Inkubationszeiten 376
Inlay (Gußfüllung) 344
Innenteleskop 365
Innervation, sensibel 17
Inspektion, Gesicht 69
- Mundhöhle 73
Instrumente
- endodontische 299ff
- hybride 306
- rotierende 331
- Wartung 201ff
Interdentalbürstchen 33
Interdentalfeder 147
Interdentalraumreinigung 33
Interkondylarachse 315
Interkuspidation, maximale 316
Interkuspidationsposition (IKP) 316
Internes Granulom 258, 297
Intrinsic-System 4
Intrusion 96, 120, 244, 253, 259
Invagination 96
Inversion 219
Inzisionen 280, 275
Isometrieregel 158
ISO-Nummern-System 301, 330
ITP (Idiopathische thrombopenische Purpura) 48

J

Jaffe'-Lichtenstein-Syndrom 22f, 173

Memorix

K

Kalziumhydroxid 112, 114, 307
Kaposi-Sarkom 55, 73, 186
Karies 26ff
- Definition und Terminologie 26
- Rachitis-Prophylaxe 36
- Ätiologie 27
- Entfernung, schrittweise 113
- Indizes 88f
- Prävention 29, 37
- Rezidiv 26
- Risiko 42f
Karzinom, odontogenes 171
Katheterisieren 304
Kauebene 124
Kaumuskulatur 20
Kavitätenklassen 338
Keilexzision 283
keilförmiger Defekt 44
Kennedy-Klassifikation 358
Kephalometrie 134ff
Keramikinlay 343
Keratoakanthom 194, 186
Keratozyste 164, 233
KFO-Screening 90, 122
Kiefer-Gesichtsverletzungen 238ff
Kieferbruchversorgung 293
Kiefergelenkaufnahme 167
Kieferorthopädie 122ff
- Behandlungsbeginn 123
- typische Fehler u. Risiken 122
Kieferwinkel 136
Kieferzysten 232ff
Kinderbehandlung 90ff, 117
Kindesmißhandlung 90, 238
Kinetor 149
Kippstand 124
Klammer, gegossene 359
Klammerschulter 359
Kleben 356
Klemmung 363
Klimaxflora 24
Klippel-Feil-Syndrom 23
Knochenchirurgie, parodontale 284ff
Knochenkoagulum 286
Knochentransplantat, autogenes 286
Knotenformen 208
Knüpfen, instrumentelles 208
Kofferdam 109, 334f

- Gummi 335
- Klammer 109, 334
- Lochzange 335
Kokken 376
Kollaps, orthostatischer 406
Kollmann-Proportionen 132
Kompensationskurve, sagittale 315, 320
- transversale 315
Komposit 340
- Indikation 338
- Inlay 343
- Materialien 340
- Restauration 341f
Kompression, Gelenk 316
Kondensation, laterale 308
- vertikale 309
Kondylenbahn 319
Kondylenbahnneigungswinkel 319
Konkrement 25, 182
Konstanzprüfung 161, 409, 416
Konstruktionsbiß 149
Kontaktposition, retrale (RKP) 316
Kontusion (Zahn) 120, 252
Kopfdrüsen 21
Kopfschmerz 62
Koplik-Flecken 118
Körnungsangaben 331
Koronare Herzkrankheit 50
Koronarinsuffizienz 398
Kostenträger 371
Kothe-Koene-Tumor 22
Krampfanfall 402
Krebs-Screening 72
Krepitation 241
Kreuzbiß 124f
Kronen-Wurzel-Fraktur 120, 244, 250f
Kronenfraktur 120, 244, 245ff
Kronenpräparation 352f
Kronenverlängerung 352
Kürettage 275
- periradikuläre 312
Kürette 275f
Kumarin 4

L

Labialbogen 148
Laborwerte 2ff
Lachlinie 368
Lactobazillen 43
Längen-Breiten-Index 132

SACHVERZEICHNIS

Längenbestimmung
(Endodontie) 304
Läsionen, parodontal-
endodontale 314
Läsionsgrade, radiologische 80
Lagophthalmus 18f
Laktose 38
Landkartenschädel 174
Lappen 280ff
– Arten 280
– koronal verschobener 290
– nicht verschobener 282
– Operationen 280, 282f
– palatinaler 283
Laterognathie 127
Laterookklusion 127
Laterotrusionsseite 318
Le Fort-Frakturen 241
Leberwerte 3
Leberzirrhose 3, 69, 73
lee way space 142
Leitsymptome
– Mundkrebs 192
– Frakturen 240
Leitungsanästhesie 105, 212
Lentulo 299
Leukämien 2, 55, 185
Leukoplakie 73, 181
Lichen ruber 73, 180
Lidödem 69
Ligaturen 150
light shield 199
Light-wire-Technik 151
Limitation 79
Lincomycin 380
Lingua
– geographica 73, 188
– plicata 73, 188
– villosa nigra 188
Linkage 279
Lippen-Kiefer-Gaumen-
Spalten 153
Lippen
– Dyskinesien 130
– Konfiguration 130
– Pressen 130
– Profil 132
– Schlußlinie 368
– Treppe 129, 132
– Veränderungen 186
Logenabszesse 228
Lokalanästhetika 47, 59, 384ff
– Intoxikation 404f
Lokalanästhesie 105
long centric 317

Luebke-Ochsenbein-Flap 312
Lückenhalter 146
Lues 184
– connata 23, 99
Lungenembolie 405
Lungenerkrankungen 52
Lungenödem 406
Lupus erythematodes 180, 186
Lupus vulgaris 185
Lutschgewohnheit 131
Luxation (Zahn) 120, 244, 252f, 259
Lymphknoten 70f, 193

M

Macula 10f
Makrocheilie 69
Makrodontie 96, 102
Makroglossie 73, 189
Makrolide 379
Maltose 38
Malum perforans 188
Mamorknochenkrankheit 172, 178
Mandibularbogen 15
Mangelzunge 188
Mannose 38
Marketing 372
Martin-Acces-Bur 299
Maryland-Brücke 356
Masern (Morbilli) 118
Masseran-Kit 311
master apical file (MAF) 305
master cone 308

Matrize 363
Matrizenband 106
McCall-Girlande 268, 290
McSpadden-Methode 309
Medikamentenanamnese 46
Mediotrusionsseite 318
Medizingeräteverordnung 410
Melaninpigmentierung,
idiotypische 182
Melanodontie 78
Melanom 182, 194f
Melkersson-Rosenthal-
Syndrom 23, 69, 186
Menton 135
Mesialbiß 124,128
Mesiodens 97,158
Mesoderm 14
Metamizol 383
Metastasen 176, 193

Metronidazol 262, 381
Michigan-Schiene 326
Migräne 62
MiHi-Regel 158
Mikrodontie 96, 102
Mikroglossie 189
Mikroorganismen 376
Mikulicz-Aphthen 184
Milchzahn
– Anatomie 104
– Durchbruch 92
– Restauration 106ff
– Verletzung 120
– Verlust 95
Milchzucker 38
Mineralisation 15
Mitralvitien 49, 69,
Mittellinie 368
Mittellinienverschiebung 127
Modellanalyse 141
Modellgußprothetik 359, 362
Monokelhämatom 69
Mononukleose, infektiöse 75, 119
Monosaccharide 38
Morbus
– Addison 3, 69, 182
– Albers-Schönberg 178
– Bang 2, 376
– Behçet 22, 73, 75, 184
– Crohn 69, 186f
– Cushing 2, 69
Morbus
– Darier 180
– Heck 187
– Hodgkin 2, 71
– Kahler 174
– Osler-Rendu-Weber 48
– Paget 23, 159, 177
– Reiter 23
– Weil 376
– Werlhoff 4, 40
Mortalamputation 115
Mottling 99
mouthguard 257
Mukogingivallinie 260
Mukoperiostlappen 280
Mukosalappen 280
Mukozele 236
multitufted 30
Multibandtechnik 150
Mund-Antrum-Verbindung 230f
Mundatmung 131
Mundhygiene-Indizes 81f
Mundkrebs 192
Mundschleimhautbefund 72

Memorix

SACHVERZEICHNIS

- Veränderungen 118f, 180ff
- Mundschutz 199
- Mundspüllösungen 37
- Mundwinkelrhagade 69, 186
- Musculus 16, 19ff
  - buccinator 19
  - digastricus 19
  - masseter 16, 19f
  - mentalis 19, 130
  - pterygoideus lateralis 16, 19f
  - pterygoideus medialis 16, 19f
  - temporalis 16, 19f
- Muskelkontraktur 323
- Muskulatur, mimische 18f
- Muster 1 (2) (3) 370
- Mycobacterium tuberculosis 185, 195
- Myoarthropathie 62
- Myokardinfarkt 2, 50, 402
- Myopathie 323
- Myositis 323
- Myospasmus 323
- Myxödem 57, 69, 73, 189
- Myxofibrom, odontogenes 169

N

- Nachblutung 226
- Nadeln, chirurgische 206f
- Nadelstichverletzung 9
- Nähte 209
- Naevus, blauer 182
  - spongiosus albus 118
- Naevuszellnaevus 182
- Nahtmaterial 206
- Narbe 10f
- Nasennebenhöhlenaufnahme 167
- Nasion 132, 135
- Nasociliaris-Neuralgie 62
- Nasolabialwinkel 140
- Natriumhypochlorid 307
- Nefopam 383
- Neonatallinie 14
- Nephritis 53
- Nervschädigung 221
- Nervus 16ff, 189
  - alveolaris inferior 16f, 213, 221
  - auricularis magnus 17
  - buccalis 16f, 212
  - facialis 18f, 189
  - glossopharyngeus 17, 189
  - hypoglossus 189
  - infraorbitalis 16, 212
  - lingualis 189, 221
  - mandibularis 16f
  - maxillaris 16f
  - mentalis 16, 212
  - nasopalatinus 16f, 212
  - occipitalis major 17
  - occipitalis minor 17
  - ophthalmicus 16f
  - transversus colli 17
  - trigeminus 16f
  - vagus 17, 189
- Neuralgien 62
- Neurapraxie 221
- Neurofibromatosis von Recklinghausen 23, 189
- Neutralbiß 128
- New Attachment 279, 286
- Nichtkontamination 196
- Nierenfunktion 3
- Niereninsuffizienz 53
- Nierentransplantat 53
- Nikolski-Phänomen 23
- Nitropräparat 50, 75, 393
- Nodulus 10f
- Non-Hodgkin-Lymphom 55, 175
- Notdienst 327
- Notfälle, medizinische 391ff
- Notfallausstattung 392
- Notfallmedikamente 393
- nursing caries 107
- Nursing-bottle-Syndrom 107

O

- Oberflächen
  - Anästhesie 212
  - Anästhetika 389
  - Konditionierung 356
  - Präzipitation 28
  - Resorption 252, 254, 258
- Oberkiefergrundebene 136
- Oberlippentangente 140
- Objekt-Film-Abstand 158
- Odontoblast 12
- Odontodysplasie 100
- Odontom 158f, 169
- Ösenklammer 147
- Offener Biß 124f
- Office-bleaching-Techniken 345
- Okklusion 316ff
  - Anomalien, transversale 125
  - Befund, Schema 79
  - Ebene 315
- Oligodontie 97
- Onychomykosen 179
- Opisthokranion 132
- Oral-hygiene-Index, simplified 81
- Orbitale 135
- Orthopantomogramm (OPG) 80, 155, 241
- Osseointegration 237
- Ostektomie 285
- Osteoblast 14
- Osteoblastom 159, 172
- Osteochondrom 159, 172
- Osteodystrophia deformans 23
- Osteoidosteom 172
- Osteoklast 14, 267
- Osteom 159, 165, 170, 172
- Osteomyelitis 158, 171f
  - rarefizierende 174
  - sklerosierende 159, 165, 170, 172f
- Osteopathien 177f
- Osteopetrose 178
- Osteoplastik 284
- Osteoporose 177
- Osteoradionekrose 350
- Osteosarkom 175
- Osteosklerose, idiopathische 159, 172f
- Osteosynthese 243
- Osteozyten 14
- Ostitis deformans Paget 175f, 177f
- Overbite 125, 320
- Overjet 125, 320
- Owen-Linie 14

P

- Packungsgrößen 375
- Paddelfeder 147
- Papillenblutungsindex 85
- Papillenerhaltungslappen 283
- Papillon-Lefèvre-Syndrom 23, 263
- Papula 10f
- Paracetamol 53, 59, 382
- Parästhesie 63
- Parallaxe 158
- Paralleltechnik 158
- Paramolar 97
- Parodontalabszeß 227
- Parodontalchirurgie 279, 281, 286
  - plastische (mukogingivale) 287f

SACHVERZEICHNIS

- rekonstruktive 286f
- resektive 284
- Parodontale Primäruntersuchung 87
- Parodontalindex 86
- Parodontalstatus 272f
- Parodontitis 261, 264ff
  - adulte 264
  - apikale 159, 297
  - juvenile 264
  - nekrotisierende ulzeröse 261
  - präpubertäre 261, 265
  - rapid progressive 265
  - refraktäre 265
  - retrograde 314
- Parodontium 260
- Parotitis 69, 190
- Patientenmanagement (Kinder) 91
- Patrize 363
- Patterson-Brown-Kelly-Syndrom 23
- Pellikel 124
- Pemphigoid 183
- Pemphigus 183
- Penicilline 378
- Perikoronitis 75, 227
- Periodontal-disease-Index 86
- Periotest 270
- Perkussionstest 296
- Perlèche 186
- perverted centric 317
- Pest 376, 380
- Petechien 11
- Peutz-Jeghers-Syndrom 23, 69, 118
- Pfeilklammer 147
- Pfeilwinkel 318
- Pflügersche Molaren 98
- Phöenix-Abszeß 297
- Pigmentflecken 69
- Pigmentierung 69
- Pindborg-Tumor 171
- pink puffer 52
- pink spot 78, 258
- pitting 99
- Pityriasis versicolor 179
- pizza burn 118
- Planung, prothetische 351
- Planungsmodelle 407
- Plaque 24ff
  - Bildungsrate 42
  - Control-Record 82
  - Entfernung 29
  - Indizes 81f
  - Kontrollle, chemische 34

- Ökologie 26
- pH-Studie 58
- Revelator 33
- Plaques muqueuses 185
- Plaques opalines 184
- Plasmozytom 2, 159, 164, 169, 174
- Plattenapparaturen 146ff
- Plattenkörper 147
- Platzverhältnisse Wechselgebiß 142
- Plexus cervicalis 17
- Plummer-Vinson-Syndrom 23, 188
- Pogonion 135
- point centric 317f
- Pons 16
- Pont-Index 141
- Porion 315
- Posselt-Diagramm 319
- Prämolarisierung 313
- Präparationsrand 353
- Präzisionsgeschiebe 363
- pre-brushing rinse 34
- Preistabelle 373
- Primär- Primärprävention 29
- Primärflora 24
- Primärkassen 371
- Primärprävention 29
- Primärteil 363
- Privatleistung 370
- Probetrepanation 296
- Profilanalyse 133
- Prognose
  - Mundkrebs 193
  - parodontale 274
  - prothetische 351
- progressive side shift 318
- Prosthion 135
- Prothesensattel 359
- Protrusionsfeder 147
- Provokationstest 323
- Pseudocaste 269
- Pseudozysten 232, 235
- Ptyalismus 190
- Pufferkapazität 42
- Pulpa 12, 293
  - Erkrankungen 293, 297
  - Granulom 78
  - Nekrose 297
  - Polyp 297
- Pulpektomie 112, 116
- Pulpitis 297
  - sekundäre 314
- Pulpotomie 112, 114
- Punktwert 370f
  - Tabelle 371

- Purpura 11
  - Schoenlein-Hennoch 48
  - senilis 48
- Pustula 10f

Q

- Quadrant 13
- Quick-Wert 4, 48
- Quincke Ödem 69

R

- Rabies 190
- Radiologie 154ff
- Ramfjord-Zähne 86
- Ranula 236
- Raucherleukokeratose 73
- Reamer 300
- reaming action 301
- Reanimation 394
- Reattachment 279
- Rechtwinkeltechnik 158
- Regeneration, parodontale 279, 286
- Regionen (Kopf und Hals) 68
- Reiter-Syndrom 23
- Rekonstruktion (Grünberg) 129
- Remineralisation 28
- Reparation 279
- Replantation 249, 251, 254f
- Resilienztest (Kiefergelenk) 323
- Resorption, unterminierende 95
- Restauration 107, 338f, 342f
  - adhäsive 342f, 346
  - Indikation 338f
  - Material 339
  - Milchgebiß 107ff
  - postendodontische 348
  - präventive Klasse-I 342
- Retention, prothetische 363
- Retention, Zahn 124, 218f
- Retentionsarm 359
- Retentionselement 348, 366
- Retikulosarkom 175
- Retzius-Streifen 14
- reverse mushroom technique 107
- Revision, endodontische 310f
- Rezeptieren 375
- Rezession 261, 263, 290
- Rhagade 10f
- Rhinophym 69
- Rhizomegalie 96

Memorix

SACHVERZEICHNIS

Rhizomikrie 96
Rickettsien 376
Riesenzellgranulom 173
Riesenzementom 170
Ringklammer 360
RKP 316
Robin-Syndrom 23, 189
Röntgen 1
– Anatomie 156f, 160, 163
  – OPG 163
  – Zahnfilm 156f
– Anlagebuch 409, 414
– Befund 80, 271
  – Schema 77
– Befundung 154f
– Nachweisheft 408
– Status 80
– Untersuchung 155
– Verordnung 408f
Rötelnembryopathie 99
Rohbrandeinprobe 355
Rohrzucker 38
Romberg-Syndrom
Roseola syphilitica 184
Roseolen 11
Rot-nach-Weiß-Methode 30
Rotationsachse 361
Rotationsmethode 30
Rückziehfeder 147
Rutherfurd-Syndrom 23

S

Saccharose 38
Sanguinaria 34
Sarkoidose 186f, 190
Sarkom, odontogenes 171
Saumepithel 12, 286
Scaler 275f
Scaling 275, 277
Schädelaufnahmen 166f
Schärfen, Instrumente 278
Scharlach 73, 118, 376
Scharnierachse 316
Scheuthauer-Marie-Sainton-Syndrom 23
Schienung 259
Schimmelpilze 179
Schizodontie 96
Schluckart 130
Schmelz 12, 14
– Ätzung 340
– Fraktur 120, 244f
– Karies 26
– Oberhäutchen 24
– Sprung 245

Schmerz 61
– Anamnese 61, 63, 296
– Arten 61
– Intensität 63
– Patient 328f
– Qualität 63
Schmetterlingserythem 180
Schnittführung, WSR 312
Schraubenelemente 148
Schuchardt-Schiene 259
Schutzbrille 199
Schutzschild 199
Schwächungsgesetz 168
Schwangerschaft 58f
Schwellenwert 370
Screening und Recording 87
Sealer 308
Seitenzahnrestaurationen 338f
Sekundärdentinbildung 14, 78, 112
Sekundärkaries 26
Sekundärprävention 29
Sekundärteil 363
Sellamitte 135
Sellawinkel 136
Semilunarlappen 291
Semipräzisionsgeschiebe 363
Sensibilitätstest 296
Serienextraktion 121
set up 251
SI-Einheiten 1
Sialadenitis 191
Sialadenose 191
Sialorrhoe 190
Sicard-Syndrom 23, 62
Sichelscaler 276
Silikatisierung 356
Sinusaspergillose 179
Sinusitis 62
Sjögren-Syndrom 23, 69, 73, 187f, 190f
Sklerodermie 189
slide in centric 317
Sluder-Neuralgie 62
Soor 118
Spatium parapharyngeum 21
Spee-Kurve 315, 320
Speichel 27
Speicheldrüsenerkrankungen 191
Speicheldrüsen
– Karzinom 176
– Tumor 176, 191
– Veränderungen 190
– Zyste 191
Speichelfließrate 42

Speichelfluß 190
Speiserestentfernung 29
Spider naevus 69
Spina-Aufnahme 160
Spina nasalis 135
Spirochaeten 376
Spitzfront 124, 128
Sporentest 200
Sprachstörungen 131
Squama 10f
Stadieneinteilung (Tumorformel) 192
Stafne-Kavität 164, 232
Staging 192
Stahlkrone 110f
Staphylococcus aureus 195, 376
Steiner-Analyse 139
Step-back-Technik 305
Step-down-Technik 305
Stephan-Kurve 38
Sterilisation 196
– Methoden 200
Steuerung des Zahndurchbruchs 121
Stevens-Johnson-Syndrom 23
Stillman-Technik 31
Stillzeit 58f
Stomodeum 15
Strahlenkaries 350
Strahlenschutz 168
– Beauftragter 408
– Prüfung 409, 416
– Verantwortlicher 408
Strahlentherapie 97
Straight-Wire-Technik 151
Streptokokken 227, 376
– S. mitis 266
– S. mutans 27, 29, 42f
– S. sanguis 266
– S. sobrinus 27
– S. pyogenes 195
Studienmodelle 271
Stütz(klammer)linie 361
Stützelement 366
Stützstiftregistrierung 318
Stützzone 142f
Stufenbildung 306
Stufenpräparation 352
Sturge-Weber-Syndrom 23
Styloid-Syndrom 23
Subluxation (Zahn) 120, 252, 259
Subnasale 132, 315
Süßstoffe 39
Süßungsgsmittel 39
Sulcus 12

SACHVERZEICHNIS

Sulcus-Blutungsindex 85
Summe der Incisivi 141
Summenwinkel 136
Superfloss 33
Suprawölbung 359
Sutton-Aphthe 184
Synkope, vagovasale 406
Synodontie 96, 102
Syphilis 184

T

Talgdrüsen, heterotope 73
Tamponade 223, 226
Tangentialpräparation 352
Taschenformen 269
Taschensondierung 268
Taurodontismus 98, 103
Technik nach Le Master 156
Teilhülsengeschiebe 363
Teilkrone 344
Teilretention 218
Teleangiektasie 48
Teleskoparbeiten 365
„tell, show, do" 91
Termine 416f
Tertiärdentinbildung 14
Tetanus 376
– Impfstatus 8, 238f
– Prophylaxe 255
Tetracyclin 54, 59, 380
Tetracyklinzähne 96
Therapieplan, Parodontitis 274
Thermafil 309
Thrombasthenie Glanzmann-Naegli 48
Thrombinzeit 4
Thromboplastinzeit, partielle 4
Thrombozytopenie 2, 48
Thymusaplasie 55
Tic douloureux 62
Tiefenlokalisation 158
Tiefenremineralisation 28
Tiefstand 124
TNM-System 192f
Tonn-Index 141
Tonsillitis 73, 75
Torus palatinus 73
Totalprothese 368f
Tragion 315
Tramadol 383
Transdentale Fixation 249
Transillumination 296
Transitorische, ischämische Attacke (TIA) 399

Trapezlappen 231
Traubenzucker 38
Treacher-Collins-Syndrom 22
Treponema pallidum 184, 195, 376
Trichion 132
Trichomykose 179
Trigeminusneuralgie 62
Trigonum 68
Tripodisierung 317
Trisektion 313
Trisomie 21 22
Tropfenklammer 147
Tuberabriß 224
Tuberebene 124
Tuberkulose 119, 185, 195, 376
Tumoren 2, 172ff
– odontogene 169f
Turku-Zucker-Studie 38
Turner-Zahn 78, 96, 100
Tzanck-Test 23

U

Überkappung, direkte 113, 246, 293
Überkappung, indirekte 112f
Überkreuzinfektion 195
ugly duckling 95
Ulcus 10f
– durum 184
– rodens 194
– terebrans 194
Ulzerationen 184f
Umdenken (Schwarz) 129
Umstechen 226
Unfallverhütungsvorschrift 415
Universalkürette 276
Unterbindung 226
Unterkiefermobilitätsindex 324
Unterlagen (Praxis) 414f
Unterstützungspolygon 361
Untersuchung
– extraorale 68
– intraorale 72
– Kiefer-Gesichts-Verletzungen 240f
– Kind 90
Untersuchung
– parodontale 268ff
Urtica 10f
Urtikaria 47, 396
Uvula bifida 153

V

Varizella-Zoster-Virus 183
Varizellen 119
Vena-cava-Kompressionssyndrom 59
Venenverweilkanüle 6
Verankerungselemente 359
Verbandplatte 48, 226
Verbinder 359
Verkeilung 363
Verlagerung 218f
Verletzungen 238
Verschattungen 154, 159, 165
Versiegelungsdefekt 41
Versiegelungsverlust 41
Versorgung, provisorische 354
Verucca vulgaris 119
Verzinnung 356
Vesicula 10f
Vicryl-Netz 287
Vincent-Symptom 23
Vipeholm-Studie 38
Vitalamputation 114, 246
„voice control" 91
Vokabeln 64f
Von-Willebrand-Juergenssyndrom 4, 48
Vorhanglappen 283
Vorkontakt, zentrischer 317

W

Wachstumslinien 12, 14
Wachstumsrichtung 137
Walking-bleach-Technik 345
Wechselspülung 307
Wegner Granulomatose 185
Weichteilzysten 236
Weisheitszähne 219ff, 224
Weyers-Syndrom 23
WHO-Parodontalsonde 86f
Wickham'sche Streifen 73, 180
wide centric 317
Widman-Lappen, modifizierter 282
Wiedeman-Beckwith-Syndrom 189
Wilson-Kurve 315
Windpocken 119
Wits-Appraisal 138
Wundbehandlung, offene 223
Wundheilungsstörung 217
Wundversorgung 217, 223

SACHVERZEICHNIS

Wurzel 12, 216, 220, 303
- Amputation 313
- Bildung 92f
- Deckung 290

Wurzel
- Fraktur 120, 244, 248f, 259
- Glättung 275, 278
- Kanal 293f
  - Behandlung 293ff
  - Füller 299
  - Füllung 308f
  - Spülung 307
- Karies 26, 350
- Resorption 92f, 252, 254, 258
- Spitzenresektion 312
- Stiftkappe 366
- Zange 210

X

Xanthelasma 69
Xerostomie 75, 190, 350

Z

Zähne, kongenitale 94
Zähne, natale 94
Zähne, neonatale 94
Zähne, überzählige 96
Zahn-zu-Zahn-Okklusion 317
Zahn-zu-zwei-Zahn-Okklusion 317

Zahn 12
- Belag 24
- Bogenbreite 141
- Bogenlänge 141
- Bürste 30
- Durchbruch, Chronologie 92f
- Durchbruch, Probleme 94
- Entwicklung 15, 96
- Film 80, 155, 158f
- Form 102
- Größe 102
- Halsrestauration 339
- Hartgewebe 14
- Hartsubstanzen 13
- Leiste 15
- Mobilität 270
- Pasta 32
- Putzsystematik 31
- Putztechniken 30f
- Resektion 313
- Schemata 13
- Stein 25
- Strukturanomalie 98
- Überzahl 97

Zahn
- Unterzahl 97
- Verfärbungen 78
- Verletzungen 238ff, 244

Zellrepopulationstheorie 286

Zement 12, 14
- Aplasie 96
- Apposition 14
- Dysplasie 158, 170
- Karies 26

Zementoblasten 14
Zementoblastom 158, 170, 172
Zementom 165, 170
Zementozyten 14
Zentrik 316
Zentrikregistrat 321
zip 306
Zucker 38
- Austauschstoff 39
- Ersatzstoff 39
- Teekaries 107

Zugang, venöser 6
Zunge, Innervation 189
- Brennen 187
- Pressen 130
- Ulzera 73
- Veränderungen 187ff
- Verfärbungen 73

Zwillingsanomalie 102
Zyanose 69
Zygonion 132
Zystektomie 232

Zyste
- Halsgegend 71
- nicht odontogene 232, 234
- odontogene 232f

Zystostomie 232